火壮则烟微

——中国控烟十五年散记

主　编　吴宜群（中国疾病预防控制中心研究员，
原中国预防医学科学院副院长，
原新探健康发展研究中心常务副主任）

副主编　李金奎（新探健康发展研究中心培训部主任，
控烟项目主管）

顾　问　王克安（中国疾病预防控制中心研究员，
原中国预防医学科学院院长，
原新探健康发展研究中心主任）

陈四益（新华社高级编辑，
原《瞭望周刊》副总编辑）

中国协和医科大学出版社

第一章 《烟草控制框架公约》及中国履约

第二章　采取行动履行《公约》MPOWER 策略

第三章　消除烟草危害的认识误区

第四章 用立法创造无烟环境

第五章 警惕烟草业的干扰

第六章 禁止烟草广告、促销和赞助中的博弈

第七章 倡导健康的文化观

第八章　用法律维护健康权

第九章　用倡导与传播唤起公众参与控烟

第十章 控烟中的社会组织与志愿者

5

第五章 警惕烟草业的干扰

“烟草院士”
——一次院士评选引发的控烟舆论风波

田　鹏

一、背景

2011 年，一名研究烟草的学者获得工程院院士称号，他的这次当选造成了控烟界震动，继而引发了全社会的普遍讨论。

2011 年 12 月 15 日，在中国烟草总公司郑州烟草研究院的办公大楼前，悬挂了一条红色的横幅，上面写着：热烈祝贺谢剑平研究员当选中国工程院院士。在郑州开发区繁华地段，这是对于途经这里的行人来说，横幅是唯一能让人将研究院与谢剑平联系起来的线索：12 月 8 日上午 9 点，中国工程院发布 54 名新增院士名单，该院副院长谢剑平当选。[1]

被称为“烟草院士”的学者叫谢剑平，从 2001 年起，他一直担任国际烟草科技合作中心（CORESTA）的中国代表兼理事会理事。2011 年已是他第三次申请工程院院士，这次他得到了院士们较高的投票，从环境与轻纺工程学部 40 名有效候选人中“脱颖”而出，成为这个学部 4 位新科院士之一。

谢剑平为什么能够当选？中国工程院院士候选人提名书称，谢剑平在工程技术方面做出了如下贡献：开拓了具有中国特色的卷烟减害降焦研究领域，提出了表征卷烟危害性理论模型，创立了卷烟危害性评价技术体系与有效控制方法。不过，事实却是，降焦减害的研究早就被国际科学界所否定，世界卫生组织早已忠告“所有的烟草制品包括‘低焦油’卷烟，都是致命的，根本就没有安全的卷烟”。当时，中国政府签署的，在我国生效已经 5 年的 WHO《烟草控制框架公约》（以下简称《公约》）也明确规定：不允许任何烟草制品以“低焦油”、“低危害”欺骗误导公众。

在许多控烟界的专业人士看来，卷烟“减害降焦”的说法是烟草业为了行业利益而编织出的幻梦，实质上是对消费者和大众的一种欺骗和伤害。

二、引入

为什么谢剑平获得院士资格受到广泛质疑？

中国毒理学会副理事长、毒理学家郑玉新曾做报告指出，谢剑平的研究不能得出低焦油卷烟、中药卷烟能增加吸入安全性的结论。对产品健康风险和安全性的评价应包括体外毒理学、动物毒理评价、临床人体试验和上市后监测等，但谢剑平仅采用体外毒理学评价及最初级的致死急性毒性评价指标来评价导致多种慢性疾病的健康危害。

国际防痨和肺部疾病联合会甘泉博士则通过详细对比指出，谢剑平亦步亦趋地重复了美国烟草业已经被否定的研究方法和途径，美国法院已判决烟草公司须承认自己蓄意欺诈。而我国烟草业却以政府文件的形式推行“低害、降焦、加香”策略，绑架政府部门和学术机构，授予谢剑平国家科学技术进步奖和院士头衔，为烟草业商业营销提供支持和伪证。[2]

谢剑平本人身上也存在着不可调和的矛盾，他过往在言语中否定的一些观点却在他的研究结果中占有一席之地。他明知自己研究的重大缺陷，却有意骗取科学桂冠。

从标准上看，他从根本上否定将焦油作为卷烟危害性评价指标，称“以焦油常规化学指标作为卷烟危害的评判标准，不可靠、不全面、不客观”，却以“降焦减害学科带头人”自居，吹嘘自己对降焦的贡献。从方法上看，他否定基于吸烟机的“剑桥滤片法”，却在自己获奖的研究中又大量使用这个方法。他一面承认减害技术未能得到广泛应用，另一面又标榜自己，称降低有害成分的技术取得了多项突破性的进展。[3]

“烟草院士”的头衔若迟迟不摘，不仅会成为学术界的一个“黑点”，同时也会成为为烟草业商业营销提供支持的伪证。因此控烟界采取了旷日持久的舆论战，并一再地呼吁中国工程院重视此事，重新考虑谢剑平是否能获得院士称号，给予合理的解决。

三、质疑

最初的批评来自民间。谢剑平获得院士称号名单公布仅仅一小时后，一位名为刘志峰的网友在腾讯微博第一时间发文炮轰，认为卷烟“降焦减害”是在降低大家对吸烟健康危害的防范，是更长远而隐蔽的“杀人”，这项研究本质上助力烟草、研究高效杀人。他的质疑如同扔到湖里的一块石子，关于谢剑平研究的“降焦减害”是否科学的辩论涟漪状爆发。

专业力量随后跟进，来自学术界、从事控烟事业的人士也各自发表了观点。2011 年 12 月 12 日，医学和公共卫生领域的一些专家致函中国工程院要求对评选程序和评选理由做出解释。

据当时的媒体报道，[4]国家控烟办主任杨功焕和新探健康发展中心主任王克安提出了质疑。中国疾病预防控制中心副主任、控烟办主任杨功焕的措辞非常激烈：“这是中国科学界的耻辱！这是中国工程院的耻辱！”无论在微博上还是接受采访时，杨功焕都要重申这两个感叹句，以表达对谢剑平当选院士的惊愕。她指出，几十年来、大量的研究早已证明，任何降焦、任何添加剂，包括中药，都无法让卷烟“减害”。新探健康发展中心主任王克安则称，研究证明，目前没有任何一种卷烟可以“降焦减害”，这是西方早已放弃的研究，中国的学者却捡起来做。谢剑平当选院士，有违严厉控烟的世界潮流，有违中国公众对健康的期待，让中国工程院的学术声誉扫地。今后谢剑平以中国工程院最高荣誉称号的身份去推广他的研究，情何以堪?

除了研究内容，谢剑平当选院士的评选程序同样受到质疑。卫生部原副部长、中国工程院工程管理学部院士王陇德一针见血地指出，院士评审是一种业绩评定，且是一种最高的业绩评定，不能够和我国有关的法律法规相抵触。世界卫生组织《烟草控制框架公约》

（以下简称《公约》）2005 年 8 月经人大批准，和中国的法律法规一样具有法律效力。《公约》明确指出，不得以任何虚假、误导、欺骗的手段推销烟草制品，包括“低焦油”“淡味”“超淡味”等。[5]

由于可以预见到“烟草院士”对行业所能带来的深远影响，来自控烟界的行动进一步拓展。12 月 13 日，新探健康发展研究中心致函中国工程院院长周济、副院长旭日干等领导，要求对评选程序和评选理由做出解释，建议撤销谢剑平的院士资格。[6]

“应尽快考虑如何减少这一事件在国内外造成的负面影响，向公众表明控制烟草危害的决心和号召人们远离烟草，以挽回中国工程院以至我国科学界的声誉。”上述函件提出了如此的诉求。对“烟草院士”的质疑迅速上升到了“控烟”与“反控烟”相互博弈的层面。在控烟人士看来，中国的烟草业花费大量资金声称要研制出低危害、安全甚至健康的卷烟，实际上是天方夜谭、误导公众，会使烟草继续危害人们的健康。

2 天后，中国控烟协会也加入了致信中国工程院的队伍，同时来自工程院内部的异议也出现在舆论舞台，26 名院士在当月提出质疑，要求工程院对此次评审进行重审。[7]

控烟界人士则着手积极与中国工程院进行联系，中国控烟协会秘书长许桂华多次与工程院沟通，新探主任和副主任与工程院相关领导见面，向他们阐述质疑的理由，要求尽快解决问题。

这些不懈的行动得到了一些回应，中国工程院领导层开始聆听各方意见，考虑如何处理此事。2012 年春节后，中国工程院主席团、医药卫生学部和环境与轻纺工程学部二十几位院士，以及谢剑平本人均被召集到工程院，进行了一个上午的“学术答辩会”。在这次会议上，工程院院士、军事医科院前院长秦伯益力主撤销谢剑平院士称号，理由即是其研究以“减害降焦”为主攻方向，而“降焦”的“减害”效果早为半个多世纪众多国外学者否定，谢剑平并没有拿出任何实验材料足以推翻前人结论。[8]

控烟界也积极地向公众普及相关知识，以清扫一项有偏差的科学研究带来的错误认知。2012 年 1 月，新探健康发展研究中心举办“新春媒体交流会”，详细讲述了事件始末，并剖析了谢剑平不应成为院士的依据。当年全国两会前后，新探健康发展研究中心与中国新闻周刊和中国疾病预防控制中心控烟办合作编写了两会特刊——中国控烟工作报道，题目为“会诊中国控烟落后——五问中国控烟”。“为什么‘减害降焦’被称为骗局”就是其中一问。3 月 30 日，新探健康发展研究中心举办了一场信息交流会，试图澄清烟草消费者和公众的认识误区，指出卷烟“减害降焦”是烟草业为了行业的利益，不断编织“吸烟无害”的幻梦。

更多、更为翔实的意见也被提出。2012 年 3 月在两会代表、委员的控烟座谈会上，杨功焕教授作了“减害降焦：科学还是骗局，减害还是促销”的报告，提出关于加强“低危害卷烟制品研究”的管理建议等三项建议：把“低危害卷烟制品”的研究和管理纳入 FDA 管理；要求科技部加强“低危害卷烟制品研究”的管理；由食品药品监督管理局对卷烟进行监督管理。

质疑“烟草院士”既是为了唤回科学的真相与良知，更是为了在日益严峻的控烟形势下，通过“学术民主”与“大众民主”的通力合作，挽救并坚守中国控烟工作的底线伦理。

这些努力没有白费，并逐渐地获得了官方的回应，控烟界和处于舆论漩涡中的中国工程院开始了沟通。2012 年 4 月 23 日，中国工程院致函中国控烟协会，要求提供质疑烟草院士的证据。中国控烟协会、新探中心，以及杨功焕等专家教授，提供大量证据，证明“减害降焦”是伪命题。2012 年 4 月中国控制吸烟协会向中国工程院发出《关于对谢剑平研究成果的意见及国内外“降焦”不能“减害”研究的有关资料》。[9]

在中国发生的这场风波其实在国外早已经出现过，在这份资料中，中国控制吸烟协会提到了美国烟草企业的一个案例。

1999 年 9 月，美国政府司法部以政府名义指控美国的菲利普·莫里斯公司等 9 家烟草企业和 2 家研究机构以“低焦油”、“淡味”欺骗公众。经过近七年的诉讼，2006 年 8 月 17 日，美国联邦法院法官拉迪斯·凯斯勒做出了长达 1683 页的判决：认定被告向公众隐瞒了吸烟成瘾和尼古丁具有成瘾性、虚假宣传“低焦油”和“淡味”卷烟比其他的卷烟危害小、违背事实拒不承认他们故意向青少年营销；禁止烟草公司使用误导性的“淡味”“超淡味”和“低焦油”等描述词，并认定被告是民事诈骗者。[10]

事件发酵近半年，更多组织加入了声援控烟的队伍中，而沟通的过程并不容易。2012 年 5 月 10 日，七家科学社团与民间组织，包括中华预防医学会、中华医学会、中国医师协会、中国医院协会、中国健康促进与教育协会、中国防痨协会、新探健康发展研究中心，致函工程院，诚恳希望工程院领导能尽快采取措施、重新审议谢剑平的院士资格，纠正失误，向公众表明控制烟草危害的决心，昭示科学和实事求是的精神，以挽回中国工程院以至我国科学界的声誉。工程院并未迅速回应，而是在七单位催问结果后，在 8 月才迟迟回复称，将按照主席团会议的决定，综合各方面的意见，继续进行调查，做深入细致的工作并妥善处理。[11]

由于中国工程院官方并没有给出明确的、令控烟界满意的回复，2013 年 1 月时，中国控制吸烟协会第六次呼吁撤销“烟草院士”当选资格的时候。这起持续一年多的舆论倡导被评为年度公共卫生十大热点新闻之一。

对公众的倡导也没有停止。新探健康发展研究中心、中国控制吸烟协会和中华预防医学会发布世界无烟日主题报告——揭露并抵制中国烟草业对控烟的干扰。

中国医学科学院基础医学研究所和新探健康发展研究中心联合组织“‘减害降焦’，科学还是骗局”研讨会，王陇德、巴德年、秦伯益、陈君石等院士，以及来自毒理学、医学、伦理学、法学等领域的百余名专家学者，尖锐批评谢剑平严重违反科学诚信精神与科学伦理道德。[12]

在中国“烟草院士”一事仍处于拉锯状态、还没有尘埃落定之际，美国的烟草案获得了新的进展。2012 年 11 月 27 日美国联邦法院裁决要求烟草公司承认自己蓄意欺诈，并要求烟草商把烟草制品的致命性与成瘾的特性及其具有欺诈性质的市场营销手段如实告知公众。[13]

四、回应与进展

“烟草院士”的舆论风波进入第三个年头，中国工程院面对外界的大量质疑终于作出实质性回应：谢剑平的院士当选有效，暂时不会撤销。

2013 年 2 月 1 日，中国工程院副院长、院士增选政策委员会主任旭日干在接受记者采访时表示，中国工程院组织开展了深度调查，认真审阅核实了提名材料及评审过程并认为，提名书中提到的主要工作和成果，属于基础性研究工作。谢剑平所承担的相关课题经国家有关部门批准立项，提名材料提及的各类奖励奖项，未发现造假。提名、评审过程严格按照要求进行，经过了环境与轻纺工程学部全体院士充分讨论、投票，履行了审核和法定程序，当选有效。[14]

不过，令人欣慰的是，今后中国工程院院士增选不再受理烟草科技领域的候选人的提名或推荐。工程院将修订院士增选工作实施办法，将“烟草科学与工程”予以删除，今后烟草研究领域的人很难在本学科领域评上院士。另外，未来工程院将要求交叉学科候选人的评审需征求相关学部意见，由候选人所在学部和相关学部共同评审，做出全面客观评价。[15]

借此事件，中国工程院院士的评选过程也向更加谨慎和完善的方向发展，人们开始意识到，评选院士也需要考虑可能带来的社会影响。旭日干也承认，中国对烟草科研成果的评价存在以经济效益为主要标准的倾向，科研立项、成果鉴定、奖励评审各个环节都强调“减害降焦”研究成果带来的巨额新增利税，评审院士的过程一定程度也有类似倾向。

中国工程院“不予撤销”的表态令人大跌眼镜，显然无法使人满意，部分学者和控烟机构再次走上舆论场，表达了更进一步的建议。

中国工程院院士、军事医学科学院原院长秦伯益对中国工程院的表态就持不满态度。他表示，工程院说对谢剑平开展了调查，但学术调查应在阳光下进行，调查结果应开会讨论，而工程院的这一学术调查报告，不仅未向社会公开，也未向院士公开，只有院领导看到。在他看来，谢剑平本人请辞是大家都能接受的结果，如果谢本人不请辞，建议工程院在今年 6 月的院士大会上对章程进行修改，再根据完善后的新章程，对一个已经是院士的人启动撤销程序。[16]

新探健康发展研究中心副主任吴宜群则对中国工程院的处理结果抱有疑惑。她指出，“烟草院士”引起关注后，在工程院主席团会议上，其实已有多数主席团成员投票达成决议，要求劝退谢剑平。

另一方面，控烟界仍然积极地试图与工程院实现沟通，希望其能再下决心，采取有力的行为改变现状。

同年 2 月，中国控烟协会以及七家科学社团与民间组织再次致函工程院，呼吁调查谢剑平学术欺骗行为并撤销其院士资格。发函中称，既然今后不再受理烟草科技领域候选人的提名或推荐，说明知错了，但为什么就不能改错？这种‘文过饰非、下不为例’的做法贻笑大方。

中国工程院院士钟南山则在全国两会上炮轰，将这场“烟草院士风波”推向新的高潮。

他指出，已有103名工程院院士联名致函中国工程院主席团，要求复议并撤销谢剑平的院士资格。[17]

中国工程院当时的章程显示，只有在两种情况下才能撤销院士称号：一是当院士的个人行为涉及触犯国家法律，危害国家利益或涉及丧失科学道德，背离了院士标准时；二是院士本人提出辞去院士称号的辞呈。

谢剑平本人始终保持着沉默，没有在媒体前露面，工程院再次给出的回应依然保守。在2013年3月两会期间，全国政协委员、中国工程院常务副院长潘云鹤表示，谢剑平没有犯任何错误，依据章程，工程院不会主动撤销谢剑平的院士资格，不过工程院正在对谢剑平做劝退工作，但谢本人并未接受。[18]

五、尾声

这场延续了两年多的舆论风波的结局并不完美，人们呼吁取消谢剑平院士资格的愿望依然没有实现，但最终推动了院士评选制度的改革。

2014年3月，院士制度改革的靴子落地。正在进行的两院院士大会分别对各自章程进行“大修”，涉及到院士提名、增选与退出机制等。工程院在新章程中还增加了“劝退”规定：对于个人行为违反科学道德或品行不端、严重影响院士群体和工程院声誉者，将劝其放弃院士称号。据悉，中科院新章程也拟作相同的规定。院士就该有进有出，这是题中应有之义。

同样在3月，全国政协委员、中国工程院常务副院长潘云鹤再次回应了是否取消谢剑平院士的问题，他透露此事最新动态是“动员谢剑平自己请辞，他本人还在进行考虑”。

有消息称，工程院主席团曾对“烟草院士”解决方案曾进行表决。对于“复议谢剑平院士资格、修改工程院相关章程”一项事宜，经投票后未通过。对于“从维护工程院声誉和全国控烟工作大局，建议其本人提出辞呈”一项，大多数人投票同意。[19]

中国工程院官方采取的应对显得颇为乏力。不过，控烟界继续要求取消“烟草院士”以消解其对社会产生的不良影响，这份努力依然没有停止。他们选择向科技部再次呼吁，并提出了更加细化的诉求。

2014年4月8日，中华预防医学会联合新探健康发展研究中心在内的七家科学社团与民间组织公开致函中国科技部万钢部长并科技部党组，提出了撤销谢剑平在2010年获得的两项国家科技进步奖二等奖的建议，他当时主持的课题为国家烟草专卖局资助项目《降低卷烟烟气中有害成分的技术研究》和《卷烟危害性评价与控制体系建立及其应用》。

实际上，为这两项研究办法奖章违背了《公约》精神，违背了我国《国家科学技术进步法》的理念，违背了我国《国家科学技术奖励条例实施细则》的规定之事实。

这八家组织表示，希望科技部以国家形象为重，以中国科学界的声誉为重，以人民健康为重，坚守《国家科学技术进步法》的理念，遵守《公约》的规定，撤销这项研究获得2010年度国家科技进步奖二等奖，同时，取消烟草业为推销卷烟产品而开展的任何研究的评奖资格。

遗憾的是，迄今为止，关于撤销这谢剑平2010年度国家科技进步奖二等奖的八家组织都未接到来自科技部的任何回音。（图1，图2，图3）

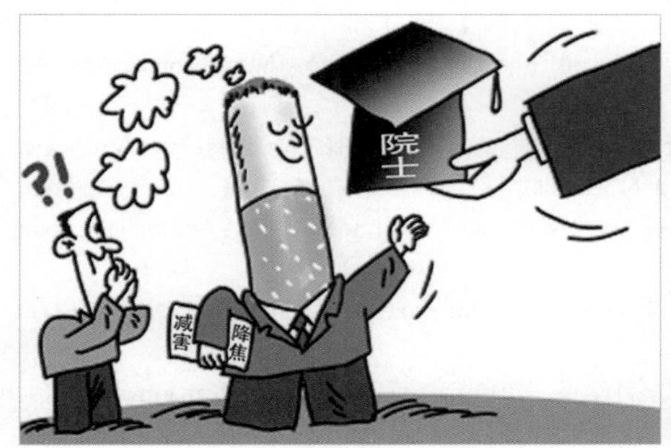

图1　时评漫画1（摘自新京报）

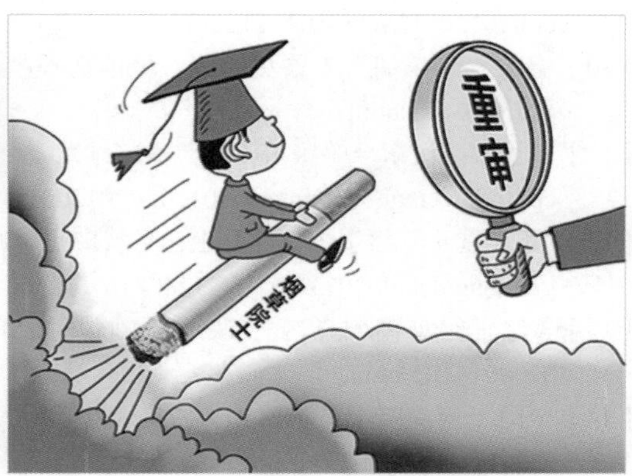

图2　时评漫画2（摘自新京报）

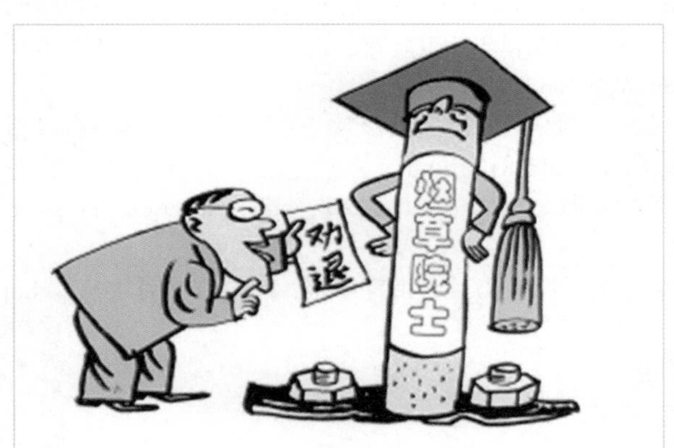

图3　时评漫画　作者陈广江，摘自西安晚报

信息来源

【1】百名专家院士质疑烟草院士资格，人民网，2013年1月17日，https：//news.ewsos.com/jdxw/20130117/880091.html

【2】谢剑平主编，《卷烟危害性评价》，化学工业出版社，2009年9月。

【3】研究烟草减害者当选工程院院士遭质疑，京华时报，2011年12月12日，http：//www.ce.cn/xwzx/gnsz/gdxw/201112/12/t20111212_22909463_1.shtml。

【4】前卫生部副部长质疑工程院院士评审程序违法，京华时报，2011年12月14日，http：//www.ce.cn/xwzx/gnsz/gdxw/201112/14/t20111214_22917879_1.shtml。

【5】卷烟减害本身就是"伪命题"？，2011年12月12日，人民网，http：//news.china.com.cn/rollnews/2011-12/12/content_11697236.htm。

【6】中国控制吸烟协会致中国工程院的一封信，中国控烟协会网站，2011年12月16日，http：//www.catcprc.org.cn/index.aspx。

【7】百位工程院院士请求重审"烟草院士"资格，新京报，2012年5月30日，http：//www.chinanews.com/gn/2012/05-30/3924807.shtml。

【8】工程院称仍在讨论烟草院士谢剑平是否应当选，新京报，2012年4月11日，https：//news.qq.com/a/20120411/000095.htm。

【9】工程院：正在劝退“烟草院士”但对方不肯辞职，京华时报，2013年3月12日，http：//health.sohu.com/20130312/n368504413.shtml。

【10】温柔“淡味烟”杀你更阴险，中国病理生理学会，2015年2月18日，http：//www.caop.ac.cn/Show.asp?C-1-371.html。

【11】中华预防医学会等函请工程院重审烟草院士资格，新华网，2013年5月11日，https：//www.dzwww.com/xinwen/guoneixinwen/201205/t20120511_7125587.htm。

【12】“烟草院士”再引争议国际上已证实降焦≠减害，人民网，2013年1月16日，http：//news.ifeng.com/gundong/detail_2013_01/16/21240816_0.shtml。

【13】美法官判烟草商打广告“认错”，新华网，2012年11月29日，http：//news.163.com/12/1129/10/8HFITD9700014JB5.html。

【14】中国工程院院士增选对烟草专家“关门”，中国科学报，2013年2月4日，http：//tech.gmw.cn/2013-02/04/content_6616916.htm。

【15】“烟草科学与工程”学科的删除与《烟草控制框架公约》的履行，中国法学网，2013年2月19日，http：//www.legaldaily.com.cn/Frontier_of_law/content/2013-02/19/content_4209311.htm。

【16】工程院称烟草院士称号不撤销知错不改引质疑，北京晚报，2013年2月6日，http：//www.ce.cn/xwzx/gnsz/gdxw/201302/06/t20130206_24101426.shtml。

【17】钟南山炮轰新任烟草院士：难向百万肺癌患者交代，南都周刊，2013年4月9日，http：//finance.sina.com.cn/china/20130409/160115089813.shtml。

【18】劝退烟草院士，中国新闻网，2013年3月12日，http：//www.chinanews.com/gn/2013/03-12/4637054.shtml。

【19】工程院真的拿“烟草院士”没辙吗？北京青年报，2013年3月13日，http：//news.hexun.com/2013-03-13/152004204.html。

【20】时评漫画1～3，摘自报刊。

卷烟项目退评国家科技奖

——一场抵制科技伦理底线频受冲击的保卫战

冯丽妃

一、背景

一波未平，一波又起。2011 年，中国工程院评选“烟草院士”的风波还未平息，2012 年初，由国家烟草专卖局（中国烟草总公司）推荐的一个烟草项目又通过形式审查，公然进入国家科学技术进步奖公示名单。事件让中国科学和舆论界一片哗然。

2012 年 3 月 23 日，科技部门户网站公布了国家科学技术奖励工作办公室公告（第 67 号）。在公告文末附件内的 500 多项“国家科学技术进步奖（通用项目）”目录中，国家烟草专卖局推荐的“中式卷烟特征理论体系构建及应用”项目赫然在列。[1]

国家科技奖是由国务院授予的、代表我国科技发展水平的最高奖项，具有权威性、公正性和影响力，可谓“含金量十足”。该奖项不仅代表着高科技含量，还意味着识别各类真伪和不端的高鉴别力。近 10 年来，我国在烟草领域已有七项研究获国家科技进步奖二等奖。

事实上，烟草制品的使用对人体健康的严重危害已是国际科学界的共识。那么，我国烟草行业缘何能够再而三地堂而皇之地入围并攫取如此“高大上”的国家科技奖项？它缘何能屡屡挑战并践踏科研伦理的底线？何时才能将其封锁在科学奖励道德屏障的另一边？

此次事件一石激起千层浪，随着科学界的强烈抵制和呼吁，事件随即通过新闻媒体形成“蝴蝶效应”，在全社会形成一股抵制烟草奖的舆论风暴，倒逼其退评国家科技奖，以维护国家科技奖的价值取向，捍卫屡被践踏的科学的尊严。

二、质疑

在其参评报告中，“中式卷烟特征理论体系的构建及应用”项目罗列了一系列个人和烟草公司所谓的“创新点”。那么，它们能站得住脚吗？答案显然是否定的。这些“创新点”包括，例如：主要完成人 1 号、红云红河烟草总裁武怡“建立了一套包括舒适度特性、烟气特性、口味风格、香气风格等指标的卷烟风格特征感官评价方法”。

主要完成人 2 号、湖南中烟总工刘建福“将卷烟产品定义为‘香味制品’，将单料烟叶定义为‘基础香原料’；将香精香料定义为‘赋韵元素’；将烟用材料、工艺参数定义为‘影响因子’；将卷烟产品开发与制造过程视为调制‘香味制品’的过程，有效解决了产品研发与制造过程中设计目的性与针对性不强等问题”……

华宝香化科技发展（上海）有限公司完成了部分研究工作，主要内容为“……开发出70多种符合中式卷烟风格特征和质量要求的特色香原料，并用开发得到的香原料进行了工业化生产，制定了相应的生产控制标准和品质控制标准”。

从表面上看，这些“创新点”的基本内容是通过加香、提高口感等方法构建所谓的“中式卷烟”。但在实质上，该类研究却是以达到促进烟草消费为目的，意在增加卷烟的吸引力和营销量，从而更好地贩卖烟草进行谋利。

这些“创新点”旨在利用“技术进步”扩大烟草制品的消费，忽悠更多的人以换来更大的“社会效益”。其项目介绍中就自曝，“近三年累计实现了新增销售收入1735.74亿元，新增利税1421.8043亿元”。控烟专家认为，该类成果的应用显然促使卷烟更大规模地流行，严重损害了大众身体健康。

同时，授予烟草研究以国家科学技术进步奖的行为，也违反了我国相关法律。《国家科学技术奖励条例实施细则》第96条规定：“对国家科学技术获奖项目的宣传应当客观、准确，不得以夸大、模糊宣传误导公众。获奖成果的应用不得损害国家利益、社会安全和人民健康。”“对违反前款规定，发生严重后果的，依法给予相应的处理。”

《国家科学技术进步法》第29条规定：“国家禁止危害国家安全、损害社会公共利益、危害人体健康、违反伦理道德的科学技术研究开发活动。”

而利用所谓的“创新点”和“技术进步”扩大烟草制品的消费，显然是在“危害”和“损害”人体健康。作为烟草企业，为了追逐利润进行相关研究是企业行为；但如果对这样的“成果”给予奖励，那就等于鼓励这种见利忘义的行为，就是违反国家相关规定。

此外，该项目入围国家科技进步奖的行为明显与世界卫生组织（WHO）《烟草控制框架公约》（以下简称《公约》）的规定相背离。

《公约》第3条规定：“本公约及其议定书的目标是提供一个由各缔约方在国家、区域和全球各级实施烟草控制的框架，以便使烟草使用和接触烟草烟雾持续大幅下降。

《公约》第9、10条关于烟草制品成分管制和烟草制品披露的《实施准则》规定：各缔约方应当“以禁止或限制的方式来管制可能用于提高烟草制品可口性的成分”“禁止在烟草制品中使用可能让人感到有健康效益的成分”“禁止在烟草制品中使用兴奋性化合物等与能量和活力有关的成分”。

但此次入围的烟草研究则开发出70多种特色香原料作为香味添加剂来提高卷烟的吸引力，这明显违反了该公约的实施细则。无疑，让这一类项目“溜进”国家科学进步奖榜单，并获得相关奖项，不仅会有损国民健康，还会损害中国在国际控烟舞台上作为负责任大国的国际形象。

三、一场“保卫战”

让“中式卷烟特征理论体系的构建及应用”研究不再参评国家科技奖，让该类项目不再有资格参与科技创新奖项，对于科学家来说，取胜这场关乎科研伦理和道德底线的“保卫战”只有40天。

国家科学技术奖励工作办公室公告（第 67 号）公告规定[1]：“自公布之日起 40 日内，任何单位或者个人对公布项目的创新性、先进性、实用性及推荐材料真实性和项目主要完成人、主要完成单位持有异议的，应当以书面方式向我办提出，并提供必要的证明文件。”

用 40 天击退近十年来的一个积弊，这场战役的艰难可想而知。但其间的每一天，科学界都在不遗余力地向前推进，以收复被践踏的科学尊严。

（一）初步发声，引来回应

这场“保卫战”从一则微博消息开始。

3 月 26 日，《科学公社》记者李虎军在新浪微博上发出一则消息，并同时在线 @ 杨功焕、吴宜群等控烟人士：烟草研究入围 2012 年度国家科技奖。“‘中式卷烟特征理论体系构建及应用’榜上有名，主要完成人包括红云红河烟草总裁武怡、湖南中烟总工刘建福、江西中烟副总王迪汗等，近三年累计实现新增销售 1700 多亿元，利税 1400 多亿元。”

许多民众在微博上纷纷对此表示质疑，并参与“你怎么看烟草研究入围国家科技奖”微博投票。截至 4 月 5 日，共有 4026 人参与，83.5% 的人认为此举与倡导戒烟禁烟的大环境相矛盾。

很快，科学界就对此提出强烈抗议，并呼吁有关部门撤销其参评资格。3 月 30 日，在新探健康发展研究中心（2001 年成立旨在服务于公众健康）举办的“‘减害’卷烟不安全”媒体信息交流会上，王克安、吴宜群、杨功焕等多位控烟专家不约而同地表示，要在公示期间极力建议科技部依法取消烟草相关的入围奖项。会上，中国控制吸烟协会副会长、原中国疾病预防控制中心控烟办主任杨功焕表示：“到目前为止，根本不存在‘安全’的卷烟，也没有科学证据能证明低焦油卷烟是安全性的”。

当日，中国控制吸烟协会即就此事向科技部致函——《关于“中式卷烟特征理论体系构建及应用”不应列入国家科技进步奖励的函》（中控烟协发〔2012〕9 号）。该函指出：“如授予烟草研究以国家科学技术进步奖，将直接违反《公约》；也违反《国家科学技术进步法》；‘中式卷烟特征理论体系构建及应用’的技术未经有关部门验证，也毫无科学和安全依据。”[2]

3 月 31 日，新探健康发展研究中心致信科技部部长万钢，阐明烟草项目入围科技奖不符合《国家科学技术进步法》的理念，希望科技部以国家形象与中国科学界的声誉为重，以人民健康为重，遵守《公约》规定，取消烟草业为推销卷烟产品而开展的任何研究或成果的评奖资格，今后也不再受理此类报奖申请。

这些呼吁很快得到相关政府部门的回应。在同一天举行的慢性非传染性疾病防治策略研讨会暨《柳叶刀》2012 中国专刊发布会上，卫生部部长、中科院院士陈竺发问：“我不明白，为什么所谓的烟草科研在我国还能获得有关奖项？为什么‘低焦油等于低危害’之类的说法大行其道，甚至成为烟草公司推销产品安全性的理由？国际上大量研究已经证明这都是伪科学。”他指出，被一包卷烟威胁的，不仅是国人的健康，还有国家日益沉重的医疗经济负担。[3]

然而，并非所有政府机构均对此作出同样的表态。当天，科技部办公厅主任、新闻发言人吴远彬表示，社会认识有一个发展的过程，很多事情非一蹴而就，“现在烟草行业本身还存在，是一个合法产业，规模等各方面还比较大”。吴远彬表示，既然烟草产业还存在，如能切实降低吸烟危害，这样的研究不能说不是一种进步。他还列举了烟叶生产过程中减少污染、提高效率等相关研究。他表示，国家科技奖的评选将综合采纳合理意见。[4]

工信部新闻发言人王立建也表示，对具有相关知识背景的专家站在卫生专业角度提出不同意见的行为表示理解，但国家控烟是一项系统工程，需要从全局考量，听取包括控烟专家、烟草生产厂商等多方面不同观点、立场的声音。[4]

（二）继续抗议，呼吁退评

初步呼吁没有结果，相关控烟人士并未退却，他们继续致信相关部门，敦促其撤销卷烟技术项目。4月1日，新探健康发展研究中心按要求向国家科学技术奖励办政策研究处（督察处）邮寄了异议表，要求其取消烟草业为推销卷烟产品而开展的任何研究或成果的评奖资格。当天，中国控制吸烟协会也就此事致函科技部奖励办，希望其重视烟草危害，不将奖项授予该项目，同时在更多的科研人员中普及烟害知识。

4月3日，中国预防医学科学院原院长陈春明、王克安等4人联名在《中国科学报》健康周刊撰文——《对“中式卷烟特征理论体系构建及应用”项目评奖的质疑》。他们认为，利用“技术进步”增加烟草制品吸引力，扩大消费，显然是在危害健康。[5]

“烟草行业经济效益越高，则危害老百姓的健康越大。国家级科技进步奖公然与《国家科学技术进步法》的规定唱对台戏，损害国家利益、社会安全和人民健康。是可忍孰不可忍。”次日，中国工程院院士陈君石在博文《荒唐的国家烟草科技进步奖》中写道，“给烟草企业/行业颁发国家科技进步奖，是世界上任何国家没有做过的蠢事，堂堂中国，真的要冒天下之大不韪吗？”他希望科技部能够认真听取广大科技工作者的看法，不要像“烟草院士”事件一样，“既成事实后骑虎难下”。[5]

4月5日，杨功焕就该事件致信科技部部长万钢称，不能让危害健康、破坏环境的科学技术研究进入国家奖评选的范围。对烟草业的研究应该明确列入禁止进入国家奖的名单。并对已获得国家科学技术进步奖的“烟草奖项”进行复查。同一天，新探健康发展研究中心将此次事件的相关资料发给媒体，以期扩大舆论影响。

4月8日，中国工程院院士秦伯益撰文《烟草行业“10个世界第一”的祸害》。文章称“……谢剑平教授以其‘减害降焦’研究获得了三次国家科技进步奖二等奖，开创了在烟草行业里获得国家级奖励的‘世界第一’；中国成为在烟草行业领域里获得国家院士称号的‘世界第一’。”[6]这“十个世界第一”让秦伯益十分痛心，因为其背后有太多中国人付出了健康和生命的代价，也暴露了我国在执法、管理、评奖、遴选院士等众多工作环节中存在的缺陷。

当天下午，科技部相关负责人表示，目前已收到中国疾病预防控制中心控烟办对该问题的函件，并及时与国家烟草专卖局进行了沟通。“毕竟评奖的项目是他们（国家烟草专卖局）报送过来的。各种工作正在顺利进行，也会走正常程序。”

这一阶段的信函和文章虽然没能取得实质性结果，但却让整个事件不断酝酿、升温，让科学界的呼声逐渐成为媒体的焦点。

（三）"蝴蝶"振翅，席卷各界

4月8日下午，我国最大的科学类门户网站"科学网"以编辑部名义"征集签名抵制卷烟技术入选科技奖"。该征名信邀请广大有社会良知和科学责任感的科学家或相关专业人士，为了公众的健康，加入到"反对卷烟技术参评各类科技奖励"的签名行动中，呼吁国家禁止"中式卷烟特征理论体系构建及应用"入选2012年国家科学技术进步奖，并促成国家禁止今后任何所谓的烟草技术申报各种科技奖励。

不到3天，该网站就收集到上千封签名邮件，加上600多个实名博主推荐，实名支持人数已接近2000。"这么多人异口同声，超乎我想象。"科学网负责人、征集签名活动的主要发起人王岩（化名）介绍，签名者的身份起初集中在科研工作者、高校教师和在读研究生等人群，次日上午迅速扩展到公务员、教师、网管、销售经理、普通工人等社会各界。[6]

4月9日，秦伯益、钟南山等30位院士联名写信支持科学网，反对"中式卷烟"入围科技奖。院士们在信中指出："作为企业，追逐利润无可厚非，但上述入选项目的本质，就是通过技术手段提高卷烟吸引力，从而达到促进烟草消费的目的，这将导致更多人的健康问题，损害更多人的生命质量，有违基本的社会正义。"[6]

当天，新探健康发展研究中心将这一事件的背景资料和进展发给了关心控烟的两会代表/委员、相关专家以及上海、南京、长沙、南宁等17个城市的爱卫会或健康教育所等组织，并呼吁大家能够向有关部门提出看法和建议。

4月10日，《中国科学报》头条全文刊登了30位院士的联名信，并呼吁"有关部门要严肃面对公众期待，尽快给社会一个明确交代"。院士公开信经大量转载转发后，民众的声音汹涌而至，新媒体上关于院士联名公开信、科技奖励、控烟的讨论一时井喷，"围观"人数恐以十万计。截至4月12日，仅腾讯网新闻论坛一处即吸引41,591名网友参与，有效评论达5180条。它们纷纷声讨"中式卷烟"技术参评国家科技奖。[6]

有评论道："'中式卷烟'与其评科技奖，不如进博物馆。如果说中式卷烟也堪称'赶英超美'的'国粹'，足以获科技大奖的话，那么其实更应把它作为苦难和灾害的象征，早日送进博物馆供后人瞻仰，使之成为一种永远的历史沉痛记忆。"（图1）

"烟草成果入国家科学技术进步奖是科技之堕落。在控烟已经成为全世界共识和潮流的今天，在中国同样向世界做出了控烟承诺的情况下，中国在烟草技术领域所谓的'科研'成果尤其显得很荒唐和可笑，这算是什么'科学进步？'"有人如是写道，"说到底，一种残害13亿中国人身体健康的技术进步，实质上就是科学良心的退步，是科技的堕落而已。"

公众的呼声引来了更多科学机构的共鸣。4月11日，中华预防医学会、中国控制吸烟协会、中国抗癌协会、中国老年保健协会5家机构响应院士呼声，抵制卷烟参评科技奖。[7]

中华预防医学会表示，应由政府层面介入，及早制定出相关政策。

中国抗癌协会表示，如果政府部门给此类烟草技术颁发科技进步奖，将对此前作出的种种控烟努力造成严重打击。

中国老年保健协会表示，从维护我国社会经济发展、构建和谐社会的立场出发，坚定支持30位院士公开信意见。

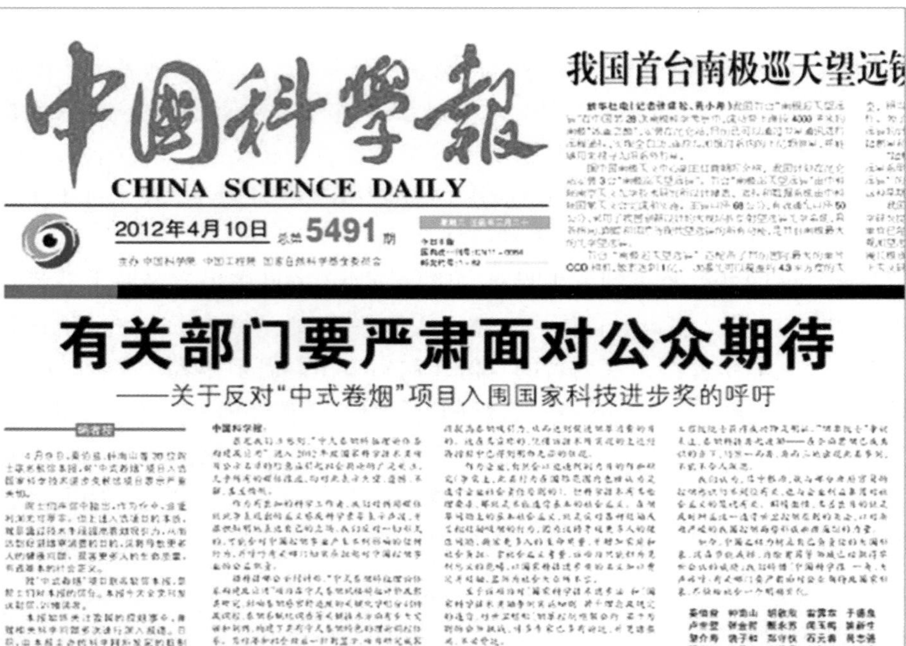

中国科学报

CHINA SCIENCE DAILY

2012年4月10日 总第5491期

我国首台南极巡天望远镜

有关部门要严肃面对公众期待

——关于反对"中式卷烟"项目入围国家科技进步奖的呼吁

图1 《中国科学报》登载的呼吁信

中国控制吸烟协会希望有更多院士支持这件事，希望各行各业的人士参加到控烟行动中来。

4月12日，针对“30位院士联名反对‘中式卷烟’项目入选国家科学技术进步奖”一事，卫生部明确表示：所谓“低危害”烟草制品研究的项目，不应参加国家科技进步奖的评选。卫生部新闻发言人邓海华表示，卫生部的态度是一贯的，没有发生改变。坚持“烟草技术不参选”态度。[8]

卫生部妇社司副司长傅卫在公开场合表示，我国从2003年签署了《公约》。其最主要的目标就是要减少烟草的使用和消费，避免公众接触烟草烟雾，保护公众的健康。因此，任何促进烟草制品使用和消费的行为都跟《公约》的精神是不一致的。我国《科学技术进步法》等法律法规明确规定，禁止开展和应用危害国家安全、损害社会公共利益、危害人体健康、违反伦理道德的一些科学技术研究。[9]

同日，WHO驻华代表蓝睿明在接受新华社记者专访时说，WHO对“中式卷烟”参评国家科学技术进步奖深表关切，经验表明烟草低危害研究涉嫌误导公众，可能严重威胁公共健康。

此后，4月16日，北京市消费者协会发表声明称，不赞成烟草技术参评国家科学技术进步奖项的评选，并建议政府有关部门倾听社会各界意见，维护国家科学技术奖项评选的严肃性、公正性。该协会指出，政府正大力宣传吸烟危害健康，并制定了一系列具体的控烟措施，控烟问题正在上升为国家战略高度。在这样的背景下，一项烟草项目参评国家科学技术进步奖明显不妥。[10]

（四）知难而退，“战役”获胜

5 月 2 日，2012 年度国家科学技术奖受理项目结束公示。“中式卷烟特征理论体系构建及应用”项目知难而退，其推荐部门国家烟草专卖局提出，不继续参加评审。（图 2）

CCTV 13
新闻
中国烟草
CHINA TOBACCO
国家烟草专卖局
中国烟草总公司
不再参评
关注中式卷烟参评国家科技奖
科技部：该项目不继续参加评审
06:37
根据国家地震台网测定，3号下午6点

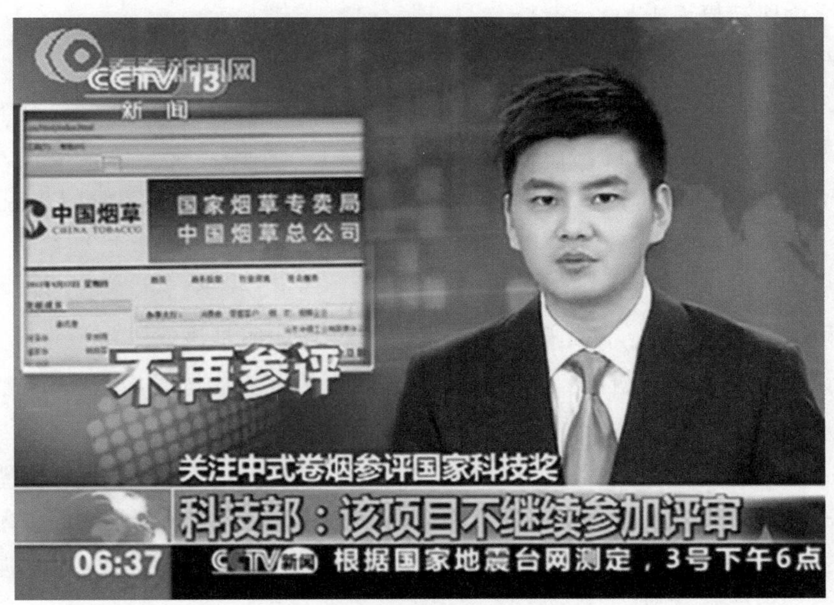

图 2 《中国科学报》登载的呼吁信

科技部网站 5 月 4 日发布的《关于 2012 年度国家科学技术奖项目公示情况的说明》称，公示期内共收到异议 58 件，涉及 19 个项目，占公示项目数 2%。其中备受争议的“中式卷烟特征理论体系构建及应用”一项就收到异议 33 件。根据《国家科学技术奖励条例实施细则》的相关规定，该项目不提交本年度国家科学技术奖评审。

四、回声

虽然“中式卷烟特征理论体系构建及应用”项目退评了，但这并不代表长期以来逾越道德与伦理红线的卷烟项目会就此作罢，从此放弃申请国家科技奖项。对此，科学界的声音仍在回响。

（一）复查过往项目，免除未来评选

控烟专家杨功焕认为，科技部以“情况较为复杂”作为退出的原因，态度是不对的。该说明并没有承诺类似中式卷烟这类有违《科学技术进步法》精神的项目以后不再参加评选。她建议，有关部门应当以此事为契机，复查以前的一些项目，剔除不符合《科学技术进步法》精神的项目。

（二）“借中药之誉，行欺诈之实”

“呜呼，怪哉！近日竟然骇闻将中草药入于卷烟，且言中草药烟化之后竟功莫大焉，几乎一吸可防疾，二吸可治病，三吸可强身，群吸可增税金。诚可谓：谎言谬事年年有，今

岁荒谬更添新！此乃假科研之名，借中药之誉，行欺诈之实也，令人不得不拍案而起：国之瑰宝，岂容亵渎？！……”5 月 8 日，北京中医药大学教授孙光荣联合 8 位中医界专家发表《讨中草药入卷烟檄》。他们表示，这种以中草药为噱头声称可以降低焦油的做法，深深地刺痛了诸多中医药界人士的心。[5]

（三）光荣，还是耻辱？

2013 年 1 月 19 日，在 2012 中国科学报社年度盛典活动上，秦伯益、钟南山就烟草项目评奖一事作联合发言时说，在各种全球排行榜上，中国经常是总量很高、人均很低。唯有烟草行业例外，不仅生产总量世界第一，人均也是世界第一。中国人口占世界 20%，却吸掉了全世界 40% 的卷烟。同时，中国现有吸烟者 3.5 亿人，也是烟草危害的“世界第一”。

“这样两头冒尖的形势，是光荣，还是耻辱？该喜，还是该忧？应该一味追求经济利益，还是应该更多关心人民健康？这一严峻的现实正拷问着中国政府官员、企业家和专家学者们的良知！”他们说。

30 位联名控烟院士：秦伯益、钟南山、胡敦欣、雷霁霖、于德泉、卢世璧、张金哲、甄永苏、闻玉梅、姚新生、黎介寿、饶子和、郑守仪、石元春、黄志强、石学敏、范云六、李载平、刘彤华、刘玉清、孙燕、匡廷云、肖培根、程书钧、项坤三、池志强、盛志勇、陈冀胜、李宁、沈倍奋。[4]

8 位中医界专家（署名先后）：北京中医药大学教授高思华、北京中医药大学教授王琦、北京中医药大学教授钱超尘、中华中医药学会副会长兼秘书长李俊德、中华中医药学会副会长谢阳谷、中华中医药学会学术顾问温长路、安徽中医学院院长王键、吉林省中医药学会会长邱德亮。[5]

信息来源

【1】国家科学技术奖励工作办公室公告（第 67 号），http：//www.nosta.gov.cn/web/detail1.aspx?menuID=25&contentID=869。

【2】关于“中式卷烟特征理论体系构建及应用”不应列入国家科技进步奖励的函，http：//www.catcprc.org.cn/index.aspx?menuid=4&type=articleinfo&lanmuid=122&infoid=2858&language=cn。

【3】陈竺：低焦油等于低危害之说是伪科学，《健康博览》，2012 年 05 期。

【4】两部委回应卷烟技术入围科技奖评选质疑，新浪网，2012 年 04 月 01 日，http：//news.sina.com.cn/c/2012-04-01/015924208479.shtml。

【5】院士抵制卷烟技术评奖 反对烟草企业逐利又追名，中国经济网，2012 年 04 月 11 日，http：//www.ce.cn/xwzx/gnsz/gdxw/201204/11/t20120411_23232554_1.shtml。

【6】“质疑卷烟技术参评科技奖”专题，科学网，2018 年 8 月 20 日，http：//news.sciencenet.cn/news/sub16.aspx?id=1048。

【7】烟草院士事件不了了之？人民网，2012 年 07 月 16 日，http：//paper.people.com.cn/jksb/html/2012-07/16/content_1082105.htm?div=-1。

【8】“中式卷烟”退出参评国家科技奖，凤凰网，2012 年 4 月 30 日，http：//tech.ifeng.com/it/detail_2012_05/05/14328647_0.shtml?_from_ralated。

【9】卫生部反对“低害烟”评科技奖，中国日报网，2012 年 4 月 13 日，http：//www.chinadaily.com.cn/hqcj/xfly/2012-04-13/content_5675246.html。

【10】北京消协不赞成烟草技术参评科技奖，中国消费者报，2012 年 4 月 23 日，http：//msn.finance.sina.com.cn/bgt/20120423/0819857097.html。

【11】讨中草药入卷烟檄文，http：//news.sciencenet.cn/sbhtmlnews/2012/5/257745.shtm。

烟草追踪记
——不断揭露烟草业干扰控烟的言行

李金奎

编者按：对于吸烟者来说，控烟是在帮助他们保护健康、远离烟草危害。但对于烟草业来说，控烟就意味着要阻断或减少他们的财源。利益所在，势所必争，这就决定了烟草业是一定要干扰控烟的。

在中国要推动控烟进程，就一定要知晓中国的烟草业在怎样干扰控烟？他们用怎样的言辞和活动欺骗与误导公众，诱使人们接近烟草，消费烟草？新探健康发展研究中心（以下简称“新探中心”）是一家民间控烟组织，它的发起者与组织者都是中国公共卫生领域的资深专家。新探中心倡导控烟，帮助人们远离烟草，维护自身健康。他们以锲而不舍的精神对中国烟草业的反控烟策略与行为作了近十年的动态追踪。从不同角度揭露了烟草业违背世界卫生组织《烟草控制框架公约》（以下简称《公约》）的各种言行。这种连续的监测，为中国控烟政策的制定、控烟措施的调整、控烟效果的评估，提供了科学的证据基础。

一、控烟，要知彼知己

烟草业对公共卫生政策的干扰是控烟的最大阻力。

烟草业的利益在于通过销售烟草获取最大的利润。而对吸食烟草造成公众健康危机的后果，它们是不关心的。烟草业获利而公众健康受害，获利愈多，受害愈大。这就是为什么烟草业的利益与公共卫生政策之间存在根本的、无法调解的冲突的原因。在中国，由于烟草业全部属于国有，更使这种健康危害披上了一件“国家利益”的外衫，从而给控烟带来了更多的困难。

正如世界卫生组织所尖锐指出的：[1]烟草业采取多种形式干扰有效控烟政策的实施，包括绑架政治及立法进程、夸大烟草业在经济上的重要性、操纵舆论、通过前线团体伪造或支持诋毁有关烟草和二手烟危害的科学证据、以诉讼或威胁诉讼来恫吓政府等。世界卫生组织所列举的这类多种形式的干扰，若由国有烟草业来实施，就变得更有“正当性”与欺骗性。但是，《公约》是中央政府签署并经人大常委会批准生效的。有了《公约》这面镜子的比照，各种违背《公约》精神的言论与行为也就难于遁形了。

二、《公约》是烟草追踪的利器和准绳[2]

- 《公约》第 5.3 条：“在制定实施烟草控制方面的公共卫生政策时，各缔约方应根据国家法律采取行动，防止这些政策受烟草业的商业和其它既得利益的影响。”

- 《公约》第 5.3 条《实施准则》：烟草业的利益与公共卫生政策之间存在根本的和无法和解的冲突；像对待其它烟草业一样对待国有烟草公司。
- 《公约》第 20.4 条对烟草业监测提出了明确要求，强调各缔约国应该收集和交换“与公约有关的烟草业活动和烟草种植方面的信息”。
- 《公约》第 20.4c 条：各缔约国应“与有关国际组织合作，逐步建立并保持全球系统，定期收集和传播烟草生产、加工和对本公约或国家烟草控制活动有影响的烟草业有关活动的信息”。

我国烟草行业的政企合一，国家烟草管理部门（国家烟草专卖局）同国家烟草企业（中国烟草总公司）是一套人马两块牌子。作为烟草行业管理者的政府部门不可能自己来约束自身的企业行为。相反，它会利用国家公权力来为烟草企业谋取更大的发展空间。正是烟草行业政企合一的体制，使烟草企业得以挟行政权力和雄厚财力于一身，堂而皇之地阻碍控烟履约，名正言顺地增加烟草产销。这种体制造就了烟草业的强势地位，其它政府部门难于对它有所制约，这就使中国的控烟倍感艰难。

因此，对中国烟草业履行《公约》情况的监测，只能依靠在烟草业之外认真守约的控烟力量，靠这样的力量对烟草业各种违背与干扰履约的活动进行监测和追踪，及时揭露烟草业的各种背约行为，排除对国家控烟履约行动的种种曲解和干扰。

三、控烟，要及时披露烟草业各种“违约”行为

（一）一家民间控烟公益机构的《烟草追踪》

“新探健康发展研究中心”是一家在民政部注册的控烟公益机构。这所研究中心是由多位在中国公共卫生界久享盛名的老专家发起成立的。从成立那天起，他们就把关注的目光投向控烟，因为他们深知烟草危害是中国公共卫生领域面对的危害最大的问题之一。在历经十多年的控烟工作中，新探中心从普及烟草危害知识开始，到传播《烟草控制框架公约》的理念，再到步步深入揭露烟草业违背《公约》精神的种种手段，他们越来越深切感到中国的控烟工作，必须唤起民众，同时也要警醒政府。唤醒民众，就要不断普及吸烟危害的知识，就要不断传播《公约》的内容；警醒政府，就要不断揭露烟草业各种违背《公约》的行为，呼吁政府切实履约以保护民众。

在传播《公约》精神、揭示吸烟危害、普及控烟知识的过程中，越来越多的事实揭示了中国烟草业不顾国家签署《公约》后面临的履约现实，不惜以违约的手段追求巨额利润，对中国控烟履约在国际上的形象，产生了极大负面影响。

有鉴于中国烟草业的违约行为在国际上造成的负面影响，新探中心觉得收集和监测烟草业与履约相悖的相关信息，加强信息交流，是促进控烟履约不可忽略的内容。

新探中心主动承担起这个并不轻松的职责，追踪烟草业的各种反控烟策略、手段，并

以简报的形式向社会各界公布，以揭露烟草业的种种欺骗和误导。

2008 年 8 月，第一期《烟草追踪简报》印出了！

这份简报追踪烟草业的发展战略，揭示了烟草业反控烟的种种具体表现。

简报还开辟了“笑着向烟草告别——名家控烟漫画精选”栏目，希望广大吸烟者为了健康，主动同烟草告别。漫画家们对控烟的支持，给读者耳目一新的感觉！（图 1）

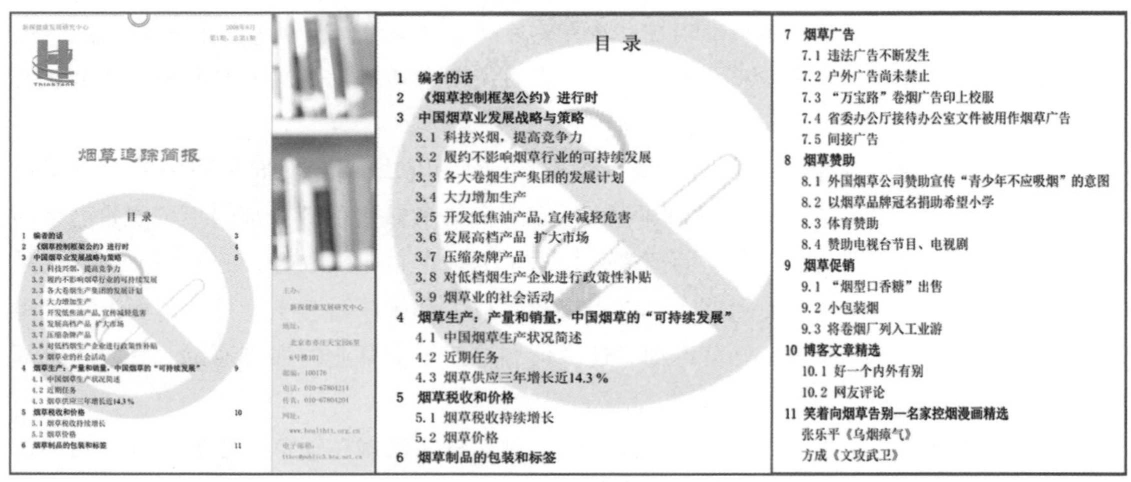
新探健康发展研究中心

2008年8月

第1期，总第1期

烟草追踪简报

目 录

主办：新探健康发展研究中心

邮编：100176

电话：010-67804214

传真：010-67804204

网址：www.healthtt.org.cn

目 录

图 1　第一期《烟草追踪简报》

（二）持续的《追踪》与监控

新探中心意识到，烟草业是一个完整的庞大的生产营销系统。不仅仅是烟草公司，也包括与烟草公司有共同利益的团体和个人（如卷烟批发、零售商），以及受雇于烟草公司的智囊团或由烟草业资助的单位及个人等。编辑方针一经确定，便依据追踪目的与对象，为《简报》制定了比较完整的追踪方案：

1. 宗旨

《烟草追踪简报》的宗旨，在依据《公约》有关控烟的各项条款，追踪烟草业的行动目标、行业动向（生产、促销、税收、科研、烟草文化等）、规划方略、实行措施等方面有无违背《公约》的情况和信息；追踪政府烟草主管部门履行《公约》5.3 条及其《实施准则》的情况与要求；观察和追踪烟草企业执行《公约》的情况，并适时揭露烟草业反控烟的行为与动向。对追踪到的情况，要对照《公约》要求，抓住重点，给予披露，对违背《公约》的行为，要及时加以揭露与评析。

2. 监测内容——循线追踪

《烟草追踪简报》是新探中心编辑的一份以陈述事实为主的综合资料，它取材的内容主要包括：

- 烟草广告、促销及赞助活动（包括烟草业“企业社会责任活动”以及以控烟为名的反控烟活动）；
- 烟草业科研活动、科研资金以及科技获奖情况（包括所谓“低危害卷烟”的研究活动及相关虚假宣传）；

- 烟草业相关政策、烟草产销、进出口、财务情况；
- 卷烟税收及价格变动情况；
- 与烟草业相关法律诉讼情况；
- 烟草业代言人的言行（包括烟草业高层领导、科研人员以及新闻媒介所发表的相关消息与言论等等）；
- 烟草业其它活动，如非法贸易相关报道的监测等等。

3．编撰发行

《烟草追踪简报》由新探中心编辑，对重点信息邀请专业评论员作简短点评。简报电子版刊登在“中国烟草控制资源中心”网站首页。电子版和印刷版分送相关专业控烟机构及人员，包括：全国各地健康教育工作者，医学、公共卫生、法律界、经济界专家，学会，协会团体，媒体，控烟的热心人士等，受到喜爱和关注。自2008年创刊，到2018年底，共发布季刊27期，快报40期。重点内容利用微博、微信公众号转载，以期向公共卫生领域从事控烟工作的朋友提供必要的控烟信息。

（三）重点聚焦:《烟草追踪专辑》

新控中心在烟草监测追踪过程中，对某些控烟与公共卫生界普遍关注的领域、问题或事件，每每会集中聚焦、深入剖析，形成《烟草追踪专辑》。譬如，对中国烟草业大力鼓吹的“减害降焦”说；轰动一时的“烟草院士”事件等，由于烟草业的鼓吹，造成沸沸扬扬的舆论，使很多不明就里的人迷惑不解，以为既然“降焦减害”可以使谢剑平加冕“院士”，所谓“低焦低害”的卷烟或是一种不坏的选择。针对这类欺骗性很强的事件，《烟草追踪》及时编发《烟草追踪专辑》收集、整理、解析和点评这些控烟中的热点和焦点事件，辨析真相，释疑解惑。由于专辑适时、快速，对一些谜团的破解，常常起到很好的推动作用。

1．评《双对》——揭示烟草业应对《公约》的招数

在《公约》生效的前夕，2006年8月，中国烟草业在经济科学出版社公开出版了的一本题为《WHO〈烟草控制框架公约〉对案及对中国烟草影响对策研究》的图书（简称《双对》）。这是中国烟草业某些人十分得意的著作，此书曾令他们获得烟草业的褒奖。但是他们没有料到的是，这本书把中国烟草业如何应对《烟草控制框架公约》的“私房话”都拿到明面上来了。中国政府签署了《烟草控制框架公约》，中国政府下属的一个部门却公开出版了一本如何应对中央政府承诺的书籍，实在令人哭笑不得。

2010年10月，新探中心编辑印发了第一本专辑——《中国烟草业究竟为了谁的利益》。[2]针对《双对》（“对案”与“对策”的简称）一书的内容，新探中心邀请相关专家撰写了16篇文稿，揭露烟草业的《双对》撰写者，在缔约方商讨《公约》期间如何搞“对案”；在《公约》通过后又如何搞“对策”。通过对《双对》书中披露的烟草业“所言”，对照烟草业在《公约》生效后的“所行”，揭露中国烟草业怎样弱化《公约》提出的各项控烟措施，淡化《公约》的影响，阻碍控烟的进程。（图2）

2．2012 年《减害降焦专辑》——揭开烟草业的“减害降焦”的面纱

2012 年 3 月新探中心又印行了《烟草追踪简报——减害降焦专辑》，集中摘录了中国烟草业关于“减害降焦”的种种言论，使读者了解中国烟草业从“降焦减害”转为“减害降焦”这一策略转移的背景、内容和实情。帮助读者认清所谓“减害降焦”的真相。

3．2013 年 5 月专辑《谁在营销死亡？》——禁止烟草广告、促销和赞助

一直以来，烟草业通过各种手段竭力推销其产品，其本质是在向人们营销死亡。为了响应 2013 年世界无烟日主题——“禁止烟草广告、促销和赞助”，新探中心编辑了《谁在营销死亡？》烟草追踪专辑。读者从本专辑中可以看到烟草业是如何利用一切可能利用的人和物，施展一切可能想到的手法，不顾一切地营销死亡的。（图 3）

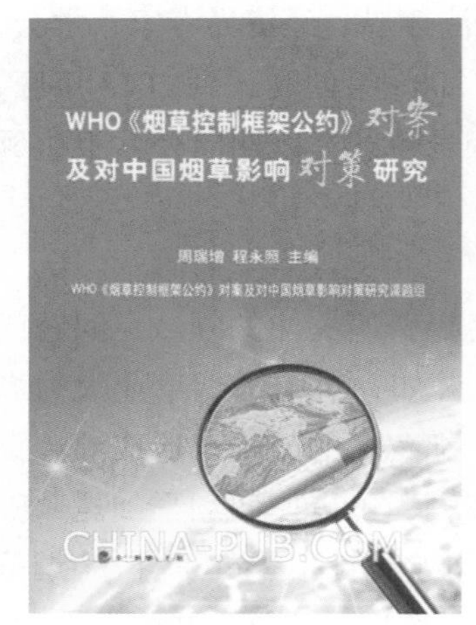

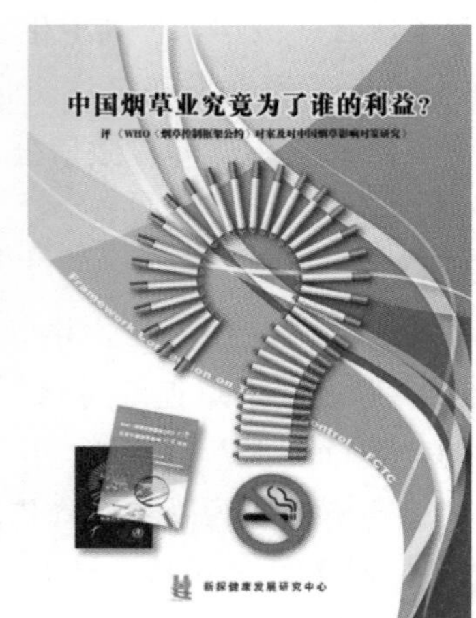

图 2　专辑《中国烟草业究竟为了谁的利益》

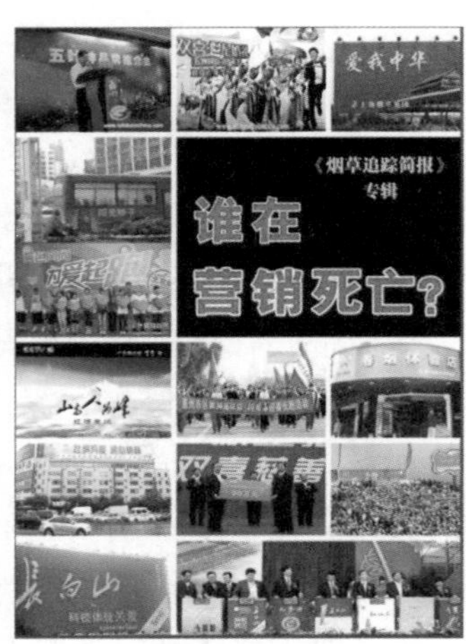

图 3　烟草追踪简报专辑《谁在营销死亡？》

4．专辑《我们绝不放弃——禁止烟草广告促销和赞助》——修订《广告法》势在必行

2015 年前的《广告法》制定于 20 年前，关于烟草广告的限制既不严格，也不全面。至于禁止烟草的促销与赞助，更缺乏明确的法律界定，以致清除烟草广告步履维艰。为了推动《广告法》的修订，2014 年 9 月新探中心汇集了近几年社会组织、公益律师、控烟专家和志愿者对烟草广告、促销和赞助投诉成功和失败的两类案例，并略加解析，以实例揭示了修订《广告法》的必要性和迫切性。（图 4）

5．专辑《灾难——如果允许 540 万售烟点做广告》——禁止烟草专卖点的广告

2015 年《广告法》修订到了最后关头。烟草销售点和互联网成了烟草广告的最后阵地。全国 540 多万销售点遍布学校附近和超市、街市、景区、酒店、娱乐中心。如果允许这些销售终端张挂烟草广告，明文禁止烟草广告的新《广告法》将形同虚设，特别是儿童与青少年将会处于烟草广告的包围之中。为了公民的健康，为了孩子的未来，为了法律的严肃性与尊严，必须禁止包括烟草专卖点在内的所有的烟草广告。为此，2015 年 2 月新探中心编辑了《灾难——如果允许 540 万售烟点做广告》。（图 5）

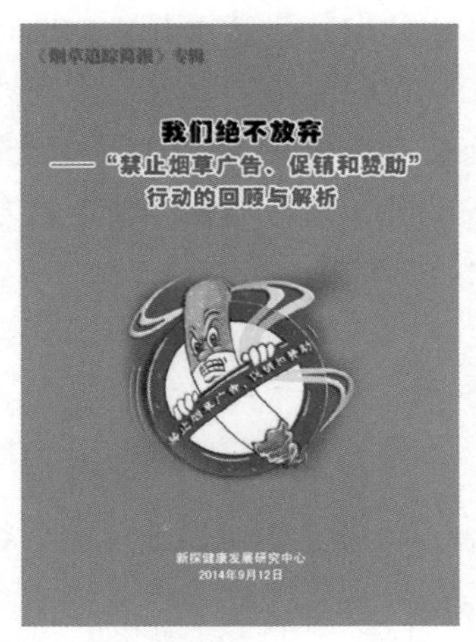

图 4　烟草追踪专辑——我们绝不放弃 - 禁止烟草广告促销和赞助

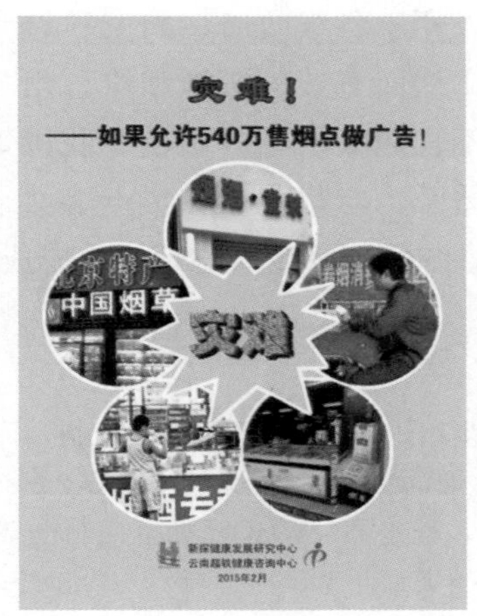

图 5　“灾难——如果允许 540 万售烟点做广告”专辑

（四）快速出击:《烟草追踪快报》

编印《烟草追踪快报》是为了提高信息披露的及时性。《烟草追踪快报》以典型事件为切入点，一事一议，短、平、快、不定期发送。根据公众认识的薄弱环节，深入揭露烟草业反控烟的言行。快报的编印，向大众传媒和新媒体，及时提供了烟草业反控烟信息，又因大众传媒与新媒体的介入，及时汇集了控烟的力量，揭露各种反控烟的言论手段，提高公众对烟草业营销烟草的认识广度和深度。

四、变阻力为推力

追踪烟草业违背《公约》的各种活动，不能仅仅停留在信息的发布，还必须以此为契机，把烟草业干扰的阻力化为控烟的推力。

对烟草业违背《公约》及国内相关法律的各种活动，一经向社会披露，便得以向监督管理机构投诉并提出要求处理的行政申请。处理结果又可得到媒体的助力，及时向社会公布。这样，在法律与舆论双重压力下，烟草业的反控烟行为不得不有所收敛。新探中心每年几乎都要召开几次新闻发布会，传播监测结果。对监测中发现的热点、焦点事件，也及时召开新闻发布会，借助大众传媒的力量向社会传播。在《广告法》修订过程中，对烟草广告、促销和赞助事件的监测，就对全面禁止烟草广告和促销起到了很大的推动作用。

五、展望

有力的国家和国际监测工作对赢得控烟之战是十分重要的。监测数据是控烟六项系列政策（MPOWER）中各项干预政策取得成功的保证。只有获得了具有了精确的测定结果，我们才能准确地认识烟草所带来的各种问题，才能有效地采取和改善干预措施。

一个优秀的烟草监测系统需要覆盖下面几个相关的指标，包括：①烟草使用的流行率；②政策干预的影响；③烟草企业的市场营销、促销和游说情况。对监测结果必须进行有效的传播，以便于各级政府、国家领导层和公民社会都能使用这些结果开发控烟政策，开展能力建设，从而有效地实施和执行相关政策。而对于政策的倡导者而言，监测数据的重要性就更是不言而喻了。[4] 目前，我国烟草业监测虽有多个单位参与，但尚未形成全面、系统的监测体系，对很多相关热点事件未能做到及时发现和传播。因此，整合各方力量，建立全面、系统的烟草业监测系统，应成为我国控烟工作重点之一。

信息来源

【1】世界卫生组织，烟草业干涉烟草控制，日内瓦，2012。

【2】WHO《烟草控制框架公约》，WHO Press，日内瓦，2003 年。

【3】周瑞珍，程永照，WHO〈烟草控制框架公约〉对案及对中国烟草影响对策研究，经济科学出版社，2006 年 8 月。

【4】《2008WHO 全球烟草流行报告》，世界卫生组织。

烟草博物馆
——中国控烟的耻辱柱

吴　斌

一、上海烟草业的一块“风水宝地”

在上海市区内环里，绕过了陆家嘴奔向吴淞口的黄浦江北岸，有一块“风水宝地”。沿着长阳路一路向黄浦江下游方向走，路的这边是上海烟草专卖局、全世界最大的“爱我中华”广告雕塑、上海卷烟厂、上海烟草公司，另一边则是号称“目前世界上最大的专业性烟草博物馆”——中国烟草博物馆。（图 1）

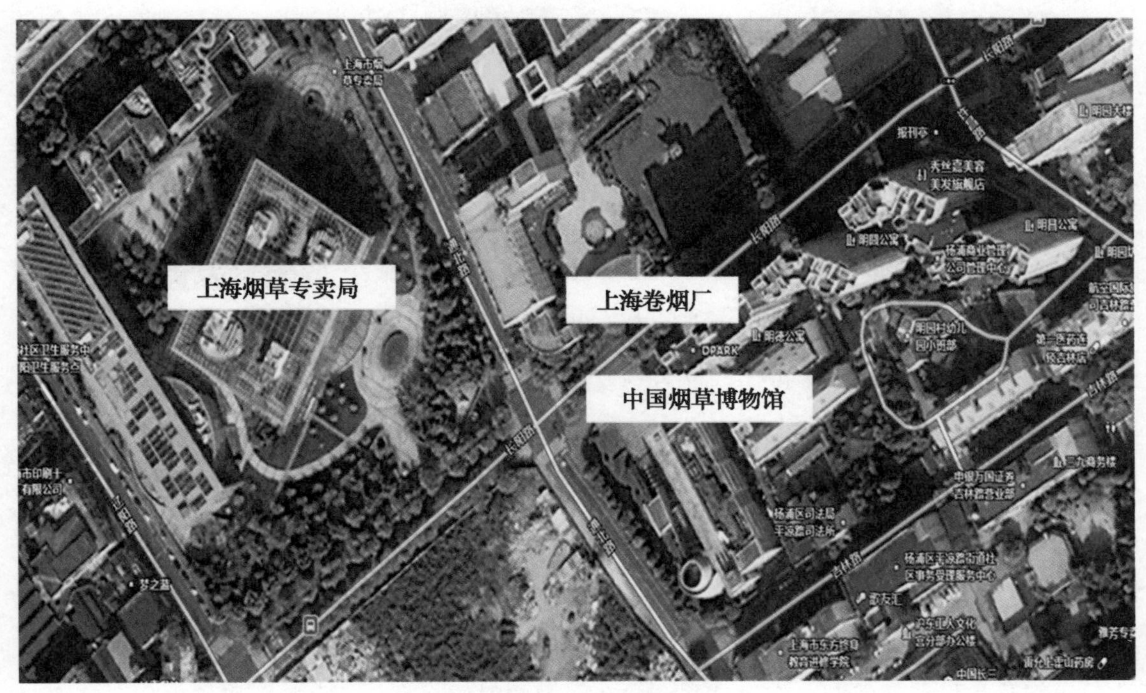

图 1　“风水宝地”鸟瞰图

这像是一个巨大的烟草工业园区，集管理、生产、销售、营销一条龙，就像一条巨蟒，盘踞在中国最为追求生活品质的城市——上海的中央。

中国烟草博物馆的存在是中国控烟界心上的一根刺。这座博物馆几乎不谈控烟，反而用尽宣传手段，让人感受所谓的烟草文化和烟草行业的“爱国”，向公众发出错误信号。

二、烟草行业蓄积能量的“发射场”

中国烟草博物馆建于2004年，总建筑面积9617平方米，是经国家批准并由全国烟草行业共同捐资捐物兴建的专业性博物馆（以下简称烟草博物馆），共耗资一亿八千万余，其中上海市烟草专卖局捐资达一亿。

整个建筑像是一个丑陋的烟盒，烟盒边上竖着五根高低不同的圆柱，上面雕刻花纹，就像是在博物馆门口倒立着五根点燃的卷烟。（图2）

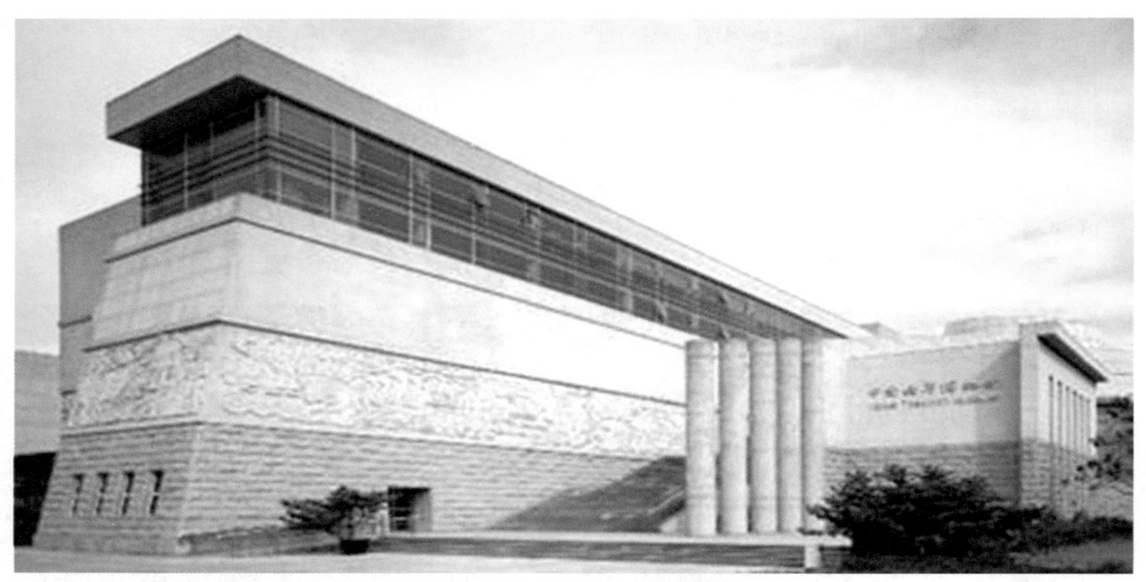

图2　中国烟草博物馆外形

烟草博物馆内设有“烟草发展历程”“烟草农业”“烟草工业”“烟草经贸”“烟草管理”“吸烟与控烟”和“烟草文化”共7个展馆，除此之外，还有占地600平方米的大型藏库、可容纳150多人的多功能报告厅、装潢高雅的贵宾室、供参观者参观的导游系统等，每周三天向公众免费开放。

2012年，人们开始注意到，烟草博物馆不光是静悄悄的展示品，烟草行业正通过借助各方的力量，把这里变成烟草行业蓄积能量的“发射场”。爱国主义教育基地、科普教育基地、未成年人教育先进单位三块牌子出现在博物馆大门口。（图3）

当烟草和科普、爱国、教育这些词放在一起的时候，家长、老师、媒体、公众、控烟组织感受到了这个发射场威胁的信号。

于是，一场战争打响了。战争的结果看似是控烟组织赢了，三块牌子最终从烟草博物馆门边拆掉，但烟草行业却并没有输，直到今天，“上海市爱国主义教育基地”的网站上，中国烟草博物馆依然名列其中，博物馆的展出内容也依然未改。[1]

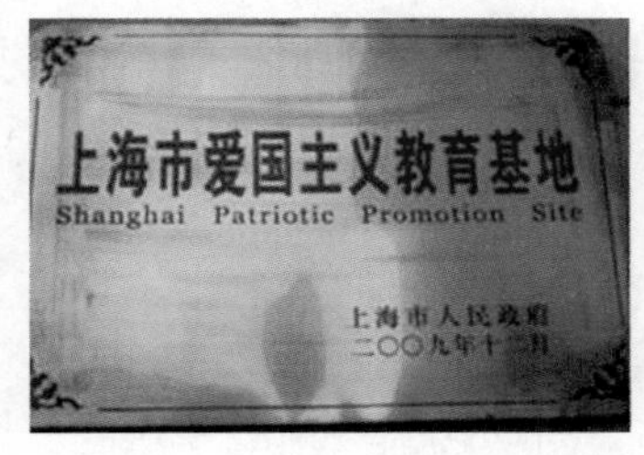

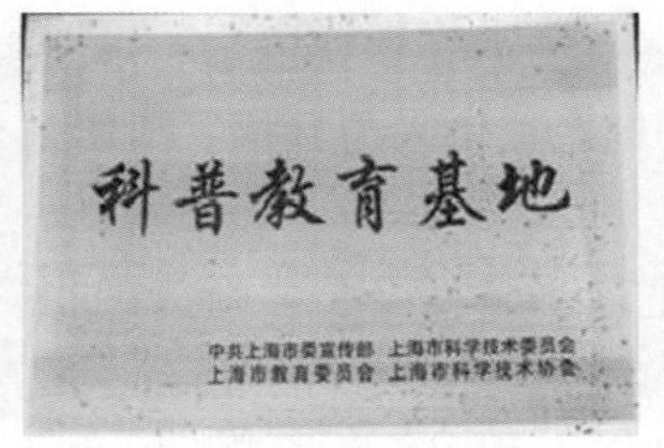

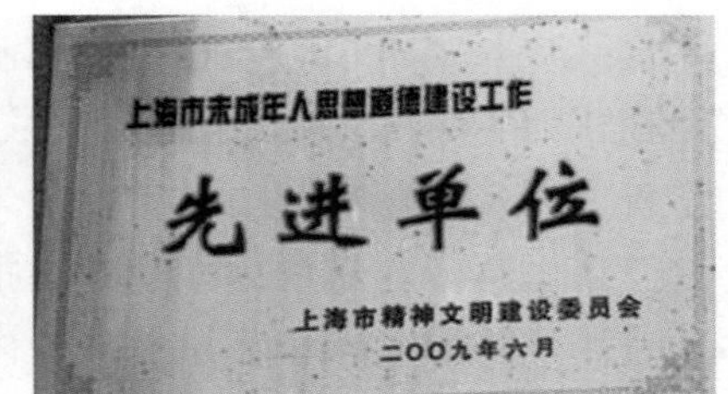

图 3　中国烟草博物馆的“殊荣”

三、三块牌子的由来

建立之初，烟草博物馆没有任何控烟和宣传烟草危害的内容。

据时任上海市科普教育基地联合会秘书长张建卫介绍，烟草博物馆曾连续两年申请上海科普教育基地，都没成功，因其原本没有禁烟内容，“1 平方米都没有”。上海市科普教育基地由市科普工作联席会议办公室组织评审、认定、授牌和发布，接受市科学技术委员会指导。

2007 年整改后，馆内吸烟有害的知识从无到有，2008 年批准成为市级科普基地。张建卫介绍，中国烟草博物馆是“企业馆”，政府不投资建设，都是国家烟草专卖局花钱运营，因此“可能更注重他们的企业文化方面，也可能做一些广告”。

2010 年，上海市教委办公室印发《上海市中小学课程改革利用社会教育资源实施方案（试行）》，明确将中国烟草博物馆列为学生开展课外活动的社会基地。中共上海市委宣传部、上海市教委、共青团上海市团委三部门共同授予烟草博物馆“2010 ~ 2011 年度上海市爱国主义教育基地先进单位”称号。在此之前，三部门还曾授予该馆“爱国主义教育基地”和“上海市未成年人教育先进单位”称号。

四、质疑

2012 年初，公共卫生和控烟人士开始关注这座在上海市杨浦区的中国烟草博物馆。

烟草对人类的危害是无需争辩的事实，是世界科学界的共识。但是烟草博物馆的陈列却仍然避重就轻，隐瞒吸烟危害的证据。控烟人士发现，博物馆内援引烟草有益或者无害的证据，距离今天都非常久远，这些陈旧的信息不仅没有客观反映近半个多世纪科学界对吸烟危害研究的科学进展，反而传递着错误信息，误导着观众。“不知他们是在普及科学，还是普及愚昧？”控烟人士发出这样的疑问。

比如，博物馆内大量介绍了中国烟草业一再鼓吹的“降焦减害”技术。所谓“降焦减害”，是西方烟草业上个世纪六七十年代曾经大肆鼓吹的“新技术”，但没过多久，国际多项研究已经证实：低焦油卷烟不能降低吸烟者的健康风险，误信这种“减害”宣传，结果使吸烟者以为吸了低焦油卷烟便无忧健康，从而降低或放弃了戒烟的愿望——这正是烟草业希望达到的效果。

作为未成年人教育基地，博物馆应当是一个提供正确知识、传播先进文化，哺育青少年健康成长的社会公益机构。它不应为了某些狭隘的行业利益扭曲真相，误导未成年人。但在“烟草文化”专题馆中，博物馆以“伟人与香烟”为切入点，高强度集中展示着伟人、学者、文人同吸烟的关系。

在烟草博物馆中，烟草业还把应当是社会公益行为的捐资助学，变成烟草促销手段，通过用烟草冠名希望小学及在校内树碑:“天才出于勤奋，烟草助你成才”，吸引未成年人亲近烟草，为烟草业准备新的吸烟者。这样隐藏烟草业鼓励吸烟意图的陈列，引起了家长、老师和公众的警惕。

2012 年 7 月，中国烟草博物馆网站上刊登出一条新闻——中国烟草博物馆获市爱国主义教育基地先进单位殊荣，激起了控烟人士的愤怒。

（一）中国控制吸烟协会致函上海三部门

2012 年 7 月 4 日，中国控制吸烟协会率先发难，致函中共上海市委宣传部、上海市教委、共青团上海市团委《关于请撤销中国烟草博物馆“爱国主义教育基地”和“上海市未成年人教育先进单位”称号的函》（中控烟协发〔2012〕14 号），指出“三部门授予中国烟草博物馆的职能和称号，违背了当前国际控烟大趋势，同时也有悖于我国相关法律和有关规定”。

“把烟草博物馆作为青少年的‘爱国主义教育基地’，对于价值观、世界观还未形成的青少年和未成年人来说，由于被冠上‘爱国主义教育基地’的称号，让他们在接受‘烟草文化’的宣传过程中少了戒备之心。”中国控制吸烟协会称，将烟草博物馆作为“青少年思想教育基地”，成了各学校执行的行政命令和政治任务，所产生的负面影响是无法估量的。

中国控制吸烟协会吁求：出于保护青少年免受烟草企业诱骗，培养健康文明的新一代的目的，真诚建议三部门取消中国烟草博物馆“爱国主义教育基地”、“上海市未成年人教育先进单位”和“2010～2011 年度上海市爱国主义教育基地先进单位”称号，并向全社会和各学校公布，以挽回影响。

（二）舆论的支持

媒体开始介入。

人民日报 7 月 13 日刊发文章《烟草博物馆成爱国主义教育基地引争议副作用太大》[2]。伴随着这则新闻，烟草博物馆成为了社会舆论的焦点。2012 年 7 月，人民日报文章首发后，数十家媒体网站纷纷转载人民日报文章。

互联网上也议论纷纷：

“应该弘扬的是林则徐的虎门销烟，而不是来看烟袋和烟灰缸！”

“如果是禁烟博物馆，值得提倡，搞烟草博物馆，实在没意义。烟草为人类能带来什么，败坏风气，毒害人体，损害健康。难道叫青少年接受这样的教育和洗礼？”

“‘大麻’无论是致瘾还是对人体危害程度，都不如烟草，却被贬称为‘毒品’。如果烟草博物馆可以成为所谓‘爱国教育基地’，那么可否考虑成立‘毒品博物馆’？

（三）复旦大学开展“中国烟草博物馆营销效果分析”

2012 年 7 月 13 日引起了第一波的舆论关注，但一个月后，烟草博物馆一直不为所动。

2012 年 8 月 17 日，新探健康发展研究中心与上海复旦大学公共卫生学院、新闻学院在上海举办青少年教育工作者座谈会。复旦大学公共卫生学院发布了“中国烟草博物馆定性访谈报告”，调查结果显示，参观烟草博物馆后，青少年参观者认为吸烟非常有害的比例从 83.1% 降到 49.2%；未来肯定不吸烟的比例从 82.1% 下降到 75%。

复旦大学公共卫生学院和新闻学院联合开展了“中国烟草博物馆营销效果分析”研究。研究随机抽样选取复旦公共卫生学院、新闻学院、计算机学院、基础医学院、临床学院五个学院作为调查院系，抽样选取学院学生 59 人（包括本科生、在读硕士、在读博士）作为调查对象。

研究发现的结论也证实了烟草博物馆真正的“营销”企图，民众的担心不无道理。

参观后，对烟草业印象非常好的比例由 0% 增加到 3.4%，印象比较好的比例由 6.8% 增加到 25.4%，印象一般的比例变化不大；但是对烟草业印象比较差的比例由 23.7% 降为 10.2%，很差的比例由 15.3% 降为 5.1%，有统计学差异。

此外，对于烟草业投身公益事业，赞同比例也由参观前 6.8% 增加到 23.7%，反对比例降低，有统计学差异，烟草博物馆有效地在参观者中树立了其公益的正面形象。

参观前，83.1% 的参观者认为吸烟非常有害，15.3% 的参观者认为吸烟比较有害；参观后，认为吸烟非常有害的比例降到 49.2%，不确定的比例由 1.7% 增加到 8.5%，认为危害不大的由 0% 增加为 1.7%。

参观前，参观者对烟草业与科技发展的关系认识不多，赞同烟草业的发展体现了国家科技进步这种看法的比例只有 11.9%，不太同意甚至反对的比例达 55.9%；参观后，赞同的比例达 47.5%，不太同意甚至反对的比例明显降低，比例为 28.8%。

另外，烟草博物馆展出的烟草烟雾危害图片，93.2% 的参观者都没有注意到，仅 6.8% 的参观者注意到。结果足以证明烟草博物馆试图掩盖吸烟危害，弱化参观者的危害意识的企图。[3]

除了进行问卷量化研究，研究团队还对复旦大学学生以及相关教育部门老师，共 63 人（其中学生 56 人，教师 7 人）进行了焦点组访谈[4]一些参观者在参观后发生了态度的明显转变，他们告诉研究者：

“看后觉得烟草行业是有文化的，有历史的，就突然感觉我们之前一味的反对吸烟，这种想法有点太过片面了。就是说从历史和文化角度来说其实是很可惜的。”

“烟文化和酒文化已经发展成为一种交往工具，正确引导吸烟还是很有意义的。”

“确实一种文化吧，包装啊、烟俗烟具啊，中国连鸟笼都可以用金丝竹丝制造，更别说源远流长的烟草文化”

“烟草博物馆主要讲降焦的技术还有一些仪器以及过滤的技术，表明他们在这方面做了很多努力。应该可以有效降低吸烟的危害。”

“烟草博物馆里面展示了各界烟草专卖局局长，他们都是政府要员，他们非常重视烟草的发展，给人一种领导层面支持烟草发展的感觉。”参观一次烟草博物馆，几乎削弱了社会各界对控烟宣传和健康教育的努力。

总之调查结果显示，烟草博物馆有效地向参观者传递其正面形象，缓和了参观者对烟草业的抵触态度。

（四）社会组织向中国八部委发函

为消除烟草博物馆在烟草营销中的影响和作用，2012 年 8 月 21 日，新探健康发展研究中心在北京召开了《烟草博物馆在传递什么信息——“烟草文化”解析研讨会》，揭露烟草博物馆的真相，呼吁烟草博物馆的负面导向应予终结，此次会议同时公布并向八部委控烟履约领导小组提出《关于调查中国烟草博物馆违背公约的建议》。[5]

新探健康发展研究中心在国家履约工作部际领导小组《建议》中表示，这家烟草业举办的烟草博物馆，是一家同《公约》唱对台戏的烟草广告馆、宣传馆、促销馆。它不能给参观者科学的引导，更不能给未成年人以正确的认知，由于被冠上“爱国主义教育基地”等炫目的徽号，使它更具欺骗性。其负面影响不可低估。作为国家控烟履约的领导部门，对这样违背《公约》精神，抵制履约控烟，传播错误信息，误导公众的博物馆不能不闻不问；对给这样的博物馆冠以种种光环，不能视若无睹。

基于此，新探健康发展中心提出 4 个具体建议：

1. 由国家履约工作部际领导小组成立联合调查组，对烟草博物馆的陈列中违背《公约》的情况进行调查、核实，清理博物馆中所有的误导信息和内容；

2. 烟草博物馆必须体现《公约》精神，显著加强烟草危害的内容，体现当代科学界的共识，而不能因烟草业的利益掩盖或歪曲科学结论；

3. 过去一些伟人、名人吸烟是对吸烟危害认识尚浅时代的现象，不宜借用伟人、名人为吸烟辩护，为烟草做广告。应当责令撤销这类内容并加强我国政府和领导人重视控烟，支持《公约》的内容，以体现与时俱进和科学发展观的精神；

4. 按照《公约》要求，目前这样的烟草博物馆，不宜作为公众教育场馆，更不能作为“爱国主义”、“科学普及”、“未成年人教育”的基地。

（五）院士的声音——宣传烟草危害才合乎伦理

中国工程院院士、原军事医学科学院院长秦伯益表示，虽然没去过此馆，但他认为，“只有传播烟草的危害是合乎伦理的，其他宣传都是有悖社会公德的”“我觉得宣传烟草的危害是应该的，宣传烟草的其他，如生产、来历、历史、哪些名人也在抽烟、抽烟的方式、烟有多少品种等，这些都不应该作为科普，而应该作为不良习惯的宣传”。秦伯益认为，包括烟草的栽培、工艺上如何改进降低成本等，都是为盈利，降低成本，目的是叫人家吸烟。作为科普基地，他认为当科普烟草的危害。[7]

五、博弈还在继续——烟草博物馆布展未做彻底调整

面对多方的质疑声，烟草行业及控烟博物馆方面不为所动。

（一）烟草业的回应

烟草行业宣传阵地烟草在线网也发表文章《烟草博物馆与爱国不冲突》称“公众不明究竟，望文生义，细观烟草博物馆的历史背景就会发现，授予其‘爱国主义教育基地’却

也当之无愧。”[6]

（二）烟草博物馆的回应

在媒体密集关注后，记者拨通中国烟草博物馆官方电话，一位工作人员称，控烟人士的质疑“胡说八道”，称其没有到过馆里，说的不可信，并表示“没有什么可解释，用事实说话，尊重历史”，随后拒绝采访。[7]

（三）上海市政府相关部门的态度

时任上海市科委办公室副调研员吴国瑛更是力挺“烟草博物馆有公益性”，接受媒体采访时说，禁毒馆也讲毒品知识。[6]

对中国烟草博物馆被评为爱国主义教育基地一事，时任上海市委宣传部相关负责人表示，上海市的爱国主义教育基地，是经过专家组现场实地评审和集中评审之后评出的，市委宣传部每年都会对上海市的爱国主义教育基地进行考核。中国烟草博物馆申请爱国主义教育基地的时候，原则上是符合评定标准的。上海市委宣传部还表示已收到控烟协会的函，开展了调研，下一步具体将怎么办，也正在和控烟协会沟通，将于近期公布进展。

（四）“殊荣”的牌子从墙上消失了

虽然《烟博馆获市爱国主义教育基地先进单位殊荣》一文在舆论风暴中早已被悄无声息地删除；但直到 2013 年 5 月世界无烟日前夕，烟草博物馆才把“爱国主义教育基地”等三块牌子从大门口撤下。（图 4）

2012 年 8 月，新探健康发展研究中心主任王克安和副主任吴宜群约见上海市委宣传部宣传处处长王薇，面谈烟草博物馆的问题，建议撤销三块牌匾。

2013 年 5 月下旬，新探中心主任王克安、副主任吴宜群再次走访上海市委宣传部宣传处，该部门工作人员表示，已对烟草博物馆进行了整改，并陪同一起参观了博物馆，烟草博物馆门外的三块牌子已经被撤下。

2014 年 5 月 31 日前夕，烟草博物馆门口所有的牌子全部撤下（图 5）。但是，博物馆内内容没有发生根本的改变，与原先一样，依旧有误导性。

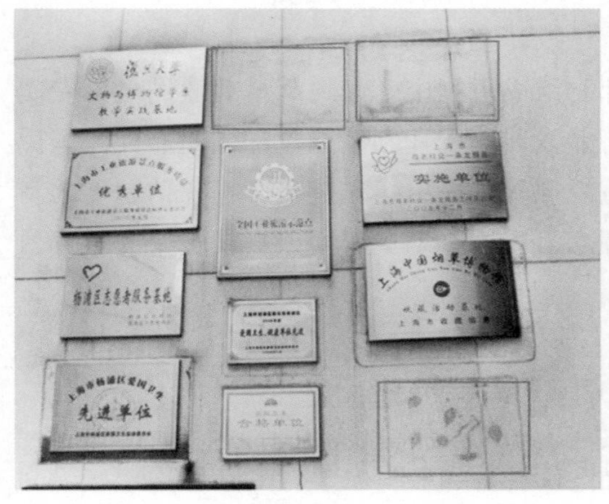

图 4　2013 年 5 月 31 日前夕三块牌子消失了

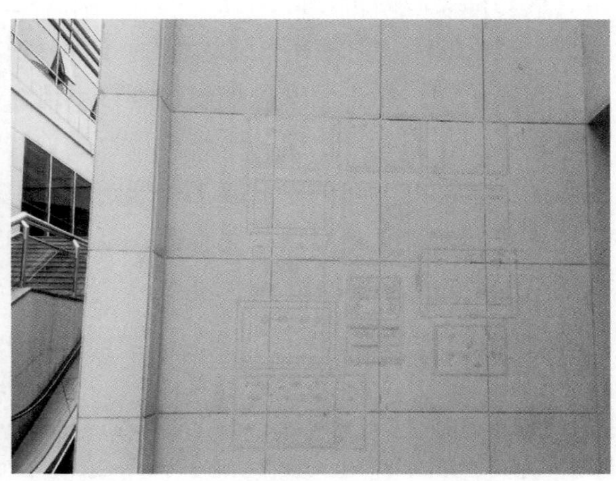
图 5　2014 年 5 月 31 日前夕所有的牌子都消失了

六、持续呼吁整改

对整改不到位的烟草博物馆，2013 年 7 月 9 日新探中心致函上海市委宣传部，建议对博物馆内容进行进一步整改，包括去除所有过时的、模糊或淡化吸烟严重危害健康的非科学论述；去除所有可能会使参观者产生吸烟对健康无害、无大害或有益的误导性叙述；全部去除有关“降焦减害”的欺骗性宣传；所有展示伟人、名人吸烟的照片、实物与文字表述应该全部移除。馆中有关为中央领导提供“特供烟”的实物、音像、展板等，同中央历来的宣传精神背离，已造成严重不良影响，也应全部去除。应增加控烟部分内容，包括《烟草控制框架公约》及其《实施准则》、六项综合控烟措施（MPOWER），国内外控烟形势和进展，并就博物馆对公众，特别是青少年开放做出限制展览的规定。

七、期待

很难说，控烟组织在同烟草博物馆的斗争中取得了完全的胜利，虽然烟草博物馆的大门已经不见“爱国主义教育基地、科普教育基地、未成年人教育先进单位”三块牌子，但在上海市爱国主义教育基地网站上，烟草博物馆至今依然在列，展出内容也几乎未改。

2013 年，世界卫生组织曾提出“健康融入万策”的发展理念，要求所有政府部门制定的政策都要有利于国民健康的促进。“习近平总书记的这一提法，则提出了更高要求”，医改专家中国人民大学王虎峰教授说，全面建立健康影响评价评估制度，系统评估规划、政策和重大工程项目对健康影响，意味着方方面面都要协调，每个行业、单位、机构和个人都要去参与到健康促进当中。

2016 年 8 月，中共中央和国务院召开了高规格的全国卫生与健康大会，中央七常委悉数出席。中共中央总书记习近平在会议提到，要全面建立健康影响评价评估制度，系统评估各项经济社会发展规划和政策、重大工程项目对健康的影响。

过去大家总以为卫生部门负责卫生政策，其他部门就不管健康了。未来所有部门的政策、规划都要做健康评价，问一问相关做法是否有利于公民健康。“这是一个硬指标，要把不利于健康的因素消除在萌芽状态”，王虎峰说。

究其原因，在于国家控烟履约领导小组八部委组成机制中，代表烟草行业的烟草专卖局身在其中，而领导小组的组长单位也是关注行业发展的工业和信息化部，而非关注国民健康的卫生部门。在国家健康工作理念转型，重视预防，提出建立健康影响评估制度的新时期，我们期待真正实现“健康融入万策”的理念，让这座烟草博物馆真正转变为教育公众烟草危害的控烟博物馆。

信息来源

【1】上海市爱国主义基地网站，http：//www.shaiguo.gov.cn/node2/2013shaiguo/node203/images/00002040.jpg。

【2】烟草博物馆成爱国主义教育基地引争议，人民网，2012 年 07 月 13 日。

【3】《中国烟草博物馆营销效果分析》课题报告，复旦大学公共卫生学院和复旦大学新闻学院。

【4】烟草博物馆成爱国主义教育基地引争议，中国经济网，2012 年 8 月 23 日，http：//news.ifeng.com/gundong/detail_2012_08/23/17043074_0.shtml。

【5】烟草博物馆成爱国教育基地专家呼吁停展整顿，科学网，2012 年 08 月 24 日，http：//news.sciencenet.cn/htmlnews/2012/8/268491.shtm。

【6】烟草博物馆与爱国不冲突，烟草在线，2012 年 8 月 23 日，http：//collection.eastday.com/c/node659750/u1a6807482.html。

【7】上海科委力挺烟博公益性，京华时报，2012 年 8 月 23 日，http：//news.163.com/12/0823/02/89IE78A700014AED.html。

拿什么拯救你，烟店重围中的孩子！

李晓亮　解玮琳

一、背景

随着全球履行世界卫生组织《烟草控制框架公约》(以下简称《公约》)不断取得新进展的同时，烟草业将烟草产品的营销策略逐渐转向零售终端，加强了在零售店的各种广告设置和促销活动。据2013年《中国烟草年鉴》数据显示，2012年底全国持证卷烟零售户542.38万户。以2012年全国总人口13.54亿计算，平均每250人就有1个烟草零售户。

这些销售点密布于城区、乡镇、农村、平原、山区、商业区、景区、部队、高校、市场、酒店、娱乐中心、纪念馆、展览馆、体育场馆内、车站、机场、超市、食杂店、便利店，甚至报亭等地，几乎无所不在。最让人揪心的中小学校也处于烟草销售点的包围之中。而有研究表明，青少年暴露于烟草制品最常见的地方就是烟草销售终端。烟店利用门楣、橱窗陈列、产品打折、产品广告、灯箱等方式吸引青少年，推销其产品，向青少年传递了“烟草是可以接受的商品”的概念，淡化他们对烟草危害的意识，引发他们的购买冲动，使他们最终成为吸烟者。可见，青少年是最易受到烟草销售终端影响的受害者。

二、学校周边烟店分布情况调查

2012年5月20日云南超铁健康咨询中心(以下简称超铁中心)在昆明举行了新闻发布会(图1)，发布了“昆明青少年暴露烟草零售店的调查”的研究结果。[1]这是国内首次运用地理信息系统对学校周边的烟店分布情况进行的调查。

(一)调查设计

调查区域覆盖了昆明二环路内的五个片区，约占该市二环路内总面积的36.3%，区域内共有48所中小学(含职业中学)，共收集到995个烟店的有效信息。

(二)调查结果

1．烟店密布

调查区域内的烟店平均分布密度为每平方公里60个，换言之，平均每隔230米有一家烟店，而学校周边的烟店分布更为密集，达到平均每平方公里90个，88%的学

堪忧！被烟草包围的青少年
——昆明青少年暴露于烟草零售店的调查

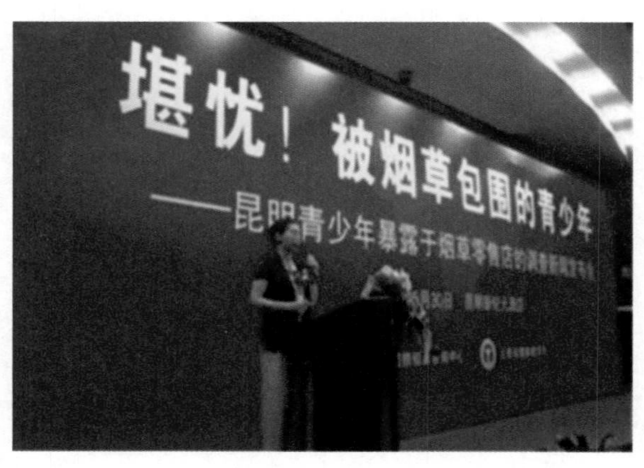

图1　新闻发布会

校方圆 100 米以内有烟店，最多的学校周围有 8 个，平均为 3 个。

2．烟店种类五花八门

学校附近密集的烟店五花八门。除名正言顺的具有烟草专卖证的卖烟店外，也有各式各样的便利店和杂货店在销售卷烟，甚至一些房产中介门店、皮鞋护理店、干洗店、证件快照店、打印店和移动通信缴费点等也在卖烟。这些烟店均有烟草的陈列。根据研究结果，发现学生日常最为常见的卖烟店铺类型依次为食品店、专卖店、杂货店、便利店、报刊亭、文具店和餐馆。[2]

三、烟店对孩子产生的影响

1．学校周边的烟店让孩子频繁接触烟草广告

超轶中心的调查显示：

有 77% 的烟店张贴了烟草广告，其中以烟草公司印制的海报最为常见；还有 23% 的烟店甚至就以烟草名称作为商店名称。烟草制品在这些烟店里都是公开陈列，通常放置在烟草公司统一制作的陈列柜中，非常醒目。由于我国尚未实行烟包图形警示，这些公开陈列的精美烟包实质上也是一种广告手段。

根据参与调查的志愿者观察，在放学的半小时内，小学附近平均每个烟店有 21.6 名学生进入，中学附近平均每个烟店有 55.6 名学生进入，每分钟还有近 4 名小学生和 10 名中学生路过烟店，这些孩子有极大可能看到烟店里的广告和烟草制品。

2014 年中国青少年烟草调查发现，[3] 在过去 30 天去过烟草零售点的学生当中，有 41.3% 看到过烟草广告或促销，在所有接受调查的学生当中也有 17.5% 看到过烟草零售点的广告。可见，学生通过烟店接触到烟草广告的情况在全国都普遍存在，而 2012 年的美国卫生总监报告早已指出，烟草公司的广告和促销会诱使青少年尝试吸烟并逐步养成吸烟习惯。

2．学校周边的烟店让孩子能轻易获得烟草制品

学校周边的烟店让孩子能轻易获得烟草制品。我国法律明令禁止向未成年人出售烟草制品，但此次调查发现近一半的烟店没有摆放任何禁止向未成年人售烟的标识，有些店贴了标识，却被其它物品遮挡，达不到警示、告知的效果。

调查者与学生进行小组访谈时学生都认为买烟毫不困难：

> 我们学校周围少说也有 10 个店里能买到烟，又不要身份证，也不需要区分是否是成年人，只要有钱就行，很容易买到，不会有困难。
>
> ——云南师范大学附属中学学生
>
> （买烟）简单到比爬树还简单，是个人都买得到。
>
> ——二职高男生

有学生直言学校旁边卖烟让学生买烟更方便：

> 在学校周围卖烟，太方便学生去买，是一种引诱吧。
>
> ——云南省民族中学学生

像卖散烟的地方基本都在学校门口……几乎每天都有人去他们店铺购买散烟，卖散烟的事情同学们都感到很正常。

——一职高学生

（烟店在学校附近）对抽烟的学生来说很方便，不用跑那么远去买烟，小贩们就是想吸引我们买烟，因为有利可图。

——一职高学生

事实上，参加调查的志愿者确实观察到在放学后的半小时内，有 15 名中学生在烟店买了烟，其中 13 人买的是散烟。

2014 年中国青少年烟草调查报告的数据亦显示，接受调查的青少年过去 30 天内买烟时，因为不满 18 岁而被拒绝者的比例仅为 19.5%；而在吸烟学生中，64.3% 的报告在学校周边可以购买到卷烟。由于烟草的易获得性，尝试过烟草制品的初中学生者中，有 1/3 在调查时为吸烟者[3]；2005 ~ 2015 年北京市中小学生烟草使用情况调查报告也发现，即使在 2015 年实施《北京市控制吸烟条例》后仍然有高达 66.09% 的学生是通过 " 自己买 " 的方式获得卷烟的。[4]

3．学校周边的烟店让孩子漠视烟草制品的危害性

超铁中心调查发现，有 60% 的商店把烟草制品和零食、生活用品，甚至文具摆放在一起，有意无意地强化了烟草制品的“正常”商品形象。参加小组访谈的中学生有 35.7% 认为学校旁边有烟店（或者卖烟给学生）是正常的，还有 30.3% 对学校周围卖烟觉得无所谓或者没想法，两者的比例都远高于参加访谈的小学生。或许，随着年龄增长，孩子使用零花钱时有更多的自由度，当一个商品强烈地吸引了他们，并满足他们的“独立”愿望时，买烟、吸烟的行为就被相互效仿，形成风气了。

四、超铁中心的研究结果引起极大的社会反响

一些长期关注青少年成长的人大代表和政协委员引用超铁中心调查结果，就保护青少年健康、禁止向青少年卖烟的问题向昆明市烟草专卖局提出了质询，烟草专卖局在回应时表示，将在现有专卖证到期后取消学校周围不符合规定的烟草零售点。2015 年，昆明某职业中学校长以区人大代表的身份再次就学校周边的烟店管理提交提案，要求烟草专卖局加强对烟店的管理，杜绝向未成人售烟的行为。

2015 年，我国对《广告法》进行了修订，明确禁止在大众传播媒介或者公共场所、公共交通工具、户外发布烟草广告，并禁止向未成年人发送任何形式的烟草广告，却对烟草零售店是否属于公共场所含糊其辞。中国依然有 540 万个烟草销售点的情况下，若缺少相关法律的监督执行，青少年就难以避免的受到烟草销售点广告的影响。

2017 年，昆明市就烟草零售布局进行听证，令人遗憾的是，新规定并没有增加烟店与学校的距离，反而对城市和农村进行了区别处理，规定幼儿园、中小学校内及其出入口 100 米范围内，农村乡镇及乡镇以下幼儿园、中小学校内及其出入口 50 米范围内，不予发放烟草专卖零售许可证。[5] 这就意味着学校仍将被烟店重重包围，烟店仍将充斥着烟草广告，

孩子仍将不断从烟店接收到错误的信息，仍有可能因受到诱导而开始吸烟……

从近年来国内几项青少年吸烟调查的结果，都可以看到烟草业利用形形色色的烟草广告、促销吸引青少年关注卷烟；通过各类促销制品赋予烟草“深厚”的“文化内涵”“爱国情怀”让青少年产生错误的价值认同，奠定烟草业的“正面”形象；这些现象若不能被禁止和消除，青少年就有可能成为烟草使用的“后备军”，我国的烟草使用率就难以下降。

五、全国首例针对非法向未成年人售卖烟草开具了罚单

2018 年 7 月深圳市一起涉嫌非法向未成年人出售烟草制品的商家被深圳市市场监督管理坪山局立案查处。通过半个多月的查处和整改，曾向学生售烟的百货店主朱女士向该市场监督管理局缴纳了 3 万元罚款，并主动提出了一系列的整改措施。至此，全国首宗商家向未成年人非法售烟案正式结案。

深圳的控烟执法行动受到了世界卫生组织的点赞。世界卫生组织驻华代表处无烟草行动技术官员许传兴表示：“世界卫生组织对深圳控烟专项执法行动成功处罚向未成年人违法销售烟草制品的商家表示赞赏。任何立法或条例只有得到严格执法才能真正实现其立法的目的并造福人民。”《深圳经济特区控制吸烟条例》明确表示禁止向未成年人售烟，其得到严格执法将有效减少青少年吸烟率。[6]

这一成功的案例，也充分说明了在烟店重围之中，要有效保护青少年免受烟草危害的唯一办法，是加强我国相关法律，如《广告法》《未成年人保护法》等的执行力度和监管力度！

信息来源

【1】李晓亮，昆明青少年暴露于烟草零售店的调查报告，《第六届两岸四地烟害防制交流研讨会论文集》2012 年，http: //cpfd.cnki.com.cn/Article/CPFDTOTAL-XYJK201211001074.htm。

【2】云南控烟机构称昆明青少年被烟草包围处境堪忧，新华网，2012 年 05 月 30 日，http: //news.163.com/12/0530/16/82P2I22K00014JB5.htm。

【3】2014 年中国青少年烟草调查报告，烟草控制资源中心，2015 年 7 月 9 日，www.tcrc.org.cn/html/zy/cbw/jc/2827.html。

【4】调查显示北京中小学生吸烟率逐年下降，央视新闻，2017 年 6 月 2 日，http: //news.cnr.cn/native/gd/20170602/t20170602_523783477.shtml。

【5】昆明烟草零售布局听证会解读：宽进严查，减少行政干预，中国香烟网，2017 年 3 月 13 日，https: //www.cnxiangyan.com/article/1653.html。

【6】以案说法——全国首例！向未成年人售烟遭罚款 3 万！中国普法网，http: //wemedia.ifeng.com/70595606/wemedia.shtml。

“文明吸烟环境”会“文明”吗？

——评烟草业的“文明吸烟环境”

新探健康发展研究中心

一、中国烟草总公司制定了在全国范围创建文明吸烟环的五年行动计划

2018 年 7 月，国家烟草专卖局印发《关于创建文明吸烟环境，助力美丽中国建设的指导意见》（下简称《指导意见》），称创建文明吸烟环境是主动履行（烟草）行业社会责任的重要体现，并制定了在全国范围创建“文明吸烟环境”的五年行动计划。

2018 年先行在广州、北京、上海和深圳试点，到 2022 年，“文明吸烟环境建设”范围全面覆盖全国有需求的城市及乡镇。中国烟草总公司希望得到地方政府及相关职能部门的支持，并将一些拟建造的室内 / 室外吸烟场所纳入现有的卷烟零售和营销网络。

2018 年上半年几个月来，各省市以及一些二三线城市烟草专卖局（公司）纷纷制定实施方案、项目招标、落实建造。“创建文明吸烟环境”和“文明吸烟环境建设”词条，在百度搜索分别达 164 万条和 59 万条，在 360 搜索分别达 75 万条和 141 万条。

二、“文明吸烟环境”出台的大背景

（一）全球控烟大趋势

“烟草是全球人类健康的第一大杀手”。根据世界卫生组织（WHO）的最新统计，全球每年因吸烟死亡的人数高达 700 万。除此之外，现有吸烟者中会有一半因吸烟而提早死亡。吸烟者的平均寿命要比不吸烟者缩短 12 年。

2003 年，世界卫生大会一致通过世界卫生组织《烟草控制框架公约》（以下简称《公约》）。目前，包括中国在内的 181 个“世卫组织”成员已经签署 / 批准《公约》。

在世界各国的共同努力下，2015 年全球成人吸烟率下降至 21%，在全球，控烟已经成为不可逆转的大趋势。[1]

（二）中国控烟大趋势

中国每年因吸烟死亡的人数高达 100 多万。2006 年 1 月，《公约》在中国正式生效。这意味着中国政府决心优先考虑保护公众健康的权利。

《“健康中国 2030”规划纲要》对控烟提出了明确而具体的目标：到 2030 年，15 岁以上人群吸烟率降低到 20%。[2]

截至 2018 年 11 月，全国已经有至少 20 个城市相继出台了公共场所禁止吸烟的地方性法规。其中北京、深圳、上海、西安等城市规定了室内公共场所、室内工作场所及公共交

通工具全面禁烟。越来越多的城市，正在加入到“无烟城市”的大家庭中。

此外，近期发生的一系列跟劝阻二手烟相关的社会热点事件。由于法律做出了公正判决，正义得到伸张，大大增强了公众对二手烟危害的认知。随着公众对“二手烟”危害认识提高、健康需求日益增长，越来越多的人明确地向二手烟说“不”！

三、中国烟草业别有用心地推出“文明吸烟环境建设”战略

正是在这样的国际、国内控烟大环境大背景下，中国烟草业推出了名为“创建文明吸烟环境，助力美丽中国建设”的所谓“新战略”，令人大跌眼镜。“文明”同“吸烟”有何相干?!

（一）“文明吸烟”是一个荒诞的概念

1．“文明”的概念

“文明”，是达到美好生活的手段。或者说，“文明”是一种价值观念，是对理性的尊重，对科学的尊重，对生活中美好事物的尊重与追求。是用以区分先进社会和落后社会的一种特征。

2．“吸烟”同“文明”不能关联

吸烟是一种不文明的行为，是陋习。这是由吸烟的本质所决定的。

科学已经充分揭示了吸烟的严重危害。这种危害首先是对吸烟者自身的伤害，同时又是对被动吸烟者的伤害（即二手烟的伤害），还包括受到三手烟伤害的所有人。一种对人群造成大量伤害的行为，怎么可能“文明”？一个放任吸烟、鼓励吸烟的社会，决不会是一个“文明社会”。

为了避免伤害，追求文明生活，所以需要通过立法来保证无烟环境的实现，要在室内公共场所、室内工作场所和交通工具全面禁烟，在学校、妇幼医院、儿童医院等青少年和儿童聚集的场所，室外也要禁止吸烟。这些措施是文明措施，它的目的，是保护生命，避免伤害，追求文明。文明就是达到“美好”的手段。这无论对非吸烟者和吸烟者都是一种保护。如果吸烟者因为感到不方便、受限制而放弃吸烟，这无疑也是一种走向文明的进步。

从这个角度分析，烟草业在室内外耗资修建所谓“文明吸烟室”，是完全错误的。因为它会淡化吸烟危害，鼓励吸烟者继续吸烟、放弃追求文明和健康的愿望，是同文明建设背道而驰的行为。我们不应该支持。

由此可知，烟草业愿意出资在室外修建华丽吸烟室，绝非善意。其目的一是保护吸烟者不因不便而放弃吸烟；二是为了保住烟草消费而继续赚取巨额利润。这样，它就能继续维持吸烟这种不文明生活，继续通过销售夺命的烟草制品，获取巨额利润——这是“用你的命来换我的烟”！

烟草业提出所谓的“文明吸烟”或“文明吸烟环境”，本身就是一个笑话。

（二）烟草业为何“建设文明吸烟环境”？

2018 年年 9 月 18 日《东方烟草报》发表一篇题为《建设文明吸烟环境，行业单位如何探新路？不妨看看这些建议和做法》的文章[3]，其中作出明确表述：

通过文明吸烟环境建设整体方案和工作机制的逐步完善，烟草行业不仅要凸显自身在城市建设中的社会责任，更要为城市文明的进步增添新亮点。

……打造文明吸烟环境新生态。文明吸烟环境建设融合最新科技，将成为行业构建多元、开放、融合新型经济生态圈的重要推手。

据《东方烟草报》12 月 27 日报道：行业卷烟营销市场化取向改革试点工作实施方案中指出，要加强卷烟消费环境建设，为卷烟消费者提供便利。[4]

烟草业之所以要加强“卷烟消费环境建设”，就是在同控烟唱对台戏：你禁止在室内吸烟，要人少抽烟、戒掉烟，不受害；我偏要建吸烟室，让吸烟者“舒适地”多吸烟、多受害。并把这些吸烟室变成烟草的传播、广告、营销场所。

（三）中国各地烟草业如何在各地建设“文明吸烟环境”

1. 合肥在室内场所建设的“绿色吸烟室”

合肥烟草以消费场所为突破口，提出了“环保吸烟室、绿色吸烟室、便民吸烟区、露天吸烟点、终端体验区”等五大类吸烟场所理念；[4]采取“众筹共建”方式，由合肥市烟草专卖局（公司）牵头、相关企业众筹资金，在机场、写字楼、城市大型综合体等重点场所，建立多处“绿色吸烟室”，将品牌展示、免费品吸、文明吸烟、卷烟销售以及免费公共服务等相融合，在餐厅、酒店、汽车 4S 店等消费者相对聚集、人员流动性较大的消费场所，建立整洁舒适、设施齐备的便民吸烟区，适时开展品牌宣传体验活动，采集消费者卷烟品牌选择、吸烟量等基本信息，为工业企业产品推介、研发、布局等提供有效信息，既维护了吸烟者权利，又宣介了卷烟品牌。既改善了吸烟环境，也拉动了卷烟销售。合肥烟草卷烟消费环境建设也极大提升了卷烟品牌价值，通过在各类吸烟场所内开展品牌培育和消费体验活动，强化了卷烟品牌消费的主动性和传播效果。[6]（图 1）

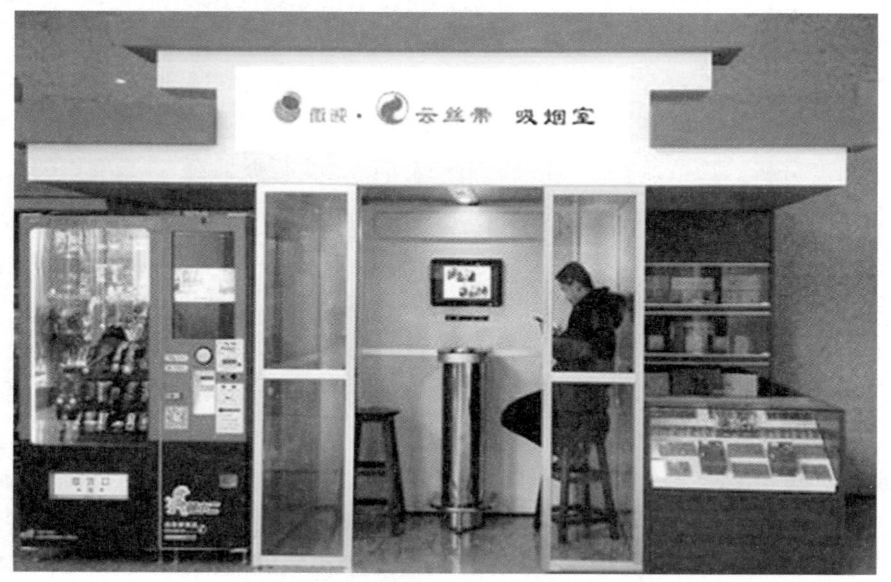

图 1　合肥在室内场所建设的封闭式吸烟室

2．呼和浩特街头兴建的封闭式吸烟室

呼和浩特街头多处出现封闭式吸烟室，吸烟区里面设有点烟器、空调、烟雾空气净化设备、照明设备、液晶广告屏、固定座椅、立（卧）式烟蒂台、书桌、独立卫生间、自动售卖机、书报架、充电设备等服务设施。据悉，呼和浩特计划今后将在车站、机场、商场等人员密集区兴建百余座吸烟室。[6]（图 2）

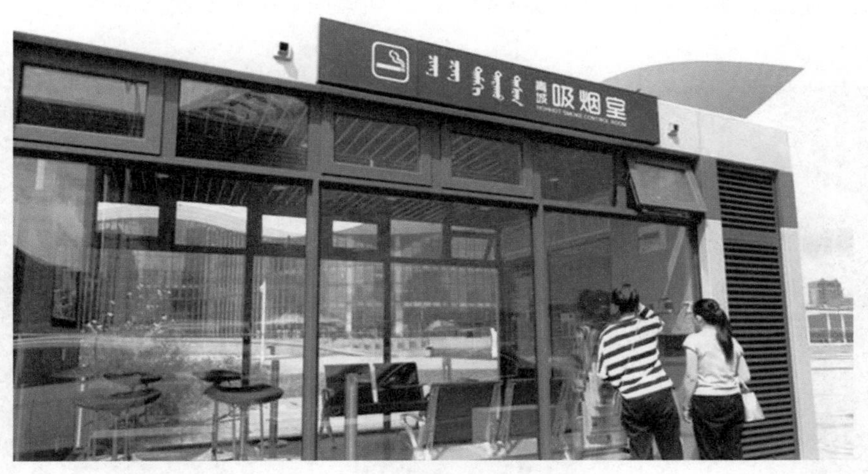

图 2　呼和浩特街头的封闭式吸烟

3．湖南长沙机场内的“共享吸烟室”

湖南烟草以卷烟自营店为突破口，打造“前店后品”的“文明吸烟环境”建设模式。[4] 2017 年 10 月，在湖南省委、省政府和国家局的大力支持下，湖南中烟牵头成立了共享吸烟室项目组，探索创建文明吸烟环境。12 月 20 日，首个“烟客”共享吸烟室在长沙黄花国际机场 C 航站楼建成并投入使用。[5]（图 3）

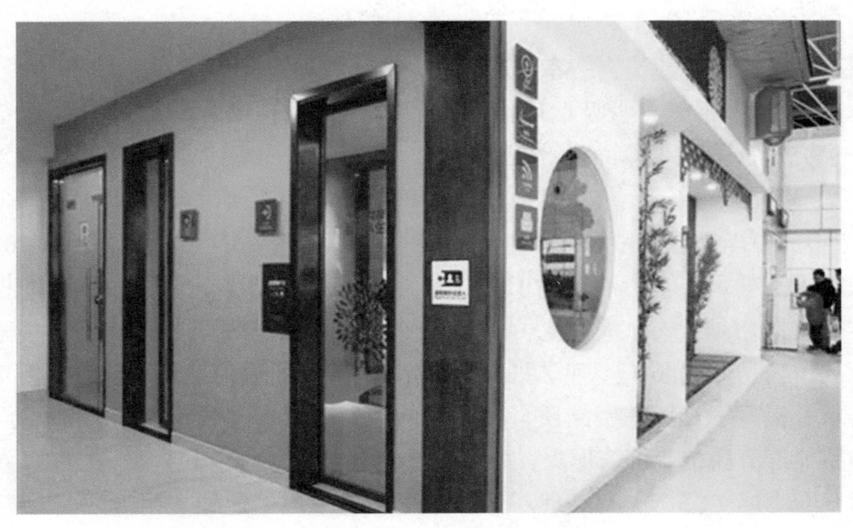

图 3　湖南长沙机场内的共享吸烟室

4. 山东

截至 6 月底，全省已建设室内外吸烟室 256 处，总面积 3124 平方米，投入大量烟蒂回收装置，建设便民吸烟点 8447 处，打造终端消费体验区 1345 个。

2018 年五一期间，首个吸烟室——泰山景区吸烟室建成并投入使用。该吸烟室位于泰山景区中天门乘车点五福泰山旅游商品旗舰店内。此吸烟室不仅为消费者提供了“良好”的吸烟环境，还配备了“交流电子点烟器”，给吸烟者提供了十分便利的条件。[5]（图 4）

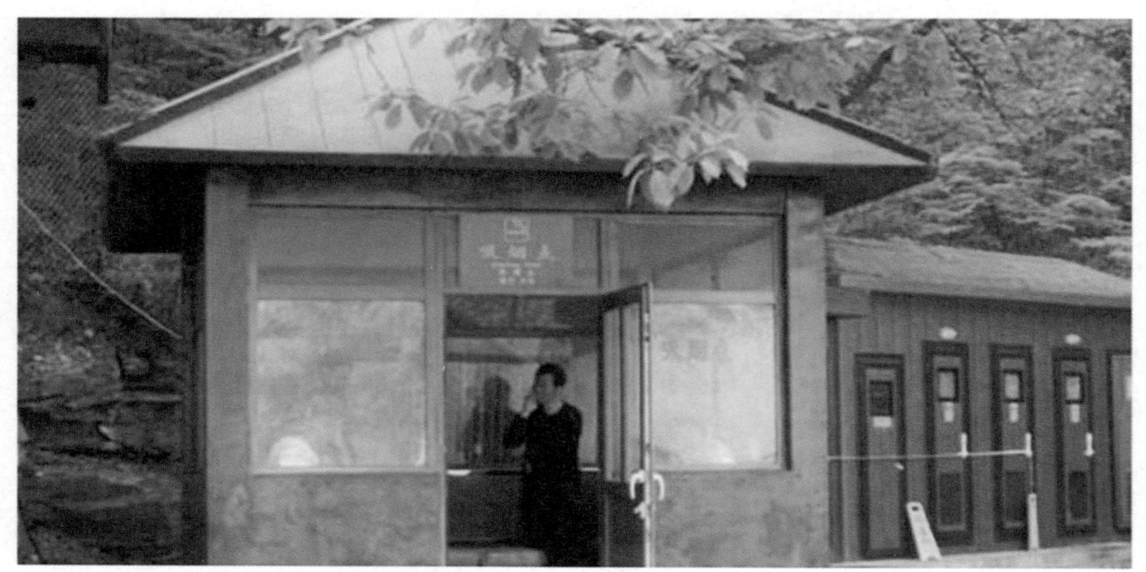

图 4　山东五福泰山旅游商品旗舰店内的吸烟室

四、“文明吸烟环境建设”，其本质是什么？

（一）“文明吸烟环境建设”的本质之一——营销烟草制品

从全国各地烟草业“文明吸烟环境建设”的样板报道中，我们可以从烟草业人士的原话中，一窥究竟——中国烟草业自己承认，“文明吸烟环境建设”，为卷烟营销网络建设服务。

据 2017 年《中国烟草》杂志发表《文明吸烟，以“消”促“销”》称[6]：2016 年以来，为倡导文明吸烟、满足吸烟者消费诉求，同时为了贯彻落实行业“向消费环境建设要销量”的要求，安徽合肥市烟草专卖局（公司）在全市范围内探索开展卷烟消费环境建设。合肥市烟草专卖局（公司）局长（经理）张丙利表示，“开展卷烟消费环境建设，既满足了消费者的抽烟需求、提升了烟民消费品质，也为我们面向消费者开展营销活动提供了前沿阵地，提升了卷烟品牌价值和企业价值形象，赢得了社会各界普遍理解和支持。”

这家烟草专卖局（公司）副经理刘玲解释说：“就是以‘倡导文明吸烟、营造和谐环境’为出发点，体现社会责任、维护消费权益、实施众筹共建，充分调动各方面积极性，为消费者创造消费空间和环境，为卷烟工业企业提供消费信息采集和产品推广的平台，为文明城市创建和社会公益事业提供服务窗口。”

上述几位合肥烟草业人士给出的回答，总结起来就是：在室内、外建造华丽、舒适的吸烟室 / 屋既维护了吸烟者权利，又宣介了卷烟品牌，既改善了吸烟环境，也拉动了卷烟销售。现在改称“文明吸烟环境建设”，不过是打着“文明”的幌子，耗费巨资为吸烟提供支持环境，促进卷烟消费，实质是赤裸裸的商业利益！

（二）渲染烟草业本不存在的“企业社会责任”——提升烟草业的正面形象

湖南中烟“烟客”共享吸烟室项目团队希望；“爱国、爱家、爱自己；满足嗜好、关爱他人、保护环境；诚信友善，做自我的管理者”，这条《烟客公约》将与每一个共享吸烟室同在。小小一间吸烟室，是卷烟消费的小场景，更是湖南中烟与全社会共同构建和谐的消费环境，与全世界共享趣味人生的庞大场景。诚意十足，正能量满满。[7]

五、“文明吸烟环境建设”公然践踏世界卫生组织《烟草控制框架公约》

如前所述，中国政府正式签署《公约》已经过去整整 15 年了。

（一）严重违反《公约》第 8 条及其《实施准则》

如前所述，《公约》在中国生效已经 12 年了。

《公约》第 8 条“防止接触烟草烟雾”及其《实施准则》具体地规定缔约方有义务采取有效措施，防止接触烟草烟雾。除 100% 无烟环境之外的任何方针，包括通风、空气过滤和指定吸烟区（无论是否有专门的通风系统），都一再证明是无效的，有科学和其它方面的确凿证据显示，技术方法不能防止接触烟草烟雾。

中国烟草业正在全国各地积极推进的所谓“文明吸烟环境建设”，相当一部分是在室内建立吸烟室。因为烟草烟雾的颗粒直径只有 0.1 ~ 0.4 微米，相当于头发丝的百分之一。二手烟雾是分不开、隔不断、挡不住的。烟草燃烧散发出的烟雾本身的特点，决定了它无法通过吸烟室进行有效隔离。

（二）违反《公约》第 13 条

1．烟草业建所为的“文明吸烟环境”，为自己的“文明”“公益”形象大做广告。

媒体报道，烟草业要求加强宣传引导力度，创建和谐的舆论环境。坚持线上推送和线下宣传相结合的方式，引导公众正确认识烟草行业在促进国家财政增收、引导烟农脱贫致富、促进客户就业增收等方面的积极贡献，树立责任烟草形象。他们兴建“文明吸烟环境”时，其中一条措施是“提升卷烟品牌价值和企业价值形象”。烟草业利用研讨会、发布会，报纸杂志乃至新媒体，发布大量消息，大造舆论，这就是烟草广告！

2．烟草业提出，要加强卷烟消费环境建设，逐步在非禁烟场所完善吸烟设施，在禁烟场所附近开辟吸烟区，为卷烟消费者提供便利。这就是典型的烟草促销！

3．烟草业甚至在吸烟室打烟草品牌广告。据报道郑州、洛阳等地网友反映，他们所在地的一些酒店和火车站候车区的吸烟室打起了烟草广告。[8]

例如，洛阳一家四星级酒店大堂的环保吸烟室门。整个环保吸烟室是透明玻璃环绕，玻璃门一直敞开着，正对门口的墙上有一个显示器循环播放烟草宣传片。走进环保吸烟室，左手边是给烟民提供的休息桌椅，有三个烟灰缸一字排开，每个烟灰缸旁边都摆放着香烟价目表；左侧墙上挂着4幅烟草品牌宣传画；吸烟室正对门的方向和右侧空间摆满了香烟，并标有价格，墙上有个按钮，标识牌上写着“购烟请按铃”。烟草广告牌放在大堂环保吸烟室门口。[9]

（三）政府与烟草业共建“文明吸烟室”违反《公约》第5.3条及其《实施准则》

烟草业认为他们所谓“文明吸烟环境建设”需要得到地方政府及相关职能部门的支持。其实，这又是一个圈套，即绑架政府推行烟草业的“诡计”。这个“绑架”，是经济上和信誉上的双重绑架。“经济上”是要政府承担部分土地和资金的费用；“信誉上”则是假借政府信誉，为这种不道德、不科学、违背《公约》的行为背书。即所为绑架政府“上贼船”。各地政府万不可上烟草业的当，演一出“赔了夫人又折兵”的闹剧。

《公约》第5.3条明确指出在制定和实施烟草控制方面的公共卫生政策时，各缔约方应根据国家法律采取行动，防止这些政策受烟草业的商业和其他既得利益的影响。

《公约》5.3条《实施准则》指出：

- 尽量管制被烟草业描述为“社会责任”的活动，这类活动包括、但不限于所谓“企业社会责任”的活动，并且不使其正常化。
- 在制定和实施烟草控制方面的公共卫生政策时，缔约方与烟草业的任何必要交往应注意避免由此种交往造成或由于此种交往使人感觉要真正建立或可能建立伙伴关系或合作关系。如果烟草业从事可能会造成这一感觉的任何行为，缔约方应采取行动防止或纠正这一感觉。
- 由于烟草业的利益直接与公共卫生目标冲突，烟草业不应成为任何制定和实施公共卫生政策相关活动的伙伴。
- 缔约方不应接受、支持或认可烟草业提出的协助请求，或由烟草业起草或与其合作起草的烟草控制立法或政策建议草案。由于烟草业的产品是致命的，不应给予激励措施，使其建立或开展业务。

当前，许多地方政府的相关部门（如文明办、城管、交通甚至卫生部门），已经被烟草业引诱、绑架，与烟草业合作共建所谓“文明吸烟环境”。这严重违反条《公约》第5.3条及其《实施准则》，值得各级政府部门高度警惕。

六、“文明吸烟环境建设”，严重阻碍《“健康中国2030”规划纲要》战略的实施

《“健康中国”2030》要求，到2030年，15岁以上人群吸烟率降低到20%。

政府已经清醒认识到，烟草业是一个跟人民利益有着根本矛盾的产业。为了人民群众的利益，也为了子孙后代的福祉，烟草业必须也必将成为夕阳产业，逐步被淘汰！

而中国烟草业在做什么？他们居然正在大张旗鼓地兴建所谓“文明吸烟环境”！他们

正在为留住并不断扩大现有的吸烟者队伍、并鼓励他们不要戒烟而奋斗！他们正在为吸引和发展更多的人加入吸烟者大军而奋斗！尤为令人不能容忍的是，他们在做这些事情的时候，竟然采用各种手段绑架政府部门，以混淆视听，似乎他们这些伎俩是得到政府的默许乃至支持的。

这样的做法，跟“健康中国2030规划纲要”战略背道而驰，严重拖国家健康战略的后腿！

2016年8月19日至20日，在全国卫生与健康大会上，习近平再次强调：没有全民健康，就没有全面小康！

“健康中国”的新蓝图，凝聚着政府、社会和人民群众的共同理想。人人健康，人人幸福，是时代的呼唤，也是百姓的期盼。

吸烟不文明，文明不吸烟。为了人民群众的利益，为了子孙后代的福祉，所谓“文明吸烟环境建设”可以休矣！

七、呼吁

从实施国家“健康中国”战略和积极履行《公约》出发，中国疾病预防控制中心与新探健康发展研究中心联合提出如下建议：

1. 国家控烟履约部际协调领导小组尽快召开会议，审议国家烟草专卖局的《关于创建文明吸烟环境，助力美丽中国建设的指导意见》文件是否符合健康中国战略、是否符合《公约》要求。

2. 国家卫生健康委员会与国家烟草专卖局、全国文明办等相关部门沟通，要求停止“文明吸烟环境建设”的宣传和一切相关活动。

3. 由卫生行政部门牵头对目前该项活动已经建成的“室内吸烟室 / 区、室外吸烟屋 / 点”，按有关要求开展综合性评估，对不符合要求的进行整改。

4. 政府部门应立即终止与烟草业的任何形式的合作，在制定和实施公共卫生政策方面抵制烟草业的一切干扰！

信息来源

【1】WHO REPORT ON THE GLOBAL TOBACCO EPIDEMIC，2017，Monitoring tobacco use and prevention policies。

【2】中公中央印发关于《健康中国2030”规划纲要》，中国政府网，2016年10月25日，http：//www.nhfpc.gov.cn/guihuaxxs/s3586s/201610/21d120c917284007ad9c7aa8e9634bb4.shtml。

【3】建设文明吸烟环境，行业单位如何探新路？不妨看看这些建议和做法，王经纬，东方烟草报，2018年9月1年，https：//www.sohu.com/a/254563374_305624。

【4】浅议文明吸烟环境建设面临的问题及对策，东方烟草报，2018年11月27日，http：//www.eastobacco.com/tjlm/jylc/201811/t20181123_509826.html。

【5】关于文明吸烟环境建设，我们要怎么做？烟草在线，初音，2018年6月26日，http：//www.tobaccochina.com/shidian/zaixianshidian/20186/201862511289_770313.shtml。

【6】文明吸烟　以“消”促“销”——合肥市局（公司）创新推进卷烟消费环境建设，郑旭南，中国烟草，2017年第13期总第602期，第64-66页，2017年7月1日，http：//www.echinatobacco.com/html/site27/jjbjw/82115.html。

【7】烟客共享吸烟室——用一支烟的时间，走进最有趣的卷烟消费场景，陈安然，湖南烟草杂志，2018年06月21日，http：//www.tobaccochina.com/kongyan/20186/201861314534_769791.shtml。

【8】公共场所的吸烟室打起烟草广告　引发烟民和控烟人士大讨论，大河网，2018年11月16日，https：//news.dahe.cn/2018/11-16/407389.html。

【9】环保吸烟室可以摆放烟草广告吗？烟草在线，2018年11月26日，http：//www.tobaccochina.com/shidian/zaixianshidian/201811/20181122165835_776918.shtml。

给“文明吸烟环境”的一记重锤！
——拆除王府井“‘烟客’豪华吸烟区”

张建枢

一、背景

2018年下半年，中国烟草总公司在北京、深圳、湖南、广州等地的多个室内和室外公共场所设立了专门的吸烟区（吸烟室）。打着“文明”的旗号，建设“卷烟消费环境”，这种营销策略很令人担忧。

12月7日，新探健康发展研究中心召开“评析烟草业‘文明吸烟环境’信息交流会”，针对中国烟草总公司制定的在全国范围创建“文明吸烟环境”的五年行动计划，控烟专家集体呼吁有关部门终止与烟草行业的合作，在制定和实施公共卫生政策方面抵制烟草业的干扰。

二、“烟客共享吸烟室”

“烟客”是一个项目名称，其背后是湖南中烟工业有限责任公司（简称湖南中烟）。湖南中烟在全国各地建吸烟室，计划在国内大型城市的重点交通枢纽完成2000个“烟客共享吸烟室”，覆盖主要地级市。[1]

2018年8月的《湖南烟草杂志》的文章“烟客共享吸烟室”，赤裸裸地告诉读者，湖南中烟“烟客共享吸烟室”以吸烟室为背景，以服务为舞台，以烟支为道具，通过舒适的环境、文明吸烟的氛围营造，使消费者在一支烟的时间里，全身的感官都同时感受到一种“情感共振”的体验，激发烟客的共鸣，“硬件＋气氛＋人与人的互动”。并声称这是当前实体商业发展中，最炙手可热的“场景化营销”模式。[2]

“未来，我们要构筑场景加消费者积分的体系，在每个产品中建立以市场为导向的体系。比如，场景的体验感如何？连接什么资源？留存的是什么信息？通过共享吸烟室这样的项目，在各种场景中找到连接平台和消费者的一切路径。”湖南中烟卢平总经理为公司未来整体场景的构建指明了方向。[2]

三、“烟客”在首都王府井的一场失败表演

（一）“烟客”项目落户首都王府井

2018年10月，据志愿者反映，“烟客”在王府井百货大楼东门广场建立一个占地超过70平方米的高地式吸烟区，集中建有13根不锈钢柱式烟灰缸，18把不锈钢座椅，6块固定

围挡，其中包括两个“烟客”广告牌和一个巨型“烟客”形象标志广告牌。[3]（图 1）

这个吸烟区坐落在王府井广场，距离百货大楼主出口 7 米的行人必经通道处，占据广场的中心位置，非常醒目，成为王府井大街一个明显的“景观”。由于没有明确的“吸烟区”标记，不断有人来这儿休息，还有儿童来玩耍。

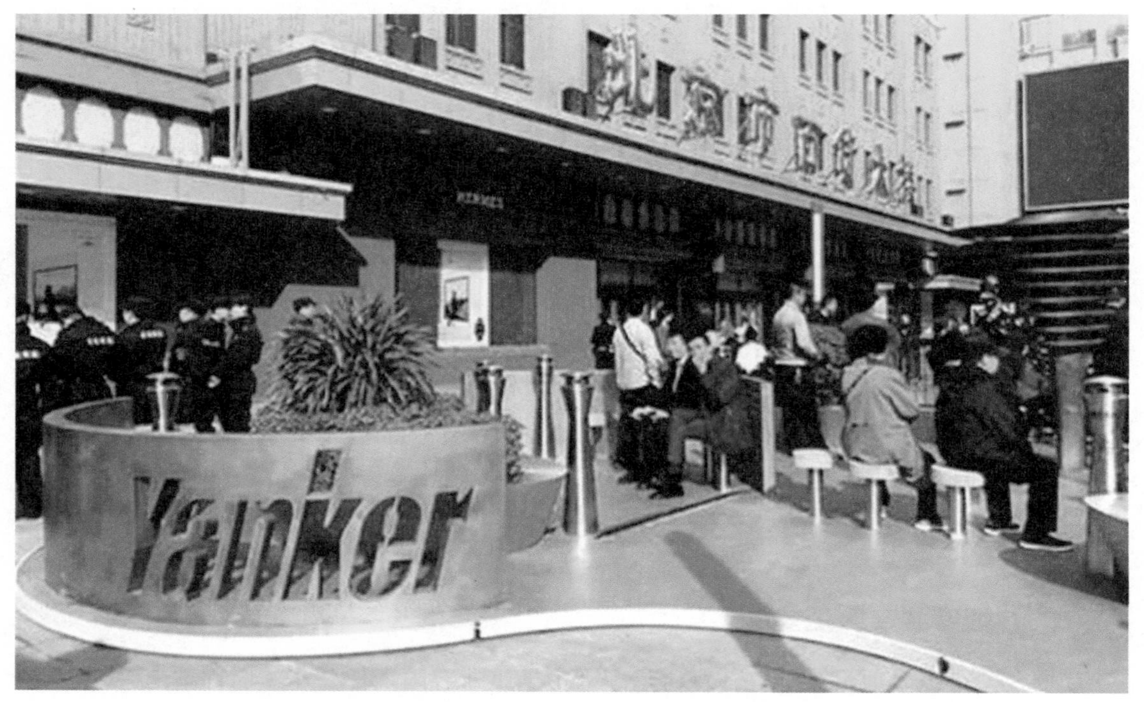

图 1　王府井百货大楼前的“烟客吸烟区”（图片来自新京报）

（二）“烟客吸烟区”受质疑

北京控烟协会到现场进行录像，然后回来进行专题研究。《北京市控制吸烟条例》第 11 条规定室外吸烟区必须要有明显指吸烟有害健康的标志，远离人员密集区和行人必经的主要通道，符合消防安全的要求。北京控烟协会认为“烟客共享吸烟区”明显地违背了条例。平日，王府井流量能达几十万，高峰时能到上百万，在这么密集的人群区建立的“烟客共享吸烟区”，实际鼓励吸烟者集中地吞云吐雾，倡导吸烟行为，明显是和《北京市控制吸烟条例》叫板。

北京控烟协会向首都文明办、北京市卫健委、北京市爱卫会以及北京市人大作了汇报，并得到这种做法不合适的明确回复。

同时，北京市控烟协会召开专家研讨会。与会专家一致认为：烟草是唯一一种对人有百害无一利的消费品。为实现室内全面禁烟，鼓励单位建立合格的室外吸烟区，但是王府井百货大楼门前的这处吸烟区，无论是建设理念还是建设规模上，都与世界卫生组织《烟草控制框架公约》精神和《北京市控制吸烟条例》规定相违背，并存在变相做烟草广告宣传的情况，有鼓励和引导吸烟，促进烟草销售的意图。[5]

专家们认为，立法的目的是为了减少吸烟造成的危害，维护公众健康权益，创造良好公共环境，提高城市文明水平。北京王府井百货的超大规模、超豪华吸烟点，不仅违法了《北京市控制吸烟条例》中相关的细则，更是与立法精神背道而驰。

该吸烟区可以算是是目前全市规模最大、最豪华的并设立在王府井百货大楼门口，用固定围挡方式矗立在人口密集区和行人必经的主要通道处，给消防工作会带来安全隐患。[6]

2019 年 1 月 6 日，北京市控制吸烟协会又一次针对王府井步行街吸烟区进行了实地调查，控烟专家及多家媒体同往。北京市控烟协会公开质疑该吸烟区设置的合理性，称其“坐落在人流密集的王府井大街，有违《北京市控制吸烟条例》，有鼓励、引导吸烟，促进烟草销售的嫌疑”；并公开表明立场：“烟客吸烟区”的设置明显违背国家意志，违反首都文明发展的方向。北京市控烟协会建议，取消柱式烟灰缸和广告牌，还游客休闲区功能，同时建议在王府井建设无烟步行街。[4]世界卫生组织认为“文明吸烟”这样一种行动，实际上是烟草业对于现有的北京行之有效的无烟环境建设的一种破坏，世界卫生组织坚决反对“文明吸烟”这种说法。此类营销方式在“健康中国”不应该有容身之地。[2]世界卫生组织驻华代表高力博士为此接受北京电视台记者采访，明确表示：“王府井的吸烟区属于烟草广告和促销，应根据世界卫生组织《烟草控制框架公约》予以禁止。”

（三）媒体齐发声，形成强大的舆论压力

1 月 7 日（1 月 9 号北京市“两会”召开的前两天），北京电视台、人民网、新华网、《南方都市报》、《新京报》、《北京青年报》、《北京日报》、《北京晚报》等约有 133 家媒体统一发声。“百货大楼前设吸烟区引质疑”的消息上了《北京日报》《北京要闻》栏目的头条。这条几乎占了半个版面的消息报道：对百货大楼前设的吸烟区，北京市控烟协会建议取缔，卫监部门将执法检查。报道配有现场照片，有导读，同时配发评论，观点非常明确：“吸烟不能同文明相关联”。

北京电视台的《北京新闻》、北京《法制进行时》也都在第一时间拿出长的时间段、重要的板块来播报这条新闻，同时北京控烟协会张建枢会长、崔晓波秘书长、控烟专家王克安研究员，义派律师事务所李恩泽律师、世界卫生组织驻华办事处高力博士接受了采访。

（四）领导表态

很快，北京市的领导在《北京日报》上做了批示，要求立即整改。当天晚上主管市长带着区长、文明办、公安，综治办、城管、王府井管委会的领导和工作人员夜里 11 点到现场办公，拍板立即进行整改。

（五）“烟客吸烟区”悄悄拆除

在短短不到一周的时间内，在北京市控制吸烟协会等控烟组织的多方努力下，伴随着媒体报道发声和群众的关注呼吁，领导的批示。这个可谓“北京最豪华室外吸烟区”被依法拆除。（图 2）

13 个不锈钢柱式烟灰缸第二天晚上就全部拆没了，几天后，用同样颜色的铜板将“烟客”的广告也封死了。造型似烟圈的雕塑虽然没有撤除，周围放置了色彩鲜艳的植物，成为一个普通的休闲区。可惜的大家是没有看到拆的情况，因为他们是在夜里悄悄施工的。

四、意义久远

这是公众控烟意识的又一次觉醒，健康权益不容侵犯！

这件事给了烟草业所谓“文明吸烟环境建设”一记重锤！也是对新探健康发展研究中心 1 个月前呼吁的响应与声援。

这一经验表明，当人们为保卫健康积极发声时，一定会产生积极的效应。

真正健康、美丽、文明的中国一定是 100% 无烟的中国。

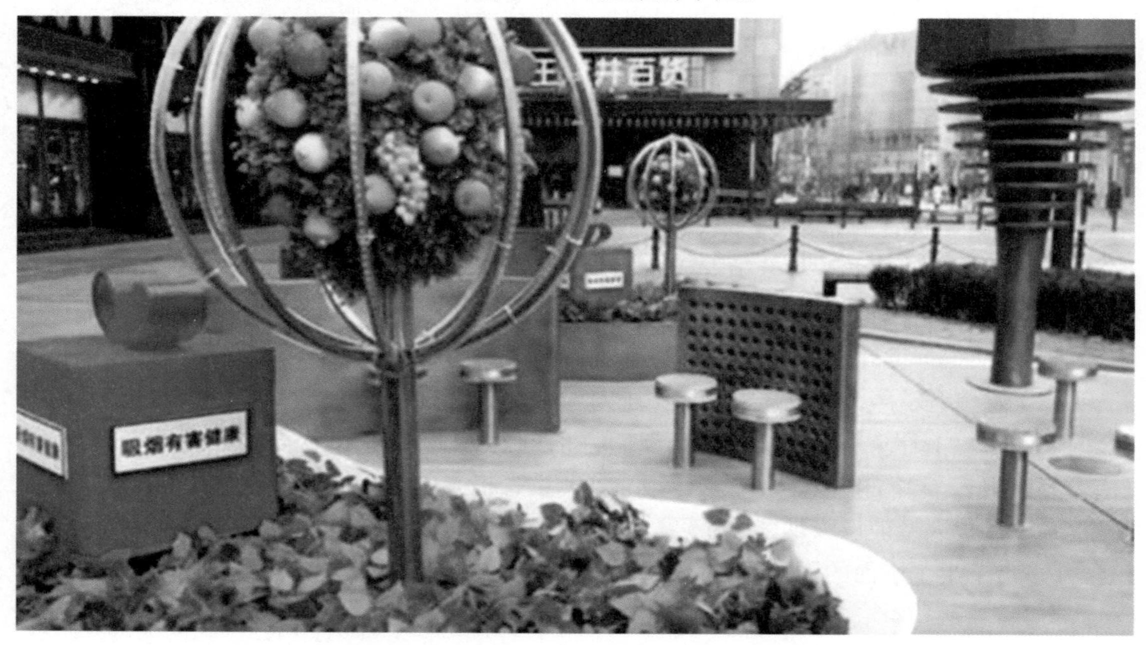

图 2 “烟客”吸烟区已拆除（图片来源：北京青年报）

信息来源

【1】超豪华吸烟区惊现北京王府井步行街，控烟协会坚决反对，专家称涉嫌违法，南方都市报，2019 年 1 月 7 日，http://www.sohu.com/a/287236096_161795。

【2】烟客共享吸烟室——用一支烟的时间，走进最有趣的卷烟消费场景，陈安然，湖南烟草杂志，2018 年 06 月 21 日。

【3】超大豪华吸烟区惊现王府井步行街，有关部门发话了，北京日报客户端，2019 年 1 月 7 日，https://baijiahao.baidu.com/s?id=1621954633199792736&wfr=spider&for=pc。

【4】王府井步行街露天吸烟区引质疑，新民晚报，2019 年 1 月 7 日，http://shanghai.xinmin.cn/xmsq/2019/01/07/31474255.html。

【5】控烟专家质疑“文明吸烟环境”五年行动计划，民主与法制时报，2018 年 12 月 13 日，http://e.mzyfz.com/paper/paper_27391_6700.html。

【6】王府井百货豪华“烟客”吸烟区已拆除，北京青年报，2019 年 1 月 11 日，https://baijiahao.baidu.com/s?id=1622329959005702783&wfr=spider&for=pc。

6

第六章
禁止烟草广告、促销和赞助中的博弈

“无烟”F1赛事

——《公约》签署后的第一场公开角力

陈四益

一、背景

一支小小的卷烟，何以引起全世界的关注？以至世界卫生组织要经过多年的论证、协商、讨论，制定了WHO《烟草控制框架公约》(以下简称《公约》)。

这是一份以证据为基础的条约。

证据为何？证据就是经过长期的研究已经充分证实：

——烟草消费和接触烟草烟雾对全世界健康、社会、经济和环境造成了破坏性后果；

——烟草消费和接触烟草烟雾会造成死亡、疾病和残疾。

这些结论，都是科学界积数十年的努力，反复研究、反复验证过的。

1995年世界卫生组织开始对制定一项烟草控制国际条约的可行性进行研究，经过8年持续不断的努力，终于在2003年第56届世界卫生大会上一致通过了《公约》。中国代表团由吴仪副总理率领参加大会，并使中国成为《公约》第一批缔约方。这表明了中国政府对烟草使用严重危害的关注，对控制烟草使用、保护人民健康的重视。《公约》的签署，标志着世界对于烟草危害认识的一次飞跃。中国积极参予制定并加入《公约》，表明中国政府认可并愿意实行《公约》提出的各项控烟措施。

由于有这样的时代背景，当2004年2月10日，上海市市长陈良宇亲自为上海国际赛车场有限公司揭牌。F1中国大奖赛组委会正式挂牌，并于当天签订了2004年度F1中国站大奖赛的中国电视转播总冠名权合同的同时，围绕着如何对待F1赛事的烟草广告，《公约》签署后的第一场公开角力鸣锣开场了。

二、引入

FI是“Formula One”的缩写，中文的意思就是“一级方程式赛车”，即所有参赛车队都以同一种规定程式进行较量的比赛。F1大奖赛是由FIA(国际汽车联合会)、各车队和各站大奖赛组成。它同奥运会以及世界杯足球赛并称世界体坛三大赛事。过去，这项比赛主要在欧洲举行，中国人只能在纪录片、后来是在电视上一睹它的激情与疯狂：随着一声号令，各队参赛跑车发出震耳的轰鸣冲上赛道，相互追逐，相互超越，碰撞、斜出、翻滚、受伤，惊心动魄。现在，这样的赛事将被引入中国，不少人延颈以望。这样惊心动魄的赛事，对青少年具有非凡的吸引力。这在欧洲已经证实。

但是，这也是一项最为烧钱的赛事。此项比赛，每年在全世界的运营费用高达500亿美元，它的收入来源包括广告赞助、电视转播权和门票等，而烟草制造商的赞助则是其中一大来源。烟草商有钱，因为制造和销售卷烟是暴利产业。

吸引青少年加入吸烟者队伍，是烟草业长盛不衰的秘诀。而F1车赛恰恰是青少年疯狂追逐的体育比赛。如果把烟草广告做到赛车明星的比赛服上、赛车上和赛车场上，借助车辆、车手与环境的三重效应，可以使烟草广告的“魔力”得到最大的发挥——尤其对青少年。让青少年如迷恋车赛一样迷恋烟草，这就是烟草业成为F1车赛主要“金主”的动因。每年，F1赛事创收总额高达40亿美元，其中12%来自烟草大企业。著名的法拉利、麦克拉伦、英美及雷诺等车队，其赞助商无一例外都是烟草公司。赛车场上“烟标”滚滚，以致有人调侃道：“在F1赛道上奔跑的不是赛车，而是一个个香烟盒子”。F1是在烟圈里长大的昂贵运动。

随着科学对吸烟危害的认识愈来愈清晰，控制烟草使用也渐渐成为公众的共识与呼声。2003年，比利时和加拿大的赛事就因禁止F1赛事中的烟草广告而无法举行。随着WHO《公约》的签署，欧盟健康委员会也决定于2005年实行禁烟法案，依照法案，将全面禁止F1赛事中的烟草赞助和广告。

形势比人强。“国际汽联”原拟拖到2006年10月才开始在F1比赛中清除烟草广告的计划，无法面对欧盟2005年禁烟的法案，因为大多数车队与烟草赞助商的合约都要到2006年底才到期。FI车赛的组织者“国际汽联”在无奈之下，不得不考虑将这项主要在欧洲举办的车赛移出或暂时移出欧洲。

移到哪里？中国“胜出”。

原因何在？一个很重要的原因是：中国是一个烟草使用大国，中国的吸烟者超过3亿，有世界上最庞大的吸烟人群。F1赛事的最大金主——烟草商——对此当然喜上心头，而一心想把车赛引入中国的主办方——上海——也竟然同意了“国际汽联”关于“中方应为外方在赛事期间获得烟草相关商标或产品广告的许可证或批准”的条款。真是“周瑜打黄盖——一个愿打，一个愿挨”。

人们不知道，上海此项赛事的主办方，是否知道中华人民共和国《广告法》关于在公共场所（包括体育场馆）禁止烟草广告的规定？是否知道2003年世界卫生大会上制定的《烟草控制框架公约》？是否知道中国政府已经签署了这项《公约》？是否知道签约意味着中国政府认同并愿意履行《公约》要求各缔约方遵循的控烟方略与控烟措施？或许他们不知道，或许他们知道，但按照某些思维与行为的惯性，以为“一切皆有可能，一切皆能通融”。

欧盟实行烟草控制，根本不管“国际汽联”与烟草商截止期在2006年底的广告赞助合同，何以上海却在此时此地，连同烟草广告一道把F1引进中国，还为此斥资人民币50余亿元修建20万个座位的赛车场。

当时的报道称：

F1 的主办单位 FIA 上周与上海市签订在 2004 年至 2010 年承办 F1 大赛的合约。上海市长将承办 F1 大赛列为该市的两大重点施政项目之一。[1]

又有当时的报道称：

2002 年国际汽联在众多竞争城市中最终选定上海，是因为上海方面接受了它提出的合同条款———“中方应为外方在赛事期间获得烟草相关商标或产品广告的许可证或批准”。这就是说，上海引入 F1，是以准许烟草广告存在为条件的。[2]

引入一项体育赛事，并无不可，甚至可以是很有意义、很受欢迎的事情。但引入一项赛事的前提是同时引入大量烟草广告，却不能不引起人们的疑虑与反对。

三、质疑

一连串的质疑接踵而至。

（一）国际专家的声音

还在 F1 中国大奖赛组委会正式挂牌的消息传出之前——2003 年 10 月——国际上就曾有 500 多名专家因 F1 可能移向中国，出于对烟草危害的担忧，联名写信，请求中国不要把 F1 办成有烟草广告的赛事。但是，这一“请求”不曾得到中国主办方的注意。是未曾注意，还是认为中国人要引进“干卿底事”？不知道。

（二）中国专家的呼吁

等到 2004 年 2 月 10 日，上海决定引入带烟草广告的 F1 赛事和 F1 中国大奖赛组委会正式挂牌的消息传出后 3 天，作出反应的就不是“洋人”，而是中国科学界、教育界的 23 位著名学者了，其中有被誉为“中国控烟之父”的翁心植等七名院士，有北京大学教授、著名中国哲学史家、中国哲学史学会名誉会长和会长张岱年、任继愈等。他们以公开信方式联名致函 F1 赛事组织者国际汽车联盟（FIA），反对烟草广告与赞助，呼唤无烟 F1 赛事。[3]（图 1）

公开信称：“目前，F1 赛事最大的赞助商是烟草企业”“这就意味着：F1 赛事登陆中国，烟草广告和赞助必将随之而来。对于这样的局面，我们是不能接受的。”

“众所周知，吸烟严重威胁人类健康，采取更加有力的措施限制吸烟、禁止和限制烟草广告已经成为国际社会的共识，仅近年以来，在国际控烟运动方面就发生了美国政府起诉本国 5 大烟草公司，WHO《烟草控制框架公约》获得通过等具有深远影响的事件。在体育领域尤其是 F1 赛事方面则更是如此：2003 年，由于烟草广告和赞助问题，比利时和加拿大两国已经分别宣布取消在其境内举行的 F1 赛事；另据最新报道，圣马力诺也刚刚取消了在其境内著名的伊莫拉赛道举行的 F1 赛事。不仅如此，随着《公约》获得通过，将会有更多的欧盟国家驱逐由烟草企业赞助的 F1 赛事。正是在这样的背景下，F1 赛事来到中国，这不能不让我们对 F1 赛事进入中国的目的及其可能产生的后果表示深切的忧虑和强烈的关注。”

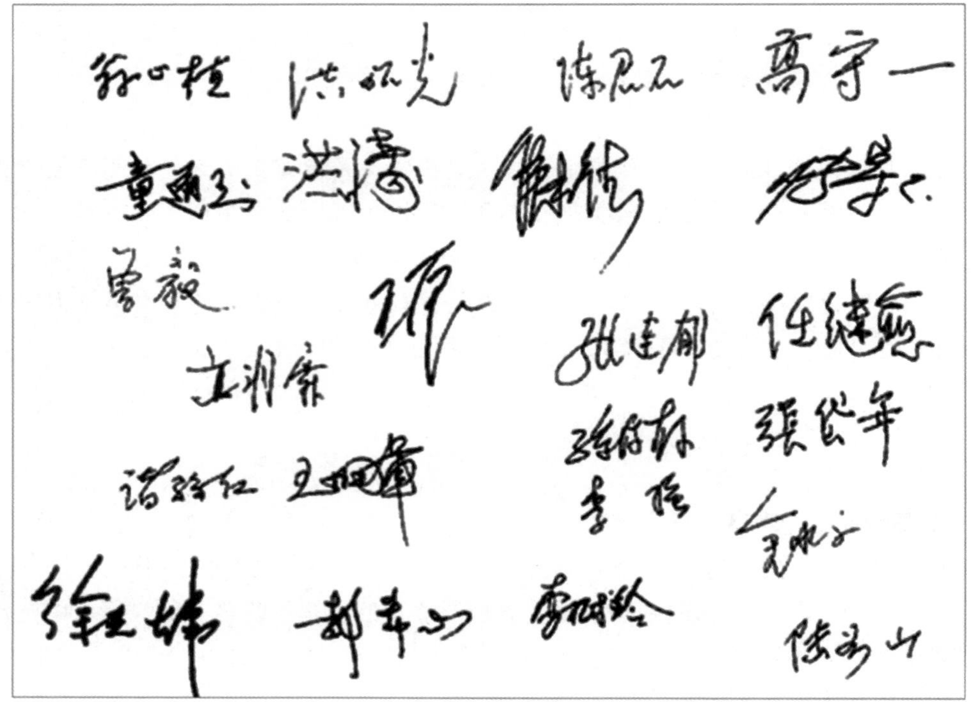

图 1　致公开信的 23 位专家签名扫描图

公开信说：由于历史的原因，中国是目前世界上最大的烟草生产国和消费国，烟草消费已经对中国的公众健康造成了严重的危害。中国政府深知烟草广告的巨大危害，在禁止和限制烟草广告方面作了积极的努力：1995 年开始实施的《中华人民共和国广告法》严格禁止在包括“体育比赛场馆”在内的公共场所设置烟草广告；2003 年 11 月 10 日，中国政府签署了世界卫生组织《烟草控制框架公约》。这一公约规定：“每一缔约方应根据其宪法或宪法原则广泛禁止或限制所有的烟草广告、促销和赞助”。

公开信还说：F1 赛事将烟草广告和赞助带入中国，为国际控烟运动的形势所不容，为我国政府为保障公民健康所作出的一贯努力所不容，为我国的现行法律所不容，为我国通过签署国际公约而对国际社会作出的庄严承诺所不容。

如果让大量烟草广告随着 F1 赛事涌入中国，公开信说：很难不让人们理解为贵联盟是在公然漠视中国公民的健康权及知情权，是在公然挑战中国的现行法律以及中国政府的一贯政策。它将会因严重威胁到中国的公众健康，并使全球误读中国的控烟政策；它将会严重损害中国法律的尊严、公正和严肃性，严重损害中国政府的国际形象，也将会严重损害中国 F1 赛事的举办地上海市文明、进步的城市形象。

公开信吁请国际汽车联盟以中国人民的利益和中国政府的形象为重，以联盟和 F1 赛事的长远发展为重，重新审视自身的价值定位和行为方式，纠正错误观念，改变错误做法，使即将来到中国的 F1 赛事能够成为真正、全面、彻底的“无烟赛事”。

外国专家写信给中国，既是给中国人看，也是给世界汽联看；中国专家写信给世界汽联，是给汽联看，也是给国人看。不料双管齐下，并没有说动汽联，也没有劝说住中国的主办方。一方还是要进来，另一方还是要接纳。

接下来的质疑，就是向中国对此事有管理、审核权限的相关部门了：希望和呼吁相关部门，依照法律规定，依照管理权限，出手禁止 F1 赛事中的烟草广告。呼吁要维护法律的尊严，呼吁要依法行政，呼吁要加强管理。

23 位专家的公开信发表后，首先得到了中国疾病预防控制中心控烟办公室的积极回应。2 月 17 日下午，中国疾病预防控制中心在北京召开了以《反对烟草广告与赞助借上海 F1 登陆中国》的座谈会。会上与会者再次强调：控制青少年吸烟决定着我们控烟工作的未来。正是由于 F1 赛事在人们尤其是青少年之间具有极大的影响力，禁止烟草广告和赞助就显得格外重要。会后，以中国控制吸烟协会和中国疾病预防控制中心控烟办为代表的控烟组织机构，分别向相关部委和上海市人民政府去函，建议上海 F1 赛事取消烟草广告。

就在人们期盼 F1 车赛组织方对“无烟赛事”呼吁的回应时，接手上海 F1 赛事上海站推广的前申花足球俱乐部掌门郁知非一行到达北京。但他们没有带来对“无烟赛事”的回应，却通过媒体呼吁政府在法律上给予 F1 烟草广告“特许证”。一时，媒体舆论对 23 位专家公开信和国家控烟办座谈会的回响顿时“沉寂”。也未见当事方对“无烟赛事”的回应。

（三）“两会”代表委员的支持

关于 F1 赛事的烟草广告问题，引起了我国“两会”代表委员的关注。2004 年 3 月，全国政协十届二次会议上，方积乾教授等政协委员递交了《关于汽车大赛不应有烟草广告》的提案（2347 号）。[4]“提案”指出：把汽车大赛引入中国，丰富人民文化生活，并没有什么不好。但是，有一个问题必须解决，那就是引入汽车大赛不能同时引入烟草广告。由国际汽联组织的“一级方程式汽车大赛”，主要是由烟草商赞助的。参赛的主力车队也是由万宝路、威斯特、柔和七星等大烟草商赞助。烟草商赞助，车赛就要有烟草广告。这样一个背景，使人不能不怀疑，随着一级方程式汽车大赛的引入，是不是同时也引入烟草广告。如果这样，举办这样的汽车赛，就是在挑战中国政府的诚信和中国的法律。“提案”强调，依法行政是中国的国策。依法治国就要严格执法。汽车大赛如要引进，就应当是没有烟草广告的干净的大赛。如果借大赛允许烟草广告在中国登陆，就要牺牲政府的诚信和法律的尊严。是非轻重，应当审慎权衡。

（四）舆论上的博弈

关注 F1 车赛引入烟草广告，不仅是为关注国人、特别是下一代健康，人们的目光也集中在是否依法行政。四月初，画家丁聪和作家陈四益在《读书》杂志上发表漫画和评论。漫画画着一辆有着烟草广告的赛车，喷着白烟，企图冲破持“禁烟”标牌执法者的阻挡。（图 2）

那时，上海一家媒体正大肆炒作“‘烧金’的 F1”“图个刺激和享受”“要快乐，再快乐，更快乐”“想怎么玩就怎么玩”。《读书》的评论则写道：“在引进 F1 的时候，是不是也同时引进了洋烟草商的广告呢？”“它是否违反了中国和上海相关法律法规呢？”“先别忙炒作，先把这场赛事能否在中国有关法律法规框架内进行搞清楚再说不迟。”“‘想怎么玩就怎么玩’是不行的，‘再快乐’也要遵守法律与法规。不是要依法治国吗？”

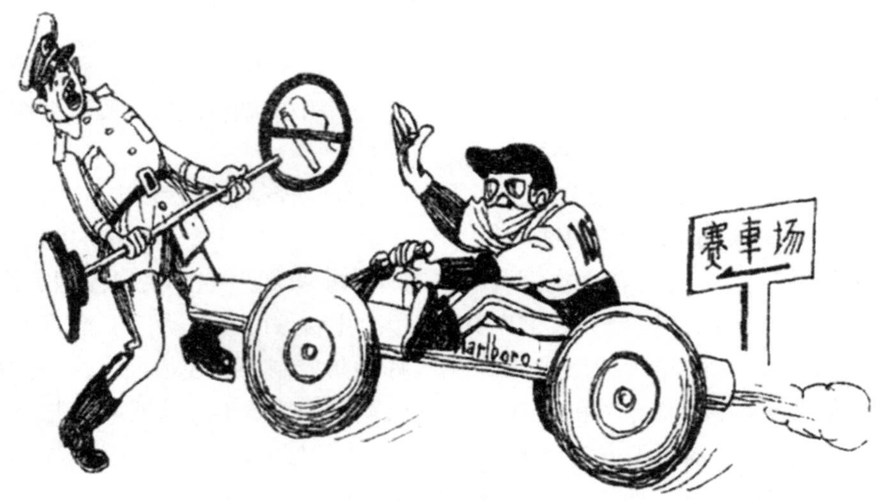

图 2　烟草免入　作者：丁聪

漫画插图摘自《笑着向烟草告别——漫画控烟》新探健康发展研究中心，中国协和医科大学出版社，2010 年。

看来，在有些人心目中，法律法规是可以“通融”的。当时有媒体就这样报道：“到今天为止，所有跨国烟草集团向 F1 上海赛段投放广告，有可能采取与中国法律打擦边球的方式进行。”

“擦边球”怎么打？从当时一些相关人士的说法看，一是得到国务院特许，据说以前有过先例；二是认为《广告法》是严格禁止包括“体育比赛场馆”在内的公共场所设置烟草广告的，但是以烟草品牌名称注册的公司，工商局是不管的。因此，在“体育无烟”的规定下，上海的 F1 赛车场完全可以遍布“爱我中华，永远利群”等响亮的口号。

所谓“擦边球”显然只是一些遮人耳目的雕虫小技，看起来可以取巧，实际上丧失的是国家的诚信和法律的尊严。一个负责任的大国政府是不能也不应该这样做的。

（五）民间组织致函国家工商行政总局

2004 年 4 月 9 日由新探健康发展研究中心主办的主题为“宣传框架公约，促进烟草控制”的研讨会上，50 余名卫生专家认为，要控制未成年人的烟草消费，禁止烟草广告和促销至关重要。必须向 2004 年 9 月 24 日将在上海举行的“F1 中国大奖赛”中可能出现的烟草广告提出异议和忠告，并为此致信国家工商行政总局王众孚局长，吁请国家工商行政总局督促上海工商行政管理局依法对广告进行监督管理，查处违法行为，树立《广告法》权威，杜绝任何烟草广告和烟草公司的商标出现在上海 F1 赛车场和报道赛事的各种媒体中。他们建议在 F1 汽车大赛中，应明确规定：

1．在汽车大赛中，赛场禁止大型烟草广告牌；

2．禁止在电视等媒体对汽车大赛报道时出现任何烟草广告；

3．禁止在参赛选手的服装上出现烟草品牌的名称和商标；

4．禁止在赛车上出现烟草品牌的名称和商标；

5．禁止出售或赠送有烟草品牌的名称和商标的运动衫、杯子等纪念品；

6．禁止出售或赠送含有上述内容的视频资料；

7．在所有比赛场馆都禁止吸烟。

时任上海市健康教育所所长，我国健康教育界的知名前辈胡锦华先生也台前幕后地奔走，呼吁无烟体育赛事。

四、结局

通过多方努力，2004 年 5 月 9 日，国家体育总局以回复方积乾等政协委员提案的方式，对 F1 车赛的烟草广告问题作了如下答复：经过艰苦的工作，外方已经接受我方关于禁止在赛场的车道、弯道、坡道上设置含有烟草内容的挡板、竖牌、龙门架等广告的意见，以及不在贵宾室摆放带有烟草标识的相关物品的建议；经过组委会的积极努力，F1 世界锦标赛 2004 年中国大奖赛控烟工作取得了重大突破，我国著名的大企业“中国石化”取代了“万宝路”公司获得了 F1 世界锦标赛 2004 年中国大奖赛的冠名权；组委会将继续严格依法办事，在赛场和媒体发布会上绝不出现违法违规的烟草广告设置。

F1 赛事关于烟草广告之争，是当代中国实施控烟的一场遭遇战，是在中国签署 WH0《烟草控制框架公约》后，各界协力，坚持原则，认真履约的第一个回合。它真实地表明：控制烟草危害，保护人民健康是深得人心的德政，只要坚持努力，不懈进取，一定会迎来光明的前景。

这一回合的较量，由于《广告法》的缺陷，并未取得完胜，各个车队中的车身及赛车手服装上还是可以附載烟草广告。但这一次取得的突破却为之后的成功实现无烟奥运、无烟世博目标，以及修订《广告法》铺平了道路。

这一回合的较量，还暴露了由于行业利益的根本冲突，不能指望烟草业会认真控烟，哪怕国营烟草业也一样。在关于 F1 赛事去烟草广告的争论中，国家烟草总局新闻发言人竟然表示：烟草宣传不等于宣传烟草；烟草广告与鼓励吸烟是两回事；烟草广告的作用更多的是吸引消费者在品牌之间进行选择，而极少会刺激和产生新的消费者。

这种不顾事实，完全否认烟草广告促进烟草消费的论调，是可笑的，但又是利益使然，不足为奇。这也是此后的控烟历程中，几乎每一项控烟措施都会遭到烟草业的曲解和抵制的根本原因。

【当事人感言】--------------------方积乾

可喜与可惜

F1 方程式赛车，是源于西欧的汽车赛事，主要靠烟草商赞助。2004 年，欧盟禁烟逐客，遂与上海签约转来中国。为此，国际上，500 余专家致信中国，警惕把 F1 办成烟草广告竞技场；国内 23 位专家联名“呼唤无烟 F1 赛事”；国家控烟办召开座谈会，《反对烟草广告与赞助借上海 F1 登陆中国》。然而那边厢，上海主办方和国家烟草专卖局、国家体育总局却辩称“烟草广告与鼓励吸烟是两回事”“F1 带来的烟草广告并不能直接导致中国的吸烟率上升”“如果不能得到国务院特许，那就意味着上海在与国际汽联签订的商业合同中违约”。一时舆论沉寂，也未见当事方对“无烟赛事”的回应。于是我们便动用政协提案，严正提请有关当局审慎权衡是非轻重。一桩是非利害十分明晰的事情，竟因某种利益博弈变得如此复杂与艰难，真是始料未及。可喜的是，邪不压正；可惜的是，博弈的对手竟是……

方积乾：曾任北京医科大学教授，现为中山大学教授、博士生导师。我国著名医学统计学学科带头人，在国内外享有盛誉。曾任第九、十两届全国政协委员和广东省政府参事，多次就控烟问题在两会期间提交提案或发言。

信息来源

【1】上海将承办 F1 大奖赛　保守估计将带来数十亿收入，东方网，2002 年 10 月 21 日，http：//gz2010.sohu.com/18/48/sports_news165194818.shtml。

【2】上海 F1 北京提前热身，中国经营报，2003 年 11 月 14 日，http：//finance.sina.com.cn/roll/20031114/1643519953.shtml。

【3】国内专家致 FIA 的公开信：呼唤无烟 F1 赛事，搜狐体育，2004 年 2 月 17 日，http：//sports.sohu.com/2004/02/17/76/news219107610.shtml。

【4】国家体育总局上海 F1 赛场绝不出现烟草广告，新华网，2004 年 6 月 7 日，http：//auto.163.com/04/0607/09/0O8VL529000816CF.html。

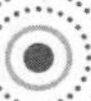

烟草如何想挤入奥运

新探健康发展研究中心

一、无烟奥运理念的由来

2008年北京奥运会的主办者提出“绿色奥运、科技奥运和人文奥运”的三大理念。后来许多人提出还应该加上“无烟奥运”的理念。这是由1992年巴塞罗那奥运会开启的传统，也是时代的潮流。正如北京体育大学任海教授所言：奥运会不是单纯的体育盛会，它是利用体育作为载体，带领人们改变生活方式，树立健康的生活理念，促进人的健康发展。“无烟奥运”的提出，就是希望人们能重视健康，选择一种健康的生活方式。[1]

二、无烟奥运的含义

北京奥运会组委会很快就接受了这一建议，把“无烟奥运”的理念纳入“绿色奥运”。所谓“无烟奥运”，不仅要求运动员、教练员和体育运动管理者在参加体育运动时不使用烟草，体育比赛的参与者和观众不受二手烟的危害，还包括比赛和赛场没有烟草广告、赞助或市场营销活动。

其实，在一切国际事件和国际活动中拒绝烟草，包括烟草商的赞助，早已是国际社会（包括中国政府）的共识。2003年在世界卫生组织主持下谈判制定的世界卫生组织《烟草控制框架公约》（以下简称《公约》）便明确规定“禁止对国际事件、活动和/或其参加者的烟草赞助。”《公约》已于2006年在中国生效，2008年北京奥运会理应成为“无烟奥运”。

三、烟草企业代表充当奥运火炬手

尽管北京奥组委已经承诺把北京奥运会办成“无烟奥运”，尽管北京市已经出台了《北京市公共场所禁止吸烟政府令》，但是烟草企业仍旧在千方百计地要挤入奥运，把奥运会当作推销烟草的契机。这里，且先摘引几段烟草行业自己的报道：

“广西中烟罗毅总经理参加了奥运圣火传递。”

罗毅在奥运圣火传递结束后激动地说，“能够为北京2008奥运圣火传递助力，是我一生中最大的荣耀，更是广西烟草人的荣耀！点燃了广西中烟人的激情，传递着真龙品牌的梦想！”。[1]

罗毅说，他“将把所传递的那支火炬献给广西中烟，将‘更高、更快、更强’的奥林匹克精神融入真龙品牌发展中，继续传递做大做强真龙品牌的激情，成就做精做实广西中烟的梦想。”[1]

奥运火炬传递的组织者怎么想的，我们不知道，也许他们觉得烟草公司的总经理当个火炬手，同“无烟奥运”没什么关系吧。但烟草企业的总经理一当上火炬手，就毫不犹豫地把烟草同奥运挂起了钩。罗毅说，“这是烟草人的荣耀！奥运火炬点燃的是中烟人的激情，传递着‘真龙’牌卷烟的梦想，而且那支奥运火炬从此将陈列在烟厂的陈列室里，让人参观，听我讲解奥运火炬怎样成就了“做精做实广西中烟的梦想。”看吧，奥运火炬的传递，就因为火炬手的不慎选择，成就了烟草企业一次赤裸裸的广告营销宣传。

四、手里举着奥运的火炬，心里想的是烟草营销

我们出于好奇，想知道让烟草企业的代表当火炬手是组织者偶然的失误，还是烟草企业某种有计划的营销策略？于是略事搜索，结果：

（一）烟草企业火炬手之多，出于我们的意料

据不完全的浏览，已经发现至少云南、湖南、海南、湖北、贵州、江西、安徽、福建、吉林等省的火炬传递都有烟草企业的代表，[2]湖南一省的火炬手中就有六名来自烟草企业。[3]有些传递路线看得出是特意安排由烟厂经过，甚至准备在烟厂门前举行仪式。

（二）烟草业老总充当奥运火炬手的原因

莫非是烟草企业曾为这些地方奥运火炬传递“慷慨解囊”，故以此作为回报？想来不该如此，因为组织者已经信誓旦旦，要把奥运办成“无烟奥运”，怎会口是心非、言行不一。

莫非是地方主管因为烟草企业的利税“贡献”，以此作为奖励？想来也不该如此，奥组委既有决心把奥运办成“无烟奥运”，就应当有所防范，不会全由地方做主。

莫非是烟草企业以种种理由挤入火炬手队伍，以此作为“资本”大肆宣传，树立他们的企业形象、品牌形象，把奥运当作烟草营销的大好机遇，而这一企图恰恰瞒过了主办者的眼睛？或许是几种因素共同作用的因缘凑泊？

据观察，此种蹊跷应当是烟草企业的主动挤入，他们做梦都在想怎样把奥运变成烟草营销的大好商机。他们说，“圣”是奥运圣火和烟草企业文化的魂，只有把握住了这个魂，奥运圣火才会驱走人类的邪念与罪恶，给世界以光明和太平；只有把握住了这个魂，烟草企业文化建设也才有可能破除世俗，给企业带来发展的生机与活力，实现基业长青。[4]因此你把它从门里撵出去，它又会从窗户里钻进来。

五、致函奥组委

2008 年 6 月 13 日新探健康发展研究中心《致北京奥组委的一封信》寄往奥组委火炬传递中心。信中指出火炬传递当中出现烟草广告“与实现无烟奥运的承诺相悖”，希望改变这种现象，让奥运会做到真正无烟。后在世界卫生组织的干预下奥组委回函取消“真龙”广告。从那以后，媒体上再也看不到烟草业代表充当火炬手的消息及类似的宣传文章了。

六、展望

十年过去了。中国在无烟环境的创建方面取得了重要进展。2022 年无烟冬奥会和冬残

奥会将在北京和河北张家口举行，中国疾病预防控制中心和北京、天津、河北三地在2018年世界无烟日启动“京津冀控烟协同发展项目”，并以此为契机，联手推进三地无烟环境。根据2022年北京—张家口冬奥会控烟工作方案，北京市和河北省将联手实现无烟奥运，同时推进河北省控烟立法进程。[5]当然，烟草业想插手奥运是绝对不可能了。

信息来源

【1】广西中烟总经理全国劳模罗毅桂林传递圣火，烟草在线，2008年6月11日，http：//www.tobaccochina.com/news/China/industry/20086/200861016229_306860.shtml。

【2】奥运圣火耀长沙爱心飞翔共激情——湖南中烟工业有限责任公司6名员工参与奥运火炬传递，湖南烟草，2008年03期，http：//www.cnki.com.cn/article/cjfdtotal-hnyc200803002.htm

【3】红塔大理卷烟厂女工尹晓玲入选奥运火炬手，烟草在线，2008年05月08日，http：//www.tobaccochina.com/people/observe/wu/20085/200857125055_300576.shtml。

【4】奥运圣火传递与烟草企业文化建设（2008-03-26），新浪博客，http：//blog.sina.com.cn/s/blog_4c16e53a01008xtx.html。

【5】京津冀协同控烟打造无烟奥运，北京晚报，2018年05月31日，http：//news.ifeng.com/a/20180531/58525925_0.shtml。

学生一回头，烟草广告竖屋头

——“烟草助你成才”树反面教材

曾佑忠

名叫“××”烟草学校，教学楼顶竖起的是“中国烟草”的LOGO，影壁上的题词是“烟草助你成才”……这些弥漫着浓厚烟草氛围的院落，到底是教书育人的学校，还是烟草业违法赞助推广的示范田？

科学已证实，烟草消费和接触烟草烟雾会造成死亡、疾病和残疾。目前我国青少年尝试吸烟的比例在上升，遭受二手烟危害的人群在增加，吸烟者的年龄在提前，现状堪忧。学校是儿童青少年学习、活动的主要场所，国家有责任采取切实措施为他们的成长创建无烟环境，并免受烟草的直接或间接影响。

据调查，当下烟草品牌冠名捐助的希望小学超过百所。这不仅对青少年身心健康产生了不良影响，而且违背了WHO《烟草控制框架公约》（以下简称《公约》）和国内相关法规的规定。我们什么时候才能还孩子一个没有烟草的校园环境？

一、缘起和现状

（一）烟草学校充满了“烟味”

2009年，清华大学国际传播研究中心收集到的烟草广告中，有一张特别触目惊心。这张照片拍摄自四川省乐山市的一所公立学校。这所校名为四川省乐山市峨边彝族自治县官料河“四川烟草希望学校”的校舍上矗立着“中国烟草”的标志，操场影壁上“立志奉献社会，烟草助你成才”的标语触目惊心。从校名、建筑物到操场充满了“烟味”。（图1）

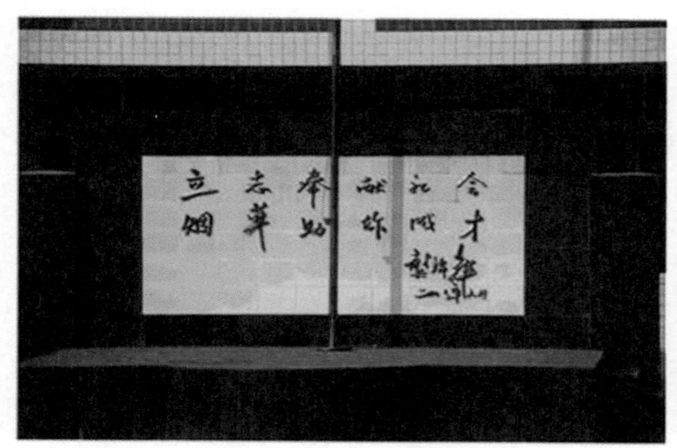

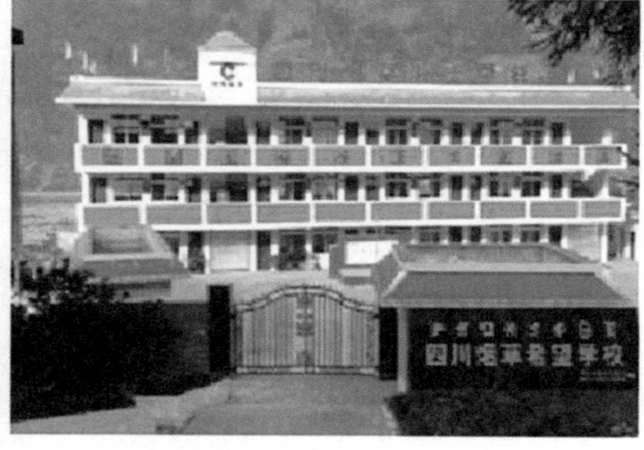

图1　四川省乐山市峨边彝族自治县官料河的希望学校

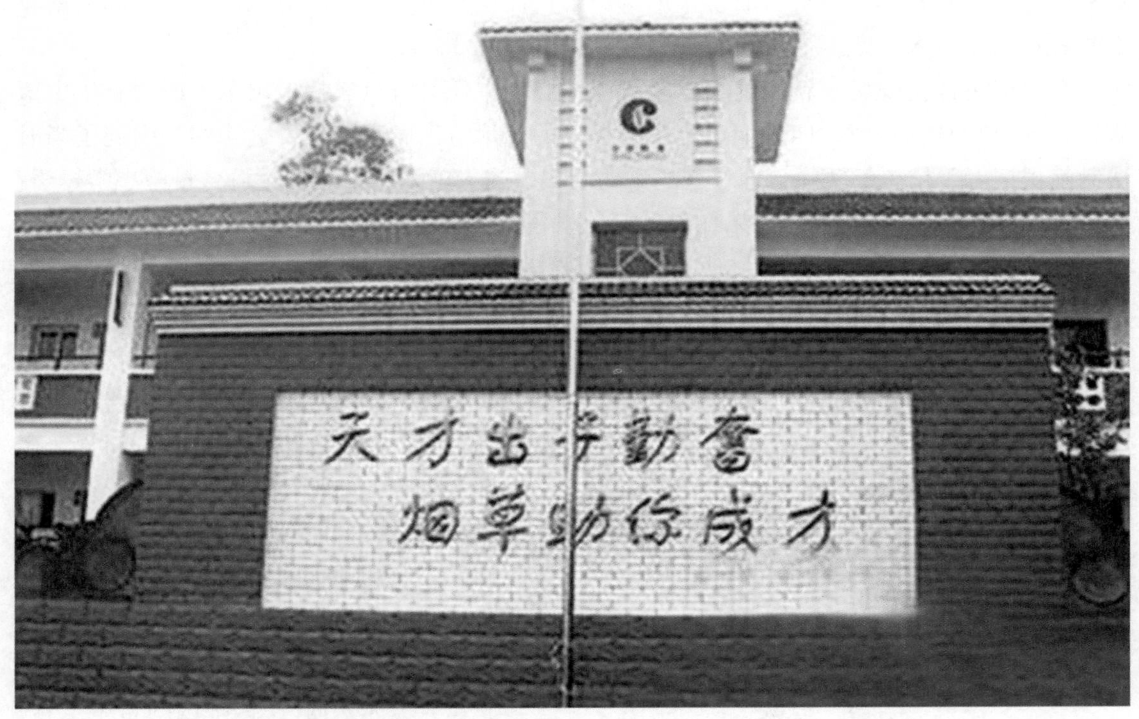

图 2　另一所小学影壁上出现“天才出于勤奋，烟草助你成才”

据悉，这样的充满了烟草广告的四川希望学校有 14 所。[1]（图 2）

（二）根据当时的相关法律法规，这是明显的违法违规行为

当年，我国签署并经全国人大批准《公约》已在中国生效 3 年。《公约》规定缔约方应根据其宪法或宪法原则广泛禁止所有的烟草广告、促销和赞助。

我国的 1995 版的《广告法》和《烟草广告管理暂行办法》也都明文禁止在公共场所设置烟草广告。后一法规已将含有烟草制品名称、商标等内容的广告视为烟草广告。此外，任何形式的烟草企业冠名赞助活动都是被禁止的。包括以支持慈善、公益、环保事业的名义，或者以“品牌延伸”“品牌共享”等其它方式进行烟草促销。

更让大家惊诧的是，照片中的场景绝非个例。经过调查和统计，全国有超过百所“烟草希望小学”“烟草希望学校”或以烟草品牌命名的学校，如“红塔希望小学”“广西真龙希望小学”“中南海爱心学校”。此外，烟草业还利用学校和学生进行烟草广告和促销活动。比如，把被资助的贫困学生称为为“芙蓉学子”，还有中南海卷烟的“蓝色风尚，为爱起跑”活动等。

二、热议——首次被关注

2009 年 12 月 12 日，为了推动《广告法》和《烟草广告管理暂行办法》的修订，清华大学法学院开展了一次“烟草广告、促销与赞助”模拟听证会。[2]

时任中国疾病预防控制中心控烟办公室副主任的姜垣等专家在会上强烈呼吁全面禁止

烟草广告促销和赞助。只有全面禁止烟草广告、促销和赞助才能降低烟草使用，部分禁止不能有效减少烟草消费。

在模拟听证会现场，新探健康发展研究中心副主任吴宜群教授，出示了四川省乐山市峨边彝族自治县官料河“四川烟草希望学校”的照片，出席者哗然。这张照片引起了当时法制晚报记者曾佑忠的关注。他在现场采访成文，当天就发出了《烟企冠名希望小学标语：“烟草助你成才”》的报道。“如果在你的简历里写着，毕业学校是四川烟草希望小学，请问你是什么感觉？”他在报道中直接引用了吴宜群教授发自肺腑的提问。

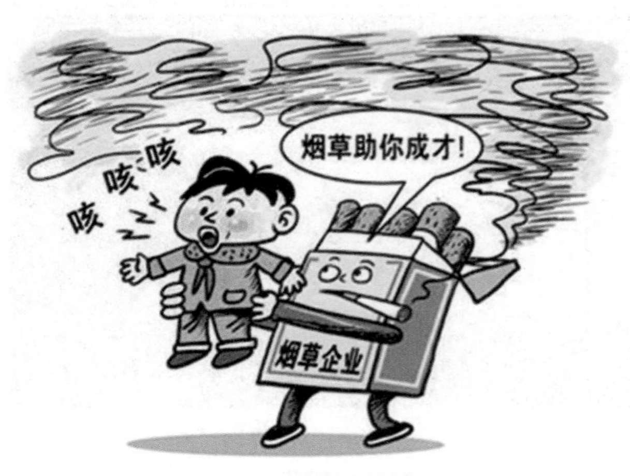

图 3　时评漫画

漫画插图摘自《笑着向烟草告别——漫画控烟》新探健康发展研究中心，中国协和医科大学出版社，2010 年。

媒体的声音并不微弱。随后几天，人民网、《北京青年报》、《广州日报》等十几家国内媒体对烟草企业冠名希望小学的伪公益行为进行了报道和讨论。多幅控烟时评漫画问世。（图 3）

《北京青年报》的文章直指烟草希望小学是以财压人的“有毒糖丸”[3]。《中国教育报》在刊发的评论《面对烟草企业，希望小学本应“不差钱”》中则对希望工程标识痛心，“中国的希望工程，历经这么多年，不应该还处于饥不择食的境地。希望工程作为一个全国影响最大的慈善事业，理应保持一点尊严。”[4]

因为备受媒体、民众的关注和热议，烟草企业冠名希望小学遭质疑这一新闻，在当年被评为年度中国烟草控制十大新闻事件之一。[5]

三、执着的努力

烟草企业冠名希望小学的事件引起了社会各界甚至国际社会的广泛关注。专家、学者多次研讨、呼吁尽快修订《广告法》，全面禁止烟草广告，促销和赞助。多位国际友人非常惊讶地问到，教育部怎么会允许如此的烟草营销，这将对青少年产生极坏的影响。

2010 年到 2012 年，连续三年全国两会期间，多位全国人大代表、政协委员建议禁止烟草企业冠名希望小学。2010 年两会期间，烟草希望学校的照片还刊登在《中国新闻》周刊的“两会特刊——控烟工作专辑”，送达两会代表、委员驻地。（图 4）

代表委员们认为，用烟草品牌冠名希望小学无异于发布烟草广告。建议立即撤销各地用烟草品牌冠名希望小学的冠名、广告牌及题词，并杜绝类似违法行为再次发生；今后终止烟草行业在希望工程中的一切赞助活动。

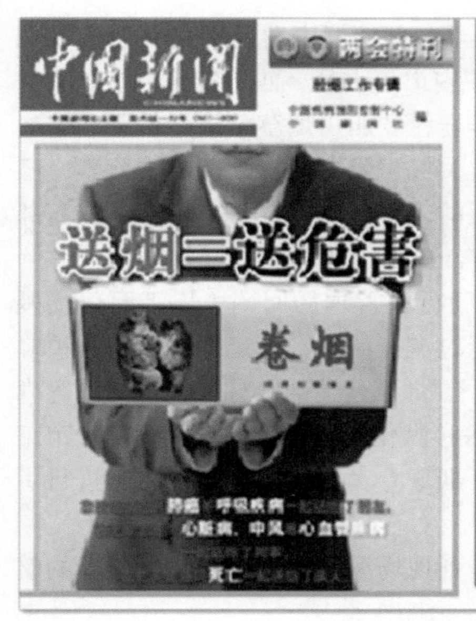

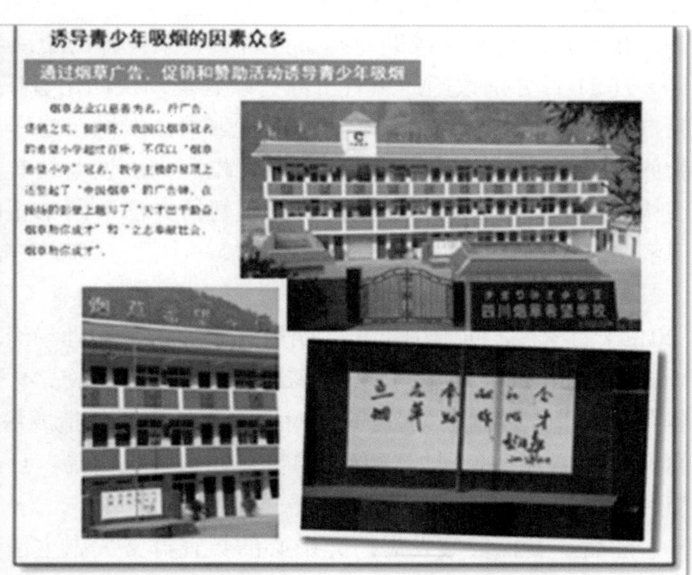

图 4　2010 年进“两会”的新闻特刊

四、第二次传播热潮

2012 年 7 月 19 日，央视《新闻 1 + 1》栏目报道又一次提及四川烟草希望学校。（图 5）当时的主持人张泉灵在节目中称“这像一个黑色幽默”：这究竟是赞助一个公益事业，建一所希望小学呢，还是在教唆孩子们（吸烟）？张泉灵在《新闻 1 + 1》中的这一问，再次吸引了媒体和公众的集中关注，引发了一波媒体探讨烟草企业公益和慈善活动边界的热潮。

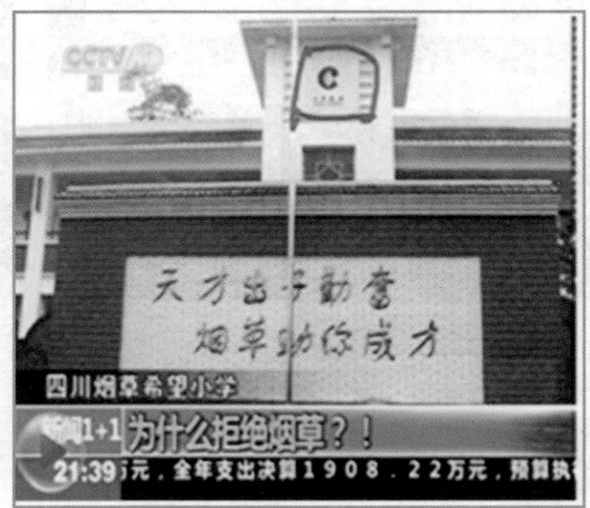

图 5　央视《新闻 1 + 1》栏目报道

在接下来的一段时间里，财讯、新华网、健康报、文汇报等十几家媒体相继报道、评论了这一现象并提出质疑。《健康报》的评论观点鲜明地表示，“烟草助成才”广告是对公益事业的亵渎。环球网介绍了澳媒的观点，更是直指烟草企业助学使中国输掉禁烟战。

五、努力——公益律师鼎力相助

除了媒体的关注，国内的公益力量、控烟机构和专家也在积极行动。烟草助学事件也得到了法律界人士的关注和行动支持。

在东方公益法律援助律师事务所黄金荣律师的帮助下，新探健康发展研究中心于 2012 年 8 月 31 日分别致函四川省工商行政管理局及四川省广安市邻水县、四川省乐山市峨边彝族自治县工商行政管理局。信函中就邻水县坛同镇蜂子岩村“四川烟草希望学校”和峨边彝族自治县官料河“四川烟草希望学校”内外设立的有关标识具有众多烟草广告元素，已经构成《广告法》和《烟草广告管理暂行办法》所禁止的“烟草广告”一事，吁请工商部门依法督促相关部门进行整改，还学校一个没有烟草广告的良好校园环境。

9 月 17 日，新探健康发展研究中心收到四川省工商行政管理局回函（川工商信复函〔2012〕21 号）。回函中指出，四川省工商行政管理局经过调查研究，认定邻水县坛同镇蜂子岩村“四川烟草希望学校”中出现的“烟草助你成才”、烟草公司的名称和图形标识等内容有违《烟草控制框架公约》，对青少年健康成长造成潜移默化的负面影响。责成广安市工商局全面调查，会同烟草专卖局督促邻水县工商局、县烟草专卖局尽快对违规内容进行了彻底清理。

随后，新探健康发展研究中心的吴宜群常务副主任到现场勘察发现，这几所学校的整改非常彻底和到位，烟草元素已经全部清理完毕。（图 6、图 7）

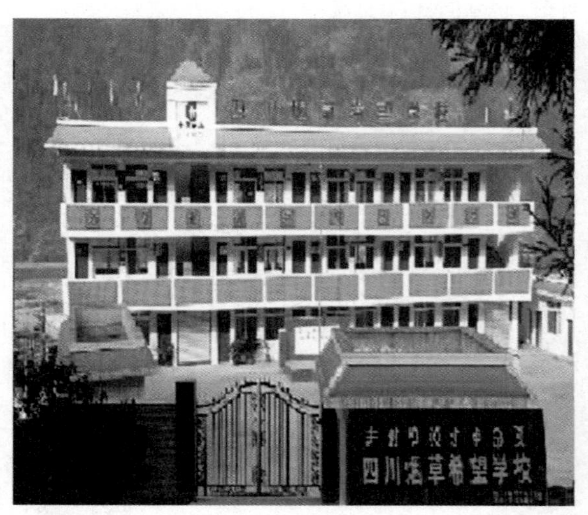

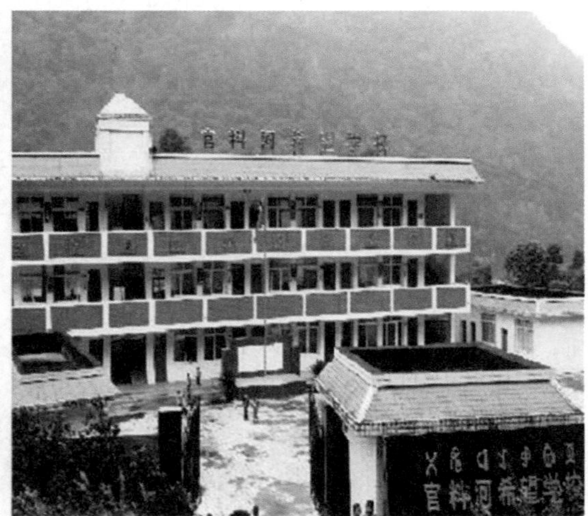

图 6　整改前后的变化

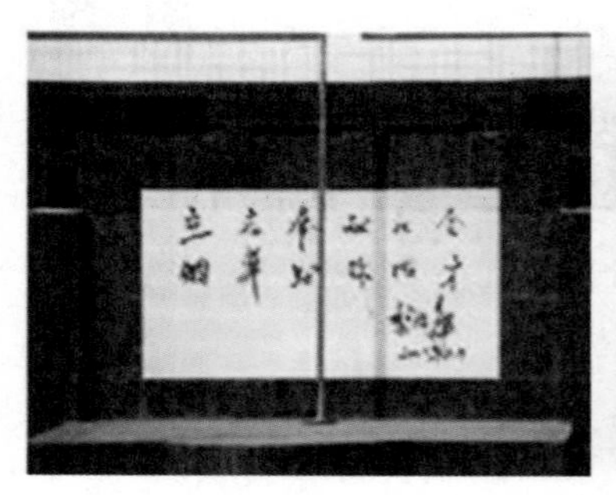
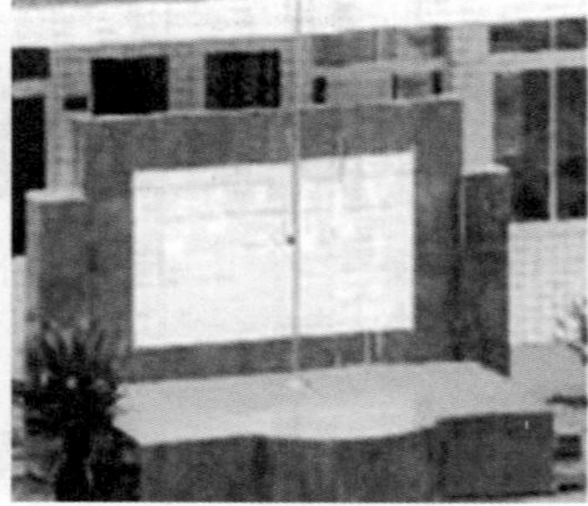

图 7　整改前后的变化

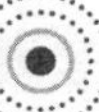

四川省工商行政管理部门对四川烟草希望学校内的烟草广告（包括烟草冠名）的彻底清理为全国做出了良好的榜样。9 月 20 日，新探健康发展研究中心把这一消息通报给媒体，并对四川省相关部积极履行《公约》的实际行动表示敬意。同时，专家们也呼吁各地工商部门、教育部门和医疗卫生部门像邻水、峨边那样，及时清理学校的各类烟草广告（包括，烟草冠名），拒绝各种变相的烟草促销，还孩子一个没有烟草广告和促销的校园环境。

六、遗憾——整改受挫

（一）事情并未结束，更谈不上圆满

尽管直接以“烟草”二字命名的学校顺利整改完成，但以烟草品牌命名的学校，如“红塔希望小学”“广西真龙希望小学”“中南海爱心学校”等，整改进程异常艰难。

2012 年 11 月下旬，新探中心再次致函四川省工商行政管理局要求对四川省境内学校的烟草品牌冠名和烟草元素加以取消。

信函中写道：“经过一段时间的调查，我们发现四川省境内还存在很多以烟草冠名的希望小学，如成都市娇子小学，会理县下村乡娇子小学、普格县螺髻山镇中国娇子希望小学、西昌市利群阳光鹿鹤希望小学、德昌县麻栗双喜烟草希望小学，为此我们特别再次请求贵局对涉到的 14 所学校中的烟草广告进行清理或处理。”

2013 年 2 月份，新探健康发展研究中心收到四川省工商行政管理局回函（川工商信复函〔2013〕3 号）。回函称，已经对自贡合星烟草希望小学、叙永县枧槽双河村“四川烟草学校”、德昌民族希望小学、兴文县大坝中学、马边荞坝希望小中学、理塘县四川希望小学、攀枝花仁和区白拉古村小学这七所学校中的烟草命名和烟草元素进行了整改。以烟草的具体商标或品牌名称命名的烟草学校，如前文中提到的“中国娇子希望小学”等 5 所学校，回函称，不属于法律意义上的烟草广告，但与卫生部、教育部的规范性文件《2010 年教育部办公厅卫生部办公厅关于进一步加强学校控烟工作的意见》教体艺厅〔2010〕5 号不符，建议由省教育厅规范此类学校名称。

另外两所，分别是在校名下方有烟草业捐助者名称的峨边官料河希望学校和教室悬挂的牌匾上有烟草名称的通江县官田希望小学，则以“不违反法律法规的禁止性规定”为由并未整改。

2013 年 5 月，新探中心对四川省教育厅提起行政申请，要求对四川省工商行政管理局判定的“不属于法定意义上烟草广告范畴”，故没有进行整改的四川境内五所小学改名，并去除校名中含有的烟草元素。遗憾的是，迟迟未见四川省教育厅的回复。

（二）致函教育部长未见回音

在此之前的 2012 年 10 月 15 日，新探健康发展研究中信致函国家教育部时任部长袁贵仁，建议撤销和禁止用烟草品牌冠名希望小学。信中指出，烟草业在国家禁止烟草广告的情况下，假捐助为名，在学校大作烟草广告，用卷烟品牌命名学校，扩散烟草品牌的影响。尤其不能容忍的是，这些活动针对的是青少年学生。如果对这些危害青少年的烟草广告、促销和赞助活动视若无睹，将是教育和学校管理的严重失职。为此，我们希望教育部立即

采取有效措施，坚决制止此类活动，建议：

1. 清理和规范学校名称。撤销所有以烟草或烟草品牌冠名的“希望小学”（或希望学校）名称，清除校内所有烟草公司或烟草品牌的名称及图形标识；撤销所有以烟草企业、烟草品牌命名的赞助活动名称。

2. 教育部应通告各地，所有学校应拒绝参与任何与烟草广告、促销和赞助有关的活动。

3. 重申并认真落实两部提出的“校园内禁止烟草广告和变相烟草广告”，还青少年一个纯净的无烟校园，让青少年远离烟草，健康成长。

遗憾的是，专家的呼吁未得到教育部的任何回复。

七、曙光——相关法律条文逐渐完善

烟草业冠名希望小学整改不力给我国带来了极坏的国际影响。2013 年，学校标志上写着“天才出于勤奋，烟草助你成才”被刊登上国际烟草版图（第四版）。

2013 年世界无烟日，主题是“禁止烟草广告、促销和赞助”。多家新闻媒体报道，四川省一些烟草赞助冠名希望小学的情况，虽经工商部门接举报积极处理，但至今依旧存在。

据不完全统计，全国现有以烟草或烟草品牌冠名的“希望小学”或“希望学校”不下百所。还有许多以烟草品牌命名的如“芙蓉学子”一类称号，同样是烟草业的广告和营销，依旧在潜移默化地影响下一代，使他们从小亲近烟草。这样举报一所整改一所，要到何年何月才能整改完毕？

幸运的是，督促整改的行动没有停止，我们的努力也并非没有希望。

2012 年，烟草业资助、冠名希望小学的问题成为湖南省公务员考试的面试题。[6] 这说明政府有关部门正在对这一现象的合理合法性进行探索。

尽管教育部对新探健康发展研究中心的致函没有回复，但在 2014 年 1 月，《教育部关于在全国各级各类学校禁烟有关事项的通知》教基一函〔2014〕1 号要求在全国中小学幼儿园内禁止吸烟，同时要求“不出现烟草广告或以烟草品牌冠名学校、教学楼”。此外，2016 年 9 月 1 日起实施的《慈善法》中明确，“任何组织和个人不得利用慈善捐赠违反法律规定宣传烟草制品，不得利用慈善捐赠以任何方式宣传法律禁止宣传的产品和事项。”

烟草业以赞助、捐赠为名，在许多地方的学校竖起烟草广告或进行烟草促销，违背《公约》，有违公益活动的宗旨。目前，中国各地还有超过百所小学以烟草及烟草品牌命名。

有《公约》的指导，有教育部门的明文规定，还有《广告法》《慈善法》等相关法律条文的约束，还孩子一个没有烟草的校园环境，我们期盼着！

信息来源

【1】四川部分烟草赞助冠名希望小学仍未更名，北京晨报，2013 年 5 月 31 日，http：//bjcb.morningpost.com.cn/html/2013-05/31/content_228052.htm。

【2】《广告法》应全面禁止烟草广告，找法网，2010 年 03 月 13 日。

【3】http：//china.findlaw.cn/info/jingjifa/guanggao/changshi/ggs/98395.html。

【4】烟草希望小学：以财压人的“有毒糖丸”北京青年报，2009 年 12 月 14 日，http：//news.163.com/09/1214/03/5QFCSPM0000120GR.html。

【5】面对烟草企业，希望小学本应“不差钱”，中国教育报，2009 年 12 月 16 日，http：//edu.163.com/09/1216/11/5QLBBLVS00293L7F.html。

【6】“严禁美化烟盒”等评为控烟十大新闻，科技日报，2010 年 3 月 29 日，http：//www.jkb.com.cn/news/technology/2010/0329/85878.html。

【7】2012 年 7 月 5 日湖南省公务员面试题，http：//www.doc88.com/p-3317348640848.html。

“中南海”卷烟问题一箩筐（之四）
——“蓝色风尚，为爱起跑”户外违法烟草广告受罚

新探健康发展研究中心

一、背景

2008 年北京无烟奥运的成功举办，得到了世界广泛的赞誉。北京室内公共场所禁烟的政府令，推动了我国多个城市的无烟立法。北京还在全国率先提出健康北京人的概念。市政府制定的《健康北京人——全民健康促进十年行动规划》中，就包括了青少年健康和吸烟问题，还制定了成人吸烟率下降的指标。

2005 年经人大批准，2006 年在我国生效的 WHO《烟草控制框架公约》(以下简称《公约》) 将烟草广告和促销定义为“任何形式的商业性宣传、推介或活动，其目的、效果或可能的效果在于直接或间接地推销烟草制品或促进烟草使用”。

《公约》5.3 条实施准则还明确规定：

烟草业的利益与公共卫生政策之间存在根本的和无法和解的冲突；像对待其他烟草业一样对待国有烟草业；缔约方不应接受、支持或认可烟草业组织、促进、参与或进行青少年和公众教育活动，或者任何与烟草控制有直接或间接相关的活动；不应同意、支持、合作或参与烟草业据称对社会负责的活动。

《公约》第 13 条明确要求：缔约方应广泛禁止所有的烟草广告、促销和赞助。

二、事件

2010 年 7 月 31 日开始，北京卷烟厂“中南海爱心基金与”北京青少年发展基金会希望工程北京捐助中心（以下简称希望工程北京捐助中心）共同主办“2010‘中南海’一份爱心传递行动——蓝色风尚为爱起跑”大型活动。采用青少年喜爱的“跑酷”形式，在北京、天津、大连、青岛等 5 个城市连锁进行，每个城市在热闹的公园或广场选拔十名“跑酷”优胜者，给予奖学金。最后在云南香格里拉为以“中南海”卷烟品牌冠名的希望学校举行揭牌仪式。(图 1)

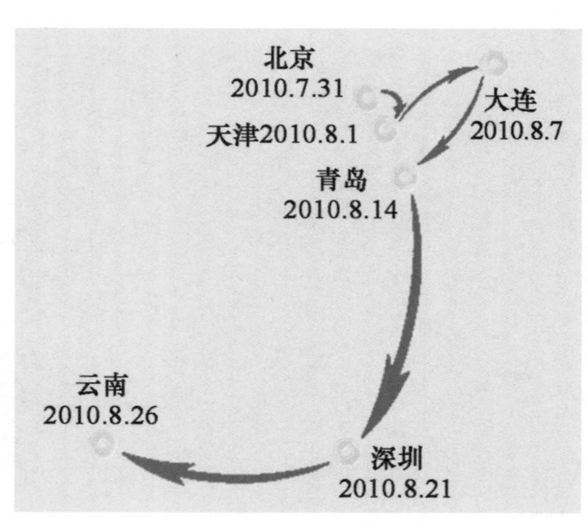

图 1　活动线路图
来源：2010 年中南海香烟官方网站

烟草业举办活动的目的——借“公益”促销卷烟：“蓝色风尚”是北京卷烟厂2009年12月份上市的“中南海”卷烟新品牌，品牌的销售目标是年轻人。为了营销该产品，烟草业直言不讳地宣称：让“蓝色风尚”率先在北京刮起一股蓝色风暴，进一步提升“中南海”品牌更时尚、更健康的影响力。为了使“中南海”卷烟消费者及信赖“低危害”的吸烟者深度了解新产品的功能与特性，自8月20日起，“蓝色风尚”促销活动在全国拉开序幕。（图2，图3）

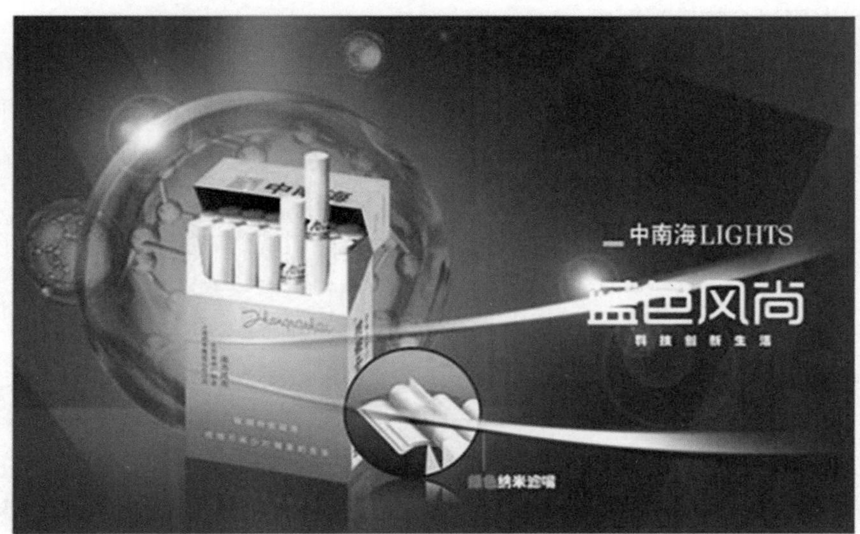

图2 “中南海”卷烟广告　来源：2010年中南海香烟官方网站

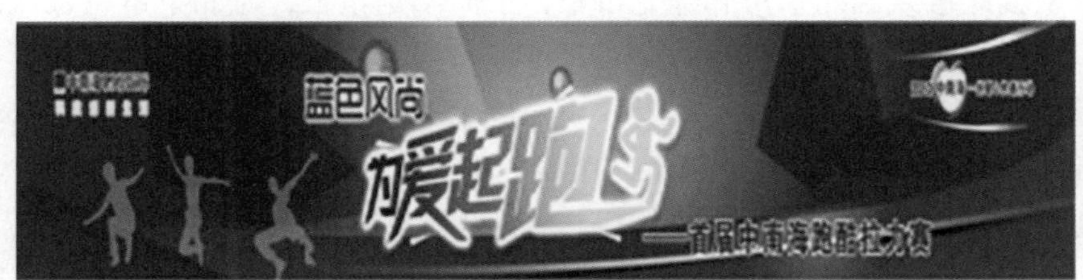

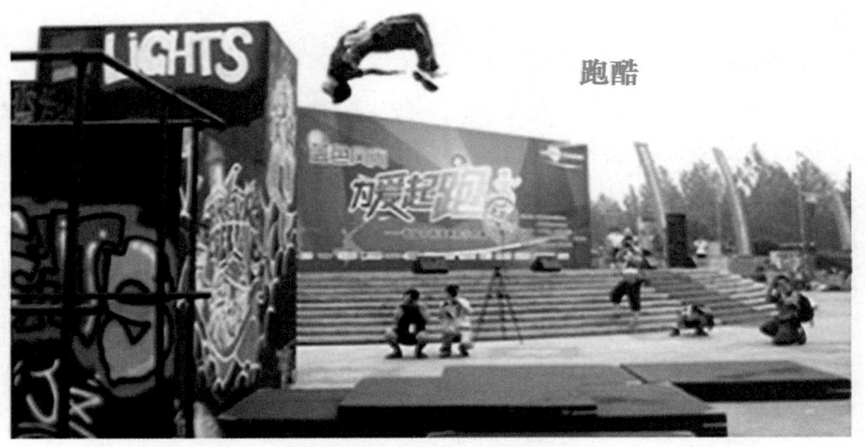

图3 “跑酷”现场的烟草广告　来源：2010年跑酷网

北京卷烟厂的上级单位上海烟草集团2010年9月1日的一篇文章将这场假慈善活动的真实目的描述得一清二楚：促销——提升销量！促销——争取潜在客户！促销——提高知名度！

三、控烟组织与烟草企业的较量

（一）举办研讨会的动议形成

当控烟界得知这种违反《公约》及《广告法》的促销活动时，该活动已经在北京，天津、大连和青岛举行，正准备南下深圳。以北京卷烟厂为发端的营销行动，若不制止，势必为其他卷烟企业仿效。这类活动，不仅仅会误导公众，而且也完全违背了《公约》的精神。新探健康发展研究中心决定于8月12日举办“揭露‘蓝色风尚，为爱起跑’活动的烟草营销本质研讨会”。会前特地给活动主办方——希望工程北京捐助中心发出了参会的邀请函。

（二）始料未及的封口

会议的前一天上午，希望工程北京捐助中心多次来电要求与新探中心负责人见面洽谈，当时由于中心领导正在开会，告知下午联系。奇怪的是，下午新探中心多次与对方电话联系，对方的电话却始终无人接听。当晚，新探副主任吴宜群得到消息，北京市主管宣传的部门通知市属相关媒体对次日的研讨会不予报道，（事后多数市属媒体对会议情况一直保持沉默也证实了消息的可靠性）。我们质疑，是谁通风报信，搬动了上层“救兵”。会后十多位院士、专家就此事致函北京市郭金龙市长，丁向阳副市长，对北京市属媒体的“沉默”表示遗憾。据悉一周后，这封信转到信访办，但至今没有任何回应。

（三）会场的不速之客

会议当天的上午，一进会场，新探健康研究中心工作人员就发现一台标明为某电视台的摄像机已经架好，工作人员要求摄像工作人员出示邀请函、记者证或身份证，但遭到拒绝。在此情况下，他们被会议主办方逐出会场。至今，我们都没有弄明白他们是谁？谁派来的？有何用意？

（四）会议成功举行

来自卫生界、法学界、大学、基金会、学会、协会的专家、人大代表、学者、控烟人士以及多家媒体近百人参加了会议。世界卫生组织驻华代表处Sarah博士也出席并讲了话。

与会专家认为，本次活动从服装设计、活动名称、活动内容、开幕式嘉宾以及背景板的制作都明显暴露了烟草业营销卷烟产品的本质。“中南海”卷烟利益方利用年轻人喜爱的跑酷拉力赛，意图增加品牌在年轻群体心目中的知名度，扩大“蓝色风尚”品牌的市场。指出这项活动实质是上海烟草集团北京卷烟厂打着公益慈善的幌子，借此赞助活动，明目张胆地在公共场所发布烟草广告，进行品牌营销。清华大学法学院申卫星副院长认为：烟草企业利用《公约》与国内相关法律的衔接不力和人们对烟草营销的认知盲区，打“擦边球”，他们仍在积极推广品牌，扩大烟草消费群体。“中南海爱心活动事件”充分体现了烟

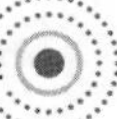

草企业利益与公共卫生政策之间的冲突、矛盾，也揭示了中国控烟的困境。

世界卫生组织驻华代表处的Sarah博士发言指出，许多研究证实，如果有越来越多的年轻人接触到烟草广告，那就会有更多的年轻人随之开始吸烟。禁止所有形式的烟草广告、促销和赞助是保护全世界年轻人的一个强有力的工具。

与会专家呼吁：为维护希望工程声誉，为保护公众健康，积极履行《烟草控制框架公约》，有关部门和希望工程北京捐助中心应立即采取措施，终止“中南海爱心基金”利用学生进行“中南海”卷烟品牌营销活动。希望政府、慈善机构及社会各界关注和抵制烟草业的各种形式的促销、赞助和以“企业社会责任”为名的市场营销和公关活动。[1]

会议得到媒体的大力支持。多家中央媒体对这次会议和专家们的呼吁作了报道，并被多家地方媒体和网络转载。对烟草业不择手段的营销形成强大的舆论压力。

（五）面对质疑，烟企未做正面回应

希望工程（北京）捐助中心的韩部长表示，作为一个旨在帮助青少年上学的公益资金募集机构，青基会在国内现有法律法规许可的范围内，不会拒绝任何可以帮助贫困青少年完成学业的爱心举动，“我国没有任何法律规定，也没有接到任何政府部门的通知，禁止接受烟草企业的爱心捐助。”看来他们对2006年就已经生效的《公约》一无所知。[1]

（六）深圳的活动取消

让控烟人士高兴的是，8月17日在深圳的研讨会上，新探中心代表再次发言揭露将在深圳举办的“蓝色风尚，为爱起跑”活动的本质。在控烟界、法律界舆论的压力下，主办方以天气原因为由，取消了原定8月21日在深圳举行的“爱心跑酷”。[2]

四、捍卫《公约》的法律追责行动

（一）向烟草广告监督管理部门投诉

8月19日在公益律师黄金荣帮助下，新探健康发展研究中心向北京市工商行政管理局提出行政申请。询问工商局上述烟草广告是否得到批准？如果得到了批准，请其公开有关批准的信息；如属未经批准而擅自发布，请依法履行查处的法定职责。8月23日，新探中心收到北京市工商行政管理局回复：经查，在活动中出现的上海烟草集团北京卷烟厂“中南海”烟草广告，未在我局办理申请批准手续。针对违反《烟草广告管理暂行办法》的行为，我局已责成朝阳工商分局进行调查处理。调查结果将由朝阳分局给予回复。

新探健康发展研究中心同时还向这项连锁烟草广告活动的举办城市天津市、举办城市大连所在的辽宁省、举办城市青岛所在的山东省以及活动终点的云南省工商局投诉。各局回复如下：

（二）态度不一的各地工商部门

天津市工商局：确认北京卷烟厂涉嫌未经批准发布烟草广告。将投诉材料移送北京市工商局处理。

山东省工商局：依法将该案件交青岛市工商局查处，并要求其将查处结果及时进行回复，但青岛市工商局后来未作任何回复。

云南省工商局：责成迪庆工商局对相关情况进行调查。后经调查确认希望工程北京捐助中心、上海烟草集团北京卷烟厂等单位在云南香格里拉“中南海爱心学校”揭牌仪式活动背景板的宣传行为，涉嫌变相发布广告。转请北京市工商局调查处理。

表现最差的属辽宁省工商。他们迟迟不给回复，新探中心副主任吴宜群打电话问询处理意见，被对方一位年轻工作人员的傲慢、粗鲁态度气得发抖。新探中心主任王克安见状，直接要求与辽宁省工商局广告监管处主任通话，这位主任态度算好些，但是明确地告诉我们，他不认为在大连举办的活动涉嫌违法发布广告，决定不将投诉材料移送北京市工商局处理。

（三）结果

2010 年 11 月 20 日北京市工商局回复：已对烟草广告负责人做出行政处罚决定。确认“蓝色风尚”为爱起跑活动的启动会场明显违反有关烟草广告的规定，属于违法广告，并给予发布烟草广告的其中一个责任方——北京开创世纪广告有限公司 10000 元的处罚。

五、评析

北京青少年发展基金会希望工程北京捐助中心与北京卷烟厂在五个城市的公共场所开展带有发布烟草广告性质的赞助活动，并且大肆通过媒体予以公开报道，这说明他们在公共场所做非法烟草广告的行为非常肆无忌惮，工商部门对于此类通过临时性赞助活动开展的烟草广告活动缺乏有效的监管。

这次对北京烟草广告的投诉，最后得到了北京市工商行政管理局和朝阳区工商行政管理局的积极回应，工商部门最后也对经营和发布非法烟草广告的广告公司依法进行了罚款。北京市工商部门以及天津、山东、云南省工商部门对于投诉的积极态度非常值得肯定，但北京市工商部门只是对经营和发布非法烟草公司的广告公司进行处罚，而未对该广告的主办者——北京青少年发展基金会希望工程北京捐助中心与北京卷烟厂依法进行处罚非常令人遗憾，因为这非常不利于对烟草生产者和经营者的惩戒。不仅如此，在天津、云南和辽宁的工商局都将涉嫌违法的烟草广告移交北京市工商局处理的情况下，北京市工商局和天津、云南和辽宁三地的工商局都没有将最终的处理结果告知投诉者，因此新探健康发展研究中心最后也无从得知北京市工商局是否对于北京卷烟厂在外地的类似违法烟草广告行为进行了查处。由此可见，工商部门对于非法烟草广告的执法机制仍然存在较大的问题。

【当事人感言】---------------------黄金荣

希望工商部门能够挺起执法者的胸膛

法律制定之后，执法就成为维护法律权威的关键所在。中国存在大量形同虚设的法律的原因就在于，执法经常缺乏刚性和统一性，执法者也经常缺乏执法的动力和压力。在非法烟草广告执法中，工商部门的执法就体现出了这一点。同样一类违法行为，北京市工商部门对发布烟草广告的广告商处罚了，但云南省和天津市的工商部门在明明知道非法烟草广告系由本地广告商发布却没有直接给予处罚，它们非要把案件交给远离违法地的北京工商部门进行处理，从而为此事不了了之创造了条件。北京市工商部门表面上看算不错了，因为它们毕竟给予广告公司一万元的行政处罚，但它们却没有依照法律对非法广告的“广告主、广告经营者、广告发布者”都进行处罚，而只是选择了最软的柿子捏，却放过了更应受到法律制裁的北京卷烟厂和北京青少年发展基金会希望工程北京捐助中心，从而使得法律的威慑效果大打折扣。不仅如此，对于公民和社会组织的违法举报行为，辽宁省工商部门不仅对违法烟草广告行为无动于衷，而且还对举报者态度粗鲁；山东省工商局对于举报表面上有回应，但最终仍然不了了之。当然，云南、天津等地移送北京工商部门处理的结果，最终也变成虚无缥缈一场。这样，《广告法》中非常严肃的法律规定，在五个地方违法的结果，我们最终只在一个地方看到其得到了一点有限的执行。法律的权威性就在工商部门这种虚与委蛇的“执法”消失殆尽。

黄金荣，中国社会科学院法学研究所副研究员，曾在北京东方公益法律援助律师事务所担任兼职公益律师多年，自2009年后开始参与烟草控制的研究和实践工作，具有多年组织烟草控制公益法律行动的经验。

信息来源

【1】中南海香烟献爱心被指“挂羊头卖狗肉”，华夏时报，2010年8月20日，https://finance.qq.com/a/20100820/007226.htm。

【2】“中南海”卷烟助学广告未经过审批 将遭调查，新京报，2010年8月31日，https://news.qq.com/a/20100831/000065.htm。

烟草“慈善”一票否决

——“中华慈善奖”岂能有烟味!

新探健康发展研究中心

一、背景

（一）烟草营销猖狂

2008年，在烟雾缭绕的社会空间，烟草的影子无所不在。从媒体广告到希望小学冠名，从体育赞助到慈善捐助，烟草商利用一切手段反复地渲染自身形象和价值观念，通过美轮美奂的包装，时而公开、时而隐蔽地玩弄着各种营销的手段。

在烟草企业不惜重金的投入之下，不仅有精美的烟盒陈列于柜台、炫目于市场，更有通过广告策划、“公益活动”的形式，为烟草树品牌、立口碑。

形形色色的营销手段，树立起“烟草”的正面形象，灌输着社会环境吸烟正常化的意识，消减了消费者尤其是青年人对烟草危害的警惕，烟草业通过各种手段，培养着未来的烟民。

（二）世界卫生组织《烟草控制框架公约》是一面旗帜

2008年，世界卫生组织《烟草控制框架公约》（以下简称《公约》）在我国已生效2年。《公约》第5.3条明示：各缔约方政府部门应防止公共政策受到烟草业的商业利益和其他既得利益的影响。2008年11月，在南非德班召开的《公约》第三次缔约方的会议上，通过了《公约》第5.3条《实施准则》。包括中国在内的各缔约方一致声明：不应容许烟草企业打着“企业社会责任”的旗号，来推销烟草这种致命产品。

（三）“中华慈善奖”

“中华慈善奖”是中国慈善界的最高政府奖，于2005年设立，每年评选一次。“中华慈善奖”是慈善总会以及国内外很多有影响力的基金会，包括比尔·盖茨和梅琳达基金会、李嘉诚的基金会在内共同举办的中国最有影响力的大奖。它的评奖标准和评奖方法，对我国广大群众热心参与慈善事业，具有引导的作用；对于民间慈善单位的发展，更有方向性的示范效应。

长期以来，作为强劲宣传、广告攻势的一种体现，烟草企业一次不落地角逐“中华慈善奖”。

（四）民政部推动慈善事业往良性方向发展

2006年10月，为了促进信息公开和行业自律，推动中国的慈善事业步入良性发展的轨道，在民政部福利与慈善事业促进司司长王振耀的大力支持和具体指导下，民政部“中国

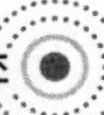

民政部慈善捐助中心”正式成立。[1]这一举动在推动慈善公益事业的信息公开，促进慈善公益事业的发展、提高和维系民众的公共道德水准方面进行了制度化创新。[2]每年“中华慈善奖”候选名单及最终的获奖名单都会在民政部网站上公示。

二、民政部“中华慈善奖”：烟草行业从提名到落选

（一）“中华慈善奖”烟企榜上有名

2008年11月26日，民政部在其网站公示的“中华慈善奖”140家最具爱心内资企业获奖名单中，共有六家烟草企业。在这份按照2008年度捐赠金额排序的榜单中，中国烟草总公司高居榜首，湖北中烟工业有限责任公司、上海烟草（集团）公司、云南省烟草专卖局（公司）、湖南中烟工业公司、中国烟草总公司山东省公司等六家烟草企业赫然在列。

对于国家烟草专卖局而言，这显然是一个大新闻，所以12月2日该局的官方网站头条新闻就是《中国烟草总公司被提名为2008年度“中华慈善奖”》。

（二）舆论的合声质疑

民政部将授予烟草企业“中华慈善奖”的消息，在社会各界引发了强烈争议。多家机构或组织先后致信民政部，要求将烟草企业除名。

2008年11月28日央视推出了一期名为“中华慈善榜争议在哪里”的节目。[3]探讨了慈善为什么引发非议？是问题企业？还是慈善明星？是数字论英雄？还是强调道德标准？无疑，央视节目将“中华慈善奖”得主的争议引入公众的视野。

12月1日，时任新探健康发展研究中心常务副主任的吴宜群教授，刚从南非召开的WHO《烟草控制框架公约》第三次缔约方会议回国。在电视节目中看到了有关“中华慈善奖”的消息。在她又从民政部网站上看到有六家烟草企业名列榜单时，立即拨通民政部“中华慈善奖”评选办公室的电话，指出授予烟草企业“中华慈善奖”严重违背了《公约》5.3条及其《实施准则》的相关条款，恳请将烟草企业从名单中除去。她的意见得到“中华慈善奖”评选办公室的积极回应，应他们要求，以书面形式电传了建议。

吴宜群的建议引起民政部的高度重视，民政部社会福利和慈善事业促进司副司长与她通话，了解《公约》精神。

12月2日，中国疾病预防控制中心控烟办公室致函民政部，建议不授予烟草企业“中华慈善奖”。指出此行为违反了《公约》的要求。根据公约，缔约方不应允许任何政府分支机构或公立部门，接受来自烟草业或那些促进其利益者的对政治、社会、财政、教育、社区或其他类的捐助。更不允许对相应的行为进行大张旗鼓的宣传。所以建议民政部不授予烟草企业“中华慈善奖”。

12月3日中国控制吸烟协会也致信民政部，强烈要求不授予烟草企业“中华慈善奖”。该协会指出，民政部如对生产、销售烟草导致中国每年百万人死亡的企业授予“中华慈善奖”，实在是有悖“善”奖本意，将严重损害该奖项声誉，奖项也将成为烟草企业的变相烟草广告，使中国形象在国际上受到严重损害。

12月4日，世界卫生组织驻华代表韩卓升（Hans Trodesson）致信民政部，提醒其授予

烟草企业“中华慈善奖”违背了世界卫生组织《公约》第5.3条及其实施准则的要求。韩卓升在信中特别指出，包括中国政府在内，各缔约方在今年刚刚通过的《实施准则》中，明确提及“各缔约方不应同意、支持、合作或参与烟草业的‘企业社会责任’活动”[4]

（三）落选——“中华慈善奖”将烟企拒之门外

12月5日傍晚，经过近10天公示，2008年度“中华慈善奖”揭晓。民政部官方网站上公布了最终的“中华慈善奖”获奖名单。此前备受争议的各家烟草企业，由内资企业名单中排名第一的中国烟草总公司至其它五个入选烟企，全部落榜。

同日，2008年度“中华慈善奖”在人民大会堂颁奖。（图1、图2）

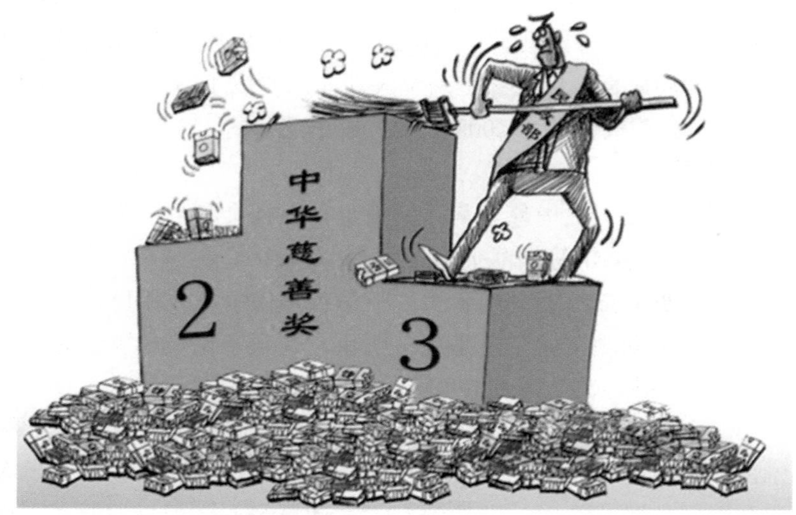

图1　2008年“中华慈善奖”将烟企拒之门外　来源：南方都市报

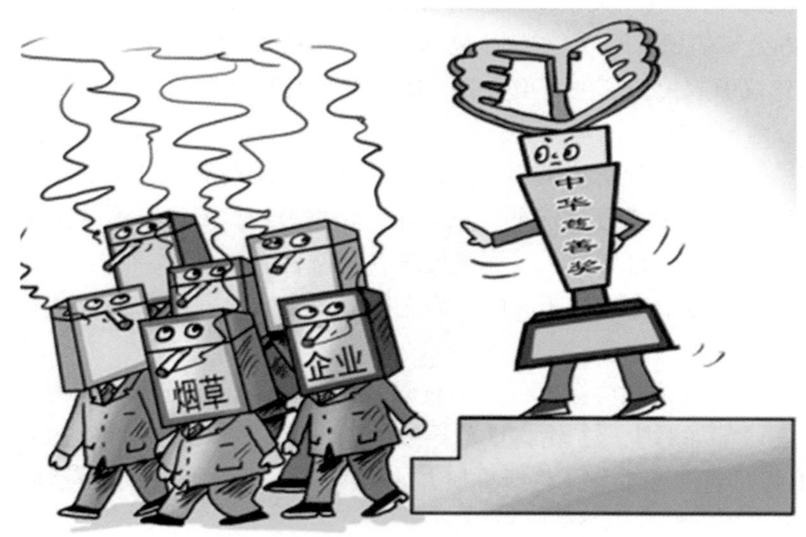

图2　2008年“中华慈善奖”将烟企拒之门外　来源：中吴网

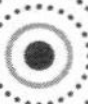

民政部社会福利和慈善事业促进司司长王振耀说，名单公示后，多家机构组织向民政部发来函件，要求在名单中撤销“烟草企业”的评选资格。部里和这些组织以及烟草公司进行沟通，最终决定撤下这些企业。王振耀说“多个机构对烟草公司入选的质疑，是导致其落选的主要原因。”[5]

三、各界的反映：

（一）消息扩散

12 月 5 日，2008 年度“中华慈善奖”揭晓当天，卫生部下属的中国疾病预防控制中心在自己的官方网站上高高挂起一条——《民政部将授予烟草企业“中华慈善奖”各方表示明确反对》——的新闻，其中将世界卫生组织等国内外四机构致民政部的公函下载刊登。[5]

（二）专家点评

时任中国疾病预防控制中心副主任杨功焕教授告诉记者，这是《烟草控制框架公约》第 5.3 条在中国取得的第一个胜利。她同时对民政部最终取消授予烟草企业“中华慈善奖”的行动表示赞赏。[4]

中国人民大学教授、社会学家周孝正表示，企业可以行善，但是能进入公开表扬行列的企业，首要标准是不能损害公众利益和安全。某种程度上说，烟草企业拿来行善的钱，是通过伤害人体健康得来的。所以我坚决同意把烟草企业从慈善榜中撤下来。

周孝正强调，这次烟草企业的落选并不能让我们如释重负，因为，他们觊觎的不止是中华慈善奖这一个领域，他们还通过赞助一些赛事来赢得广告效益，通过参与公益事业鼓吹企业社会责任等。因此，此次的落选只是阶段性胜利，要狙击烟草行业的强大资本力量，还有很多功课要做。[6]

（三）公众赞扬

经过多方呼吁，民政部的“中华慈善奖”终于对烟草企业坚决地说“不”！最具爱心企业奖不会对有重大负面的企业打开大门。不管它捐了多少，都是一票否决。

“中华慈善奖”作为民政部主办、我国慈善领域的最高奖，明确否决烟草企业，体现了责任和承诺，有利于中国慈善事业国际形象的提升。

这一次，“中华慈善奖”挺起脊梁，断然拒绝烟草企业入围，其态度既是基于民意呼声和社会共识之上的一种理性考量，也是“中华慈善奖”题中应有之义。慈善是爱民利民，理当同损民害民绝缘。为“中华慈善奖”正确而明智的抉择喝彩。[7]

烟草企业落选“中华慈善奖”，体现了慈善事业的正确的核心价值观，代表了广大公众的道德取向，值得称赞。但愿今后类似的各种评选、奖励活动，能以“中华慈善奖”为榜样，拒绝烟草企业沽名钓誉，危害人民。[8]

（四）烟草企业还想打“公益”牌

对于慈善奖的拒绝，国家烟草专卖局新闻发言人无奈地表示：不管发生什么事情，中国烟草行业还是会继续在社会公益事业上做贡献。[8]“让别人说去吧！中国烟草仍然会坚持自己的公益之路。”但是他忘了一点：用害命产品赚来的钱，是洗不尽它所造罪孽的。[8]

（五）社会舆论仍有误区存在

有网友认为，对烟草企业捐赠不应“一棒子打死”，捐赠行为完全可以不冠名、不传播，慈善事业需要方方面面给予关注和支持。

也有网友认为，烟草业的钱不拿白不拿，只让他们做“好事”不留名就行了。

还有网友表示，烟企财大气粗，慈善方兴未艾，一方有钱却不让参与，一方需要钱却不能接受。慈善事业不能“水至清则无鱼”，其发展需要道德力量、价值观念的支撑，但也需要大量真金白银的支持，尤其在当前各类社会问题空前凸显、民生问题相当迫切的关键时刻。如何既挺起慈善的脊梁，又防止烟草的张扬，破解这些悖论全社会都有责任。

四、烟企将永远与“中华慈善奖”无缘

2010年得知，时任民政部社会福利与慈善事业促进司司长的王振耀，辞职赴任北京师范大学公益研究院院长。新探健康发展研究中心吴宜群担心今后的中华慈善奖烟企是否会“卷土而来”，王司长坚定地告诉她，请放心，今后烟草企业入选中华慈善奖肯定会“一票否决”。如他所言，2008年以后的“中华慈善奖”中“最具爱心企业”奖项对烟草企业都是一票否决。

在“2010年中华慈善奖”申报时有多家烟草企业申请，但公布的37个“最具爱心企业”奖项中没有一家烟草企业。对此，中民慈善捐助信息中心副主任刘佑平说，最具爱心企业奖不会对有重大负面的企业打开大门。“不管它捐了多少，都是一票否决。”[9]

五、呼唤制度上的突破

有人说，“烟草商是用‘健康的信息’来为死亡做促销，而控烟则是用‘死亡’的信息来促进健康。”烟草企业的慈善活动属于“伪慈善”。虽然它以营销卷烟所赚取利润的极小部分用于捐赠，客观或有助于部分民众，但此种“慈善”行为，不过是为了塑造烟草业的正面形象，抹杀烟草制品与其他消费品之间的本质差别，掩盖烟草使用的危害，从而消解社会对控烟必要性的理解与支持，为烟草消费开拓市场空间。特别是，烟草业助学，能够利用青少年对烟草业的感恩心理，扩大“吸烟后备军”。这样的捐助，无异于“营销死亡”。

人的健康是第一位的。保护公民健康，从控烟开始。落实《公约》精神，规范慈善行为，警惕烟草业以“公益”“慈善”为名营销烟草制品。为此，推动《慈善法》的修定，应提上议事日程。

信息来源

【1】民政部主管的“中民慈善捐助信息中心”成立揭牌，中央政府门户网站，2007年2月2日，http：//www.gov.cn/jrzg/2007-02/02/content_516112.htm。

【2】王振耀简介，中国政协新闻网，2010年6月3日，http：//cppcc.people.com.cn/GB/34961/85825/192837/192838/11770848.html。

【3】《今日观察》：中华慈善榜争议在哪里？CCTV.com，2008年11月28日，http：//jingji.cntv.cn/program/jrgc/20081128/105109.shtml。

【4】烟草企业被中华慈善奖除名，成都晚报，2008 年 12 月 8 日，http：//gongyi.sina.com.cn。

【5】舆论汹汹　中华慈善奖“开除”烟企，南方都市报，2008 年 12 月 8 日，http：//opinion.hexun.com/2008-12-08/112105433.html。

【6】中华慈善奖揭晓 6 家烟草企业集体落选，新京报，2008 年 12 月 6 日，http：//news.163.com/08/1206/06/4SF9V8210001124J.html。

【7】烟草企业被中华慈善奖“一票否决”，韩斌博客，2011 年 7 月 29 日，http：//blog.sina.com.cn/s/blog_5d211ebd0100v11a.html。

【8】冰火两重天，2008 年民政部慈善奖烟草行业从提名到落选，烟草在线，http：//www.tobaccochina.com/zt/2008end/hot_09.html。

【9】中华慈善奖否决烟草企业 陈光标获“慈善楷模”，新京报，2011 年 07 月 16 日，http：//news.sohu.com/20110716/n313572832.shtml。

上海世博会拒收烟草业2亿捐款

新探健康发展研究中心

一、背景

烟草企业以多种形式的广告、变相广告、促销和赞助方式，不断强化烟草产品和行业形象的塑造，并借此吸引大众消费烟草制品，大力推销烟草制品。这种营销手段，极大地侵害了消费者的利益，尤其对青少年、妇女和贫困人群影响极坏。

（一）第41届世界博览会

2010年上海世界博览会（EXPO 2010）是第41届世界博览会（以下简称“世博会”），于2010年5月1日至10月31日期间，在中国上海市举行。这次世博会也是由中国举办的首届世界博览会，主题为：城市，让生活更美好。

作为2010年上海世博会标志性建筑，中国馆将在会后得到永久保存，成为中国参与世博会的重要历史见证。

2007年12月，中国2010年上海世博会“中国国家馆”定向捐赠正式启动，定向捐赠起捐金额为一元，全国人民、海外华人及各类企业、组织都可以参与捐赠，捐赠者可通过电话、信函、网站等方式与世博会捐赠办公室联系，这意味着每个人都有机会为世博会奉献真情。

（二）上海市政府公开接受上海烟草（集团）公司的捐助，并给予表扬和肯定

2009年5月7日上海烟草（集团）公司向上海世博会中国国家馆捐赠人民币两亿元。这是中国馆自2007年12月启动定向捐赠以来，接受到的最大金额捐款。此举受到了上海世博会执委会常务副主任、上海市委常委、常务副市长杨雄的高度赞扬。多家报纸、电视等主流媒体均给予显著报道，烟草企业名扬全国甚至海外，取得了卷烟营销的初步成效。[1]

二、捐款方的用意

（一）广告效应

烟草业之所以如此慷慨，一掷2亿，是因为有利可图。通过赞助具有国际影响的盛会，在上海世博会上露露脸、扬扬名，其“广告”效果、宣传效果可想而知。

（二）回报丰厚

烟草商个个都是精明鬼，他再有钱也不会轻易向没有回报的地方扔。借世博会这样规模大、层次高、有影响力的大型国际性活动，来扩大企业知名度、扩大产品在国内市场、国际市场的影响，其投入、产出比是极高的。正如网民所言：烟草企业出了一块肉，可以

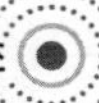

拖回一头猪。但是这种回报是要以吸烟者健康的损害和环境的污染为代价的。这样的回报越丰，对消费者、对民众、对环境的伤害就越大。

（三）烟草营销

打“公益”、“慈善”牌，以期提升负面的烟草业形象，最终还是为了扩大卷烟市场，增加烟草使用者，以获取更多的利润。

三、为何要求世博会与烟草一刀两断？

（一）对国际公约承诺的践行

中国政府于2003年签署了世界卫生组织《烟草控制框架公约》（以下简称《公约》），2006年1月《公约》在中国生效。2008年在南非德班举办的《公约》缔约方第三次会议通过的《公约》第5.3条《实施准则》明确指出：“烟草业举行“企业社会责任”活动，目的是把它的形象从生产和销售致死产品的本质，或对制定和执行公共卫生政策带来的干扰拉开距离。烟草业承担的“企业社会责任”，目标是促进烟草消费，它是一种市场营销，也是公共关系战略，属于《公约》对广告、促销和赞助的定义范围。”“缔约方不应允许任何政府分支机构，或公立部门，接受来自烟草业或那些促进其利益者的对政治、社会、财政、教育、社区或其他类的捐助。”《公约》第13条也指出，缔约方应“广泛禁止所有的烟草广告、促销和赞助”。公开接受上海烟草（集团）公司的捐助，并给予表扬和肯定，严重违反了《公约》及其《实施准则》的要求。作为展示各国品牌的世博会，理当拒绝烟草商的赞助。

（二）对“健康世博”理念的坚守

有效的烟草控制能拯救亿万人的生命，因此，烟草控制也必当是本届上海世博会的主题——“城市，让生活更美好”的重要元素。中国成功实现了“无烟奥运”的承诺，得到了世界各国的一致好评。2010年上海世博会应接力“绿色奥运”，打造一个众望所归的“绿色世博”“无烟世博”“健康世博”。拒绝烟草赞助，向社会表明烟草制品危害健康，烟草赞助是一种非正常的现象，不论赞助款项用于公益事业还是国际活动都是对社会文明的不尊重，对公众健康权利的不尊重。

（三）对“文明世博”国际形象的追求

中国上海争得了承办世博会权，不但寄托着各国的殷切期望，也凝聚着13亿国人的心愿。拒绝烟草赞助，将世博会办成一个无烟、绿色、文明的健康盛会，使世博会旗帜更加亮丽夺人，彰显我国政府负责任、重承诺的良好国际形象。

四、公共卫生专家、媒体和公众人士74天的努力

（一）发端

2009年5月7日，上海市政府高调接受上海烟草（集团）公司向上海世博会“中国国家馆”捐赠的2亿元人民币。

2009年5月8日，《解放日报》等上海各大媒体对此事予以报道，但同时也引起了国内外舆论的广泛关注。[1]

（二）公共卫生专家致函呼吁

5月10日，中国控制吸烟协会及20位控烟专家联名起草呼吁上海世博退款的信函，传真给上海世博局事务协调局，同时，原件邮寄。另一支控烟队伍，中国疾病预防控制中心控烟办公室也给上海世博局发去了呼吁退款信函。

信函指出：接受烟草企业捐赠赞助并在媒体公开宣扬，违反了已在我国生效的《公约》第13条及其实施准则有关“禁止所有烟草广告、促销和赞助”的规定，也与我国政府的“绿色世博”“无烟世博”承诺相悖，强烈呼吁上海世博会组委会取消烟草企业捐赠，挽回我国政府和上海世博会在公众及国际社会上造成的不良影响。[2]

5月14日新探健康发展研究中心致函上海世博会组委会（简称世博局）。

（三）拉锯战——电话沟通、约谈

5月31日，中国控烟协会常务副会长许桂华赴上海世博局交涉退款一事，在与上海世博会事务协调局副巡视员、法律事务部部长章克勤在交谈中，对方并不觉得上海烟草集团向世博会的捐款有什么不对，理由是我国至今也没有出台过禁止烟草企业向社会捐赠的法律，上海烟草集团的此次行为不是商业赞助，应该是合理合法的。[3]

许桂华立即将事先准备好的《公约》和《国家烟草广告暂行管理办法》有关条款的复印件再次呈送给他，许桂华指出，《公约》第13条规定：“缔约方应广泛禁止所有的烟草广告、促销和赞助”，烟草赞助定义包含“任何形式的捐助”，《国家烟草广告暂行管理办法》也明确规定举办体育赛事等活动，不得接受烟草企业的捐赠。章克勤听后表示，会如实地向领导转述意见，并说三天以后给答复。

6月3日，许桂华再次与章克勤商议，协商后达成了共识，大致内容是上海世博局方面同意退还“上海烟草”的两亿元捐款，但不希望以公开的形式退还；上海世博局会给中国控烟协会出具书面答复函：上海世博局口头同意退还两亿捐款，但不愿公开；章克勤还说：“你回北京后，下周一上班就能看到正式回复函。”

6月8日周一上班后，控烟协会并没有收到上海世博局的回函。许桂华与章克勤联系时，他说领导还在商讨，很快就会有答复。

一周以后，许桂华再催问何时能收到回复函时，章克勤说此事已转由上海市卫生局协调处理，让她去找上海市卫生局相关负责人。

控烟专家们感觉，难题出现了，对方开始推诿，该和上海世博局较较真了。

6月22日，在青岛举行的“中国控烟合作伙伴——无烟城市”烟草控制项目启动会，上海、无锡、长沙、宁波、洛阳、青岛、唐山等七个城市入选第一批项目城市。在这次会议上，上海因为世博局接受烟草企业捐赠而受到代表诘问，有关方面的答复是，“是否退捐，正在走程序。”[3]

7月3日，中国控制吸烟协会接到上海世博局法律事务部部长章克勤的电话，表示世博局“正在认真研究专家们的意见”。[4]

此后，专家们又多次和上海世博局方面沟通。

新探健康发展研究中心常务副主任吴宜群通过电话向时任上海市副市长沈晓明询问退

捐事宜，得知上海准备退回上海烟草集团的2亿捐款。同时，吴宜群表达了希望公开、高调退捐的愿望。

中国控烟协会从多渠道获得的信息表明，退款的可能性有点迷茫。于是许桂华再次与章克勤部长联系，希望他们尽快退捐。[4]

（四）公开信促办再掀舆论风波

7月11日，迟迟不见上海世博局退款行动。中国控烟协会征集了首都医科大学崔小波教授、北京大学人民医院胡大一教授、北京宣武医院支修益教授等国内20名知名公共卫生专家联名建议，再次致函上海世博会组委会，强烈呼吁上海世博会组委会取消烟草企业捐赠。同时在"加快履约、全面禁止烟草广告、促销和赞助媒体发布会"上发布了专家签名的《要求上海世博局取消接受烟草企业2亿捐赠的公开信》，向媒体公开披露了协会和专家的强烈呼吁。人民网、新华社、凤凰网、搜狐等数十家媒体转载了公开信。[5]

中国疾病预防控制中心控烟办公室7月12日致函上海世博会组委会，建议上海世博会组委会取消接受烟草公司捐款。信函指出，"无烟奥运"已成功举办，"无烟世博会"是众望所归。如不及时撤销和更正烟草公司对世博会的捐助行为，将使上海世博会的纯洁形象受到玷污，对我国、对上海的国际形象造成不可挽回的负面影响。[5]

7月9日～11日，在清华大学举办的"烟草公司行业干预报道研究班"上，上海烟草向上海世博捐赠两亿元，成为讨论重点。研究班成员人民日报一位记者，以《专家建议上海世博局退还烟草企业两亿元捐款》为题，于12日将此信息在人民网刊发，引起了网民强烈关注，众多网站的转载，使其成为各大门户网站当天首页新闻，随后，《两亿烟钱可能退回》的报道，再次引发高度关注。[6]

（五）上海世博会低调退捐

7月20日21时许，财经网发出一条消息，称"上海世博会官方渠道消息，基于'健康世博'的理念，上海世博会组织者经与有关烟草公司协商，已经终止双方的中国馆定向捐赠合同。"

据知情人士透露，众多上海媒体也获得了此信息，但被通知"低调处理"。

7月22日下午，上海世博局新闻宣传部高级主管郁震宇向健康时报记者证实，7月20日，上海世博局已终止上海烟草公司向中国馆捐赠的合同。

多家媒体报道，在一份《关于终止有关烟草公司向中国馆捐赠合同的说明》中，上海世博会组织者称，基于"健康世博"的理念，上海世博会组织者经与有关烟草公司协商，已经终止双方的中国馆定向捐赠合同。

控烟专家们得知上海世博局决定退款后，兴奋不已，两个多月的努力终于成功了。上海世博局尊重专家们的意见，与烟草赞助一刀两断，也彰显着从善如流的精神。用这样的精神办世博，是世博之幸，也是国家之幸！[7]

五、事件的意义

（一）不折不扣履行《公约》是政府应尽的责任。

（二）举办大型活动既要考虑经济效益，更要考虑社会效益。世博会再缺钱，也不能收带烟味的钱。希望烟草业"捐款营销"的路从此到尽头。

（三）各类公共场所、大型活动都不应为烟草变相广告提供方便。

（四）公众和专家的话语权得到尊重。

（五）作为信息媒介的大众传媒是沟通政府与公众的桥梁。没有舆论的支持将诉求放大，退捐或许不能尽快实现。

（六）上海世博会能公开退回2亿巨额的烟草捐款，它的意义已经远远超过"拒收"本身。[8]

六、他山之石，可以攻玉

北京奥运是一面镜子。2008年我国成功实现了"无烟奥运"，赢得了世界各国的赞扬。既然"无烟奥运"可以实现，只要思路对头，工作到度，那么，"无烟世博"同样会光临。

"无烟世博"的举办也是一面镜子，"无烟世博"可以实现，"无烟全运会"及更多的无烟公众活动同样能够实现。

七、反思

世博局曾高调接受烟草业捐款，即使是2个多月后在舆论压力下宣布退捐，由于媒体的快速传播，实际上已经免费给烟草企业做足了广告。"正如网友说的，在这捐、退之间，烟草业已"不费一文，尽得风流"。没花一文钱，却已得"盛名之利"。[9]这样的尴尬事之所以出现，皆因我们有些主事者，对世界卫生组织制定、我国政府已经批准的《烟草控制框架公约》未能认真研究，一旦遭遇，难免举措失当，被烟草业钻了空子。

如果一开始有关方面就胸有成竹，拒绝烟草赞助，烟草业就没有粉墨登场的机会。世博会举办中对烟草业捐助一事的这一曲折，应当为各级政府认真记取。对于中央政府已经在世界上承诺的事情，各级政府是应当唯中央马首是瞻，认真加以实行的。

【当事人感言】---------------------许桂华

2009年5月7日，媒体广泛报道了上海市博会执委会执行副主任、市常务/副市长杨雄接受上海烟企两亿捐款的新闻。我看到后首先想到的是，它违反了《公约》的精神和《国家烟草广告暂行办法》的规定，为此我专程赴上海并3次与世博会法律部章克勤部长座谈，历经74天的博弈，最终在各方共同努力下，迫使上海世博局退回捐款，但博弈过程值得认真思考研究。

从这件事我体会到，一是烟草企业总是利用一切机会，以所谓的企业社会责任，不惜绑架政府。二是政府官员对《公约》和有关控烟知识知之甚少，很有加强控烟宣传的必要。章克勤由开始时不承认《公约》在我国有效，到后来强调没有人提醒，确实是不知而为。三是烟草的巨额利税动摇了部分政府领导控烟的决心。章克勤虽然对我已传达三条意见，俞振声书记也在专家致函上明确批示："捐赠是否违规？如果是，坚决退，全部退"，但是依

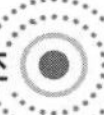

然由于烟草企业的阻挠拖而不决，烟草企业的干预控烟力量可见一斑。四是控烟专家和社会组织的意见，借助于媒体发声，形成强大的社会舆论是成功的关键。

许桂华简介： 研究员，长期从事疾病防治和公共卫生管理工作，曾任河南省医学科学院院长，河南省卫生厅副厅长，原卫生部卫生监督司副司长，中国疾病预防控制中心副主任，中国控制吸烟协会常务副会长，第 11 届亚太地区控烟大会执行主席兼秘书长。曾组织编写《烟草危害与烟草控制》《走向健康发展的战略选择》等书，组织制定全国无烟医院、无烟学校标准和评估标准。2010 年获得世界卫生组织“控烟贡献奖”。

信息来源

【1】中国馆获烟草集团两亿元捐赠，解放日报，2009 年 5 月 8 日，http：//news.163.com/09/0508/08/58PD4LKV0001124J.html。

【2】关于强烈要求上海世博会组委会取消烟草企业捐赠的函，中国控制吸烟协会网站，2009 年 5 月 12 日，http：//www.catcprc.org.cn。

【3】74 天夺回两亿元　烟草企业向上海世博局捐款被退，人民网 – 健康时报，2009 年 7 月 28 日，http：//health.sohu.com/20090728/n265541593.shtml

【4】上海世博局退回 2 亿烟草捐赠，公开退捐更能赢得尊敬，新京报，2009 年 7 月 23 日，http：//www.sina.com.cn。

【5】上海世博会信守承诺，拒绝烟草，中国疾病预防控制中心网，2009 年 07 月 23 日，http：//www.chinacdc.cn

【6】危机攻关，烟草在线 http：//www.tobaccochina.com/zt。

【7】中国控制吸烟协会许桂华副会长称上海世博局退还捐款值得称赞，中国控制吸烟协会网站，2009 年 7 月 23 日，http：//www.catcprc.org.cn。

【8】拒收 2 亿捐赠的世博样本，中华魂，2009 年第 10 期，李昌森。

【9】刘海明，退捐事件谁是最大赢家？观察与思考，2009 年第 15 期。

【10】欣闻上海世博与烟草一刀两断，人民网，2009 年 7 月 21 日，http：//cd.qq.com。

烟草广告、促销和赞助的实质是营销死亡

新探健康发展研究中心

编者按：一直以来，烟草业通过各种手段竭力推销其产品，其实质是在向人们营销死亡。利用政企不分的体制，中国烟草业的反控烟活动更为嚣张和肆无忌惮。最明显的例子就是他们反对、拖延和阻止“健康警示图形上烟包”。因为他们深知，烟盒包装就是一种流动的烟草广告。面对“宁要漂亮的烟包，不要人们的健康”这样的尖锐批评，我国有关部门无动于衷；而另一方面，烟草业仍然在变本加厉地继续推出或开展形形色色的烟草广告、促销和赞助。

为了响应2013年世界无烟日主题——“禁止烟草广告、促销和赞助”，新探健康研究中心编辑了一本专辑，起名为《谁在营销死亡》。该专辑中提及的实例和收录的图片，或经媒体公开报道，或由控烟志愿者提供，或见于网络等新媒体，当然，还有的是烟草业的自我吹嘘。其中有些已经得到了制止，另一些还在延续，而更多的是改头换面，成为花样翻新的间接广告或变相广告，甚至被堂而皇之地披上“科学技术”“慈善”或“企业社会责任”的外衣，继续迷惑、欺骗和误导公众。读者从这本专辑中可以看到烟草业是如何利用一切可能利用的人和物，施展一切可能想到的手法，不顾一切地营销死亡的；还可以看到烟草业又是如何以华丽的外表包装其害人的祸心、以虚假的宣传掩盖其不可告人的目的。而了解和认识这一切，正是为了不再受骗。烟草业采取五花八门的营销伎俩，只不过是为了掩盖其营销死亡的行径。我们一定要警惕和揭露烟草业的欺骗，拒绝诱惑、不被利用，自觉抵制烟草广告、促销和赞助。

对于烟草业营销死亡的活动，必须加以谴责；对于烟草业营销死亡的行为，必须给予惩罚。我们相信，全社会（包括政府和公众）行动起来之时，就是烟草广告、促销和赞助走向死亡之时。

一、前言

无论神话如何美丽，都无法改变如下事实：烟草是当前全球唯一的一种会导致使用者死亡的合法消费品。现代科学已经无可争辩地证实：所有烟草产品均可使人上瘾，并具有致死性。科学证据确定了烟草消费和接触烟草烟雾会造成死亡、疾病和残疾。请记住下面这组数字：

现在吸烟者中将来会有一半人因吸烟而过早死亡；

吸烟者的平均寿命比不吸烟者缩短10年；

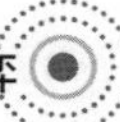

烟害导致中国每年死于烟草相关疾病的人数超过 100 万。

面临人口老龄化、慢性疾病迅速增长带来的严重社会经济负担问题，我国必须立即采取强有力的措施，以应对吸烟这一重要而又完全可以预防的致病、致死因素。履行世界卫生组织《烟草控制框架公约》（以下简称《公约》）、保护健康、挽救生命，是政府不可推卸的责任。

卷烟被称为“死亡的引路物”，烟草营销就是在传递死亡。中国烟草业为了保持烟草快速发展态势，采取各种营销手段误导公众，达到扩大卷烟销量、赚取巨额利润的目的。中国烟草业无视现有法律，公然违背已在我国生效七年之久的《公约》，对抗《公约》“禁止所有的烟草广告促销和赞助”的规定，他们通过各种形式的烟草广告、促销和赞助传递的错误信息，误导着人们对卷烟制品的成瘾性和致死性的认识、引诱青少年和成年人的购买欲望，促进烟草消费。中国烟草业利用政企合一的体制，或以政府名义，或通过赞助一些机构和组织，进行违法的烟草广告、促销和赞助活动。以此鼓励吸烟者继续吸烟和吸引新的吸烟者，特别是诱导青少年吸烟。这种烟草广告、促销和赞助活动的实质是直接或间接地向人们营销死亡。

二、WHO《烟草控制框架公约》的精神

《公约》第 1 条规定：

烟草广告、促销：系指任何形式的商业性宣传、推介或活动，其目的、效果和可能的效果在于直接或间接地推销烟草制品或促进烟草使用。

烟草赞助：系指目的、效果或可能的效果在于直接或间接地推销烟草制品或促进烟草使用的，对任何事件、活动或个人的任何形式的捐助。

《公约》第 13 条规定：

每个缔约方应根据其宪法或宪法原则广泛禁止所有的烟草广告、促销和赞助。

《公约》第 13 条规定《实施准则》：

部分禁止广告对烟草消费产生的效果是有限的。

实施《公约》广泛禁止所有的广告、促销和赞助，应该无一例外。

三、谁是烟草广告、促销和赞助的发起者、设计者、推进者？

中国烟草总公司及其下属（即国家烟草专卖局及其下属）、各地烟草公司品牌营销商和销售代理商是烟草广告、促销和赞助的主力军。烟草批发商、烟草广告经营企业是主要执行方，通常是以广告经营者的面目出现。某些受烟草业雇佣的专家学者为烟草业的欺骗营销提供虚假的科学“证据”。烟草业的媒体和部分见利忘义的公共媒体，作为烟草广告发布者，成为烟草广告的助推器。

四、谁在被烟草业利用、被动成为烟草广告、促销和赞助的协作者？

由于对《公约》关于“禁止所有的烟草广告、促销和赞助”条款的精神缺乏认识，由

于对我国现行的烟草广告管理政策法规缺乏了解，也由于我国现有的相关法律法规尚不完善，一些国家机关、社会团体正在被烟草业利用，被动地成为烟草广告、促销和赞助的协作者，例如，某些接受烟草业赞助或捐赠的社会团体、慈善组织、教育机构、科研机构和学术团体。

五、谁在被烟草业绑架，为烟草业的广告、促销和赞助的违法行为“站台”

一方面，烟草企业会利用自己强大的游说公关能力，千方百计寻求各级政府，特别是职能部门的庇护或法外许可；另一方面，由于烟草业政企合一的体制，使其得以随时变换身份，时而以企业面目出现，时而又以政府身份出现，将企业利益混同于国家利益，为企业活动披上政府行的外衣，致使某些政府机构、教育机构、科研单位、社会组织及其负责人糊里糊涂地被烟草业利用，为其广告、营销、赞助行为“站台”。

六、形形色色的烟草广告、促销和赞助

（一）法定禁止的广告

在现行《广告法》明文禁止刊登烟草广告的五类媒体、四类场所，违法烟草广告依然招摇。

（二）批准了的户外广告

户外烟草广告需得工商部门批准。如烟草业申请户外广告。2012年江苏中烟工业有限责任公司徐州卷烟厂在徐州地区发布“苏烟”户外广告项目招标公告。设立广告地点涉及多个高速公路、省、国道、徐州观音机场、金山桥开发区。

这么多的户外烟草广告都得到了批准，批准的依据又是什么？——法律的滞后与模糊，使烟草广告得以“曲线突围”。难怪烟草业要坚决反对修订《广告法》。

（三）近在身边的广告

路牌、霓虹灯、交通工具、大屏幕电子显示屏、户外灯箱、进入到家门口的广告……烟草形象和信息随处可见，中国人好像被“泡”在烟草广告中。

（四）品牌延伸

广场，酒店，学校，体育中心，音乐厅，服饰，啤酒，提包，乃至扑克牌、机场行李车都由烟草品牌冠名——钱能通神！这样下去，真要“不知烟草有害，只知到处有烟”了。

（五）促销

烟草业“充分利用卷烟销售的黄金季节，抓住重大事件如救灾、节日如儿童节、重阳、端午、中秋等大好时机，开展“公益”活动立足于培育品牌、提升结构，带动全年卷烟销售结构实现大幅度提升。将公益看做实现美誉或提升形象的手段。

（六）推介会

营销，就是卖烟。政府工商管理部门“协同”卖烟，举世罕闻。卖烟的花样繁多，推介会仅其一也。烟草业的推介会规格高，场面大，是营销与广告的结合。常见各地官员出没于烟草品牌推介会，却很难见到他们出席控烟会——这也是一种态度。

（七）广告促销和赞助的绿灯

烟草业频繁邀约政府高官参与烟草商业活动，自有它的算计。但政府官员欣欣然为它“站台”，却令人费解。如，上海烟草集团“中华”卷烟专用生产线投产仪式。当年国家烟草专卖局副局长李克明擂响标志“中华专线”投产的鼓声；山东省委办公厅接待办公室竟然还发文推荐“山东省接待用烟”。北京平谷区政府同中国烟草总公司签署协议，出席签字仪式的是北京市长和国家烟草专卖局局长。据不完全统计，2010～2012 年省部级以上官员参与烟草活动便有 46 次，勉励把烟草业做大做强。他们真的不知道烟草业的强大就是公众健康的灾难？——生命与金钱孰重孰轻？需三思而行。

（八）面对面的促销

以面对面的方式，在公众场合劝人吸烟——直接销售死亡。这在全世界也可称肆无忌惮的“大胆首创”。如:“金圣”万人品吸活动;“真龙”卷烟进入广西梧州人大政协两会;球赛现场观众品吸“真龙”卷烟等等。

（九）瞄准青少年的促销

学校附近的杂货店将卷烟与玩具、日用品混放；向未成年人售烟；卷烟拆零卖；抓娃娃机中居然放有卷烟；卷烟品牌进入儿童游戏“连连看”。研究表明，未成年人接触烟草广告越多，吸烟的可能性越大。

（十）打“科技”牌的营销

烟草业说：使用过滤嘴可减害——结果：是骗人；

烟草业说：焦油降下来可减害——结果：又是骗人；

烟草业说：添加中草药可减——结果：还是骗人。

骗局一波接一波——人们上当到几时？

（十一）让孩子感恩的助学

一个企业以每年导致 100 万人死亡为代价，赚取数千亿的利润，然后从中拿出一个小小零头助学，还要以品牌冠名，让孩子从小感恩这个夺命的产品——这能叫企业社会责任吗？

（十二）洗白自身形象的慈善

赞助绿化：烟草公司称对环境负责，但是烟草种植烟草会使土地板结，烘烤烟叶消耗大量能源，制作卷烟每年要砍伐 200 万棵大树

赞助医疗卡：常德市烟草专卖局发起了实施的“金叶慈善医疗卡”项目，但是烟草使用就是导致慢性病的首要危险因素

如果悲痛于每年因烟致死的百万生命，就不会以笑脸面对烟草业的“慈善”。如果爱我中华，就无法爱中华烟，因为它杀戮生命。

在烟草还能合法生产的今天，政府应课以重税，用于民生和慈善，而不是听任烟草业用虚假的“慈善”来洗白其形象。

（十三）赞助文化体育活动的变相广告

例如，广西中烟总经理参与奥运火炬传递。他要把所传递的那支火炬献给广西中烟，

陈列在展览室，要用这份奥运激情感染广西中烟的每个人，将“更高、更快、更强”的奥林匹克精神融入真龙品牌发展中。这样的变相广告，就性价比而言，花钱是最少最少的，效果是最大最大的。如果不加限制，豪阔的烟草业完全有能力把各种文化体育项目都化为烟草变相广告。

（十四）瞄准女性的促销

中国男性吸烟率已达52%，女性则低于3%。于是，烟草业的广告促销与赞助都盯上了女性。青春、时尚、苗条、独立成了吸引女性吸烟的主题。但他们始终隐瞒吸烟给女性带来的只是疾病、早衰与妊娠生育和癌症的风险。

（十五）终端广告营销

当年国家烟草专卖局副局长何泽华说：“零售户是行业最重要的资源。如果能够牢牢掌握零售户资源，今后产品促销、品牌宣传就有了比较好的平台”。于是，每家烟店都成了烟草广告牌、营销处。据说，这叫“得终端者得天下”。重点营销是烟草业通过改善店面形象、设立店内外烟草广告、卷烟艺术陈列、设立经营台账等硬件设施，对消费者的感官、情感、思考、行动和联想等五个方面进行思考，组合设计而成的一种营销方式。烟草公司通过建立专门的吸烟者体验区，通过增强与消费者的沟通，让消费者切身体验的方式，促销品牌，加强消费者的品牌忠诚度，为豪华卷烟品牌造声势。

七、博弈

尽管《公约》要求缔约方“禁止所有的烟草广告、促销和赞助”，近些年来，各级工商部门也受理过公众对违法广告、促销的投诉和申请，制止并查处了不少违规烟草广告、促销。但直到今天，在中国要查处一件烟草业违法广告、促销和赞助的活动，依旧十分艰难。原因何在？在于对烟草业广告、促销、赞助的管束处于行政不力、法律疏漏的状态。而烟草公司和烟草专卖局就是两块牌子，一套人马。他们就是烟草广告、促销和赞助的主体！1994年制定的《广告法》，明文禁止在五类媒体、四类公共场所发布烟草广告，远不能管束烟草业花样繁多、各种变相的广告、促销和赞助。

八、我们如何面对？

要阻断烟草危害，保护民众，增进健康，减少死亡，唯有通过政府、公众合力推动和落实全面控烟，才能实现。

实现全面控烟的一项重要措施是“禁止一切烟草广告、促销和赞助”。允许或默认烟草业的这些营销活动，只会使更多的人吸烟，更多的人死亡。为此，我们呼吁：

所有关心中国百姓健康和福祉、企盼和谐社会、追逐“中国梦”的人携起手来，拒绝形形色色的烟草广告、促销和赞助。这是为了我们自己，更是为了子孙后代。

政府部门遵循“执政为民”的理念，以人民生命和健康为重，依法禁止所有的烟草广告、促销和赞助；呼吁政府官员不做任何有利于扩大烟草业影响、提高烟草业地位、美化烟草业形象的事情，更不可为烟草业的广告、促销和赞助“站台”。

新闻媒体继续加强舆论监督，揭露烟草业违反法律，违背《烟草控制框架公约》精神的各种广告、促销和赞助行为。不接受、不报道烟草广告、促销与赞助，包括烟草业的各种变相烟草广告。

社会组织拒绝烟草业以“企业社会责任”、公益活动或其他名义进行的任何形式的赞助，包括科学研究、助学、举办公益活动、机构合作等形式。

大学和研究机构不接受烟草业的资助或赞助，不从事任何有利于或可能用以烟草营销的科研、教学活动。

我们还要大声呼吁立法部门尽快修订《广告法》，以求有效地禁止所有的烟草广告、促销和赞助。

我国现行《广告法》制定于 1994 年，至今已近 20 年。《广告法》对烟草广告的限制局限于五类媒体、四类公共场所。20 年间，由于烟草业的利益驱动，互联网的普及和信息技术的进步，烟草广告畸形发展，犹如脱缰的野马，《广告法》第 18 条早已无法遏制其泛滥。

在近 20 年间，经中国政府签署、全国人大批准，世界卫生组织《烟草控制框架公约》早已生效。《公约》第 13 条要求各缔约方“广泛禁止所有的烟草广告、促销和赞助”。这一条款的精神理应在《广告法》中得到体现。此外，目前的《广告法》处罚力度过小，加之一些地方监管不到位，违法者所付出的违法成本较低，因而禁而不止。因此，修订《广告法》第 18 条势在必行。

信息来源

【1】谁在营销死亡，中国烟草控制资源中心网站，http：//www.tcrc.org.cn/。

烟草业是如何进行终端营销
——灾难！540万个烟草销售点做广告

新探健康发展研究中心

一、前言

据全国人大法律委员会的“修改情况的汇报”称：2014年底《广告法》(修订草案二次审议稿)“对烟草广告作出更为严格的限制”。从《广告法》修改条文看，确实是这样，许多委员、专家也都有这样的印象。

但是，如果仔细阅读这份“修改情况的汇报”，就不难发现，这一“汇报”为烟草广告开了一个大大的“后门”，甚至可以说是对烟草广告“开闸放水”。如果认可“汇报”对制定法律的本意作这样的说明，法律条文中对烟草广告的禁止，将归于无效。

这一说明是这样的：“除了在烟草制品专卖点的店堂室内可以采取张贴、陈列等形式发布经国务院工商行政管理部门批准的烟草广告，以及烟草制品生产者向烟草制品销售者内部发送的经国务院工商行政管理部门批准的烟草广告外，其他任何形式的烟草广告均被禁止”。

这篇图文就是想用数字和实景照片来展示这一“除了”，将怎样消解各种“禁止”条文的作用。

(一)先对所谓“烟草专卖点”做一点解释

所谓“烟草专卖点”就是烟草业所谓“销售终端”，即一切与消费者直接发生买卖关系的烟草经营场所。包括烟草制品专卖店、形象店、示范店，也包括超市、商场、食杂店、便利店中的烟草制品专柜。

(二)全国烟草专卖点有多少

据2013年《中国烟草年鉴》数据显示，2012年底全国持证卷烟零售户542.38万户，无证户14.22万户，合计555.6万户。以2012年全国总人口13.54亿计算，平均约每240人就有1个烟草制品零售点。在烟草业大力发展销售终端的布局下，这两年“销售终端”又有了新的扩张。

这些销售点，密布于城区、乡镇、农村、平原、山区、商业区、景区、部队、高校、市场、酒店、娱乐中心、纪念馆、展览馆、体育场馆内、车站、机场、超市、食杂店、便利店，甚至报亭等地，几乎无所不在。

(三)烟草业早已布局

自2005年我国签署WHO《烟草控制框架公约》以后，全面禁止所有的烟草广告已成世界潮流。国际烟草业便开始加强烟草的终端营销，中国烟草业也不例外。他们先后提出了“得终端者得天下”“决战在终端，决胜在终端”等口号，从着手研究、制定规划、确立目标、开展培训，到2014年据称已经“成绩斐然”，也就是已经把零售终端造就成一个卷烟广告与促销的阵地，而促销本身，也是行动的广告。按照要求建成的终端销售点，从店面形象、店内陈列、灯箱广告、品牌海报、宣传印刷品、卷烟体验品吸等形式，将广告促销做到了极致，而全国数百万销售点就将在全国范围内形成了一张具有巨大传播力的烟草广告网络。

待到这一次修订《广告法》，他们明知禁止各种媒体以及室内、户外的烟草广告已是大势所趋，便千方百计要把烟草销售终端的“广告权”保留下来。而上述“修改情况的汇报”恰恰给烟草业开了方便之门。

（四）我们是否能够允许

下面这些照片，是烟草终端营销的实录。如果我们允许在烟草专卖点中做广告和发送小广告。那么：

在让“店面亮起来，陈列美起来”的口号下，点里点外所见皆为烟草广告；

烟草制品生产者内部发送给烟草制品销售者的烟草广告，是否又会被销售者发送给消费者？550多万销售点，只要每个点发送10张，就是5500万份广告；

遍布高校、超市、街市、景区、酒店、娱乐中心，那些每隔几十米就有一家的烟草销售点，如果按此说明，都可以张贴、发送烟草广告，那么《广告法》中明文禁止的烟草广告，岂不都被这些新的广告形式消解于无形？

如果我们允许，将怎样解释对公民健康的保护？

如果我们允许，将如何保护整日面对无处不在烟草广告的孩子？

如果我们允许，法律的严肃性如何保障？

为了公民的健康，为了孩子的未来，为了法律的严肃性与尊严，必须禁止包括烟草专卖点在内的所有烟草广告。

二、销售终端广告面面观

（一）烟草专卖店和销售点的广告

1. 各地市的烟草集团专卖店和品牌专卖店占地面积大，门脸显著，气势雄伟；

2. 普通零售点：密布于城乡、村镇、商业区、景区、部队、高校、酒店、娱乐中心、展览馆、体育场馆内、交通枢纽、超市、食杂店、便利店，甚至报亭；

3. 终端形象店：烟草业意识到“得终端者得天下”。在烟草专卖局“全面加强现代卷烟零售终端建设”，的号召下，各地举办学习班，创办现代终端形象店。门脸醒目的品牌标识、广告宣传语、LED滚动字幕宣传，是专门为树立烟草品牌形象而打造的零售终端，由此吸引消费者。

（二）店面形象设计——一幅幅静止的街头烟草广告

打开店门就可以看得见的烟草广告！这到底是室内还是室外？（图1）但不管是内外，这都是百姓进出的地方，都应属于公共场所，理应禁止。

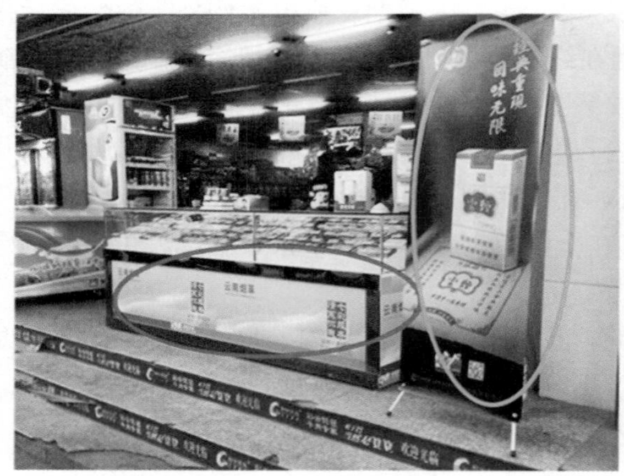

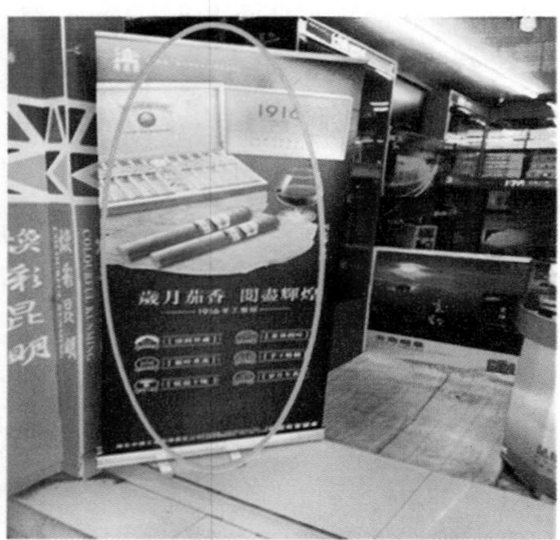

图 1　一脚在里，一脚在外的烟草广告

（三）卷烟陈列展示——烟草品牌的“活广告”

终端陈列是烟草企业的形象窗口，选取最佳的陈列地点、位置、形式以及活泼醒目、有创意、有冲击力的助销品，采用各种陈列展示方式，吸引消费者眼球，对该品牌产生好感和认同，激发消费者的购买意愿，促进销售，同时提高该品牌知名度及美誉度。这些方式就是烟草的“活广告”！

1．柜台生动化陈列展示（图 2）

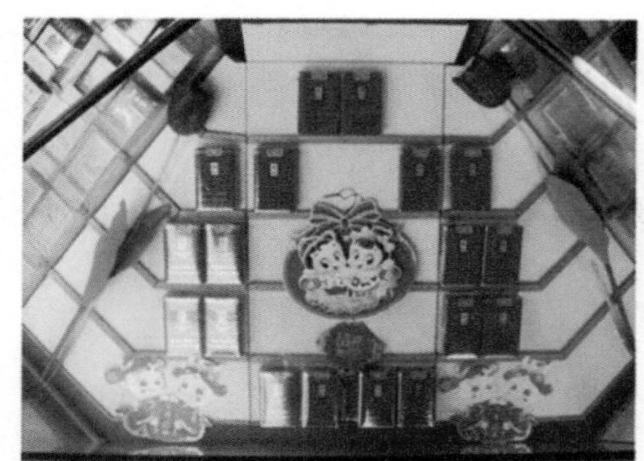

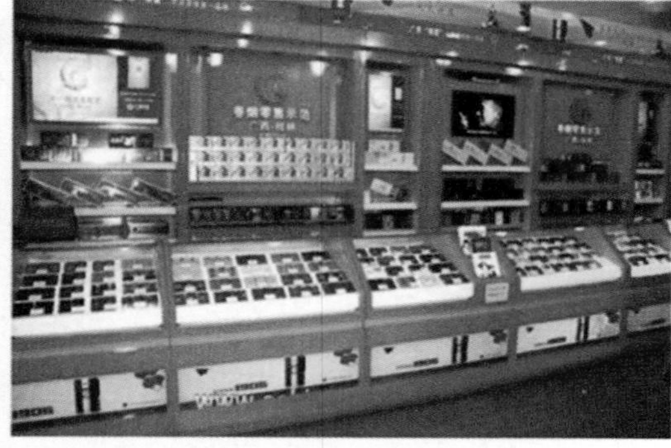

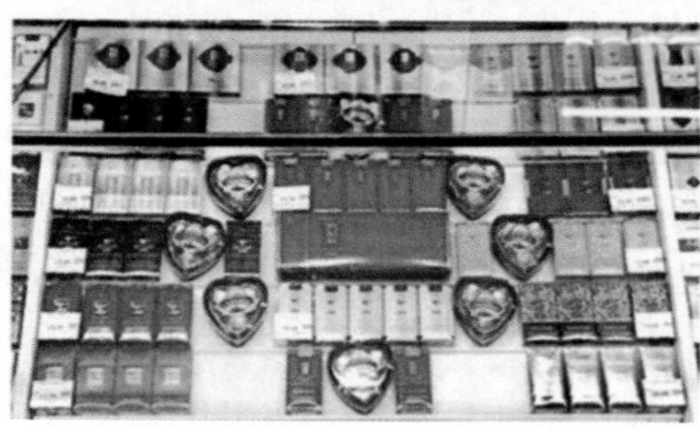

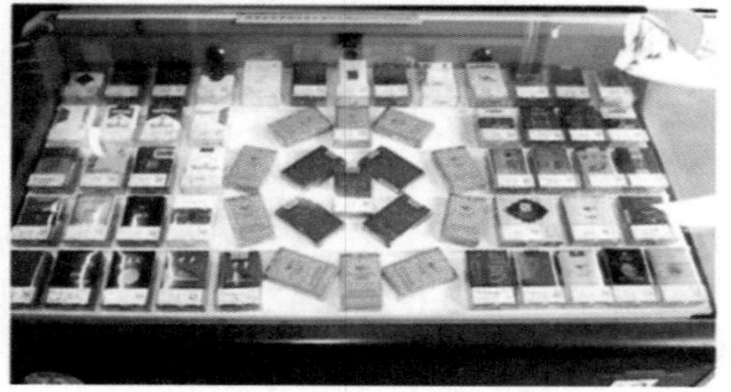

图 2　柜台卷烟陈列

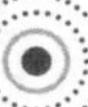

2．重点品牌异型设计

设计和制作重点品牌的异型陈列架或类等品牌的异型堆头（图 3）；运用个性插牌、卷烟附属品陈列和特型玩具造型设计来烘托品牌的个性和魅力，引起消费者潜在的购买意识。

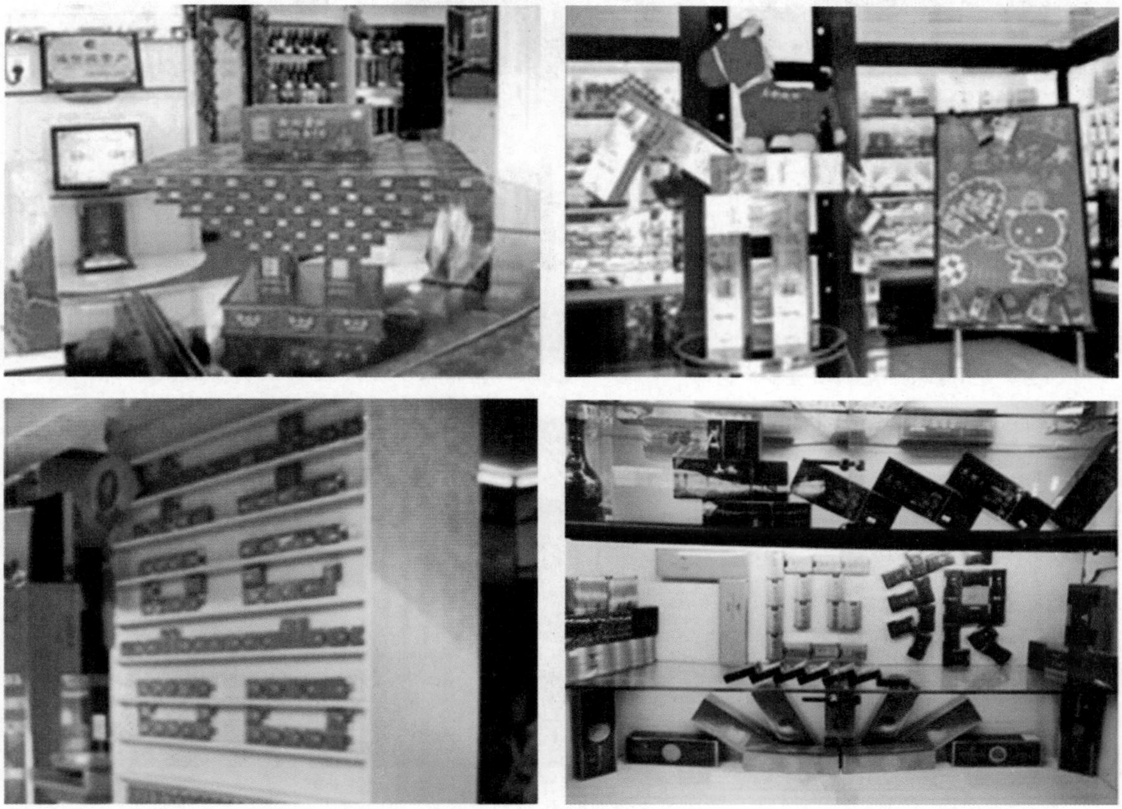

图 3　品牌异型设计

3．“形象专柜”

在重点卷烟零售店或大商场专柜中设立和制作重点品牌的形象专柜，并把形象专柜放在较为显眼的地方，提升重点品牌的形象价值。（图 4）

4．低焦油品牌展区

把低焦油规格品牌摆在显眼位置，突出低焦油品牌宣传卖点，向消费者大力宣传健康、低焦、低害这一伪科学的概念和理念，吸引和误导消费者。（图 5）

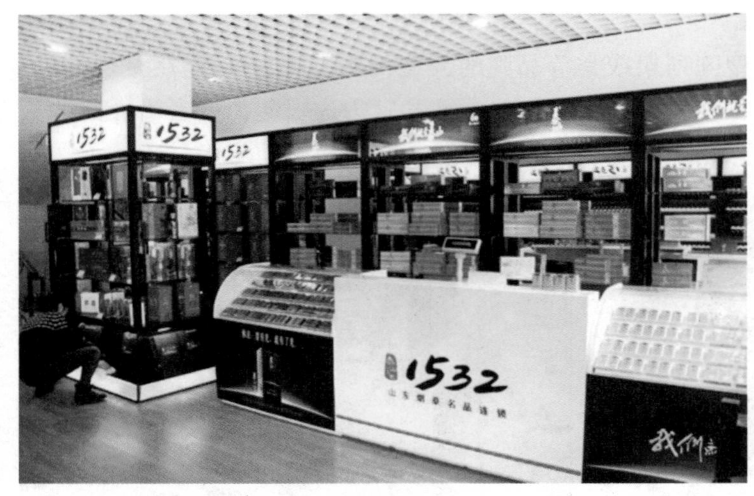

图 4　品牌形象专柜

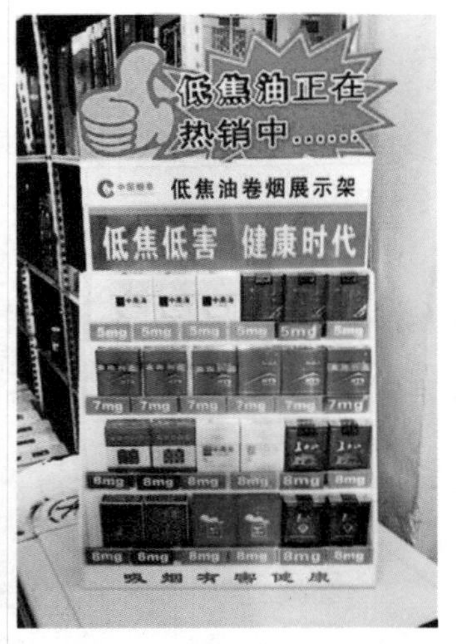

图 5　低焦油低危害广告

（四）店内大幅烟草广告

1. 墙上固定品牌宣传广告（图 6）

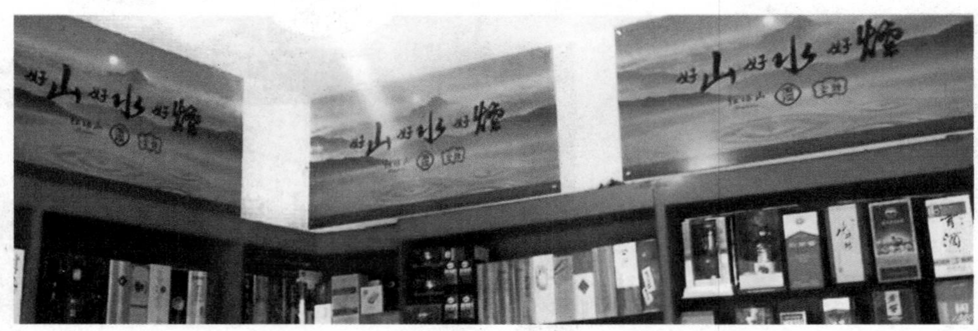

图 6　墙上的大幅烟草广告

2. 品牌宣传海报：新品上市、低焦宣传、生态宣传等，误导消费！（图 6、图 7）

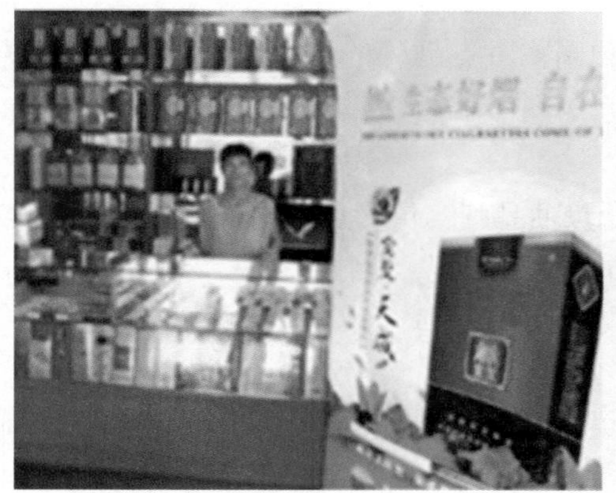

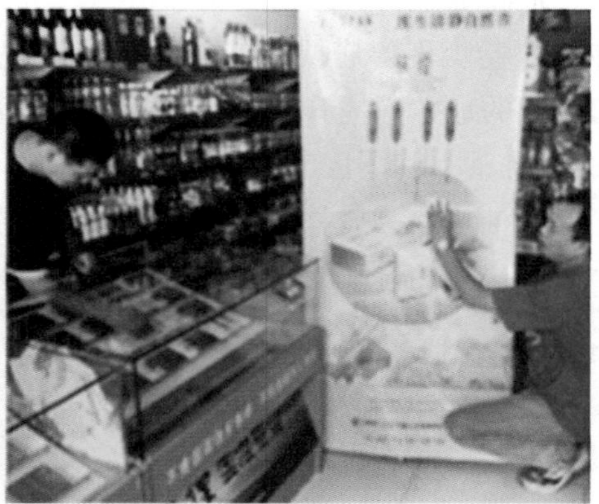

图 7　宣传生态烟

3．流动广告：宣传折页、印刷品等（图 8）

成立品牌传播资料摆放专区，设置品牌故事牌、烟草杂志专属摆放角，散发品牌宣传折页及印刷品。以吸引眼球的方式带来消费者的消费机会。这些广告都是可以流动的，让消费者可以信手拈来，及时了解重点品牌的相关信息，并能向店外扩散。如果每个烟草零售店发放 100 张宣传品，那么全国将会是 5 亿多张广告宣传品。再通过消费者手上的流动，其扩张性宣传，将会是一个惊人的数字，会达到意想不到的广告宣传效果，远远超过了户外广告！

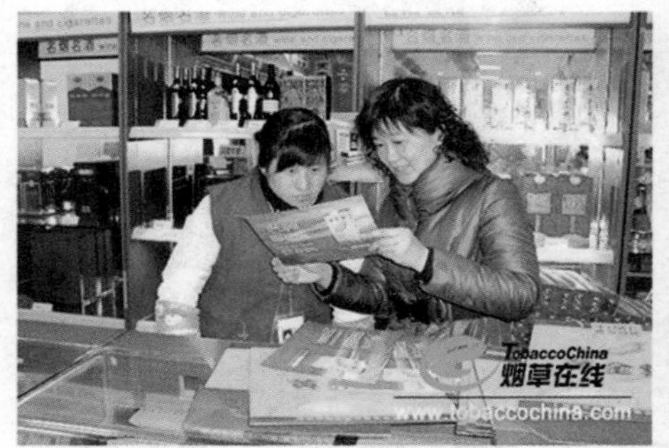

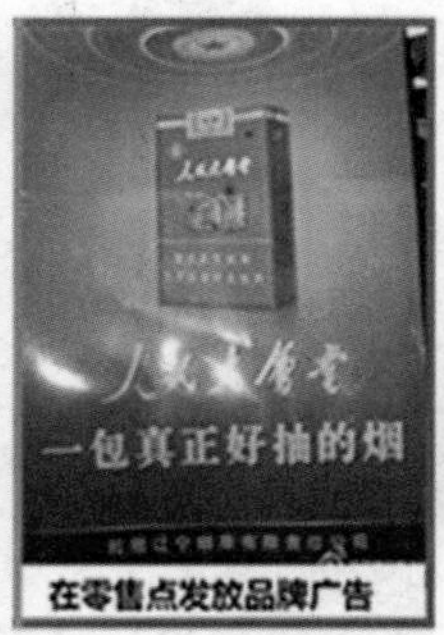

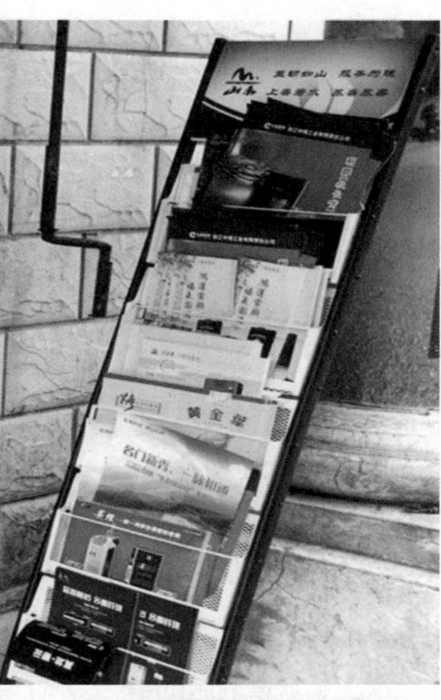

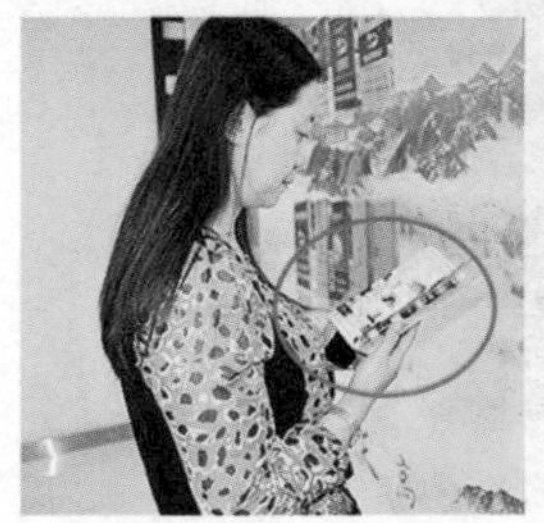

览零售店中摆放的卷烟品牌文化册页

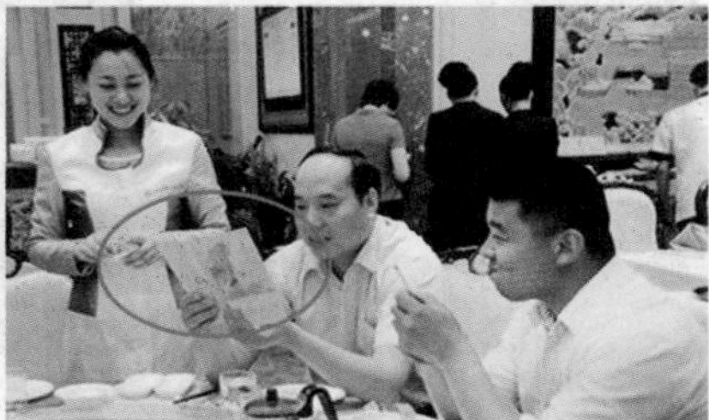

卷烟品牌折页涌动到了饭店

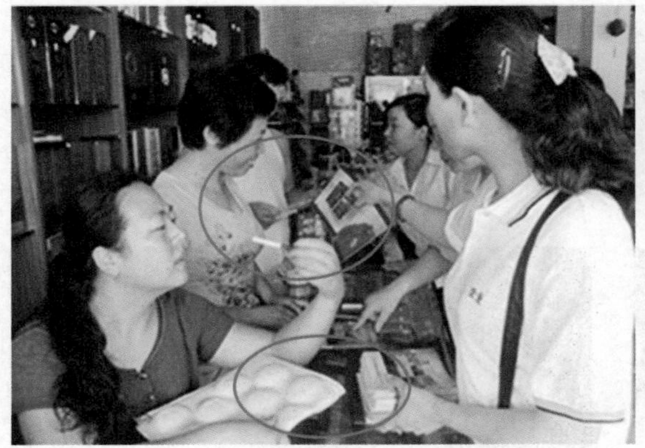

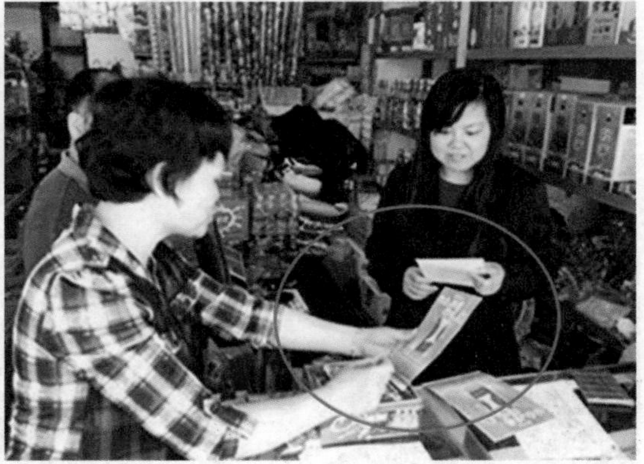

图 8　烟草的流动广告

三、销售终端的烟草促销

（一）卷烟体验营销

设置卷烟体验区和免费品吸区，通过让体验者观摩、聆听、品吸等方式，使其亲身体验产品或服务，从而促使体验者认知、喜好并购买卷烟的一种营销方式。体验本身就是一种广告促销行为，通过宣传，引发消费者兴趣、引导参与、激发共鸣、促进销售。（图 9）

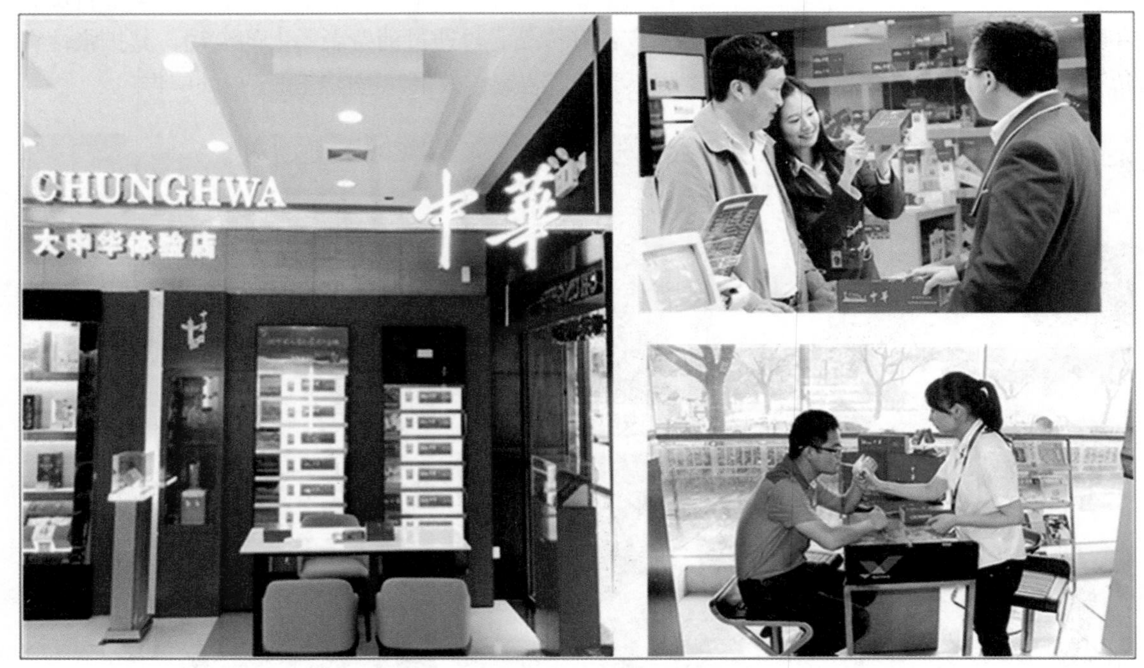

图 9 “中华”烟大中华体验店“看”“听”“品”“购”四大体验

（二）烟草驻店助销，协同广告宣传

驻店助销，即烟草公司在卷烟零售户的店面里帮助客户销售，通过品牌介绍、宣传引导、礼品促销等手段，最终实现卷烟销售和消费引导的目的。活动形式多数以拦截宣传、站柜促销为主；内容主要是发放宣传单页、赠送广告品、品吸样烟、收集消费者信息等等，以此达到宣传推介产品的目的。（图 10）

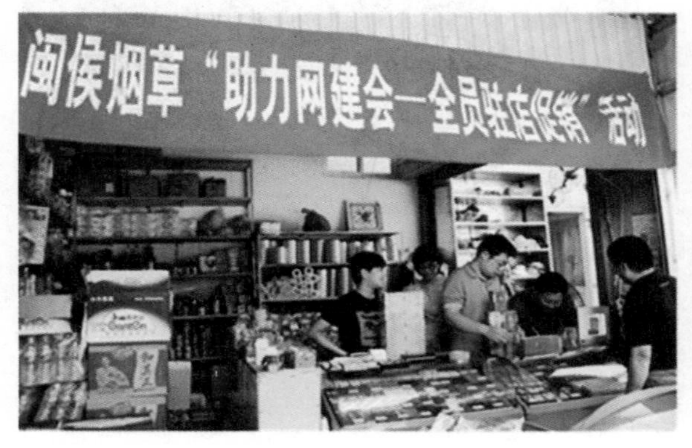

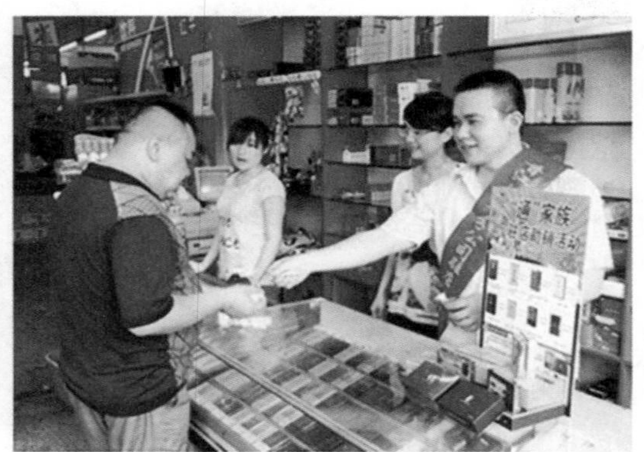

福清烟草入店助销火热进行中

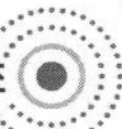

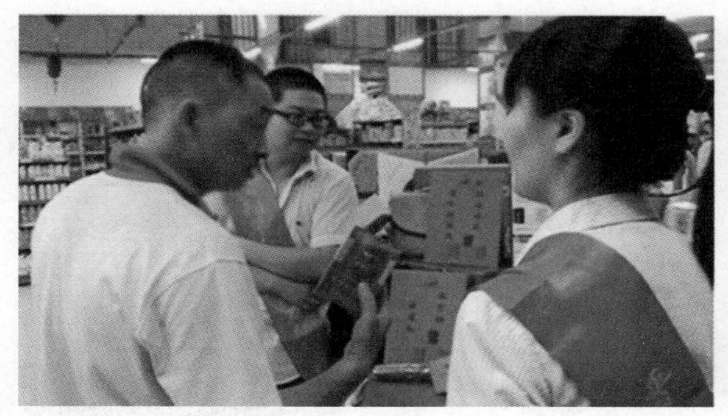

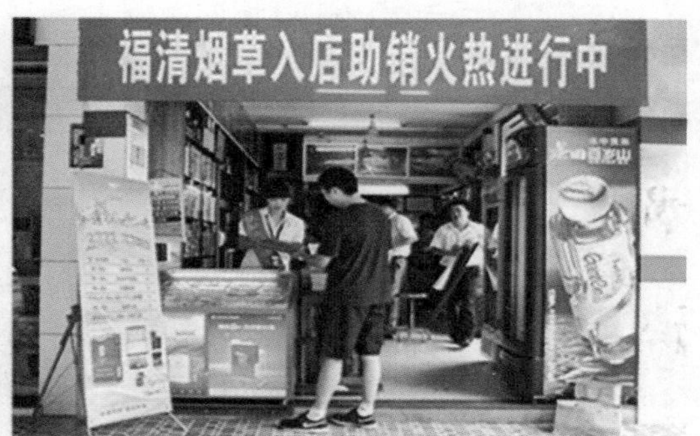

图 10　烟草营销

（三）零售店礼品促销——隐形的广告宣传

促销方式很多，促销对象为消费者常见的有购买卷烟赠送打火机，集空盒换礼品（油、洗衣粉等），积分兑换礼品等。赠送印有卷烟品牌的打火机可以起到良好的宣传作用，等于在给烟草品牌做无形的广告。集空盒换礼品、积分换礼品等活动，会提高了产品的美誉度，有利于刺激消费者对该品牌卷烟的消费积极性。（图 11）

8mg
品泰山
保年安

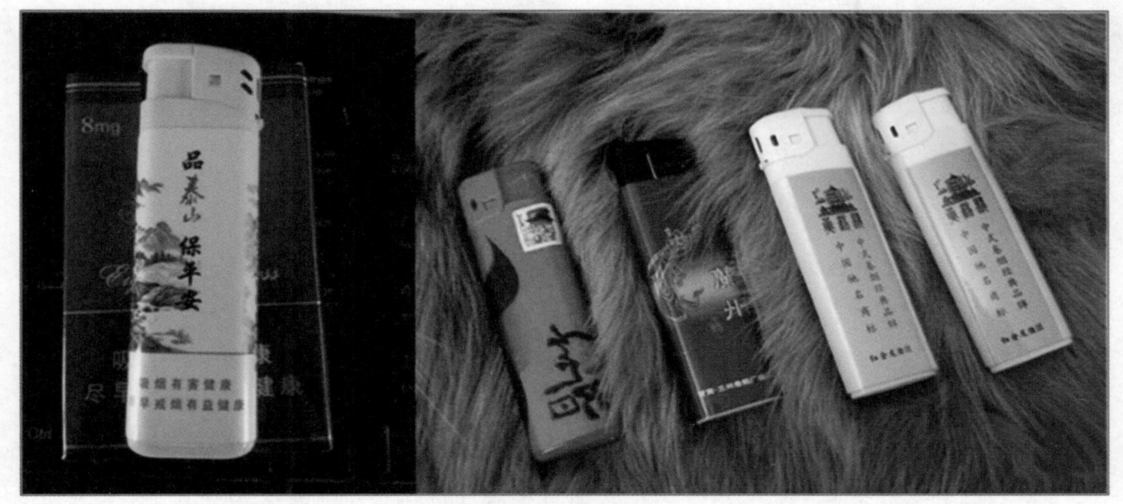

图 11　礼品促销——购烟赠烟品牌打火机

四、卷烟零售店针对青少年的营销

烟草业将烟草产品的营销策略转向零售终端对青少年的影响极大。烟草业将对烟草产品的营销策略转向零售终端，而研究表明，青少年暴露于烟草制品最常见的地方就是烟草销售终端。烟店利用门楣、橱窗陈列、产品打折、产品广告、灯箱等方式推销产品，尤其是向青少年传递了“烟草是可以接受的商品”的概念，淡化他们对烟草危害的意识，引发他们的购买冲动，使他们最终成为吸烟者。

（一）烟店与青少年近距离接触（图 12）

烟酒·童装
卷烟和儿童服
同店销售
副食烟酒行
儿童在卷烟店
柜台前玩要售
儿童进烟店买烟
50年茅台
30年茅台
15年茅台
15年五粮液
63° 茅台
52°五粮液
52°水井坊 330元
烟店老板的孩子在店内游戏

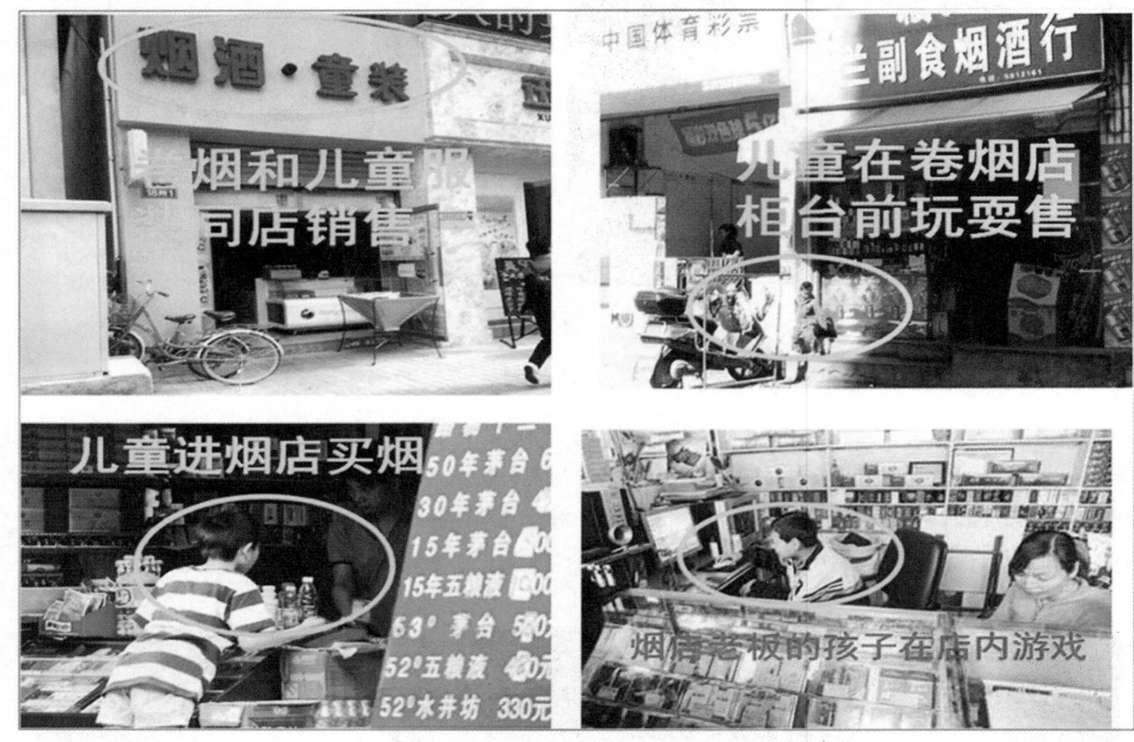

图 12　学校附近的卷烟零售店

（二）校园周围烟店云集

1. 云南超铁健康咨询中心 2012 年对围绕学校的 995 个烟店进行调查，了解昆明市青少年暴露于烟草的情况，调查发现：

- 学校周围烟店分布：88% 的学校在方圆 100 米内有烟店分布，最多 8 个，平均 3 个。烟店类型多样且以杂货店和便利店为主。
- 卷烟的陈列方式：60% 的烟店将卷烟和其他商品混杂放在同一货柜中，其中 48% 的把卷烟和零食放在一起；28% 的把卷烟与生活日用品放在一起；甚至有 4% 的店把卷烟和文具放在一起卖。
- 店内的烟草广告：77% 的烟店中有 3 种以上的广告类型，以烟草专卖店为例，最常见到的广告类型依次为海报、门楣和灯箱。49% 的烟店没有设置任何“不向未成年人售烟”的标识牌；60% 的烟店将卷烟和其他商品混杂放在同一货柜中，有的店甚至把烟与文具、玩具等放在一起出售。
- 学生进店买烟情况：观察到有 5 家烟店共有 15 名学生进入买烟，其中 3 家烟店出售了散烟给 13 名学生。

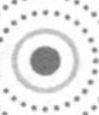

2．北京市朝阳区 2013 年调查北京四城区 87 所中学周围 100 米内烟店情况发现：

- 2/3 的中学校外 100 米内有售烟点。87 所中学校外 100 米内共发现 169 家食杂店、便利店，其中有 128 家（3/4）售烟点。学生调查员在 128 家店中的 104 家（4/5）能顺利买到烟。（图 13）

烟草销售点的烟草制品的陈列实际上就是烟草广告。

烟草包装是烟草业重的广告阵地。中国境内的美丽烟盒本身就是一种广告，美化烟草、淡化烟害。

一项针对被世界卫生组织列为成人吸烟率最高的国家六个国家（中国、俄罗斯、印度、巴基斯坦、尼日利亚与巴西）的 2423 名的 5～6 岁儿童的调查，结果显示，86% 中国儿童能识别出至少一种卷烟的商标，这一比例在六国中最高。究其原因，孩子们不仅在家里接触卷烟烟商标；在他们经常去的商店里也会有非常醒目的烟草广告。

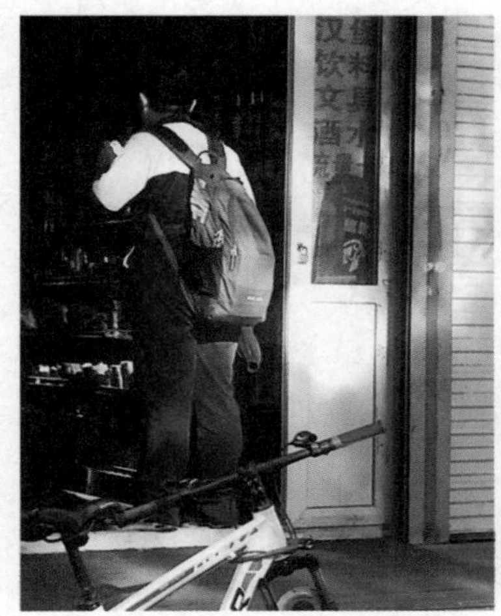

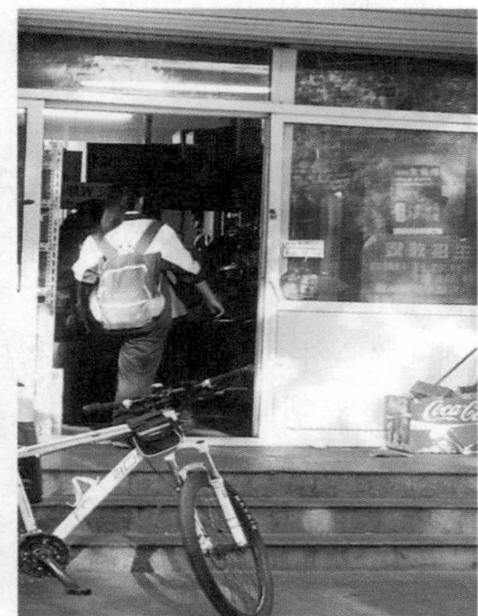

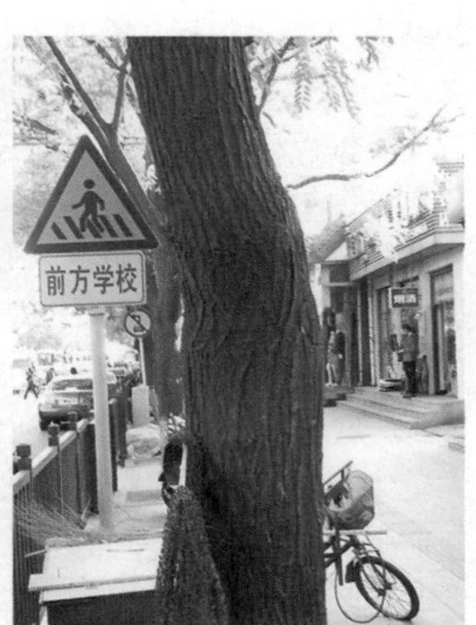

图 13　烟店前方即学校，学生顺利买到卷烟

公益，还是广告？
——《慈善法》没有回答的问题

李晓亮　解玮琳

一、烟草赞助遇到尴尬

烟草企业频繁赞助各类体育、文化活动赛事，早已饱受社会非议。而红云红河集团自2008年开始，却将“援助之手”直接伸向了高等院校——这一担负着培养人才重任的领域，以"红云园丁奖"和"红河助学金"为由，冠冕堂皇的把烟草植入了云南十多所高校。[1]

根据媒体报道，云南红云红河烟草集团的“红云园丁奖”和“红河助学金”奖项涉及云南省内13所高校，已将云南主要的高校尽数收入囊中，颇具影响力。但在2014年前后，有两位高校教师先后拒绝领取"红云园丁奖"，认为这有悖于控烟的世界潮流。这是"红云园丁奖"设立以来从未有过的尴尬，在昆明高教界激起一串涟漪……

其实，2003年就开始实施的世界卫生组织《烟草控制框架公约》(以下简称《公约》)第13条规定，应全面禁止烟草广告、促销和赞助，并在第13条的实施准则中将烟草赞助界定为“目的、效果或可能的效果在于直接或间接地推销烟草制品或促进烟草使用的，对任何事件、活动或个人的任何形式的捐助”，并进一步指出，烟草赞助包括“任何形式的捐助”“即财政或其他方面的捐助，不论该捐助如何或是否得到承认或公之于众”。

根据《公约》精神，生产贻害无穷产品的烟草企业的各种冠名赞助，就应该全面禁止，任何组织和个人也不该接受。

二、对烟草“善举”的认识误区

多年来，在云南乃至全国，烟草企业赞助常常堂而皇之的涉足教育、扶贫、体育、文化和环保等多个领域。烟草企业的这种冠名赞助，常常被人误以为是“善举”，甚至有人为之“抱屈”说：烟草企业常常被视为地方政府的"钱袋子"，凡有需求，就向烟草企业伸手，说烟草企业是"被公益"，有苦难言。

其实，烟草企业“善举”并非出于“无奈”。放眼世界，几乎所有烟草公司，都在以“公益”“慈善”为名来博取好感，从而达到营销烟草之目的。不然，《公约》也不会专门写入“全面禁止烟草广告、促销和赞助”。

典型案例：

2010年，国家烟草专卖局、中国烟草总公司捐赠1000万元成立中国妇女发展

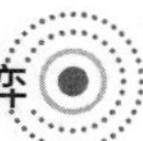

基金会“金叶基金”，项目捐款400万用于支持“母亲水窖”及“母亲健康快车”两个公益项目。此次捐赠后，烟草企业参与公益的话题又引起了社会讨论：

- 烟草行业是否能够从事公益？
- 烟草企业做公益的主要目的，是否为了改善自身形象？
- 烟草企业的捐赠能不能收？

面对社会的质疑，中国妇女发展基金会表示，接受捐款前基金会考虑到烟草行业的敏感性，最后仍然选择接受。因为需要善款去帮助更多的人。

当时，根据有关媒体调查显示，八成网友赞成接受捐款。[2]

三、烟草业为何要解囊捐助？

一个以生产和销售使人受害、致病、致命产品的企业，真的是想救人性命的“公益家”么？事实上，同因花钱买烟、吸烟而致病、致命的人数相比，同烟草业以销售使人致命产品而得的暴利相比，烟草业那点“捐助”，不过是九牛一毛。捐助的背后，其实是为了销售烟草。

据报道，“红河助学金”和“红云园丁奖”2012年捐款额度为1380万元。同年，红云红河集团实现利润81.73亿元。红云红河集团助学金和园丁奖奖金的捐助额度还不到同年烟草销售总利润的0.2%。[3]

1. 取得“好人”的冠名权

烟草企业并非做好事不留名的“活雷锋”，从其所赞助的项目和活动均以烟草企业或烟草品牌冠名就可看出。除本文开头提到的“红云园丁奖”和“红河助学金”之外，还可看到“红云希望小学”“红云图书室”等。云南电视台为弘扬社会正气，表彰好人好事而设立的“昆明好人”栏目多年来也一直以“红云红河”冠名。（图1）

“红塔”“玉溪”和“红河”等冠名的体育和文化活动也比比皆是。

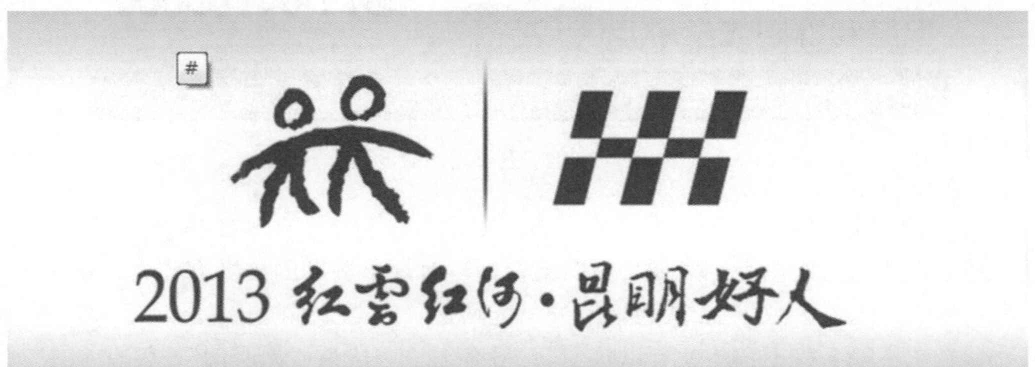

图1 云南电视台“昆明好人”栏目图标

中国控烟协会于2014年、2015年两次对烟草业捐赠活动为期100天的不完全监测结果显示，2014 年有 77 起捐赠活动，2015 年为 89 起。其中扶贫助困、救灾、捐资助学活动 2015 年较 2014 年分别上升了 23% 和 155%。[4]

“利群”冠名的助学活动 15 年，浙江中烟自称之为“成就一个在全国范围内持续时间长、帮助人数多，有相当影响力和美誉度的公益活动品牌。”[5]

2. 获得非凡广告效应

烟草企业对其赞助所追求的回报并不止于冠名，与冠名紧密相连的，是传播。2015 年 9 月，云南超铁健康咨询中心（以下简称超铁中心）在昆明的六所高校对 498 名学生和 93 名教师就烟草赞助进行了调查，发现虽然受访者对烟草赞助的总体知晓率不高，但在知道本校接受烟草赞助情况的 158 名受访者当中，有 28.5% 是通过校内的宣传品知道的，23.4% 是通过捐赠仪式知道的，14.6% 是通过媒体报道知道的，其中云南财经大学有高达 61.5% 的受访者是通过校内宣传品知道的。可见，烟草公司在校内外都对其赞助活动进行过大规模的冠名宣传。就在 2015 年 8 月，云南的一家主要媒体还连续三天大幅报道了浙江中烟公司的“利群阳光助学行动”。（图 2）这样的“广告效应”远非花钱登广告所能比。

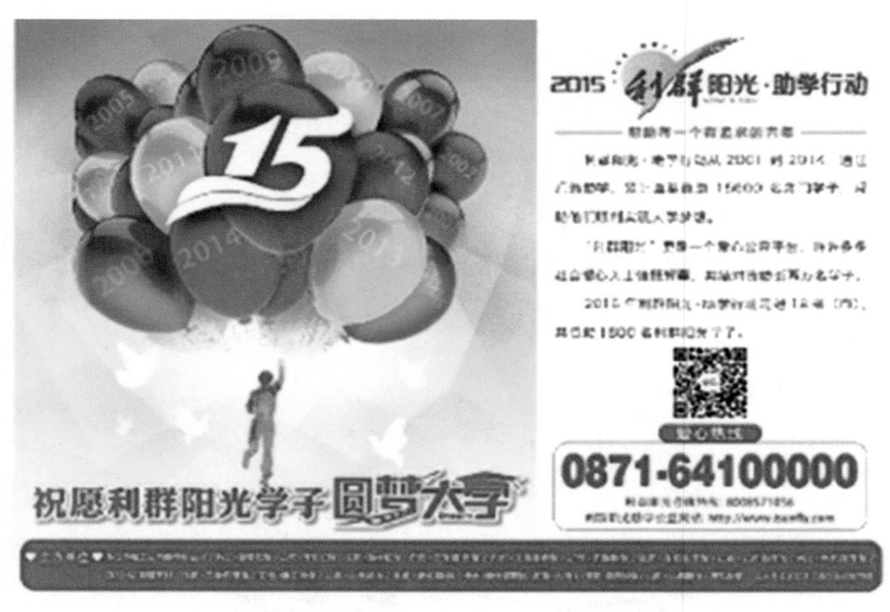

图 2　浙江中烟公司的“利群阳光助学行动”海报

3. 塑造并强化烟草公司的正面形象

超铁中心通过这次调查还发现，昆明高校师生对烟草赞助的接受度较高。在 583 名受访者中，有近一半人（47.7%）认为烟草公司资助是“值得提倡的公益行为”，有 25.5% 认为只要烟企“不冠名、不宣传就可以接受”，另有 12.3% 认为“无所谓”，仅有 14.1% 认为“吸烟有害健康，学校不应该接受烟草公司的冠名资助”。值得警惕的是，知晓烟草赞助情况的受访者对烟草赞助的认可度更高（差异具有统计学意义）。换言之，烟草企业对其赞助的宣传影响了高校师生对烟草业的态度，有可能增加高校师生对烟草业的认可与好感。

对于任何一家企业，增加公众对自己的好感是为了什么呢？无非是为了推动公众接受乃至使用其产品。企业通过提高自己的公众形象来促销产品，本来无可厚非，但慈善应当是善良的、纯洁的。慈善活动不得违背社会公德，不得损害社会公共利益和他人合法权益。烟草已被明确证明是唯一一种合法使用但又对人体百害而无一益的特殊消费品，它所带来的是疾病、残疾和死亡。烟草业的产品销售得越多，对公众健康造成的危害就越大。

由于烟草公司掌握更多传播资源，长期以来公众获得的有关烟草的信息往往是一面倒，影响了公众的判断力。2016 年，超轶中心委托云南财经大学传媒学院所做的一项研究就发现，不论是在省级媒体还是地州媒体，烟草企业的报道比重都远远超过控烟报道。在信息严重失衡的情况下，对“烟草公益”的宣传无疑会塑造并强化烟草公司的“良好”形象，而“公益”光环下的烟草业更易让人丧失对烟草危害的警觉．显然，为烟草公司的“公益行为”叫好或抱屈者都忽略了这些潜在的风险。

四、我国现有法律 vs 全面禁止烟草赞助

（一）新《广告法》有遗憾

2015 年 9 月，我国开始实施新《广告法》，较为全面地限制了烟草广告和促销的渠道和手段，但遗憾的是没有涉及烟草赞助问题。烟草公司为规避法律风险，纷纷另辟蹊径耍起了“软文”花招，烟草赞助自然也备受青睐。

（二）《慈善法》尚不足

在《慈善法（草案）》二审时，曾有如下表述：“任何组织和个人不得利用慈善捐赠，以任何方式宣传烟草制品及其生产者、销售者以及法律法规禁止宣传的其他产品和事项”。但遗憾的是，这一积极支持控烟的表述在 2016 年生效的《慈善法》中被变更为：“任何组织和个人不得利用慈善捐赠违反法律规定宣传烟草制品，不得利用慈善捐赠以任何方式宣传法律禁止宣传的产品和事项”（《慈善法》第 40 条）。《慈善法》没有将宣传烟草生产企业列入禁止的范畴，没有规定违法宣传应承担的法律责任，也没有将烟草企业排除在捐赠者享受税收优惠和表彰之外，因此在事实上让烟草企业有了充分的余地继续用捐赠、冠名等手法宣传烟草。

我们需要看清的是，烟草业的赞助活动是借“慈善”之名美化烟草业形象，赢得公众和社会的好感。这将削弱公众对烟草危害的识别，消减对控烟必要性的理解与支持。通过烟草赞助所取得的政治影响，也必定会阻碍我国履行《公约》以及控烟立法和政策的出台。遗憾的是《慈善法》并未对烟草制品与其他消费品之间的差别做出相应的规定，容忍了烟草业继续用“慈善”外衣开展各类赞助活动。

围绕《慈善法》出台的控烟呼声

● 2015 年 10 月 30 日，全国人大网站公布了《慈善法（草案）》，面向公众征求意见。各界专家建言，希望《慈善法》能禁止烟草业向慈善组织及其他受赠人捐赠；禁止慈善组织或其他受赠人接受烟草企业的捐赠；禁止对烟草企业的捐赠行为及其他所谓烟草“企业社会责任”活动进行宣传；并规定相应的法律责任。[4]

● 2015 年 11 月 7 日，来自国家卫计委、中国疾病预防控制中心、新探健康发展研究中心以及中国烟草控制协会等专家联名呼吁，在慈善法中禁止烟草捐赠。新探健康发展研究中心主任王克安认为，要让烟草业掏钱，要通过政府征收烟草税、提高烟草税的方式，政府再把钱拿来用于公共目的。[6]全国人大在向计生委征求意见时，计生委已经明确提出建议禁止烟草企业以捐赠名义开展慈善活动，并且增加处罚条款。[4]

● 2015 年 12 月 21 日至 27 日十二届全国人大常委会第十八次会议继续审议此前已经向社会公开征求意见的《慈善法（草案）》，其中烟草企业能不能向慈善组织或其他受赠人捐赠财产。

● 2015 年 12 月 19 日中国控制吸烟协会在京召开《慈善法（草案）》专家座谈会，并向人大法工委递交了专家呼吁书，称草案没有规定违法宣传应承担的法律责任，也没有在政府鼓励慈善捐赠措施的条款里将烟草捐赠排除在外，使得这些优惠政策在实际上将会起到鼓励烟草企业利用捐赠赞助活动达到宣传烟草制品、诱惑青少年吸烟的目的，极不利于我国的控烟履约。中国社会科学院国际法研究所研究员赵建文教授认为，在《慈善法（草案）》中加入全面禁止烟草捐赠和赞助的条款，是尊重世界卫生组织《烟草控制框架公约》的要求，体现中国履行国际法义务的良好国际形象。[7]

● 2016 年 1 月 14 日，世界卫生组织官方微博连发三条微博，呼吁慈善法进一步禁止所有形式的烟草赞助，以履行中国在联合国签署的世界卫生组织《烟草控制框架公约》中所要求的全面禁止烟草广告、促销和赞助的义务。世界卫生组织官方微博在三条微博后都附上了支持慈善法拒绝所有烟草捐助的投票页面链接，截至澎湃新闻（www.thepaper.cn）发稿，已有 2266 人投票支持。[8]

● 2016 年全国两会期间，《中华人民共和国慈善法（草案）》提请十二届全国人大四次会议审议。如获通过，《慈善法》将成为规范中国慈善事业的第一部基础性和综合性法律。呼吁《慈善法》全面禁止烟草赞助成为代表 / 委员们的重要议题。全国人大常委会委员、原卫生部副部长王陇德说“禁止烟草企业从事捐赠、赞助慈善等活动是非常正确的，应该写入《慈善法》。烟草企业参与这类慈善活动，本身就是为宣传。”[9]全国人大常委会委员、中国科协副主席冯长根认为，按照草案的相关条款，烟草行业完全可以借助捐赠、捐助和慈善事业的名义进行宣传和广告，获得促销、宣传的同时，还可以获得税收优惠、政府表彰。他说，“这完全违反了国际公约《烟草控制框架公约》和现行国内法《广告法》，也侵犯了人民的健康权益”。建议“在慈善法慈善捐赠中，增加禁止烟草业对一些组织、个人、活动进行捐赠、赞助条款。”[10]江苏代表团部分全国人大代表在审议慈善法草案时建议在《慈善法》第四章慈善捐赠中增加“禁止烟草业对一切组织、个人、活动进行捐赠、赞助”的条款。[11]

● 2016 年 3 月 16 日，全国人大表决通过了《慈善法（草案）》。

直至目前，在云南各大高校的网站上每年仍能见到有关“红云园丁奖”和“红河助学金”的各类消息。[12][13]

2018年1月12日，云南财经大学举行奖教助学会议，表彰获得2017年度“红云园丁奖”的优秀教师，资助获得“红河助学金”的受助学生。云南财经大学党委副书记桂正华、红云红河集团副调研员王建明等领导参加会议。云南财经大学党委副书记桂正华在发言中表示，做公益不易，难在坚持，行善举不易，难能可贵。红云红河集团用“红云园丁奖”、“红河助学金”的坚持，充分诠释了“履行社会责任，创造恒久价值”的企业文化理念，红云红河人以自己的实际行动向财大师生展示了现代优秀企业的责任与担当。[1]看来，在中国贯彻执行《烟草控制框架公约》中全面禁止烟草广告、促销和赞助的条款，减少烟草使用所带来的健康及社会危害，还需多方继续努力。

信息来源

【1】“红云园丁奖”“红河助学金”关爱云南财经大学师生，中国经济网，2018年01月26日，https://item.btime.com/m_2s21taom414。

【2】国家烟草专卖局捐款1000万，专家质疑网民则力挺，京华时报，2010年11月15日，https://news.qq.com/a/20101115/000080.htm。

【3】红云红河集团为医学生设助学金　赞助还是收买？，健康时报，2015年01月21日，http://www.jkb.com.cn/news/industryNews/2015/0121/359923.html。

【4】业界呼吁:《慈善法（草案）》应全面禁止烟草捐赠和赞助，新华网，2015年12月，http://www.sohu.com/a/49447543_115411。

【5】浙江中烟2015年“利群阳光”助学行动启动，东方烟草报,2015年06月11日,http://www.eastobacco.com/gyyd/dtxw/201506/t20150611_369315.html。

【6】多名专家联名呼吁慈善法中禁止烟草捐赠，北京晨报2015年11月9日http://www.xinhuanet.com/gongyi/2015-11/09/c_128407881.htm。

【7】专家建议《慈善法》应全面禁止烟草捐赠和赞助，法制网，2015年12月19日，http://mt.sohu.com/20151218/n431836260.shtml。

【8】慈善法草案征求意见 世卫发微博呼吁禁绝烟草慈善，澎湃新闻，2016年1月15日，http://www.kaixian.tv/gd/2016/0115/760983.html。

【9】原卫生部副部长:《慈善法》应禁止烟企捐赠，民生周刊，2016年3月15日，http://news.sohu.com/20160315/n440448446.shtml。

【10】人大代表建议慈善法明确“禁烟”，中国新闻网，2016年3月12日，http://news.ifeng.com/a/20160312/47812897_0.shtml。

【11】慈善立法应明文　禁止烟草业捐赠或赞助，新华日报，2016年3月12日，http://news.hexun.com/2016-03-12/182717778.html。

【12】云南中烟“红云园丁奖”和“红河助学金”情暖地方，国家烟草专卖局，http://www.pkulaw.cn/fulltext。

【13】曲靖师范学院举行“红云园丁奖”及“红河助学金”颁发仪式，中国高校之窗，2017年12月22日，http://www.gx211.com/news/20171222/n15139286546445.html。

7

第七章 倡导健康的文化观

太空上的博弈
——无烟理想和烟草营销

吴宜群

烟草是一种有大害于健康的商品，吸食烟草导致多种疾病乃至死亡。这已经科学研究反复证实，烟草业也不敢公然否认。但是，烟草业为了营销烟草制品，千方百计淡化烟草危害。为了树立烟草企业的正面形象，他们不择手段。

公开鼓吹“吸烟无害”此路不通。因为他们没有办法否认铁铸的事实。世界卫生组织《烟草控制框架公约》（以下简称《公约》）已经要求各缔约方在烟草包装上明确标注吸烟引起的各种致命危害。作为缔约方，中国政府也要求烟草业在烟草包装上明确标注吸烟有害。但是烟草业并不甘心。他们总要钻山打洞、想方设法地美化卷烟——“事件营销”就是他们以为可以“四两拨千斤”的一个招数。

事件营销不是传统的“广告”，但却能以最快的速度，最短的时间创造烟草“品牌”的最大的影响力。不但吸引消费者的眼球，而且可以借此扩大产品和企业的知名度、美誉度。他们用”挖掘”一词来寻觅事件营销的机遇，扬言要在事件营销中综合应用视觉、听觉、触觉、嗅觉、警觉、直觉，来发现事件中的烟草最大营销价值。

我经历了一场与烟草“事件营销”的“战斗”——战场竟是在太空。

一、烟草业“事件营销”的触角伸向太空

烟草业借口为“科教兴烟”，开展“航天育种”课题研究，曾多次让烟草种子甚至卷烟品牌标识搭乘“神舟飞船”。在整个过程中，烟草业借助媒体大作宣传，以期提高对烟草品牌和烟草企业的关注度。

1999 年云南烟草种子搭乘“神舟一号”飞船遨游太空。返回时举行了由云南航天中转站对昆明卷烟厂的隆重交接仪式。[1]

2002 年贵州烟草公司，将 13 个烤烟品种，56 克种子搭乘“神舟三号”宇宙飞船上天。[2]

2002 年“神州”四号：两对“细胞婚礼”在飞船上举行。其中一对，是黄花烟草原生质体和草新一号烟草原生质体。[3]

2008 年，“神州”七号问鼎太空。在甘肃烟草工业有限责任公司赞助下，以《祝福神舟自由飞天》的名义，将“兰州”品牌卷烟的“图腾”——一幅飞天画送上飞船，遨游太空。烟草业自爆：迷离的传说，动人的飞天，从莫高窟优雅走来，从那一刻开始“兰州”品牌注定续写飞天的新的传奇。[4]

2011年，凉山州烟草专卖局又遴选11个品种的烤烟种子搭乘“神八”上天。[5]那么多的烟草公司，那么不惜工本、钟情于把烟草种子送上太空，究竟所为何来？快二十年了，人们并未见到“太空烟”的出现，但是烟草品牌却假手“太空”，做足了广告，达到了营销的目的。

二、我的无烟世界创想被“天宫一号”带入太空——记“威盛中国芯·时间芯片”活动

（一）活动背景

“时间芯片”活动是由中国青年报社、上海世博会事务协调局、威盛电子公司等单位共同举办的“未来城市创想征集活动”，是2010年上海“世博青年活动周”的主题活动之一。这项活动不仅契合了上海世博会“城市让生活更美好”的主题，而且与轰动一时的纽约世博会、大阪世博会的“时间舱”活动形成“接力征程”。

（二）“未来城市创想征集活动”启动

5月4日，这项活动，在由中国青年报社、湖南卫视、共青团湖南省委共同举办的“2010成人礼”晚会上正式启动，受到社会各界特别是青少年的广泛关注。上百家主流媒体对活动跟踪报道，上百所高校大学生关注参与。

（三）征集过程

在征集活动持续的100多天里，共收到来自全球年轻人提交的3500多件关于未来的创想，同时还收到15万封青少年写给未来的信。这些创想中有青少年对未来美好生活的憧憬，也有对环境、能源、战争等问题的思考和担忧。其中100个最具前瞻性的创想得到著名物理学家李政道、未来学家约翰·奈斯比特夫妇、北京大学前校长许智宏等10余位知名学者的肯定，将被封存于一枚特殊的芯片中。2010年的“五四”青年节当天，中国载人航天工程总设计师周建平首次对外界透露，封存这100件作品的“时间芯片”将随天宫一号进入太空遨游，这是天宫一号确定的首个搭载物遨游太空。

（四）“威盛中国芯·时间芯片”封存仪式在人民大会堂举行[6]

为了保证获奖作品经得起历史与时间的检验，主办方特别邀请了美国华裔物理学家、诺贝尔奖获得者李政道，著名未来学家约翰·奈斯比特夫妇，著名作家、文化部原部长王蒙，中科院院士、北京大学原校长许智宏，中科院院士、原中国科技大学校长、现任南方科技大学创校校长朱清时，中国载人航天工程总设计师周建平，著名当代作家、中国文联执行副主席冯骥才，著名社会学家、清华大学教授孙立平，上海世博局研究中心主任、演绎部部长季路德、上海图书馆馆长吴建中、威盛电子中国区行政长徐涛等担任此次活动终审评委。经过初审、终审两轮评选，5件作品获得一等奖，15件作品获得二等奖，80件作品获得三等奖。

活动现场，来自北京的“时间宝宝”季慕影在父母的帮助下，把此次获奖的作品点击放入“时间芯片”，启动验证倒计时钟，完成了整个征集活动的封存。（图1）

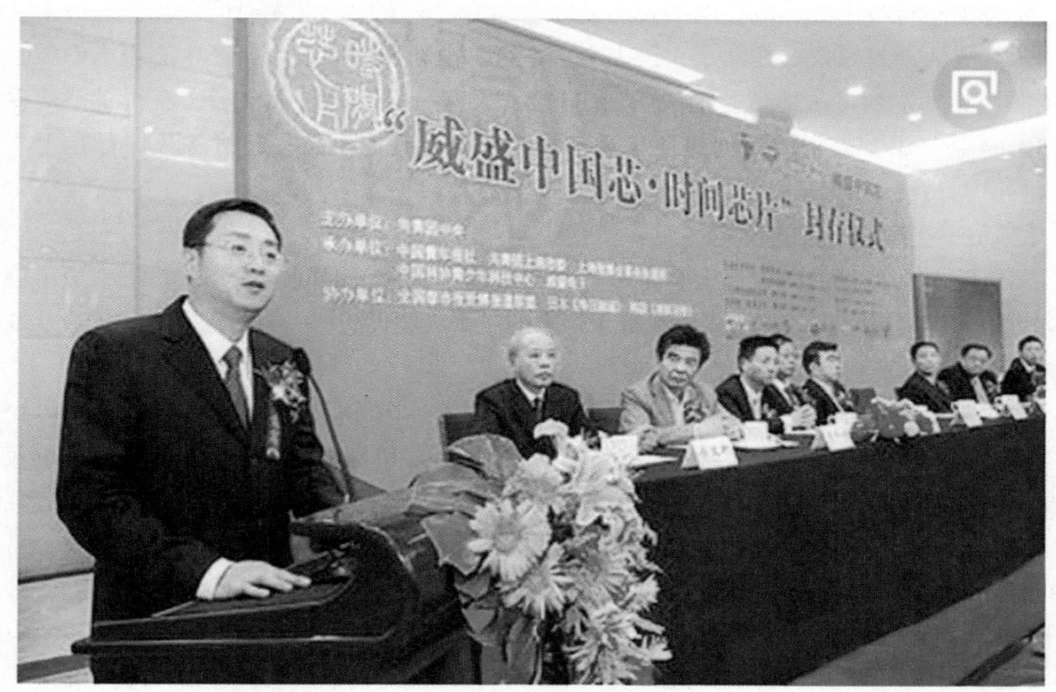

图 1 “时间芯片”封存仪式

（五）“威盛中国芯 · 时间芯片”回家

2012 年 7 月 2 日从北京海运仓 2 号到天宫一号，再回到海运仓 2 号，在太空遨游了 273 天后，承载了十多万年轻人对未来城市畅想的“威盛中国芯 • 时间芯片”回家了。在北京航天城，中国载人航天工程办公室和中国航天科技集团公司共同举办了神舟九号返回舱开舱仪式。搭乘天宫一号和神舟九号旅行的 9 件搭载物被悉数取出交还给搭载单位，其中包括由中国青年报社提交的天宫一号搭载物“时间芯片”。“时间芯片”将永久保存在上海图书馆。[7]

1946 年出生的我——吴宜群——有幸成为年龄最大的参赛者。在我理想中的未来世界里，卷烟将不复存在。当记者问我为什么会有这样的理想时，我告诉记者，根据联合国人口数据，中国在 2015 年后劳动年龄人口比例将开始下降，人口红利期结束。而按照目前的烟草流行趋势，估计 2020 年之后的 10 ~ 20 年，将是烟草引致疾病发病的高峰期，也就是人口红利结束后，中国将马上面临烟草危害的高峰。我说：“任何手段也无法改变卷烟致病和致死的特性，控烟刻不容缓。将来总有一天，人们只有通过文献查找，才知道‘卷烟’是什么东西。”

三、获奖感言

（一）一条消息

2010 年 9 月 28 日，由中国青年报社、共青团上海市委、上海世博会事务协调局、中国科协青少年科技中心、威盛电子公司共同举办的“威盛中国芯·时间芯片”——未来城市创想征集活动封存仪式在北京人民大会堂举行。由新探健康发展研究中心报送的吴宜群教授的作品《卷烟将从地球上消失》，在搭载“天宫一号”遨游太空后，获得了“威盛中国芯·时间芯片”未来城市创想征集活动二等奖，和其他作品一起将永久保存在上海图书馆。

（二）一次意想不到的获奖

国庆前夕，当我走向人民大会堂举办的“威盛中国芯·时间芯片”——未来城市创想征集活动的领奖台时，还不能相信我寄予未来的一个大胆设想——“卷烟总有一天会从地球上消失”——会获得二等奖。

在我读书和工作的五十年中，曾多次走向过国内、国际的领奖台，回想起来，哪一次都没像这次那样令我意外，也没有像这次那样令我兴奋和自豪。我把得奖的事情告诉我的朋友、同事和亲人，包括海外的朋友，我希望和他们一起分享这来之不易的荣誉。

在烟草流行的时代，预言卷烟的消亡，这个大胆设想能让不同领域的专家接受，是我没有想到的，令我意外；一次由共青团中央组织、面向年轻人的未来设想征集活动，却让一个年过六十的老人分享一次获奖，也是我意想不到的。

（三）一个完全可以实现的理想

小学时，我曾有过对未来的畅想——让喜马拉雅山上四季都能开满南方才有的鲜花。那畅想带有少年时的浪漫与幻想。而现在，我的畅想更多了理性的思考和现实的希望。在我的未来世界里，总有一天，卷烟将不复存在，人们只有通过文献查找，才知道‘卷烟’是什么东西。因为我看到，人们普遍吸食烟草的历史并不长，不过五百多年，而科学研究已经反复证明了吸烟的严重危害。近 20 年来，随着科学的发展，吸烟能导致疾病、残疾和死亡已被越来越多的人认识，尽管烟草业不断鼓吹无害卷烟的幻想，但事实是任何手段也无法改变卷烟致病和致死的特性。无害卷烟的幻想，像一个个肥皂泡，吹得越大，破灭得越快。于是，控烟、禁烟呼声日益高涨。同人们的觉醒相应的，将是烟草业的衰落。这是一个无可逆转的潮流。因此我坚信，卷烟必将消亡，我的理想一定能实现。

我的作品获奖，说明这一理念得到了评审专家的认同，也得到了公众的认同。这一点就足以让我，让许许多多致力于烟草控制，保护公众健康的人们兴奋。我们由此而受到了鼓舞，增强了烟草控制的决心和信心。老年人只要心不老，一样可以有理想，一样可以畅想未来。

（四）一个需要顽强努力才能实现的理想

有人说：理想是灯，可以照亮你的路。我想这路并非总是平坦的，也许是崎岖的，艰险的。卷烟是当今世界独一无二的，既能合法生产，但又对人有百害而无一益的特殊商品。卷烟又是一种能使人成瘾的商品。这种特殊性，决定了它的消亡将是一个漫长的过程，绝不会一蹴而就。目前，许多人对吸食卷烟的致病和致命危害还没有真切认识，由于吸食成瘾，产生依赖，总抱有对于“无害卷烟”的希冀，而烟草业的暴利，使他们有充足的财力来编织那张欺骗的巨网，抵制对烟草的控制。此外，决策者对烟草税收的依赖，也使他们在控烟决策上举棋不定。所有这一切，决定了控烟工作必然是长期、艰巨的。在中国，还有诸如敬烟、送烟、高价烟、烟草暴利、烟草腐败、烟草业政企不分等社会、文化、历史、经济、政治、法律、体制等问题交织在一起，使控制烟草使用变得更为复杂。要加快中国控烟进程，使之获得实质性进展，要靠烟草依赖患者的觉悟，要靠烟草受害者的觉醒，更要靠政府的理智与明智，采取有力的法律、行政、税收等各项措施，真正保护人民的健康，维护人民的生命、保护健康的正当权益。

我深知，理想的实现需要许许多多人的顽强努力和奋斗，但我深信理想之灯不灭，再曲折、再难走的路也无法阻挡人们前行。我虽然未必能看到那一天的到来，但我相信，我们的后代子孙一定会看到——所有害人的东西，都将为人所灭。

【当事人感言】---------------------- 董伟

“威盛中国芯·时间芯片——未来城市创想征集活动”是本报发起策划并联合上海世博局和威盛电子共同主办的经典活动。它不仅契合了2010年上海世博会“城市让生活更美好”的主题，又是和1938年纽约世博会的“时间舱”活动一脉相承。

在“时间舱”活动中，爱因斯坦曾写下一封致5000年后人们的信，它被埋入纽约弗拉兴草坪下15米深的花岗岩洞内，作为次年召开的纽约世博会的精神奠基。此举在当时引起巨大轰动，到后世也传为佳话。

“时间芯片”活动则邀请了著名物理学家李政道、未来学家约翰·奈斯比特夫妇、北京大学前校长许智宏等10余位知名学者坐镇，可称豪华。而其主要内容是：未来28年后，城市生活中将要消失的事物或场景；未来28年后，将会诞生的事物或场景。

活动非常成功。在短短100多天里，我们共收到来自全球的人们提交的3500多件关于未来的创想，同时还收到15万封青少年写给未来的信。这些创想中有大家对美好生活的憧憬，也有对环境、能源、战争等问题的思考和担忧。其中，无烟的创想无可争议地获选，被封存进“时间芯片”，随天宫一号遨游太空。

这种“无可争议”的背后，既有吸烟有害的社会共识背景，也是本报尤为支持烟草控制的感情。多年来，本报的许多优秀记者都采写过控烟的报道，推动无烟立法，推动提高烟草税，推动图片上烟盒……我有幸也能参与其中，为控烟尽自己的绵薄之力。

正因为如此，“时间芯片”活动伊始，我们立即就想到要在烟草上“做点文章”，而我则推荐和控烟事业的“女将军”吴宜群老师一起完成它。吴老师是我非常尊重和敬佩的前辈。她对控烟的热情和坚韧屡次让我感动眼热。可以说，如果没有她，没有杨功焕老师、许桂华老师，中国的控烟事业将会是另一番图景。

最终，吴老师的作品“卷烟总有一天会从地球上消失”获得二等奖，足证人心所向，可谓实至名归。

董伟，中国青年报经济部副主任，热爱控烟事业的媒体人。

信息来源

【1】搭乘飞船遨游太空的烟种将回到云南，云南日报，1999 年 12 月 28 日，http：//news.sina.com.cn/china/1999-12-28/46694.html。

【2】贵州烤烟种子搭乘宇宙飞船回国，东方烟草报，2002 年 5 月 10 日，http：//www.eastobacco.com/dfycb/200205/t20020510_188759.html。

【3】神舟四号“乘客”露面两对”新人”要办太空婚礼，扬子晚报，2002 年 12 月 8 日，http：//news.sina.com.cn/c/2002-12-08/130012438s.html。

【4】兰州”续写飞天新传奇，中国烟草，2008 年 10 月 15 日 20 期，http：//www.echinatobacco.com/zhongguo-yancao/2008-10/15/content_134088.htm。

【5】凉山 3 个烤烟品种欲申请全国性区域试验，四川在线，2015 年 4 月 15 日，https：//sichuan.scol.com.cn/ggxw/201504/10131592.html。

【6】“威盛中国芯 时间芯片”封存仪式在京举行，中国青年报，2010 年 9 月 28 日，http：//money.163.com/10/0928/18/6HMJSL5D00253B0H.html。

【7】“威盛中国芯·时间芯片”回家，中国青年报，2012 年 7 月 2 日，http：//zqb.cyol.com/html/2012-07/02/nw.D110000zgqnb_20120702_3-1.htm。

"公务用烟"的乱相及治理

刘洪波

在与烟草有关的所有词汇中，没有比"公务用烟"更加不可理喻的词语，至少在吸用烟草的危害已经得到确认并成为共识之后是这样。

在与烟草有关的所有行为中，没有比权力推销烟草更加荒诞的行为，至少在世界卫生组织《烟草控制框架公约》已经制定并且国家已经成为签约方的情况下是这样。2003 年 11 月我国政府正式签署 WHO《烟草控制框架公约》(以下简称《公约》)，成为首批签约方之列。《公约》认定，在国家、区域和国际层面需要强有力的政治承诺以制定和支持多部门的综合措施和协调一致的应对行动，防止所有人接触烟草烟雾，促进和支持戒烟以及减少任何形式的烟草制品消费。此为谈论"公务用烟"问题的背景。

一、"公务用烟"的乱象

(一)"红头文件"为公务用烟开路

2005 年 6 月，山东省委办公厅发文批准"将军天元"作为山东省接待用烟，将军烟草集团甚至将此政府文件用作销售广告，省委办公厅文件"加持"成为烟草公司炫耀的资本。[1](图 1)

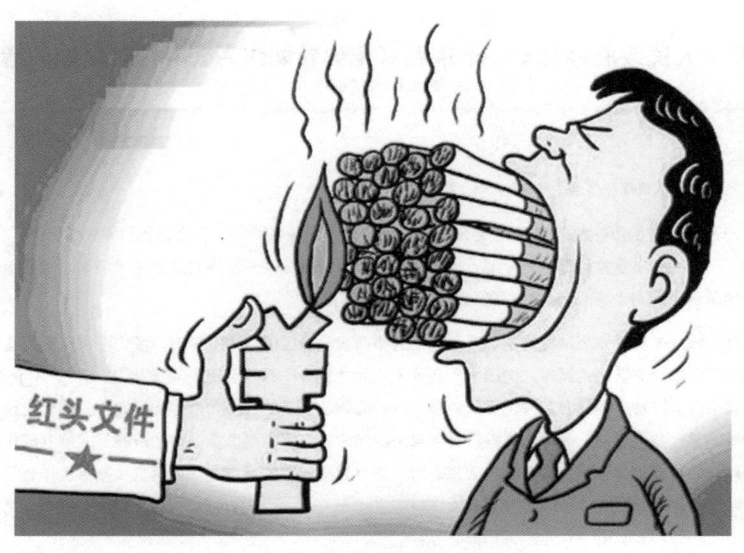

图 1　大嘴　　作者　朱慧卿

2006 年，湖北监利县政府文件显示，当年该县公务用烟任务总计 26,530 条，由近百家县直单位和乡镇分担，标准从 20 条至 800 条不等。甚至全为女性干部的市妇联，也分配了 20 条公务用烟指标。[2]

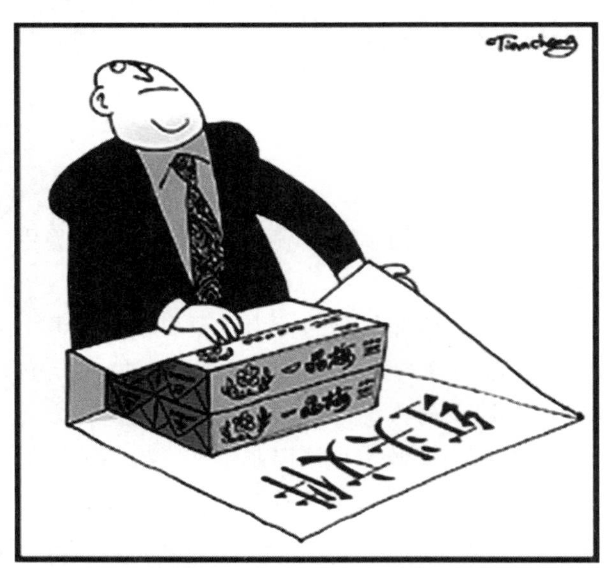

图 2　保证了什么？　　作者：天呈
漫画插图摘自《笑着向烟草告别 - 漫画控烟》新探健康发展研究中心，中国协和医科大学出版社，2010 年

2007 年 3 月 15 日，湖北荆州市下辖的洪湖市政府下发红头文件，将全年 15,900 条公务用烟指标，分解至 114 家县直机关和基层乡镇，实行摊派消费，并奖惩分明。整个 2006 年，洪湖市县直单位和乡镇共认购公务用烟 18,822 条，超出原定指标近 20%。指定公务用烟的价格区间每 170 ~ 600 元计算，得出骇人结论：在洪湖这个县级市，一年用于公务用烟的公款费用竟达到 320 万 ~ 1000 万。[3]

2007 年 11 月，安徽省淮安市“红头文件”规定，每个单位每年都要购买数百上千条本地特产名烟“一品梅”作为礼品和接待用烟，为此还专门成立了办公室，由该市主管流通的副市长担任“一把手”（图 2）。[4]

2008 年，广西崇左市人民政府办公室下发了《崇左市人民政府办公室关于推荐真龙牌卷烟作为公务接待用烟的通知》崇政办发〔2008〕9 号，（图 3）建议崇左市各级、各部门在各种公务接待活动中，将广西中烟工业公司生产的“真龙”牌卷烟作为接待用烟。[5]

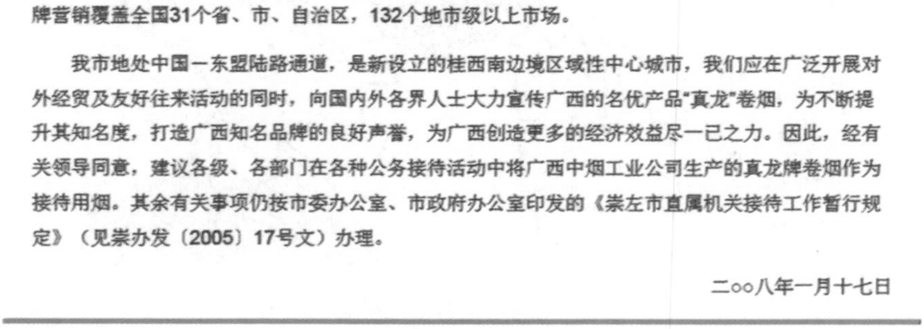

崇左市人民政府办公室关于推荐真龙牌卷烟作为公务接待用烟的通知

崇政办发(2008)9号

各县（区、市）人民政府,市直各委、办、局、处：

广西中烟工业公司生产的“真龙”卷烟品牌先后获得中国驰名商标、广西著名商标（名牌产品）、全国卷烟质量抽检综合得分第一、世界包装设计最高奖——世界之星金奖等荣誉。目前该品牌营销覆盖全国31个省、市、自治区，132个地市级以上市场。

我市地处中国一东盟陆路通道，是新设立的桂西南边境区域性中心城市，我们应在广泛开展对外经贸及友好往来活动的同时，向国内外各界人士大力宣传广西的名优产品“真龙”卷烟，为不断提升其知名度，打造广西知名品牌的良好声誉，为广西创造更多的经济效益尽一已之力。因此，经有关领导同意，建议各级、各部门在各种公务接待活动中将广西中烟工业公司生产的真龙牌卷烟作为接待用烟。其余有关事项仍按市委办公室、市政府办公室印发的《崇左市直属机关接待工作暂行规定》（见崇办发〔2005〕17号文）办理。

二○○八年一月十七日

图 3 《崇左市人民政府办公室公务接待用烟的通知》

2009 年 3 月，由县长任组长的湖北省公安县卷烟整顿工作领导小组下发红头文件，要求全县所有行政机关和事业单位的公务用烟一律实行政府集中采购，还附了一份全县 102 家县直部门和单位公务用烟指导性计划表。[6] 按计划，这些部门和单位当年需抽 23 万条香烟。"抽烟计划"制订了详细的考核办法，完不成任务的还要扣减公用经费，发现有外地品牌的烟蒂将从严处罚。执行之中，甚至出现政府人员进入公务单位翻查垃圾篓、检查烟灰缸的情景。

（二）公务场合的奢侈消费

"公务用烟"是公务活动中的一种硬待遇、硬标准，公务场合的烟草消费则是更广泛的社会群体行为。公务场合的烟草消费，可能由"公务用烟"来支撑，也可能由公务人员"个人消费"来表现。

公务活动常常配置卷烟，但即使不配置卷烟，公务人员仍然会自备，这些卷烟也常常是高档和超高档的。当然，这些高档到远远超出其个人合法收入可以支持的程度，自备卷烟的来历是自购还是另有来历，也可想而知。那些动辄一条上千元的卷烟，在公务人员毫不避人地吞云吐雾之际，向人们展示了无须讳言的特殊地位。

公务人员公务中堂而皇之的烟草消费，不仅在变相示范一种烟草消费的风气，透露烟草消费的腐败线索，还宣示出一种令人厌恶的糟粕文化。

2008 年 12 月，南京市江宁区房产局局长周久耕因为公开为房地产价格走高而站台的言论，受到舆论强烈关注。[7] 但最终，是一包卷烟导致了"周局长"受到查处。网络上一张周久耕在某个会议上摆出"九五至尊"卷烟的照片广为传布。"九五至尊"，是"南京"系列卷烟中的最高档次，市场价每条 1500 元，常被用于送礼，烟厂广告称"厅局级的享受"。尽管据称周久耕会场所"享受"的"九五至尊"的确是当时单位买来的一批招待烟，但"九五至尊"对周久耕被调查仍具有触发作用。

"招待烟""九五至尊""厅局级的享受"等等，不仅透露了烟草产品用作公务招待的腐败现实，这种卷烟比拟帝王的名称，以及公然的"厅局级的享受"之号召，还弥漫着冲鼻而来的难闻的文化气息和霉腐的政治气味。"九五至尊"能够堂皇摆放在会场上，表明公务场合吸烟、招待高档烟已司空见惯、无伤大雅；而那种难闻的文化气息和霉腐的政治气味竟能大行于道且广而告之，更显示了一种僵尸还魂的堕落氛围。

与"九五至尊"相似的，一些烟草企业的超高档产品围绕官场文化心态而大做文章，"天子""梯杷"等名称纷纷出笼。尤其"梯杷"二字，并非一个词语，纯属生造之词，而其造作之本源，是与"提拔"发音一致，被认为有祝福官场升迁之义。

（三）"公务用烟"之荒谬

"公务用烟"根本上来说，就是一个荒谬的概念，一种不应该存在的现象。烟草作为一种危害品，不具备正面的价值。这种价值负面性，决定了它应当消失在任何公务活动之中，这就像我们不应当在公务活动中看到吸毒、看到斗殴、看到娼妓、看到黑社会一样。

公务活动中出现烟草制品，导致烟草趋向高档化，从而成为一种奢靡之风，是其连带效应；更加重要的是，在烟草的负面性已经确证之后，公务活动中就应当与烟草绝缘，我们即使不能干涉公务人员纯属个人生活习惯的烟草消费行为，也应当将这种行为表现隔绝在公开场合之外，更不应将烟草消费与组织性的公务活动联系在一起。

“公务用烟”将公务与烟草联系起来，一面对公务二字作了玷污，一面又对烟草作了正面化。“烟草有害健康”，这是我们对烟草所有态度的基本前提和立足点。因为烟草危害健康，所以社会要控制烟草消费，人们要养成一种远离烟草的社会交往礼仪，未能戒除烟草的人应当形成一种无害于他人的行为文明，公务活动不仅应当避免与烟草挂钩，而且应当标举反对烟草的基本态度。

从公共财政角度来看，公务活动的支出，由财政资金支持。财政资金来源于税收，属于全体人民。即使无害于健康的公务消费，支出应当以必要和人民同意为原则，烟草理当被排除了公共财政支出之外。从反对特权和腐败的角度来说，公务用烟因为往往高档，公务人员公开的烟草嗜好往往成为贿赂的孔道，公务场合的烟草消费往往成为特权的公开宣示而且发展到习焉不察视而不见。从公共秩序角度而言，公务活动中的烟草吸用行为造成对现场秩序的损害，而被损害者很难表示反对，而且公务活动的示范性导致社会其它公共场合禁烟难度增加。从权利角度来看，公务场合中的烟草吸用行为导致一些人本属私人行为的自由直接损害其他人拥有清洁环境的权利。

公共治理，以目的和手段的正当为追求。在前述“红头文件”推广公务用烟的案例中，我们看到了一种与治理忘其应有的宗旨、与治理目的背道而驰的逻辑。一种危害品不仅与公共捆绑起来，而且成为公务考核的指标；财政资金为烟草买单不仅无须讨论，而且不达到一定数量还不行；烟雾不仅不被公务活动控制，而且势必成为一种公务活动的标准配置；税收标准被放置到了健康标准之上，级别享受和升官发财成了公务人员半遮半掩的为政目的之一。

二、叫停“公务用烟”的社会努力

（一）“公务用烟”受到强大的舆论谴责

烟草制品进入公务接待用品行列，起于何时，已无法考证。但在烟草有害的明确结论广为社会熟知以后，人们对香烟尤其高档烟成为公务接待用品，已不再视为理所当然。公务接待不为无益之费，这个共识从来不是一个问题，既然烟草有害健康，那么公务接待使用烟草就没有理由。高档烟进入公务接待，更是一种特权享受。

迄至晚近，人们对党政行为产生了更高要求，公务活动的社会示范效应尤其令人关注，烟草制品在公务活动中出现，示范的不是一种健康形象，因而遭受人们心底里的不屑。随着人们对“二手烟”的敏感加剧，公务活动中烟雾缭绕虽然难以绝迹，但只要被捕捉和传播，总会引起舆论抨击。

那些强行推广公务烟草制品的官方行为，引起巨大的舆论风波，迫使行为方不得不做出整改。2009 年湖北省公安县卷烟整顿工作领导小组下发红头文件，抽烟计划进考核的“抽烟文件”从发出、执行到废止，只有短短三个月时间。这份文件招致的非议异常激烈，人们从地方保护主义、不依法行政、公务消费不当、滋生腐败等多个角度，对“抽烟文件”

进行批评，这些批评让公安县颇受震动，县委县政府进行了反思与整改。

但反复是经常的。就在公安县，2013 年又被曝光“红头文件卖烟”事件。新华社“新华视点”报道，该县发文向各乡镇分配香烟销售任务，县财政还设立专项奖金对销售情况进行考核，其指标相当于全县每人每年抽 60 包烟。公务员因工资报酬与烟的销售数量挂钩而变成烟草推销员，有的村镇由于完不成指标甚至用财政拨款消化。再度陷入烟草漩涡的公安县又进行了“深刻反思”和“坚决整改”，纠正错误做法。[8]

在这两起典型的权力助推烟草制品案例中，没有看到责任查处情况的报道。

（二）控烟专家力陈“权力推动烟草消费”损害国家形象

“红头文件卖烟”作为权力推动烟草消费的典型案例，控烟专家们坐不住了。

中国控烟协会常务副会长许桂华表示，卷烟“红头文件”公然肆无忌惮，不顾老百姓健康，推销摊派卷烟，危害公民健康，屡次上演公务员当推销员的闹剧，在国际上严重损害我国的大国形象。

国家行政学院许正中教授认为：履约控烟本应是各级政府的责任，政府成为烟草消费的重要推手，严重影响了政府公信力。

中国疾病预防控制中心控烟办公室研究员杨杰认为利用政府公权力，为烟草制品做广告推销，违反《广告法》有关规定。利用公权力明目张胆的推销烟草制品是非常不道德的行为。地方政府红头文件的形式推销烟草制品违背了世界卫生组织《烟草控制框架公约》缔约国责任和义务，损害了中国负责任大国的国际形象。

协和基础医学院杨功焕教授表示一个个基层政府，竟然通过行政手段来推销烟草，不知道他们把老百姓的健康置于何处？《公约》在中国已经生效 7 年多，地方政府还在推销烟草，这与政府需要承担的控烟履约责任认识不足关系极大。

首都医科大学教授崔晓波指出强制性向农民摊派销售卷烟，犹如毒枭销售毒品害人，劫匪抢劫，必须对其责任人问责。

（三）社会组织对“公务用烟”穷追不舍

2009 年 5 月 19 日，中国控制吸烟协会以“关于呼吁全面禁止公款消费烟草制品的一封公开信”的形式致函中纪委，建议中纪委、国家监察部和财政部全面禁止公款消费烟草制品，严格执行国家财政部、国管局关于《中央国家机关会议费管理办法》及 2009 年 5 月中纪委、监察部、财政部联合下发《关于采取有力措施，认真贯彻落实厉行节约八项要求的通知》的相关规定，严肃查处用公款消费烟草制品的腐败行为。[9] 2009 年 5 月 27 日，中纪委致电中国控烟协会，表示中纪委领导对这方面的工作十分重视，认为中国控制吸烟协会的建议提得很好，将进一步了解情况，加强对公款买烟违纪违规行为的监管，并希望今后能与中国控制吸烟协会加强沟通，共同开展禁止公款买烟的相关活动[10]。

2013 年公安县“红头文件卖烟”事件出现后，中国控制吸烟协会再次发声：公安县屡次颁发红头文件摊派卷烟事件，为所谓的一己之政绩千方百计扩大烟草消费，危害公民健康的行为，严重违背了世界卫生组织《烟草控制框架公约》有关减少烟草供应和宣传烟草危害的规定，违反了中纪委、财政部等几部委有关禁止用公款报销烟酒的规定，更违反党中央、国务院关于廉政的 8 项规定。中国控制吸烟协会呼吁湖北省委、省政府应对县政府负责人问责，以维护党和政府形象，传达正能量，挽回社会影响。[11]

新探健康发展研究中心 2008 ~ 2011 年连续五年组织专家向两会代表、委员提出关于严禁在公务活动公款用烟的建议：

1. 各级政府部门应禁止一切公款烟草消费。在一切公务活动中不摆烟、不敬烟。国家公务员不得接受烟草企业的烟草馈赠，也不得接受烟草制品的低价优惠。烟草企业向政府机关或政府工作人员馈赠烟草制品应视为贿赂；所有政府机关的室内公共场所、工作场所，应率先成为百分之百无烟环境。

2. 立即制定可操作的《禁止公款消费烟草制品的规定》并建议:《禁止公款消费烟草制品的规定》中应包含：各级党政机关、国有企事业单位及军队，均不得以任何名义花费公款购买烟草制品；在党、政、军和国有企事业单位的一切公务活动中，不得提供、摆放烟草制品，禁止相互赠送烟草制品，相互之间不敬烟，不劝烟；国家公务人员不得接受与公务活动相关的任何单位、个人及烟草企业的烟草制品馈赠；加强监管，完善问责制，鼓励群众举报；对违反规定者予以严肃处理。

（四）代表委员两会陈辞禁止公务用烟

2009 年全国政协会议上，赵园委员提案，建议尽快制订《禁止公款消费烟草制品的规定》。她认为，南京周久耕“天价烟”事件曝光，将公款消费烟草的问题暴露出来，这不是孤立的现象，目前不少高档、天价香烟是以政府官员为消费对象的。[12]

2010 年全国人大会议上，全国人大代表、无锡市人民医院副院长陈静瑜所提的建议《禁止公款消费烟草制品的规定》，被列入 2010 年两会上的八个热点议案、提案之一，并得到了相关部门的支持和肯定。[13]建议应尽快制定禁止公款消费烟草制品的规定，并以此为切入点，为公务活动费用的控制和反腐倡廉提供经验。中纪委办公厅在给其的答复中表示，中央对在公务接待中消费烟草制品，会有明确的要求，今后还将采取措施严肃查处违纪典型。

全国人大代表、北京鼎业律师事务所主任许智慧律师在 2011 年全国两会上提出了《关于制定〈禁止公款消费烟草制品的规定〉的建议》。[14]

2012 年 3 月 5 日召开的全国人大十一届五次会议期间，河南籍全国人大代表马文芳建议应全面禁止公款消费烟草制品。马文芳代表认为：公款消费烟草耗费国帑、败坏政风，最为人民群众所诟病。公款消费烟草，是一种“权力消费”，公务员接受烟草馈赠已成为中国特有的烟草贿赂。鉴于目前烟草腐败严重，还没有强制性的法律、文件去约束公务员公款烟草消费，因此有必要单独制定《禁止公款消费烟草制品的规定》。[15]

2013 年 3 月 3 日在全国政协十二届一次会议第三次全体会议上，全国政协委员、民建中央调研部部长蔡玲脱稿发言《如何避免“八项规定”一阵风》，获 13 次掌声。这从一个侧面显示出大家对奢侈浪费、公款浪费的反感，对中央新政策落地生根的期盼。

回荡在两会上的代表委员之声，将公务用烟问题提升到了国家政治议题的水平。

三、“公务用烟”的终结

2012年11月，中共十八大召开。12月4日，中共中央政治局会议审议通过了中央政治局关于改进工作作风、密切联系群众的八项规定。这个今天已为世人耳熟能详且成为国家政治和社会生活中高频词的“八项规定”，不止扫除了诸多弊政，而且敲响了“公务用烟”的丧钟。

“八项规定”并未直接列明烟草制品在禁止之列，但“要厉行勤俭节约，严格遵守廉洁从政有关规定，严格执行住房、车辆配备等有关工作和生活待遇的规定”，其锋所致，必将致“公务用烟”无所存身。细化八项规定的政策措施不断出台，全国所有公务单位层层落实，公款购买香烟被明确制止。

2012年12月27日媒体报道，中央纪委、监察部发出改进工作的通知中，严禁用公款购买烟。财政部2012年12月28日发布通知，重申严禁公款购买香烟。通知要求，对不符合财政财务制度规定的各项支出，一律不得报销和列支，对违反规定已报销和列支的，要及时予以纠正。[16]2013年和2016年版的《党政机关国内公务接待管理规定》都明确规定“不得提供香烟”。这些规定从接待标准、经费列支和报销管理等方面，对公务用烟层层设禁。

光有规定是难以起作用的，要害在于规矩必须算数，否则就会“三令五申”而规矩不行。此前，对公务用烟也并非没有规定甚至禁令，但收效甚微，甚至愈演愈烈。“八项规定”实施之后，“公务用烟”禁令总体上施行成功，在于查处手段不遑多让。自2014年起，各地通报的违反八项规定案件中，出现了一批公款购买香烟的典型案例。

禁止公务用烟、公款买烟指向的是公款消费、权力消费，规范公务人员在公共场所吸烟行为的指向则是控烟本身。

2013年底，中共中央办公厅、国务院办公厅印发《关于领导带头在公共场所禁烟有关事项的通知》。通知短短5条，但规定具体详细，明确要求各级党政机关公务活动中严禁吸烟，公务活动承办单位不得提供烟草制品，公务活动参加人员不得吸烟、敬烟、劝烟，要严格监督管理，严禁使用或变相使用公款支付烟草消费开支；要把各级党政机关建成无烟机关，机关内部禁止销售或提供烟草制品，禁止烟草广告，公共办公场所禁止吸烟，传达室、会议室、楼道、食堂、洗手间等场所要张贴醒目的禁烟标志，各级党政机关要动员本单位职工控烟，鼓励吸烟职工戒烟。卫生、宣传等有关部门和单位要广泛动员各方力量，深入开展形式多样的禁烟控烟宣传教育活动，在全社会形成禁烟控烟的良好氛围；各级领导干部要主动接受群众监督和舆论监督，各级党政机关要加强监督检查，对违反规定在公共场所吸烟的领导干部，要给予批评教育，造成恶劣影响的，要依纪依法严肃处理。

通知明确意在通过约束公务机关、公务活动、公务人员的行为，带动全社会的禁烟控烟的氛围，对我国控烟履约进程将产生实质作用。

今天，“公务用烟”已被逐出公款报销名录。作为一种公务接待用品，“公务用烟”已被明确禁止，不再具有任何合规性，也不再有任何可供模糊操作的空间。实际执行中，可以看到“公务用烟”已基本消失，但死灰复燃的可能性并非不存在，公务接待中隐匿的烟草消费应当提防。

在推动社会禁烟控烟方面，公务机关、公务活动和公务人员的“脱烟草化”效果差强人意，还有很大的作为空间。

信息来源

【1】将军集团，你真是”太有才了”，中国网，2007 年 5 月 21 日，http：//www.china.com.cn/review/txt/2007-05/21/content_8282407.htm。

【2】湖北洪湖市摊派公务用烟指标，南方周末，2007 年 11 月 15 日，http：//news.sina.com.cn/c/2007-11-15/160214314363.shtml。

【3】中国法治进程中的软法问题及软法现象分析，法制网，2008 年 1 月 16 日，http：//www.legaldaily.com.cn/fxy/content/2008-01/16/content_782698.htm。

【4】红头文件也任性：抽烟计划、批菜中肉少，新华网，2015 年 01 月 30 日，http：//www.xinhuanet.com/politics/2015-01/30/c_127438440.htm。

【5】《崇左市人民政府办公室关于推荐真龙牌卷烟作为公务接待用烟的通知》，汇法网，2018 年 1 月 17 日，https：//www.lawxp.com/statute/s1510978.html。

【6】倡烟倡酒倡待遇打法律擦边球，警惕红头文件投机，中国经济网，2007 年 10 月 22 日，http：//www.ce.cn/xwzx/gnsz/gdxw/200711/22/t20071122_13685000.shtml。

【7】南京江宁区房管局长周久耕遭免职 被指奢侈消费，中国新闻网，2008 年 12 月 29 日，http：//news.hexun.com/2008-12-29/112872296.html。

【8】曝鄂公安县摊派售烟红头文件”卖烟吐出”权力烟圈”，人民网，2013 年 10 月 30 日。http：//shipin.people.com.cn/n/2013/1030/c85914-23378791.html。

【9】中国控烟协会呼吁全面禁止公款消费烟草制品，中国控制吸烟协会网，2013 年 5 月 19 日，http：//www.catcprc.org.cn/index.aspx。

【10】回应中国控烟协会公开信 中纪委将禁止公款买烟，王君平，人民网，2009 年 6 月 10 日，http：//www.jcrb.com/zhuanti/ffzt/gongkuan/jujiao/200906/t20090610_230044.html。

【11】中国控烟协会就“公安县再发红头文件摊派销售卷烟”的公开信——呼吁对公安县政府摊派销售卷烟事件问责，中国控制吸烟协会网，2013 年 10 月 30 日 http：//www.catcprc.org.cn。

【12】委员建议控烟应先禁止公款消费高价烟，新京报，2009 年 3 月 13 日，http：//money.163.com/09/0313/10/549EJIBA002537HU.html。

【13】江苏代表建议禁止“公款买烟”，现代快报，2011 年 3 月 10 日，http：//finance.ifeng.com/a/20110310/3619468_0.shtml。

【14】全国人大代表建议制定规定禁止公款消费烟草，中国新闻网，2009 年 3 月 2 日，http：//news.sohu.com/20090302/n262548778.shtml。

【15】人大代表马文芳建议应全面禁止公款消费烟草制品，中国网，2012 年 3 月 5 日，http：//news.china.com.cn/2012lianghui/2012-03/05/content_24802611.htm。

【16】财政部：严禁公款购买烟酒礼品、公款拜年，中国新闻网，2012 年 12 月 29 日，http：//www.chinanews.com/cj/2012/12-29/4447561.shtml。

两种对立的烟草文化观
——5M 攻略，一个以文化为名促销烟草的例证

陈四益

一、文化是什么？

简略地说，文化就是一个民族、一个地域或一个国家历史地形成的物质的、思想的、艺术的、制度的、风习的一种生活方式。文化是变动的，不是凝固的。在历史的发展中，优质文化保留并发展起来，劣质文化则随着历史的演进或发生改变，或被淘汰。

以中国论，中华文化已有数千年历史，融汇了多民族文化的精华，当然也包含有不少糟粕。近代以来，外来文化加快输入。其中优秀的外来文化（物质的、精神的、风习的）逐渐融入中华文化，丰富着中华文化，并使中国固有文化渐渐与世界文化潮流接轨。而外来的劣质文化，也同样影响着中华文化，并随着历史的发展，随着社会的物质文明与精神文明的不断更新，与中华文化中的糟粕一样，将被逐渐淘汰。

二、吸烟是一种外来文化

烟草输入中国不过三四百年，吸烟的风习和烟草种植在中国也不过三四百年。中国的烟草业曾斥资想找出中国更早种植烟草或生长烟草的证据，结果撒钱不少，无功而返——没有找到在外来输入烟草之前中国有烟草生长或种植的确凿证据。

这种外来的吸烟风习，具备着劣质文化的基本特征：

吸烟严重危害吸烟者的健康并污染人们的生存环境；

被烟草烟雾污染的环境，危害着不吸烟者的健康（二手烟）；

由于三手烟的存在，即便吸烟者已经离去，吸附了烟草烟雾的室内环境，还会危害后来者的健康（三手烟）。

吸烟带来疾病、残疾和死亡。这些都有确凿的科学证据，并由国际、国内的权威机构公开发布。否认这些科学证据或声称发明了所谓无害或减害的烟草制品，有如掩耳盗铃，纯属欺人之谈。

三、危害人民身心健康，是劣质文化被淘汰的共同理由

淘汰劣质文化是社会和政府的共同责任。对于严重危害民众身体健康的吸烟行为，所有负责任的政府和社会的健康力量，都在采用说服的、教育的、制度的、法律的种种手段，

加速其淘汰的速度。

随着科学的发展，对烟草使用造成巨大危害的认知，也日益加深。以致人类社会深感对于烟草使用，需要一种共识来规范行为，以控制乃至最终消除这种劣质文化对人类的严重危害。

WHO《烟草控制框架公约》（以下简称《公约》）的签署，是人类对淘汰吸烟这种劣质文化共同认知的里程碑。履行《公约》，使许多国家和地区吸烟率急剧下降。全球范围内烟草消费的颓势已成，无可挽回

淘汰烟草使用这一劣质文化，对广大民众（包括吸烟者）是福音。即便有些人暂时不理解或暂时难戒烟瘾，最终也会为摆脱烟害纠缠而庆幸。

四、两种无法调和的对立的文化

谁在维护吸烟这种劣质文化？

吸食烟草的生活方式谁在倡导？只要问一声“对谁有利？”

对淘汰烟草文化最为恐惧的，是烟草商（国营烟草商也不例外）。因为他们是烟草贸易中最大的获利者。利益决定态度。烟草商是吸烟文化最坚定的维护者。为此，他们不惜编造谎言进行欺骗。

为了从销售烟草中获利，全世界的烟草商都在推销一种同建立在科学证据上的控烟文化相对立的卖烟文化——或曰烟草营销文化。中国烟草业将卖烟文化发展到了极致。

这样，在我们生活中，就有了谁在维护吸烟这种劣质文化？

一种是烟草商为了营销烟草制造的“烟草营销文化”，或曰“卖烟文化”。其特征是：编织虚构的烟草神话，促进烟草销售，以牟取巨额利润。

一种是以确凿的科学证据，揭示烟草使用的严重危害，推动烟草控制，以保护民众健康的控烟文化。

这是两种无法调和的对立的文化。

烟草营销文化早已有之，于今为烈。自有烟草商品，就有推销烟草的卖烟文化。它或以爱国为号召，或以品质为号召，或以美女为号召，或以情感为号召，但万变不离其宗，都是以竭力推销烟草制品为指归。

这种烟草营销文化，包含了攻防两个层面：

1. 以文化为名大力促销卷烟，这是“攻”；

2. 以文化为名抵制各种有效的控烟措施，这是“防”。

五、以“文化”为名抵制控烟措施的典型例证——“美丽烟包”

《公约》要求每一盒烟草制品上都应有说明烟草危害的健康警语。2008 年《公约》第三次缔约方会议，进一步指出：大面积的说明烟草具体危害的图文形警示最为有效。

但中国烟草业代表却在国际会议上声称：“中国生产的所有卷烟上的图案代表中国最重

要的文化，名山大川，具有历史文化积淀”，如果“放上难看的图片”“是对广大公众的侮辱和不尊重”。直到2016年“两会”期间，国家烟草专卖局副局长段铁力仍坚持表示：在烟盒上印警示图标不符合中国传统文化，且目前没有增加图标的打算[1]。

所谓“文化”，其实只是烟草商的一个托词。烟草业的真实意图在他们的一份后来公开出版的内部报告中说得十分明确：“由于包装的巨大改变，将可能导致我国高档卷烟从礼品形式的转移消费领域快速减少或退出，还可能导致高档卷烟的价格回落。”“我国烟草业的利税特别是利润在很大程度上依赖只占一成左右的高档卷烟，这一措施将可能导致烟草业的利税大幅下降。”[2]

担心烟包上的图形明确宣告了吸烟的严重危害，会影响到烟草的销售与利润；大面积图形的素面包装占据了烟草广告的位置，让烟草商失去了品牌竞争的机会，这才是烟草业坚持警示“图形”不能印上烟包的真正原因。

为了利润，坚决抵制警示图形上烟包。这种见利忘义的行径难于出口，所以烟草业便用“维护文化”的漂亮外衣把它遮盖起来。只是一不小心，把他们圈内的悄悄话放到了公开出版的图书中，于是“天机”外泄。

六、以“文化”为名促销烟草的例证——5M攻略

卖烟——促销一种严重危害健康的产品，说起来总不大光彩。但若用文化来包装一下，有了“文化”的名目，促销烟草似乎也就“高大上”起来了。烟草业就是这样开展着烟草的“文化营销”。这种借用“文化”的促销花样，可以用名人、名胜、民俗、名位、民生五者概括。因其拼音均以“M”打头，可简称促销烟草的“5M攻略”。

（一）用名人营销烟草——归谬法

1. 以鲁迅为例

云南红塔集团（生产红塔山等卷烟的企业）院子里，有一尊鲁迅立雕像，手里夹着一支卷烟。塑像边的石座上刻道：“他的烟如同他的消瘦、坚毅的脸庞，如同他的文章与笔，这就是他与烟草的共生的关系”。

上海的“中国烟草博物馆”中，一张鲁迅吸烟照片的说明：“鲁迅战斗的日子——以烟相伴”。

请注意，这两处都是烟草业确定的供人参观的“旅游点”。烟草业以这样的“说明”给人传递了一个完全错误的信息：鲁迅之所以成为鲁迅，是因为他与烟草“共生”。

其实，吸烟于鲁迅是一段难以摆脱的“孽缘”。从鲁迅许多私人信件中可以看到：

鲁迅为烟所困：由于烟草中的多种有害物质，一旦吸食，便会对身体造成严重的损伤；由于吸烟的成瘾性，明知有害却难于摆脱，即便是名人、伟人也不能幸免。1925年9月30日，鲁迅致许钦文信：“我其实无病。自这几天经医生检查了一天星斗，从血液以至小便等等，终于决定是喝酒太多，吸烟太多，睡觉太少之故。”

1925年的11月，鲁迅致许钦文信：“医生禁喝酒，那倒没有什么；禁劳作，但还只得做一点；禁吸烟，则苦极矣，我觉得如此，倒还不如生病。”

1926年12月3日致许广平："今天我发现我的手指有点抖，这是吸烟太多了之故，近来我吸到每天三十支了，从此必须减少。"

鲁迅为烟所苦：明知吸烟危害健康，但又因烟瘾难消，产生无限苦恼。这几乎是所有希望戒烟者都难于消除的苦恼。鲁迅为此深深自责。1926年12月3日致许广平："回忆在北京的时候，曾因节制吸烟而给人大碰钉子，想起来心里很不安，自觉脾气实在坏得可以。但不知怎的，我于这一事自制力竟会如此薄弱，总是戒不掉。但愿明年能够渐渐矫正，并且也不至于再闹脾气的了。"

1934年，鲁迅致母亲信："男胃痛现已医好，但还在服药，医生言因吸烟太多之故，现拟逐渐少至每日只吸十支，惟不知能否做得到耳。"

鲁迅为烟所害：鲁迅在56岁时便过早逝世，令人悲痛。但有多少人知道他的早逝是为烟所害！1936年，鲁迅死于肺疾。当代23位医学专家对保存至今的鲁迅X光胸片认真研读后的诊断是：慢性支气管炎，严重肺气肿，肺大泡；二肺上中部慢性肺结核病；右侧结核性渗出性胸膜炎。这证明长期吸烟正是鲁迅过早死亡的重要原因[3]。

中国烟草业把为烟所困、为烟所苦、为烟所害的鲁迅，拿来大做烟草广告，声称他的文章与笔同烟是"共生关系"，实在是太残酷，也太无良知了。

同样被中国烟草业拿来作文化营销的，还有毛泽东、邓小平、宋庆龄、陈毅、林语堂等等。下面这样的话出自烟草业的公开宣传："伟人、名人、文化人，其中不乏烟民，有的终生与烟草结缘。其著书立说、运筹帷幄、精神风貌，往往与烟草密切相关。"

用名人来做烟草营销，其逻辑是：伟人、名人受人敬仰——因为他们有杰出的成就——他们吸烟——所以是烟草成就了他们——要有成就就去吸烟——要成为名人就得吸烟。将并非因果关系的"吸烟"与"成就"，生拉硬扯绑架到一起，这就是烟草营销中荒谬的逻辑套路。

2. 至于成功戒烟或远离烟草的的名人，烟草业是完全排斥的

如同林语堂文章、学识相仿的梁实秋，一次戒烟成功，从此不再吸烟。他说："我吸了几十年烟，最后才改吸不花钱的新鲜空气。如果在公共场所遇到有人口里冒烟，甚或直向我的面前喷射毒雾，我便退避三舍，心里暗自咒诅：'我过去就是这副讨厌的样子！'"

同样鼎鼎大名的南开大学校长张伯苓，因为问学生为什么抽烟？得到学生回答："因为校长也抽烟"。张伯苓立即说："校长如果不抽烟呢？"学生回答："校长不抽烟我也不抽。"于是，张伯苓立即毁去烟和烟具，从此戒烟。

这样的名人，只因为他们不吸烟或戒了烟或反对吸烟，便被烟草业完全删落，从不提及。

（二）用名胜营销烟草——攀附法

这种攀附法，不妨以"黄鹤楼"为例：

烟草业反对警示图形上烟包时的重要理由就是"卷烟上的图案代表中国最重要的文化"。但是这些所谓"最重要的文化"同卷烟根本没有任何关系。

黄鹤楼何以成为名胜？

有历史：它建于三国时代；有艺术：结构雄伟，建筑艺术高超；有故事：据传仙人费祎曾在此栖息；有诗歌：自唐崔颢、李白以后，历代诗人多有咏歌。这些都是黄鹤楼的文化积淀。

但是，黄鹤楼与烟草却全不相干：有黄鹤楼时无烟草；黄鹤楼的诸多文化积淀同烟草无关；烟草传入中国仍同黄鹤楼无涉；直到中国烟草业借黄鹤楼的名，弄出一种叫“黄鹤楼”的烟，这才拉郎配似的硬搭上了关系，但烟草仍与黄鹤楼的文化积淀毫不相干。

将名胜作为烟草品牌，是中国烟草业的惯技。单以名山命名的烟，便有泰山、黄山、庐山、长白山、九华山等等。烟草借名，名山无言。所谓烟草的“文化积淀”都是这样一场强逼成亲的“拉郎配”。

这种“拉郎配”其实只是用名胜做烟草的文化营销。把一处名山大川或历史遗存的图片或名称印上烟盒，经过他们攀龙附凤的宣传，卷烟就像沾上了“仙气儿”，可以自称具有了深厚的文化积淀，便于推销。可惜，披了一层羊皮，不等于狼就变成了羊。烟盒上印了名胜图片，不等于卷烟就不再有严重的危害。

（三）用民俗营销卷烟——植入法

民俗，是一个民族在长期生活中形成的共同习俗。这种习俗，一般有一定的时间，一定的程序，一定的仪式，一定的用品。如婚礼、生子、百日、抓周、寿诞、祭祀、立春、寒食、清明、端午、重阳、春节等等。民俗是在一定社会形态中形成的，也随着社会形态、生活方式的变化而生灭。

利用民俗营销烟草是烟草业文化营销的一个重点。各种节日他们都不放过。

试以婚庆为例，看看烟草是怎么千方百计“挤”入民俗的。

自古婚庆无卷烟。有烟以后，卷烟也不是婚庆的必需品。

但是，烟草业看中了婚庆的商机。他们做过调查：根据国家民政局的统计数据，全国2006年因婚礼当日而产生的消费接近3000亿元，预计到2008年将上升到5000亿元[4]。这是一个巨大的市场。

烟草业借助婚庆的喜庆气氛，把销售到婚庆中的卷烟，命名“喜烟”；专为婚庆用烟市场设计产品，从命名到包装设计，均添加了浓厚的喜庆味道。譬如，黄鹤楼卷烟的“喜相逢·金玉满堂”；黄金叶卷烟的“万柿如意”以及“好日子”、“双喜”等等。烟草业还专门举办婚庆品牌研讨会，婚庆营销培训班，举办冠名婚庆典礼，“典礼”的布置充满了烟草广告。

2013年，上海烟草集团品牌“红双喜”还亮相春季婚博会。上海烟草集团抓住这一商机，按照集团营销中心的要求，精心准备了“红双喜”品牌展台，大力宣传“红双喜”系列主打的“喜文化”。

利用民俗营销卷烟，用的是植入法。经过精心策划、精心研讨、精心培训、精心制作，烟草营销成功地把烟草制品植入了婚庆市场并开始鼓吹这是中国“自古以来”的婚庆文化。

受烟草业的蛊惑性宣传，不少人以为婚庆中缺少了烟似乎就“没有文化”。中了圈套还以为很有面儿。

（四）用名位营销卷烟——迎合法

社会转型期对财富、享受、权势的无餍追求，是一种病态社会文化。烟草业无孔不入，从这类病态文化中也看到了商机。于是，推波助澜，把地位、身份、富有、享乐等评价元素也融入了烟草的文化营销。

不妨以“贵烟”、南京的“九五至尊”为例：

贵烟原来是贵州省生产的卷烟。但在语词中，贵与富贵、尊贵、贵人、贵客、贵族等相关。这样，贵州的“贵烟”便在广告语：“‘贵’是一种态度”中植入了吸此烟者为贵的暗示。

尊，是一种地位。尊，与地位、职位、高位、官位相关联。南京卷烟就有一种叫“九五至尊”，索性以帝王至尊当诱饵，让吸此烟者在虚假尊贵感觉中得到一种幻想中的满足。

富、贵、通仙、梯杷（提拔）、美女都成了中国卷烟迎合并助长社会病态文化的营销术。

浮躁社会中的暴富暴贵心态，是一种病态社会文化，是一种破坏社会安定与发展的文化。

吸烟既不能使人贵，也不能使人尊、使人富。烟草业为了营销不惜借助于这种病态文化，迎合病态的社会心理。这表明烟草“文化”营销已达到不择手段的地步。

（五）用民生营销烟草——指鹿法

在现代科学研究不断揭示吸烟严重危害健康的今天，尤其是《烟草控制框架公约》签订以后，全世界控烟浪潮澎湃。烟草使用的严重危害为众多科学证据所证实。在烟草危害知识日益普及的今天，人们愈来愈关注健康。烟草业不敢像往日那样明目张胆否认吸烟对健康的危害，于是改变策略，打出了所谓“降焦减害”的旗帜，给人造成吸某种“降焦”卷烟，就可以降低危害，甚至降到微不足道。

中国烟草业借助于“国营”的牌子，为所谓“降焦减害”大做广告，还搬出了“科技奖”、“降焦减害学科带头人”、“烟草院士”等等“光环”作证。

烟草业在“科学”的旗帜下，推出了所谓“消费者利益至上”的口号。你说“吸烟有害”？我给你生产“低害卷烟”；你说科学证明吸烟严重危害健康？放心，请吸低焦油、低危害卷烟——这也有“科学证明”。

善良的人上当了。原来，这又是一场骗局。吸低焦烟丝毫没有减小健康危害的风险。科学界认为，烟草业的评估模型是不可靠的，测试方法是不正确的，已有的试验结果无法证明“降焦低害”卷烟的存在。低焦油、低危害只是一场“科学”旗号下的骗局。

但是，烟草以科学之名的文化营销成功了，低焦高端卷烟销量大幅上升。自 2007 年起，低焦油卷烟的销售收入以平均每年 30% 以上的增幅快速增长。2009 年已达到 120.34 亿元，增幅近 100%。[5] 2012 年 1-12 月份低焦油卷烟呈现高速增长发展态势，产量总销量均创历史最高纪录，实现同比增长 414.33%，低焦油卷烟实际销量超过目标销量的 2 倍还多。[6]

在“消费者利益至上”旗号下的这场“科技”营销，把烟草业的文化营销，推到了极致，也把这种营销的本质揭露到了极致。

明明是鹿，却硬指为马。这事发生在两千多年前的秦朝。明明没有减害，却偏要说它已经减害；明明违背科学，却偏要指其为科学，这事发生在今天。

烟草业文化营销的5M攻略，使他们在赚取高额利润中得到了暂时“成功”。

文化营销的途径还在扩张。从传统媒体向新媒体转移。烟草文化营销的传统渠道受到了《广告法》等多重限制，但是，烟草的文化营销又在向新媒体转移。微博、微信公众号上各种烟草文化营销仍然变换花样不断出新。

文化外衣丝毫没有改变烟草使用对健康的严重危害。欺骗可以得势于一时，但不能得势于长久。吸烟的风习，作为一种劣质文化必将淘汰，人类终将选择无烟的健康生活方式。

信息来源

【1】李洁 陈斯，国家烟草专卖局副局长：“烂肺”照片不上烟盒，法制晚报，2016年3月15日，https://new.qq.com/cmsn/20160316/20160316006365。

【2】周瑞增、陈永照等，《WHO〈烟草控制框架公约〉对案及对中国烟草影响对策研究》，经济科学出版社出版，2006年8月。

【3】陈四益，《误读鲁迅——以吸烟为例》，《同舟共进》，2013年第08期。

【4】郝喜东，中国婚庆市场发展与走向研究报告，http://www.doc88.com/p-1774886388261.html。

【5】2011—2015年中国烟草行业投资分析及前景预测报告，全球分析网，2011年6月27日，https://www.docin.com/p-255586581.html。

【6】2011年1至12月份低焦油卷烟产销情况，中国烟草，2012年2月27日，http://www.etmoc.com/market/Newslist?Id=26719。

漫画家们呼唤控烟

吴宜群

如果说音乐是一门听觉艺术，绘画就是一门视觉艺术。艺术往往可以跨越社会、文化、政治、历史、地理、语言和民族的障碍，使人们得以进行思想交流和沟通。

漫画是绘画中的奇葩。漫画作者以幽默的手法表达自己对事物的看法，提出批评或评论。讽刺和幽默是其特性，常常寥寥数笔，却能引人发笑、令人深思。用现在的说法，漫画超越了绘画，有了哲学和文学的元素，而控烟题材的漫画，又增加了科学的元素。漫画题材广泛，控烟问题正好又涉及了社会生活、文化、乃至政治，更能激发画家的创作灵感和艺术火花。随着中国政府签署和批准世界卫生组织《烟草控制框架公约》(以下简称《公约》)，控烟的呼声日益增强，有关控烟的漫画也不断涌现。漫画正是画家们用画笔支持控烟的一种表达形式。控烟漫画因其艺术特性，显现出独有的优势，它的读者对象不仅仅是广大民众，所有从事或关注控烟工作的人士——包括专业控烟工作者、控烟政策的制定者或决策者，从中也能得到裨益。

控烟漫画的兴起并备受社会关注，促成了第一部汇集控烟漫画并细加评说的专著——《笑着向烟草告别》——问世。

一、《笑着向烟草告别》漫画书的问世

这本书由新探健康发展研究中心策划，陈四益先生主编并撰文。它的出版得到了协和基础医学院全球控烟研究所中国分中心支持，书中收集了48位漫画家的100幅控烟漫画作品。书中的漫画，创作时间跨度长达60余年。作者有著名的老一代漫画家，也有年轻的漫画家；内容涉及控烟的方方面面，无论是对烟害的控诉，还是对吸烟者的幽默忠告，无论是对官员腐败和不作为的无情鞭挞，还是对烟草业的揭露和讽刺，无不惟妙惟肖、切中要害；同时立场鲜明、哲理深刻、绘画语言丰富。这些漫画，有的向人们发出善意规劝，有的给人以当头棒喝，有的则是鼓舞控烟大军前进的檄文；所配短文精炼简洁，与画相得益彰，每有画龙点睛之效。笑可以使人们情绪放松，本身有益于健康，而在笑声中给人以启迪和思考更是我们的期望。

漫画也如杂文，是攻防的手足，感应的神经。控烟的漫画史，就是一部对烟害的认知史，它以漫画特有的幽默，揭示吸烟的危害，控烟的必要，为烟草辩护的可笑与徒劳，引

领人们笑着向烟草告别。

从这本漫画书中我们了解到在现代中国有许多艺术家、文化人早就认识到吸烟对健康的危害，他们坚持不懈地从事控烟的宣传教育，其功甚伟。那么多精思妙想的漫画让读者忍俊不禁。这笔丰富的控烟文化遗产，让人从中受到教育和鼓舞。

二、且看怎样《笑着向烟草告别》（以部分漫画为例）

（一）对烟害的控诉

1．张乐平先生 1946 年的作品《乌烟瘴气》（图 1）

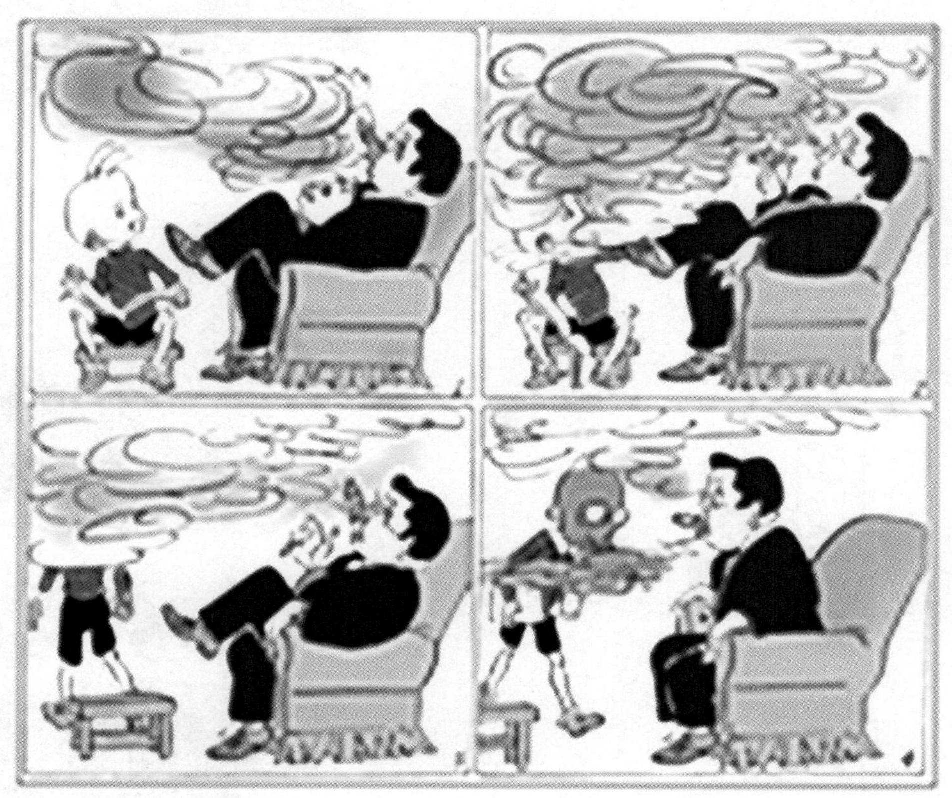

乌烟瘴气　　　　作者　张乐平

图 1　乌烟瘴气

吸烟者吞云吐雾，旁若无人。不吸烟者被烟雾包围，苦不堪言。像三毛这样的“下人”，更是有苦说不出，有苦不敢说。聪明的三毛找出一只防毒面具戴上，是无奈的自卫，也是无声的抗议。

一个甲子过去了，吸烟者依然吐雾吞云，不吸烟者依旧苦不堪言。吸烟者固然可以声称有“享受烟草”的权利，但觉醒的不吸烟者是否也应当有不受烟草烟雾危害的权利？

他们已不再是屈辱的“三毛”。

2. 方成先生的漫画“会诊”告诉了我们吸烟致病于无形，致害于长远（图 2）

医生会诊，不在病人身边，却在地上寻觅，岂不怪哉！说怪也不怪，因为病因就在那满地的烟头。吸烟危害，立现原形。

3. 画家笔下的“夺命烟害”

看着一个个烟灰缸化作一个个坟冢；看着一条条活泼泼的生命，就这样“荒冢一堆草没了”——真让人欲哭无泪。（图 3、图 4）

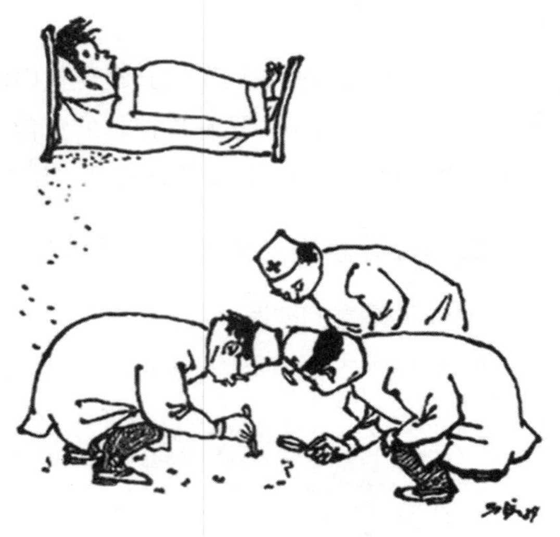

会诊

作者　方成

图 2　会诊

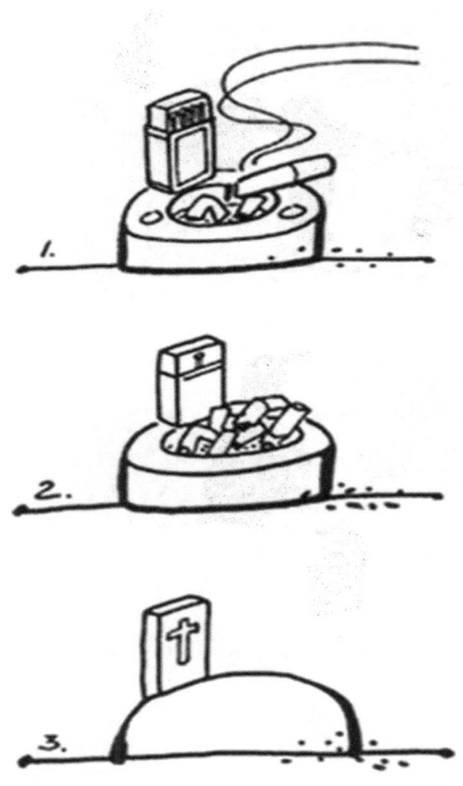

作者：郑辛遥

图 3　夺命的烟害

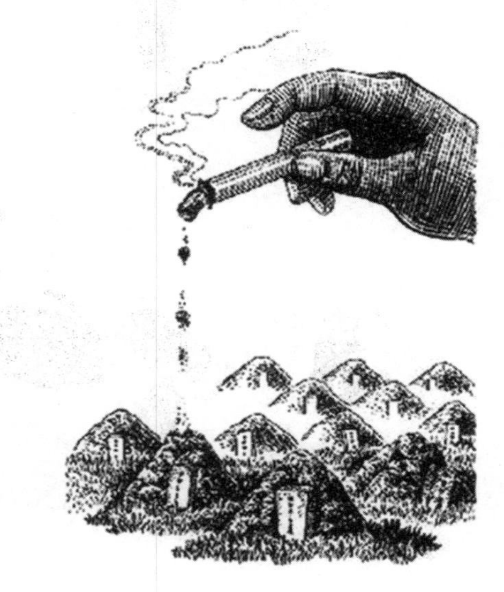

“荒冢一堆草没了”

作者　孙以增

图 4　荒冢一堆草没了

（二）对吸烟者的幽默忠告.

1. 风云难测（图 5）

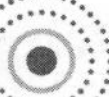

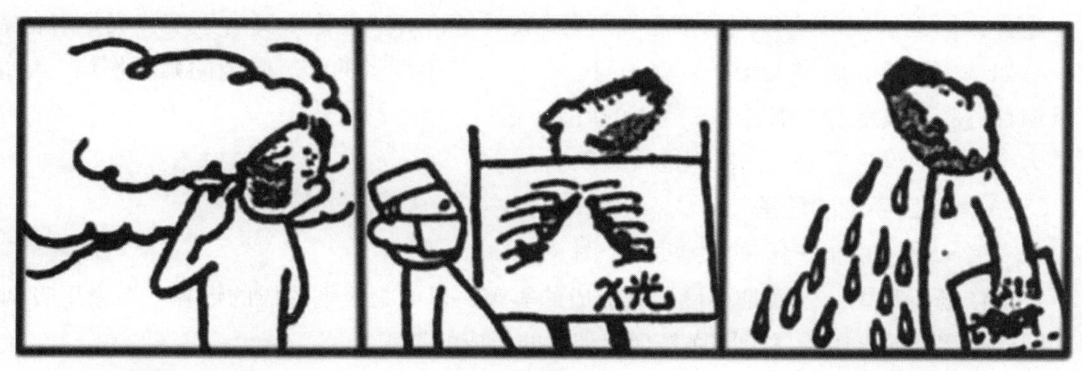

预报：多云..　　　　渐阴.....　　　　大雨

作者　梅逢春

图 5　预报

一幅题为《预报》的三联漫画：①多云：猛吸卷烟，四周烟云缭绕；②渐阴：肺上已见阴影；③大雨：嚎啕大哭，悔之已晚。

漫画把吸烟的危害说得清楚明瞭。真是“天有不测风云，人有旦夕祸福”。但是，“风云”人类目前尚不能控，人的祸福却并非全不可控。譬如吸烟，只要及早戒断，便可大大降低因烟致命的风险。

2．胎儿在咳嗽（图 6）

大夫听到胎儿咳嗽，当然是艺术的夸张，但却并非全无凭据。已有研究证明，孕妇吸烟导致胎儿和围产期死亡率上升，也使胎儿低体重出生率增加。新生儿被动吸烟，与婴儿猝死综合征及儿童呼吸道疾病有关。祸延后代，能不慎哉！

3．吸烟导致肺癌（图 7）

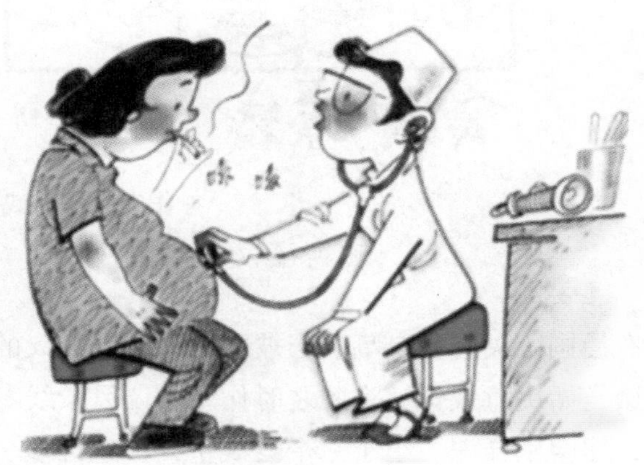

胎音　大夫：胎儿在咳嗽

作者：王复羊

图 6　胎音

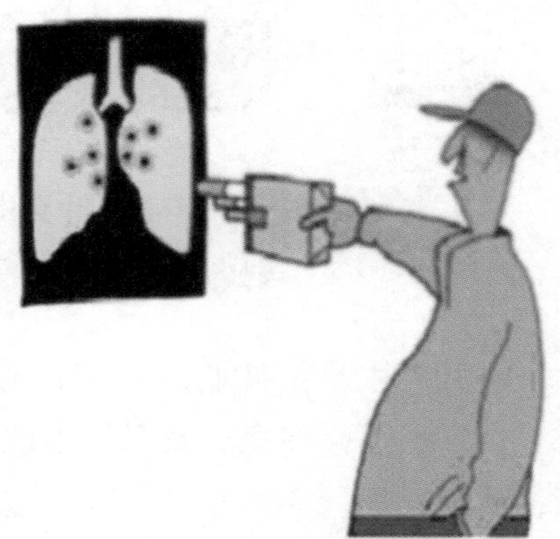

老枪

作者　天呈

图 7　老枪

过去，抽大烟用的工具叫“烟枪”，漫画家天呈，对“老枪”又有别解：吸烟者的卷烟，有如一支手枪，瞄准的靶子，就是自己的和吸二手烟者的肺。肺上的累累伤痕，记录了吸烟者自戕和吸食二手烟者无辜受害的后果。

为了自己，也为了他人，把烟枪收起来吧。

（三）揭示二手烟的危害

1．室外雾霾和室内烟霾的“叠加”（图 8）

在工作场所吸烟，外面是环境污染造成的雾霾，里面是吸烟造成的烟霾。在家里吸烟，外面同样是室外的雾霾，屋里同样是烟草烟雾的造成的烟霾。

雾霾烟霾，内外夹攻，长此以往，人何以堪！

如何消除这样的内外夹攻，是人类共同面临的课题。吸还是不吸？

2．有望改观的“风景”（图 9）

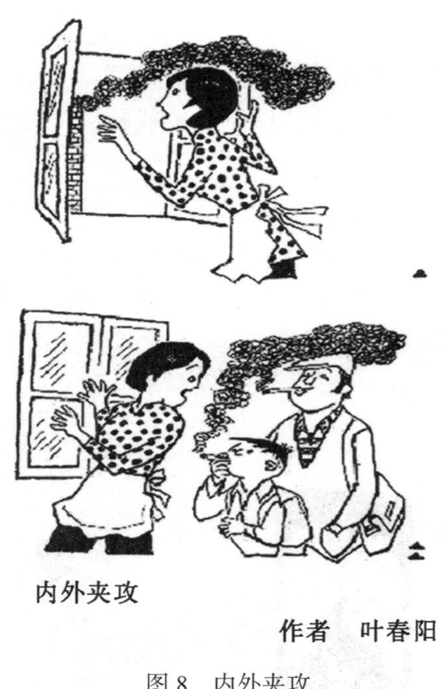

图 8　内外夹攻

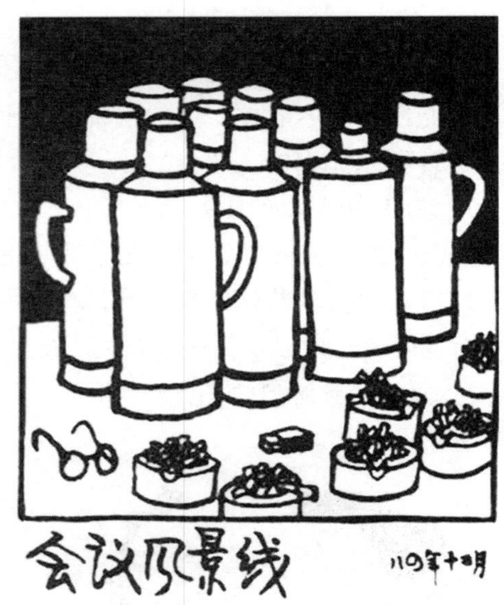

图 9　会议风景线

华君武先生早年吸烟，屡戒不成，曾有漫画《决心》自嘲。当彼之时，对于会议的这道风景，定然不会在意。及至烟害危及健康，始决意戒烟。当此之时作《会议风景线》等漫画，既为反思，亦为警世。因是过来人，体会别样深。小小一个会议室，被这许多“烟枪”，整出这许多烟头，那不吸烟的不被呛得七窍生烟才是怪事！

各地正纷纷制定公共场所禁烟的法令，会议室应在其中。看来，这道“风景”有望改观。

3．二手烟的“圈套”（图 10）

一个个烟圈儿，就像一道道绳索，把不吸烟者捆得结结实实，动弹不得，无处遁逃。这是火车车厢中二手烟受害者的真实境况。华君武先生此图作于 1983 年。掐指算来，已过 30 余年。30 多年后，在动车车厢已大为改观，但在其他公共场所——如“绿皮车”车厢、办公室、会议室、餐馆网吧等处，仍然随处可见。套圈、圈套，套到腰，套到头，套到何时方止休？烟害令人愁。

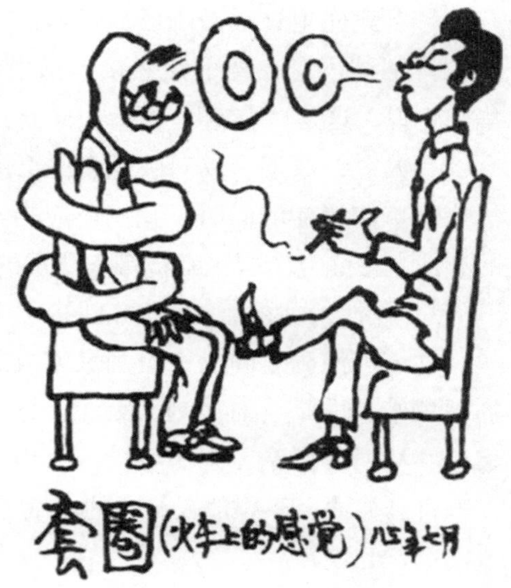

作者　华君武

图 10　套圈

（四）向人们发出善意规劝

1．盲人骑瞎马的潜在危机（图 11）

“月黑杀人夜，风高放火天”同“盲人骑瞎马，夜半临深池”，哪个更恐怖些？若从字面来看，月黑风高，杀人放火，自然够狠。但若设想环境，盲人瞎马，夜半深池，似乎更加惊悚，因为杀人放火的危险都在明面上，还有机会躲避，而盲人瞎马的危机却是潜在的，无从回避。闭眼不顾烟草危害，塞耳不听科学界的劝告，不了解或不想了解或执意不信烟草有害而滥用烟草，也如盲人瞎马，离危险愈来愈近而茫然不觉。这才是非常可怕的啊！

2．戒烟的艰难（图 12）

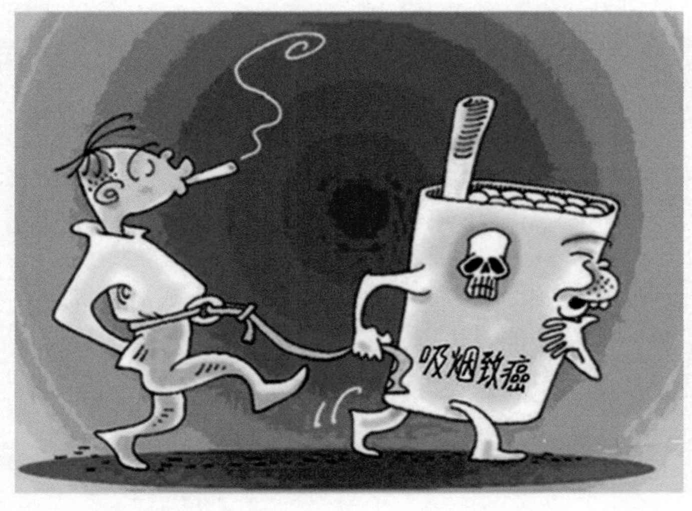

被谁牵着走

作者　吴之如

图 11　被谁牵着走

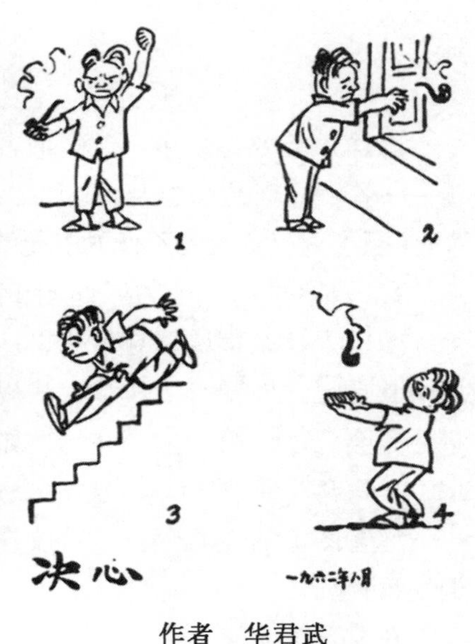

作者　华君武

图 12　决心

华君武先生这幅漫画已成经典。下定决心的戒烟者，把烟斗扔出窗外。立刻反悔的他急忙奔下楼去，在楼下安然接到落下的烟斗。其决心改变的速度之快，超过了自由落体。华先生说，这是“自嘲”。

有人说，戒烟不仅对吸烟者是必要的，对政府也同样必要。此言有理。在鼓励吸烟者治疗烟草依赖症的同时，我们还应当劝导政府摆脱烟草税收依赖症——那是一种得不偿失的游戏，最终会给国民经济带来严重的后果。早戒早好，不要挨到那痛苦的一刻。

3．任性的“视而不见”（图 13）

这一组漫画，同出于漫画家方成之手。一位漫画家不断重复类似的图景，必定是这样的现象俯拾即是，对他刺激太深。方成先生画这几幅漫画的时候，禁烟标识已经出现在许多公共场所。但是，因为习惯，因为上瘾，因为不知道或不相信烟草的严重危害，也因为只顾自己方便、不顾他人利益的习气，禁烟标识无异空悬。

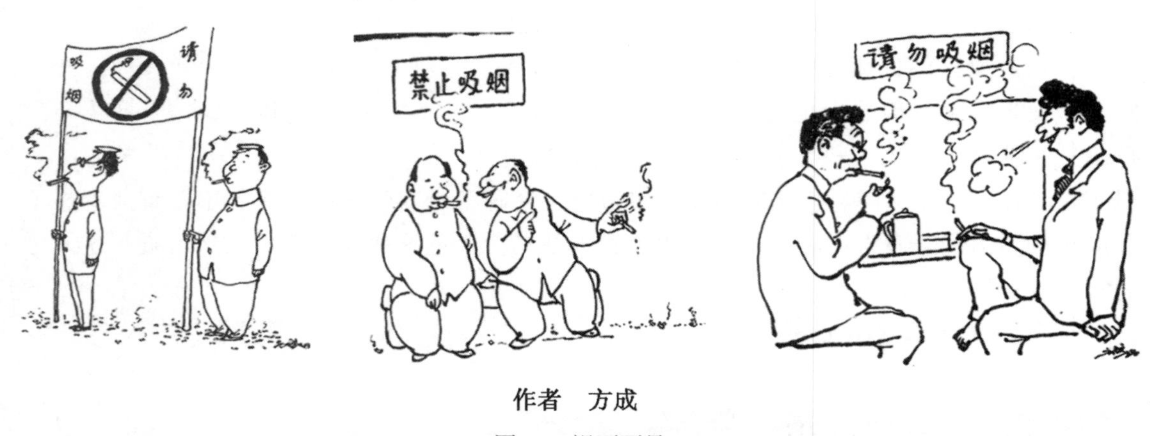

作者　方成

图 13　视而不见

怎样才能令行禁止，让吸烟者在禁烟的场合自觉、自爱，遵守规定？漫画家提出了问题——答案应当在每个人的心里。

（五）对公众人物不作为的无情鞭挞

1．领导的“示范效应”（图 14）

中国人什么都讲领导带头，一把手挂帅。领导不带头，什么事情也做不成。就说公共场所禁烟吧，即便有了法律、法规，在一个单位能否执行，还要看领导的态度。无论会议室还是会议厅，第一把手在场，如果不吸烟，下属人等没有敢掏烟的。第一把手如果一掏烟，立马会议室中乌烟瘴气。

你看图上的主席台，尽管放着“禁止吸烟”的告示，但一把手视若无睹，台上诸人便烟气腾腾。

在要求领导言为士则、行为世范的社会，当官，能不慎乎！

2．医生戒烟的“示范”（图 15）

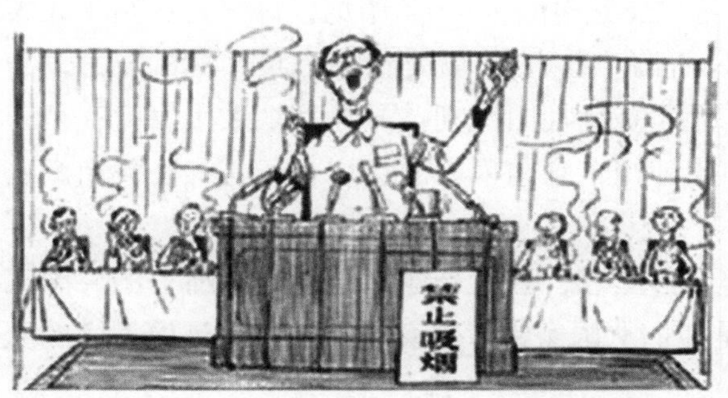

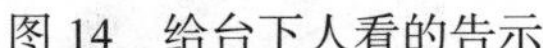

图 14　给台下人看的告示

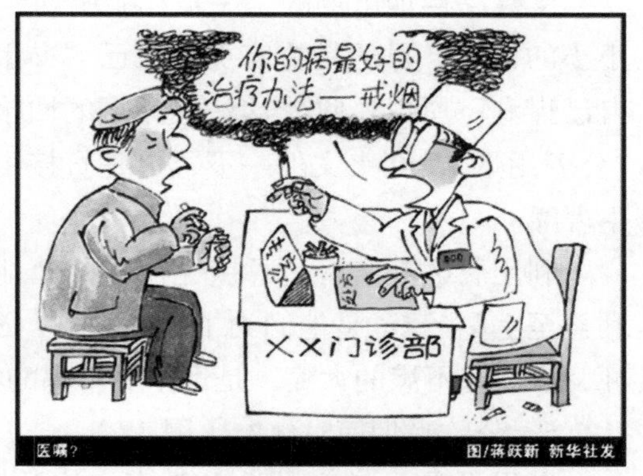

图 15　医嘱

许多人决心戒烟是由于医生的劝告。许多人戒烟成功也是由于医生的指导。

但是，医生中瘾君子也不少，据报道，中国男医生的吸烟率超过五成，是世界上男医生吸烟率最高的国家之一。这绝非我们的光荣，因为医生应当最清楚烟草的危害，也因为医生负有劝导病人远离烟草的责任。如果一个医生，像图中所画那样，手中夹着烟卷，去劝病人戒烟，他的劝导效果将化为乌有。

3．“厅局级享受”（图 16）

上千元一条的烟，要送，当然得不显眼，于是“礼不上前门儿”，都从后门儿走了。南京一个区的房管局长周久耕不明此理，戴高档手表、抽高档卷烟，被网民曝光，一查，果然是个贪官。此案一出，公开场合官员们都抽“裸烟”了，让你看不出牌子来。可是烟草商说高档烟卖得一样火，足见还在送。已有卷烟公开标榜是“厅局级享受”，还有烟商在不遗余力“打造”“烟草文化”，为的是要“给贵一个理由”。好像价钱愈贵就愈有“文化”。送礼不嫌贵，送烟成了“送文化”——好不冠冕堂皇！奇怪的是纪检部门怎么总是坐待网上曝光，不去主动查一查哪些官员、通过什么手段得到了这些“厅局级享受”的“烟草文化”！

4．“公务用烟”的怪相（图 17）

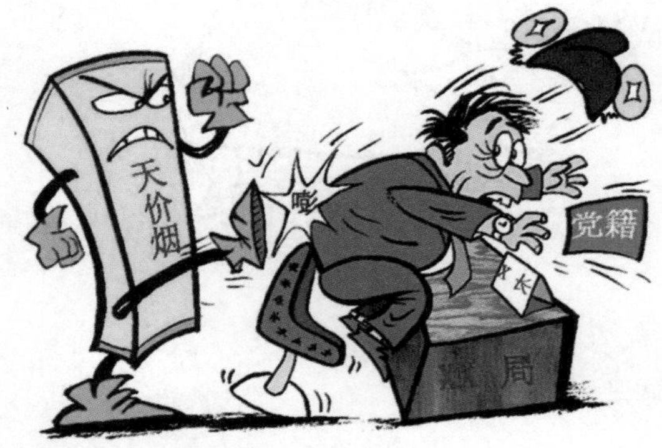

图 16　周久耕受贿案

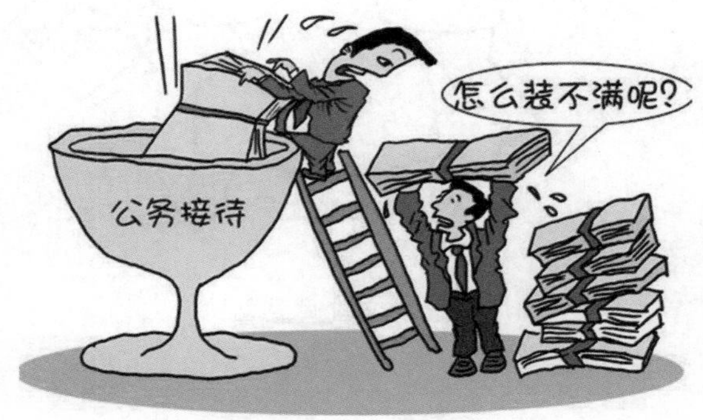

图 17　魔杯

支撑高档烟市场的，一是礼品用烟，一是“公务用烟”。礼品用烟，许多是送给了大大小小的官员，目的是要官员为自己“办事”。所谓“办事”，就是借用官员掌握的权力，为自己谋利。所以，收受这些礼品烟的回报，无非是牺牲国家利益，礼品烟滋生腐败；至于“公务用烟”，红头文件一下，更是直接由国库开销，拿纳税人的钱烧着玩儿，公务用烟滋生奢靡。

利用腐败和奢靡，这就是中国烟草业的经营之道，也就是他们经常挂在嘴上的“国家利益至上”。究竟是他们为了国家利益，还是他们从国家银库里套取利益？永远填不满的魔杯，永远塞不满的大嘴，是烟草业不竭的财源。

5．公款吸烟何时休？（图 18）

世界上最没道理的公务消费，当数“公务用烟”。

“喂，公款吸烟何时休”！漫画家发出了这样的呐喊。一叠叠人民币飞进了烟草那张开的大嘴，那都是人民的税赋，是用于国家发展经济、建设国防、提高人民生活水平的资金。这些钱理当用于正途，但却被某些官员以“公务用烟”为由白白地烧掉了。

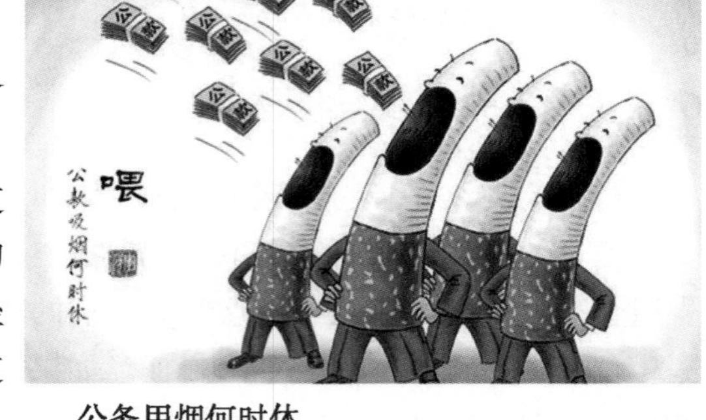

图 18　公务用烟何时休

（六）对烟草商的无情揭露

1．抵制控烟的盾牌（图 19）

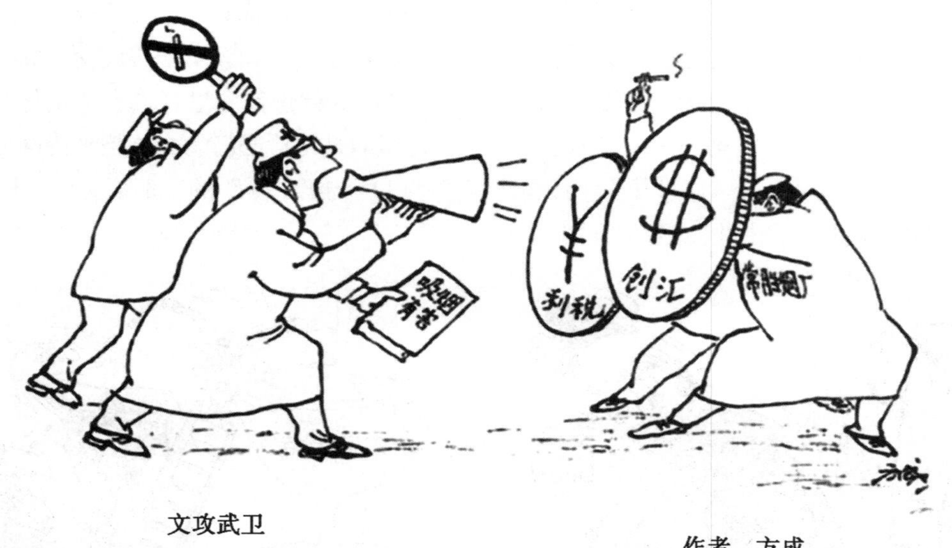

图 19　文攻武卫

烟草商抵制控烟的一大法宝，就是他们上交国库的税收，称之为“国家利益至上”。其实，烟草商的利润来自暴利，来自对公众健康的危害，来自依靠尼古丁上瘾控制吸烟者、使之无法摆脱。至于他们上交的税收，已有研究证实，还不敌烟草危害带来的种种社会公共支出。

从全局看，烟草的危害已为医学研究反复证实。靠发展烟草来支撑一个国家或一个地方的经济，无异饮鸩止渴。经济学家的计算，就是在当前，烟草创造的税收，也不过同因其危害带来的社会消耗相当。只不过税收是看得见的票子，而消耗则混杂在各项支出之中，不去细算不觉得数额的巨大。

2．烟草商和医学家的差别（图 20）

烟草商用华丽的包装，用他们想得出的一切美好词语来装扮烟草。为的是让人为烟痴迷，所以他们坚决反对把大而明确，醒目清晰揭示烟草危害的图像警示标识印在烟草包装上。医学家用临床、实验、统计、检测、调查得来的确凿证据，告诫大众：吸烟会造成疾病甚至死亡。“吸或不吸，这就是问题所在。”这是所有吸烟者都面临的选择，它关系于你和你周围的亲人、朋友以及其他无辜者的生命。

3．低焦油低危害的欺骗（图 21）

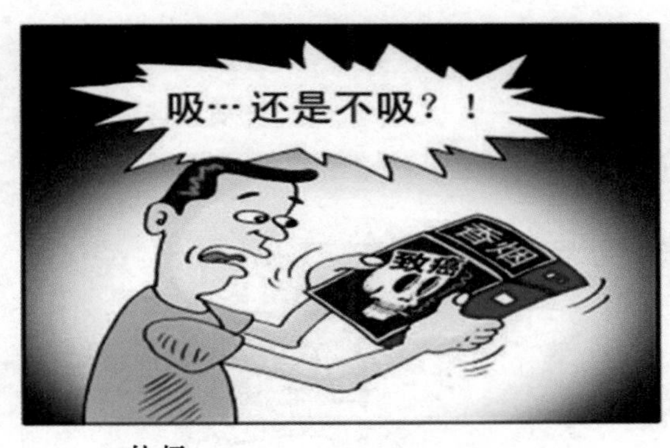

图 20 抉择

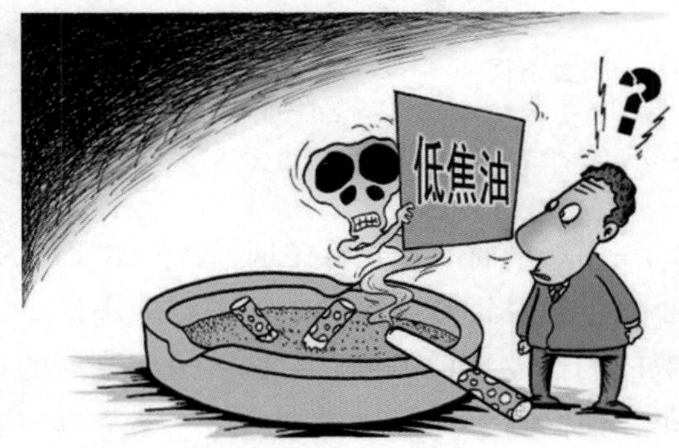

图 21 “低危害”的骗局

由于吸烟者对健康的担忧，烟草商们开始了“免除担忧”的欺骗宣传。中国的烟草商至今还在打着“低焦油低危害”卷烟这面旗帜欺骗消费者，将大把的科研经费拿去支撑这个“无害卷烟”的幻梦，声称“降焦减害”是烟草业的唯一出路，让吸烟者在等待这个幻梦实现中慢性死亡。

4．照卖不误（图 22）

烟草在中国是由国家专卖的。烟草专卖法是国家明令颁行的。烟草专卖局是主管烟草生产与销售的政府部门，是烟草专卖法的执法主体。“禁止向 18 岁以下青少年销售卷烟”载诸法律，但是在实际生活中，青少年买烟几乎从无限制。不但不限制，售烟店还想出种种办法方便他们买烟，譬如，拆零向青少年推销。

执法的专卖局对此眼开眼闭，很少查处。如果他们拿出打击卷烟制假、贩假、走私的十分之一热情和力量，局面也不会像现在这样失控。

5. 烟草业的“缩小”与“放大”（图 23）

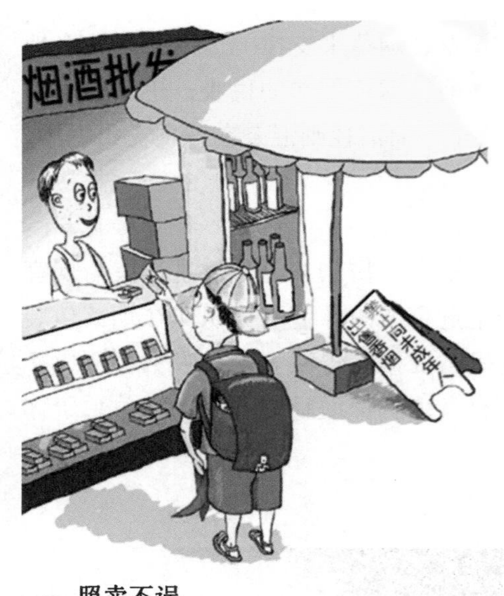

照卖不误

作者　吕山

图 22　照买不误

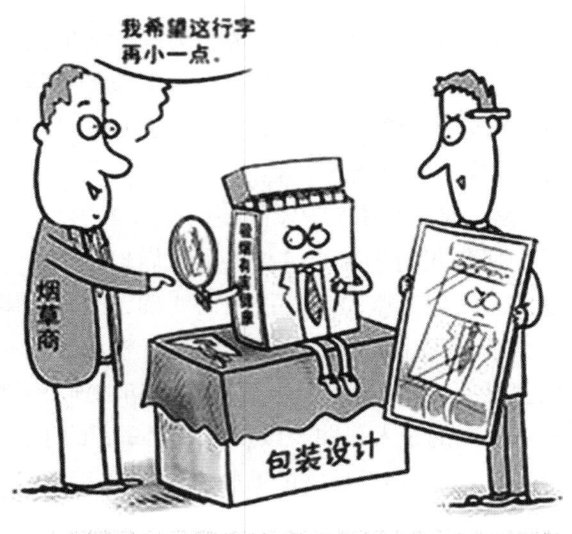

小点，再小点

作者　邱炯

图 23　小点，再小点

用烟草商的眼光看控烟，就如拿着放大镜嫌警示标识太大一样，只求小点、小点、再小点。把对百姓健康的关注缩到最小最小，把烟草业的利益放到最大最大，这就是烟草商的心态。但是，他们嘴上却要说得堂皇——烟草包装上的商标是“文化”，他们是要保卫“文化”。而且，据说他们是“代表”人民的。唉，可怜的“人民”。

6. 脏烟灰缸奖（图 24）

2008 年，在南非德班召开的《烟草控制框架公约》缔约方第三次会议上，由于烟草专卖局主导了中国代表团的发言，在关于烟草包装警示标识的议题上，引起了到会者的不满。那次会议提交通过的有关《烟草控制框架公约》第 11 条《实施准则》，要求各缔约方在烟草包装上尽量采用说明烟草具体危害的图像警示标识，以明确告诫吸烟者，吸烟可能造成怎样的危害。但是，中国代表团的发言令人失望。他强调中国烟盒上印有中国的名山大川，是中国的文化，在这样的烟包上印上那些警示图像，就会伤害中国人民的感情。于是到会者决定把这一

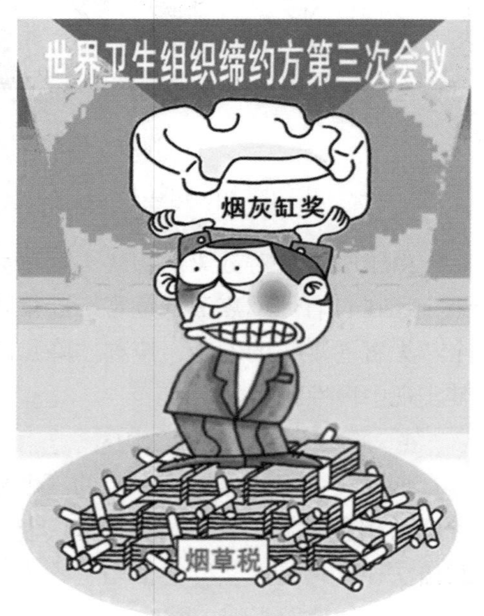

脏烟灰缸奖　　作者　徐师东

图 24　脏烟灰缸奖

天的“脏烟灰缸奖”发给中国，“颁奖”理由是“要漂亮烟包，不要公民健康”。

（七）呼吁社会、学校和家庭关爱儿童

1．学校和家庭不能两不管（图 25）

校内，家内，界限分明。校外的事学校不管，家外的事家长不管。就像下棋，红黑双方都有人管，就那“楚河汉界”无人过问。于是，孩子就在两界之外大抽其烟。华先生这幅漫画作于 1985 年。那时的情形或许如此。但在今天，情形恐怕更为严重。校外家外，依然如故，校内家内不少地方也烟雾缭绕。老师吸烟，家长吸烟，孩子就是严于自律，也饱受二手烟之害。

2．家长的“身教和言教”（图 26）

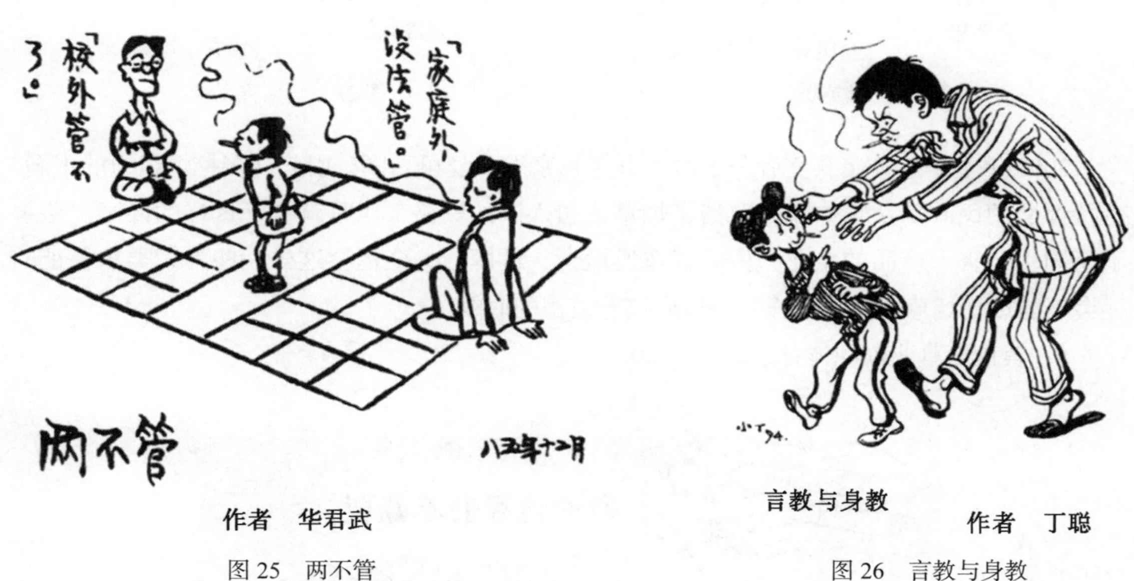

图 25　两不管　　　　图 26　言教与身教

这位做父亲的倒是很注意管教孩子，凶神恶煞，耳提面命：“小孩子不许吸烟，听到没有？”但是他忘掉了自己嘴里还叼着烟卷呢。父母对孩子往往重言教。要做什么，不许做什么，说得头头是道。这不能说错。但是，对于孩子，身教比言教更为重要。父母的榜样是无言的命令。这就叫“桃李无言，下自成蹊”。

3．呼唤无烟影视（图 27）

孩子们处于可塑性最强的时期。这个时期的孩子，入于苍则苍，入于黄则黄，就看你给他们什么影响。

现在，影视作品中人物的服装、发型、口头语，乃至举手投足也都会吸引青少年模仿学习，尤其是作品中的英雄人物，更是青少年心中的偶像。因此，影视作品中吸烟镜头泛滥，势必影响到青少年的行为方式。有调查显示，影视剧中看到吸烟镜头最多的孩子，尝试吸烟的可能性提高了 3 倍，而不吸烟的孩子，如果他崇拜的偶像吸烟，他对吸烟行为认同的可能性将提高 16 倍。

4．中华慈善奖，一票否决烟企（图 28）

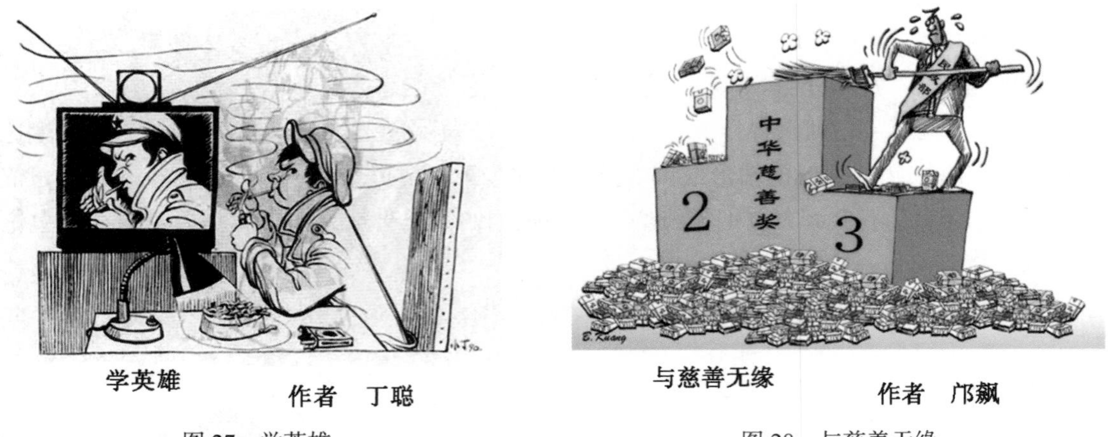

图 27　学英雄　　　　图 28　与慈善无缘

2008 年中华慈善奖获奖者公示时，有好几家烟草公司入围，引起许多控烟组织的不满。主持评奖的民政部从善如流，取消了烟草公司入围的资格，于是就有了这样的漫画。慈善不能同生产害人产品的企业为伍，就像奥运会、世博会、全运会这样一些为人类求福祉的盛会不能接受烟草的赞助一样——这应该是道德的底线。

5．禁止烟草业资助体育运动（图 29）

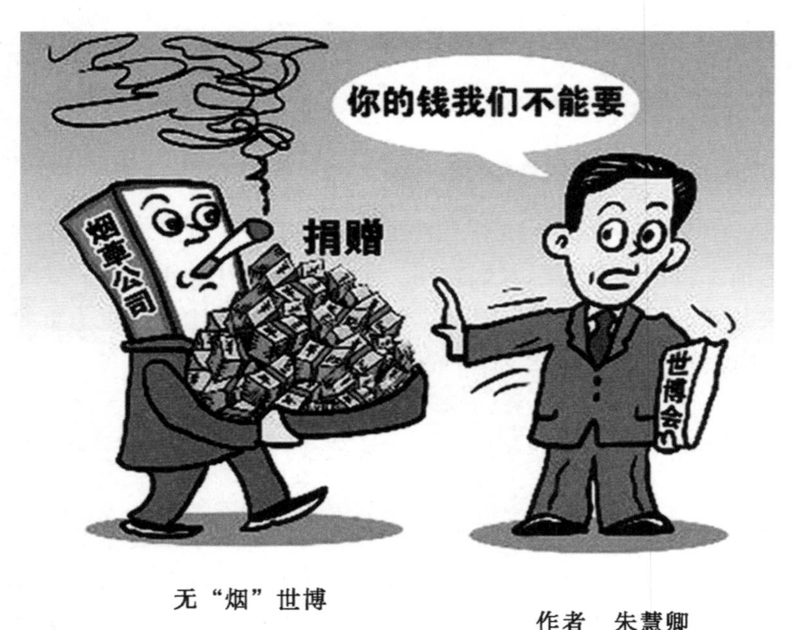

图 29　无“烟”世博

2008 年，北京实现了“无烟奥运”的承诺，不接受烟草企业的“赞助”，国际社会交口称赞。2009 年，烟草企业又宣布向上海世博会捐助 2 亿元。社会各界纷纷反对。上海世博会组织者也宣布，出于健康理念，决定中止同烟草企业的这项捐助合同。同年，在山东举行的全国运动会，也宣布拒绝烟草企业的赞助。

（八）控烟路漫漫

1．狐狸如何保护小鸡（图 30）

中国国家烟草专卖局就是中国烟草总公司。这种两位一体、亦官亦商的体制，使一个管理国家烟草业的政府部门，成为烟草企业利益的代表。因此，被国际舆论讥评为“把狐狸放在鸡笼里讨论如何保护小鸡”。由此可知，中国控烟不仅要克服烟草业制造的种种障碍，而且控烟的努力也会受到代表烟草业利益的政府部门干扰。这是一条漫长而又艰难的道路。

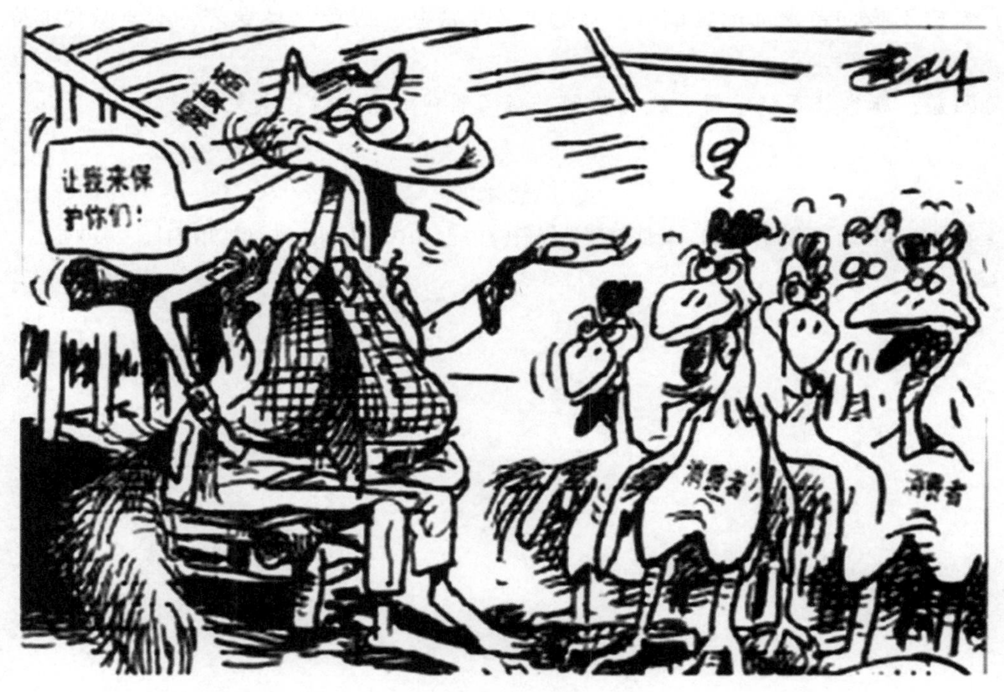

图 30　狐狸坐在鸡笼里讨论如何保护小鸡　　作者　李建华

三、结语

人们所以还对烟草一时难于割舍，情形各有不同：烟草商看到利，官员看到税，苦恼者看到麻醉，疲劳者寻求刺激，无知者不明利害，幼稚者醉心模仿，上瘾者难于摆脱。

不管出于何种动机，选择总要以人为本，以人的生命为重。这，考验着各种人的道德、智慧和毅力。请切记：生命如果丧失，一切随之而逝。

【当事人感言】---------------------- 陈四益

新探中心起意要编一册控烟漫画集，得到了协和基础医学院全球控烟研究所中国分中心 FOGARTY 项目基金支持。他们希望我来主持并为每一幅入选的漫画写一段短短的文字，以扩大漫画原有的内涵并增加读者阅读的兴趣。这恐怕一是因为我同漫画家丁聪先生有过长期合作，使他们觉得我适合做这项工作；二是因为我对控烟的艰难有一定了解，也愿意为之聊效绵薄。编书的过程中，我才了解到中国的漫画家对控烟作出的贡献。他们以幽默的或讽刺的笔触，描述了烟草的危害和控烟之必要，兼及对于控烟的种种认识上的误区。本书所选，仅只百幅，但艺术化的议论已几乎涉及控烟工作的各个领域，可称是一部有趣的控烟教程，但又毫无一般教材的枯燥乏味。

我是一个饱受烟害的老烟客，对烟草危害心存戚戚，虽然已经戒烟多年，但过去吸烟带来的伤害，至今纠缠着我。参与这项工作，也是有意借此同吸烟与不吸烟的朋友做一番交流，希望不吸烟者永远远离烟草，吸烟者及早戒断，以免终身受苦，不要像我那样后知后觉。

陈四益：新华社高级编辑、原《瞭望》新闻周刊副总编辑，杂文家

信息来源

【1】《笑着向烟草告别－漫画控烟》，新探健康发展研究中心，中国协和医科大学出版社，2010年。

无烟婚礼，清新中国

叶 榄

进入21世纪后，全球的烟草控制也步入了快车道。烟草危害是当今世界最严重的公共卫生问题之一，吸烟不仅对吸烟者自身造成严重危害，其散发的二手烟雾可引起多种疾病，给社会和家庭带来沉重负担。经中国医学科学院基础医学研究所、全球控烟研究所中国研究合作中心联合倡导，“无烟婚礼”正在我国多个城市积极推进中。[1]

本文试图通过案例，向大家系统地展示无烟婚礼的现状。

一、“无烟婚礼”在中国悄然兴起

在中国，摆烟、敬烟、点烟是中国传统婚礼上的必备环节。婚礼上，新郎穿梭于酒席宾客间，在吞云吐雾中与宾客言笑晏晏。然而参加婚宴的亲朋好友们却因此被迫处在二手烟和三手烟的团团包围中，成为烟草污染的最大受害者。[2]为改变传统婚礼的习俗，享受无烟健康婚礼，提高社会公众对吸烟和二手烟、三手烟危害的认知，全国很多地方相继开展了“无烟婚礼”活动。通过婚礼现场不摆烟、不敬烟、不吸烟，营造健康环保的“无烟婚礼”新风尚。让我们以慢镜头的方式，对全国各地举行的“无烟婚礼”进行回放，了解这场移风易俗的运动的开展情况，看看无烟婚礼的星火之势

1．镜头一：哈尔滨市新人举办创意“无烟婚礼”

1）卫生部门倡导

2011年8月27日，一场特殊的婚礼在哈尔滨市红事会酒店举行，在婚宴现场看不到卷烟，每张酒席上都放有禁烟提示牌，还有控烟督导员在现场监督。这是黑龙江省第一个在专业控烟机构（黑龙江省疾病控制中心）倡导下举办的“无烟婚礼”。

2）婚礼现场的无烟氛围

在“无烟婚礼”宴会厅大门的两侧竖立着“我们倡导无烟婚礼，健康生活”的宣传牌。在进入婚宴现场前，不少来宾都主动掐灭了自己手中的烟头。走进宴会大厅，每张宴会席的桌上都摆放着“无烟婚礼，感谢您不吸烟”的告示牌，在婚宴现场还有几位贴着袖标的控烟督导员在来回“巡视”，发现有吸烟的客人后，主动走上前去进行劝阻。

3）新人的感悟

据二位新人介绍，“无烟婚礼”既省钱，又环保。实际上点不点喜烟对婚礼整体仪式没有任何影响，因为婚礼本身就是美好的，不点喜烟也许反而能成为一种特色。他们俩花了很长的时间来策划这场特殊的婚礼，令他们欣慰的是，大家都对此表示理解和支持。他们用省下来的烟钱买了一些文教用品，准备捐助给山西希望小学的学生们。[3]

2．镜头二：杭州无烟婚礼，爱情和烟草无关

1）新人浪漫诗意话无烟

2011年10月5日，杭州的新人沈楷和王锦菁用一句诗意的话，顶住了压力，举办了无烟婚礼。他们说："爱情应像酒，在时光中积淀出醇厚，而不应该像烟，热烈过后只余冷灰。"；"我曾在迷雾中摸索，试图找到自己的幸福。我在想，如果当初没有这片烟雾，是不是我第一眼就可以看到你。"这是沈楷夫妇在婚宴餐桌上放置的众多提倡无烟标语中的一条。他们两人希望用浪漫诗意的语言，让更多的年轻人接受无烟婚礼。

2）无烟婚礼倡议

在婚宴现场，沈楷夫妇比别的新人多了一道特殊的程序——向所有现场的亲朋好友发出了举办无烟婚礼的倡议。[4]

3．镜头三：甘肃新人举行"无烟婚礼"，屏幕滚动控烟公益宣传片

1）卫生部门支持主办。2012年，甘肃省卫生厅倡导，省爱卫办、省健康教育所和省卫生厅卫生监督所联合为一对新人举办了兰州省首场"无烟婚礼"。

通过此次无烟婚礼的举办，希望有越来越多的婚礼能加入到无烟婚礼行列中来，让更多的人享受到纯净健康的空气环境，认识和理解公共场所禁烟规定，共同创造无烟环境。

2）无烟氛围

在婚庆大屏幕上还滚动播放着"珍惜生命，共享健康"为主题的公共场所禁止吸烟公益广告片。每张宴会桌上都摆放着"无烟婚礼，感谢您不吸烟"的提示牌。

3）科学数据显示"无烟婚礼"的重要

在婚宴厅专业人员，携带专业烟雾PM2.5监测仪器，持续监测现场空气数据，并与之前有烟婚礼上监测到的数据进行比对，用科学数据来证明公共场所禁烟的好处。

考虑来宾中有吸烟者，举办方还在婚宴大厅外远离人群处设立了吸烟区，并在通道显著位置张贴了吸烟区引导标识。为了向吸烟者宣传烟草危害自身健康在吸烟区附近设置"呼出气CO"检测点，这更为婚礼现场增添了全程控烟的科学氛围。

4）现场监督

多位佩戴着"控烟监督员"胸牌的工作人员为来宾们发放印有"倡导健康生活理念，共创清新无烟环境"字样的控烟宣传环保手提袋；控烟督导员来回"巡视"，负责对吸烟者进行劝阻，以保证婚宴现场全程无烟。"无烟婚礼"的举办，重在促进形成不吸烟的社会氛围，并促进全社会对无烟环境建设等控烟措施的支持。[5]

4．镜头四：河南新县西河村的"无烟婚礼"

1）无烟婚礼为"无烟村"添砖加瓦

2014年10月1日，是中华人民共和国成立65周年的日子，也是张磊、闻洁新婚大喜之日。这场无烟婚礼是河南信阳市举办的首场无烟婚礼，二位新人所在的新县周河乡西河村正在建设"无烟村"，此次无烟婚礼不仅向村民传递了健康生活理念，更为"无烟村"建设添砖加瓦。

2）婚礼全场洋溢着无烟清新的气息

这场婚礼带给大家的感觉不仅是温馨浪漫，还特别清新健康。婚礼从请柬到回礼无一不洋溢着无烟的气息：来宾们在收到的礼包里除了邀请大家分享新人的幸福之外，还附带简单的戒烟知识宣传品以及专门用来戒烟的维尔控烟贴。在婚礼现场，门口没有了向来宾敬烟的人，取而代之的是一个无烟宣言签名板；宴席中餐桌上司空见惯的卷烟也没有了，取而代之的是“无烟婚礼”的温馨小告示。

3）新郎和新娘的愿望

对烟草的危害有共同的理解和认识，这对新人一直积极支持公共场所控烟，也一直在帮助吸烟的长辈戒烟。他们在人生最重要的仪式之一的婚礼中选择“无烟”，是因为他们希望亲戚朋友能在没有二手烟害的环境下，分享自己的幸福；希望借此表达他们对父母的感恩之情：作为子女，什么是最大的孝顺？用行动说服并采取科学的戒烟方法，帮助长辈成功戒烟，早日远离烟害，恢复健康，这就是家庭中感恩尽孝的最好表现。终于，他们的努力得到了双方父母的理解和支持。

4）多方支持寄托众望

此次“无烟婚礼”还得到了吴阶平基金会控烟社会公益活动专项基金、天津维尔高科技有限公司、“英雄梦，新县梦”规划设计公益行组委会办公室、控烟公益人士臧英年、曹志颖、黄瑛湘和“林则徐禁烟奖”发起人叶榄的大力支持和配合。来宾们希望二位新人以及新县周河乡西河村——这个正在建设中的“无烟村”能够起到带头作用，传递无烟健康生活理念，引导更多的人戒烟、控烟，不在公共场所吸烟、不敬烟、不送烟。[6]

5. 镜头五：浏阳小伙办婚礼全程不发烟不抽烟不送烟

1）志愿者团队千里之外赶来祝贺

2018 年春节，云南银杏控烟志愿者伙伴出发去湖南，共同去祝福和见证一场说办就办的无烟婚礼。新郎李大亮从事控烟工作已经有 5 个年头，如今他是云南银杏控烟志愿者团队的副大队长。新娘钟宛芝是一位音乐老师。

2）前来贺喜的村民感受到了这场婚礼的“别致之处”

婚礼现场从户外的横幅，到餐桌上的桌签，到给宾客的回礼，都打上“禁烟”的标志。户外拱门、横幅上面写着“无烟婚礼，更多的爱”标语。婚礼现场餐桌上没有摆香烟，而是放着标有“无烟婚礼，清新呼吸”的桌签，现场布置的气球上也有禁烟标志。

一般在当地农村，主家给宾客的回礼少不了一包烟一包槟榔，而这场婚礼的回礼却没有这些，取而代之的是一个禁烟主题的包装袋、抽纸，一盒云南白药牙膏、一包新疆大枣、喜糖，还有一叠控烟宣传资料。

新探健康发展研究中心副主任吴宜群发去了祝贺的视频：首先感谢婚礼的举办方和来宾移风易俗，举办无烟婚礼，引领健康新风尚！卷烟，不是衡量真情的尺码，更不是通向成功的桥梁。[7]

二、无烟婚礼的推动——个人“无烟婚礼”到“集体无烟婚礼”

（一）镜头一：上海连续推动举办“集体无烟婚礼”

1．推动“无烟个人婚礼到集体婚礼”

上海的“无烟婚礼”是由上海市健康教育所在 2011 年首次提出，同年 8 月向全市发起倡议，倡导新人举办无烟婚礼。

2012 年 6 月，上海举办了第一场无烟个人婚礼。

2013 年首场上海市医疗卫生系统职工无烟集体婚礼成功举办。20 多对新人做出无烟承诺。在婚礼现场不摆烟、不收受礼烟、不向来宾敬烟，有人吸烟给予适当提醒。

2014 年第 27 个世界无烟日，上海市卫生计生系统职工 16 对新人的“无烟集体婚礼”在上海科技馆隆重举行。

2015 年第 28 个世界无烟日，第三届“无烟集体婚礼”在世博源大舞台举行。相比前两届婚礼主角都是上海的医务工作者，今年来自教育、金融行业的“新鲜血液”也加入婚礼队伍。18 对新人们作出婚礼“无烟承诺”。[8]

2016、2017 年上海都在无烟日继续举行“集体无烟婚礼”。

2．集体婚礼现场的特色

2017 年的无烟婚礼上，为新人们精心安排了“夜游黄浦江”“草坪婚礼”“爱心捐赠”“共植爱情树”“巴士观光”等丰富精彩的婚礼环节。[9]

（二）镜头二：崂山区百场“无烟婚礼”带来文明环保新风尚

崂山区 2013 年在全市率先开展了政府倡导的“无烟婚礼”活动，以鼓励新人自愿举办无烟婚礼的形式，边摸索边改进，从 3 月辛苦劝说了一家酒店加入，到 7 月，10 家无烟酒店联盟的组成；从报名寥寥到 58 场的提前预定，到 7 月 21 日深圳路海明威酒店承办了崂山区第 100 场无烟婚礼，直接受益人群累计达 2.27 万人，崂山区在控烟活动中已经走出了具有自身特色的路子。

下一步，崂山区将从无烟婚礼活动的引导者转换为指导者，主要精力将投入到主题创新、跟踪宣传、评优指导方面，以互动方式扩大受益范围，扩大受益人群，带动全社会积极参与控烟工作，将创建无烟社会的责任落实到每一个社会细胞。

青岛市推动无烟婚礼的工作经验在全市卫生系统作典型交流，得到卫生部宣传司的肯定，并作为优秀案例推荐至中美合作的盖茨控烟项目成果库，2013 年 7 月 11 日，美国《华尔街日报》对崂山区的控烟经验作了报道。[10]

（三）镜头三：哈尔滨首届“无烟婚礼”大型公益活动

2017 年黑龙江省省福利彩票发行中心携手哈尔滨市民政局、哈尔滨市文明办、哈尔滨市防止二手烟草烟雾危害领导小组办公室联合创办的黑龙江・哈尔滨首届“无烟婚礼”大型公益活动在防洪纪念塔广场举行。

本次活动以“弘扬福彩公益理念、引领绿色婚庆风尚”为主旨，以哈尔滨市为示范，推行“无烟婚礼”，并在全省推广。活动现场，省彩票中心与省婚协，全省各市地福彩中心代表与各市地婚协分别签署了“框架合作协议”及“战略合作协议”。[11]

三、无烟婚礼阻碍多

虽然“无烟婚礼”已经在上海、哈尔滨、长沙、昆明、成都、杭州、青岛等地举办，但刚刚起步的“无烟婚礼”仍面临很多推广的难题。

十多年来举办无烟婚礼的进展并不显著。据上海市健康教育所对2013年和2014年参加无烟集体婚礼的37对新人调查显示，虽然家人或朋友支持新人参加“无烟集体婚礼”的比例为92.5%，但参加“无烟婚礼”后真正做到“无烟婚宴”承诺要求的比例并不高，只有62.5%。

对于市中心城区的新婚夫妇调查显示，只有一半的人支持举办无烟婚礼，近六成人愿意参加无烟集体婚礼。[12]

环保又经济的无烟婚礼，为何人们举办的意愿如此之低，推行如此之慢？究竟是什么因素阻碍“无烟婚礼”的推广？

（一）根深蒂固的烟草文化

“无烟婚礼”有三道难关。

1. 社交关

婚礼上的喜宴习俗来源于烟草文化，长久以来婚宴敬烟，点烟是被认为是一种表示尊重和友好的社交方式，表示对对方的尊敬，否则就是失礼。

2. 面子关

许多人感到，宾客中有领导和长辈，平时有事没事都会抽上几口，更何况在这种普天同庆的日子里，这个脸面还真难拉。受地方习俗和传统观念的影响，婚礼不备烟，不赠喜烟会被亲友认为是小气，是丢面子的行为，只有赠好烟，婚礼方显得大方热闹。

3. 父母关

年轻人接受无烟婚礼的新方式尚且容易，但是在成年男子吸烟率很高的农村地区推广“无烟婚礼”，难度远比城区大，部分新人虽然能接受举办无烟婚礼，但双方父母不赞同，他们认为无烟不成席，吸烟是中国式婚礼的传统，如果不摆烟，亲戚朋友会嘲笑他们。这些传统观念使得无烟婚礼更难在农村地区推广。

（二）中国人普遍缺乏和旧习俗说“不”的勇气

我国文化传统里面有一些不好的东西，比如“枪打出头鸟”“出墙的椽子先烂”等思想被很多人视为处世宝典，缺乏创新的精神和向陋习说“不”的勇气，容易被习俗所左右，陷入日常的庸俗之中。很多人认为多一事不如少一事，担心做出标新立异之举后，会被周边人群孤立

（三）烟草集团在阻碍无烟婚礼的推广

烟草企业认为婚庆领域大有利润可图。他们利用现行法律的漏洞，利用婚礼直接或变相地开展促销活动。

1．设计“喜烟”

专为婚庆用烟市场设计产品，产品命名和包装设计均具有浓厚的喜庆味道，凸显喜庆文化的氛围。

2．营销策划大型婚典活动

2013 年上海烟草集团品牌“红双喜”亮相春季婚博会。上海烟草集团浦东烟草抓住这一商机，按照集团营销中心的要求，精心准备了“红双喜”品牌展台，大力宣传“红双喜”系列主打的“喜文化”。经过两天的努力，浦东烟草共销售“晶派”卷烟 480 条，活动取得显著效果。

2015 年 12 月 9 日，“双喜”（百年红）亮相上海婚博会，正式走进了上海卷烟市场。上海烟草集团有限责任公司对此高度重视，贸易中心制定了一系列品牌培育措施。[13]

3．赞助大型婚典活动

例如，由浙江中烟主办多年的中国国际西湖情大红鹰玫瑰婚典。[14] 2013 年由邵武烟草分公司主办的“通仙之旅”时尚巴黎大型集体婚礼，该公司经理还给新人送上“通仙”大礼包。[15]

这些借婚典促销卷烟的活动屡见不鲜。可见婚礼上要实现无烟化，不但要转变人们的观念，还需要相关部门大力支持配合，禁止烟草广告，促销和赞助，无烟婚礼的普及才指日可待。

四、无烟婚礼如何办？

无烟婚礼的好处自然是多多，那么怎么办好一场无烟婚礼，让它的社会效益放得更大呢？婚礼要真正成为“无烟婚礼”，涉及到法制、理念、习惯、习俗等社会生活的各方面，需从多方发力，形成良好的社会大环境，才能使无烟婚礼的新风尚得以持续。

（一）赋予喜庆的典礼以健康的内涵

2014 年上海举办的无烟婚礼非常有特色，内容主要分为三部分：新人乘坐经过精心装饰的婚礼花车——双层游览大巴士，在上海繁华街区以巡游的方式进行宣传展示；下车后，新人们走上红地毯，并在签名板上签下自己的名字；在集体婚礼仪式后，还有专门策划的新人控烟活动环节，新人们成双结对地对走上婚礼台合力把舞台上的卷烟模型折断，表明将用实际行动做到坚决远离烟草，倡导无烟环境，提倡健康生活！[16]

各地的经验还有：婚礼现场每张宴会桌上都摆放着“无烟婚礼，感谢您不吸烟”的温馨提示牌，大厅内放置了无烟婚礼宣传展板，并在 LED 屏幕上打上了“无烟婚礼绿色环保”的宣传信息，大厅的电子宣传屏中播放着制作的无烟婚礼公益广告片。新人准备好送给亲朋好友的小礼物，如口香糖，带有禁烟标识的小礼品等。

（二）多部门协调联动，提高“无烟婚礼”的重视度

召开由卫计委牵头，文明办、爱卫办、疾控中心等多部门参加的“无烟婚礼”活动座谈会，组织承办婚宴酒店的负责人进行座谈，并签订倡议书，明确各单位的工作职责和工作流程，为无烟婚礼的顺利开展奠定基础。

（三）多途径广泛动员，扩大无烟婚礼的认知度

通过电视、报纸、网络等途径进行了广泛宣传，并制作了“爱她，就给她一个无烟婚礼吧”公益广告世界无烟日期间在电视台播放，制作“无烟婚礼”活动倡议书和折页在各大酒店摆放，向前来定婚宴的新人进行宣传发动。民政局在婚姻登记处摆放活动的宣传材料，并由志愿者向新人宣讲控烟知识，由此来发动更多的新人参与，同时通过与婚庆、餐饮单位的配合，共同推广“无烟婚礼”。民政局（婚姻登记部门）和食品药品监督局通力协作，掌握婚姻登记、婚宴酒店等基本情况并建立台账，建立无烟婚礼工作网络，形成了部门联动、齐抓共管的良好局面。

（四）职能部门现场督导，提升举办场所的控烟气氛

“无烟婚礼”活动开展以后，相关部门到婚礼现场查看餐饮单位禁烟标志设置、健康警语和控烟宣传品摆放、室外吸烟区设立等情况；以及婚宴现场是否存在摆烟、敬烟、吸烟等现象。通过督导提升各酒店控烟气氛。酒店还要安排控烟劝导员来回“巡视”，负责对吸烟者进行劝阻，引导其至室外吸烟区，保证婚宴现场绝对无烟。

（五）用科学的数据显示“无烟婚礼”的好处

专业人员分别对无烟婚礼现场和非无烟婚礼现场进行了监测，重点检测 PM2.5 颗粒物、一氧化碳、二氧化碳等指标，现场公布监测结果，并通过媒体定期发布监测情况。用详实数据告诉大家无烟婚礼的好处。

收集汇总每季度举办无烟婚礼的比例及公众对无烟婚礼支持的态度等信息，对活动的效果进行评估。让他们在感受‘无烟婚礼’的氛围的同时，也为他们对“无烟婚礼”与“有烟婚礼”做出比较提供一个样本，从而更好地推广“无烟婚礼”活动。

在中央“将健康融入所有的工作”的号召下，“无烟婚礼”的推进将是无法阻挡的潮流。这不是利益集团所能控制的，这是越来越强的健康意识和公德意识使然，也是世界文明的大趋势使然。

相信，在全民奔小康的环境下，随着未来全国性控烟条例的出台，“无烟婚礼”一定会在神州大地上得到普及并成为一种潮流。“无烟婚礼”将不再是新闻。

让我们共同期待无烟时代的早日到来。

2018 年 11 月 21 日于息县

信息来源

【1】“无烟婚礼”走进城市，健康报，2011 年 10 月 19 日，http：//www.tobaccochina.com/news/control/opinions/201110/201110185937_486589.shtml。

【2】无烟婚礼的星火之势，陈竽秀，环境，2013 年第 8 期。

【3】哈尔滨市新人举办创意“无烟婚礼”，烟悦网，2011 月 8 月 31 日，https：//bbs.yanyue.cn/thread-237265-1-1.html。

【4】昨天，杭州举办了一场无烟婚礼，新人发出新倡议，浙江在线，2011 年 10 月 6 日，http：//news.qz828.com/system/2011/10/06/010385935.shtml。

【5】甘肃省首场“无烟婚礼”在兰州举办，甘肃日报，2012年05月16日，http：//news.cntv.cn/20120516/100972.shtml。

【6】新县农民举办无烟婚礼 婚宴现场不摆烟不敬烟，中国广播网，2014年10月8日，http：//hn.cnr.cn/ds/xy/qxdtxy/201410/t20141008_516557601.html。

【7】罕见！浏阳小伙办婚礼 全程不发烟不抽烟不送烟，潇湘晨报，2018年2月2日，http：//hn.qq.com/a/20180221/009874.htm。

【8】我国吸烟人数超过3亿 沪18对新人举办集体无烟婚礼，东方网，2015年5月31日，http：//henan.china.com.cn/latest/2015/0531/418807.shtml。

【9】执子之手，爱满申城——上海22对新人举办集体婚礼，人民网－上海频道，2017年10月20日，http：//sh.people.com.cn/n2/2017/1020/c137167-30846176.html。

【10】崂山区百场“无烟婚礼”带来文明环保新风尚，青岛文明网，2013年12月25日，http：//qd.wenming.cn/jwmsxf/201312/t20131225_955551.html。

【11】首届“无烟婚礼”大型公益活动举行黑龙江日报，2017年6月4日，http：//epaper.hljnews.cn/hljrb/20170604/279529.html。

【12】无烟婚宴有点难，新婚夫妇只有一半人支持举办无烟婚礼，东方网，2015年6月1日，http：//sh.eastday.com/m/20150601/u1a8734739.html。

【13】上海：让“百年红”红遍上海滩，东方烟草报，2016年12月18日，http：//www.eastobacco.com/lszd/zhoukancehua/bainianhong/201612/t20161219_422328.html。

【14】西湖情大红鹰玫瑰婚典，杭州网，2015年10月7日，http：//hznews.hangzhou.com.cn/tupian/content/2015-10/07/content_5939952.htm。

【15】4月14日相约瀑布林“通仙之旅”时尚巴黎大型集体婚礼，华商网，2013年4月11日，http：//bbs.hsw.cn/read-htm-tid-5096785-page-e.html。

【16】婚育新风核心信息问答，卫健委宣传司网站，2014年7月10日，http：//www.nhfpc.gov.cn/xcs/s3574/201407/b59c66f80fb944f8a57118e7101ec57d.shtml。

十年坚守只为你的改变
——呼唤无烟影视

曾佑忠

中国每年有超过100万人、相当于每天有3000人死于烟草相关疾病。因吸入二手烟而死亡的人数，每年不少于10万人。烟草行业为了长期攫取高额利润，不惜采取各种手段引诱甚至怂恿青少年吸烟，以期造成他们对烟草的终身依赖。

尽管有相关法律法规限制，但烟草公司还在利用影视作品易于传播、接受度高等特性进行形式多样的烟草促销。另一方面，当前很大一部分影视作品中吸烟的镜头太过滥用，尤其是一些偶像明星，他们在屏幕上的吸烟形象，正成为青少年模仿的对象。

世界上不少其他国家对影视作品的吸烟镜头都有这样那样的限制措施。我国有关控制吸烟镜头的文件已不止一两件，可惜大多成了纸上谈兵。原因就是，我们没有过硬的措施和有效的贯彻、监督制度。

“无烟影视”的口号已经喊了多年，让影视作品“戒烟”，我们究竟还要等多久？

一、烟草营销对影视作品无孔不入

相关数据显示，我国吸烟人数超过3亿，15岁以上人群吸烟率为28.1%。除了吸烟者，全国还有7.4亿非吸烟人群遭受二手烟危害。[1]

世界卫生组织《烟草控制框架公约》(以下简称《公约》)的诞生标志着世界进入了一个烟草控制的新时代。人类在遏制烟草消费带来的死亡和健康寿命损失方面取得了重大飞跃。使用有效的综合控烟策略，降低吸烟率是《公约》的最终目标。

吸烟者少了，烟草消耗量就会减少，烟草行业的利润就会下降。为了长期攫取高额利润，烟草行业的营销对象瞄准了非吸烟者，尤其是青少年。烟草行业采取各种手段引诱甚至怂恿青少年吸烟，以期造成他们对烟草的终身依赖。

烟草行业所谓“可持续发展”的前提与基础，就是吸烟者群体的扩大与低龄化。全世界大约有10亿青少年，其中85%生活在发展中国家。在走过脆弱而易受伤害的童年时期后，他们正处在健康的黄金时期。然而，烟草和其他多种致死危险因素却威胁着青少年的健康。

尽管烟草广告被禁止，但烟草业还是想尽各种手段在营销上做文章。影视作品作为一种被社会公众广泛接受的娱乐形式，也被在营销上无孔不入的烟草公司利用，进行形式多样的烟草促销。比如，大量影视作品中出现的烟草镜头，实际上就是在为烟草行业做潜移默化的营销。

影视作品特殊的社会作用，极大地影响着青少年的健康成长。影视剧中的吸烟镜头太过滥用，尤其是青少年偶像型人物的吸烟形象频繁出现，对青少年有着很强的负面作用。所以，作为面向大众传播的影视剧，更应该主动实现“无烟化”。

二、一个吸烟镜头就是一次教唆

公众对无烟影视的需求不是凭空想象，一个个吸烟镜头就是一次次吸烟教唆。影视剧中的烟草镜头已成为影响青少年吸烟的重要因素。

国际有研究显示：看到烟草镜头次数在 50 次之内的青少年吸烟率为 4.6%，在 51 次至 100 次之间的吸烟率为 13.7%，在 101 次至 150 次之间的吸烟率为 22.1%，150 次以上的吸烟率则高达 31.3%。中国疾控中心控烟办公室在 2011 年的报告中显示，超过 1/3 的青少年是在看了电影后学会抽烟的。不吸烟的青少年如果其偶像吸烟，他们对吸烟行为认同的可能性提高 16 倍。中国控烟协会调查显示，影响青少年尝试吸烟和吸烟的因素，依次为同伴、父母、影视明星。[1]

看看画家是如何描述的：图 1 中那个孩子，模仿电视屏幕上的英雄，固然惟妙惟肖。图 2 中的成年人，不也同荧屏影星一样在共享烟霞？看到这样的漫画，不知导演、演员作何感想？

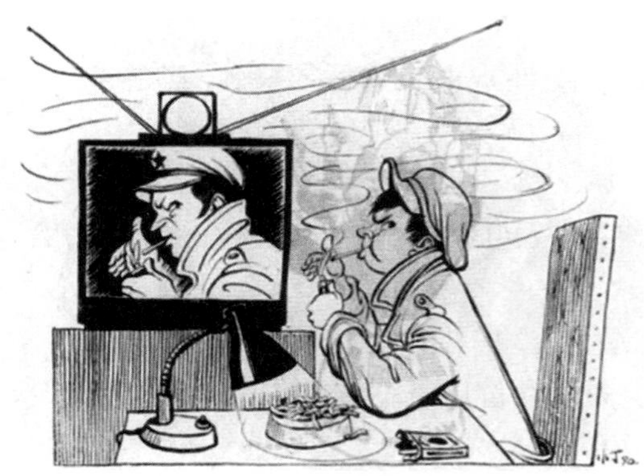

图 1　学英雄　作者：丁聪

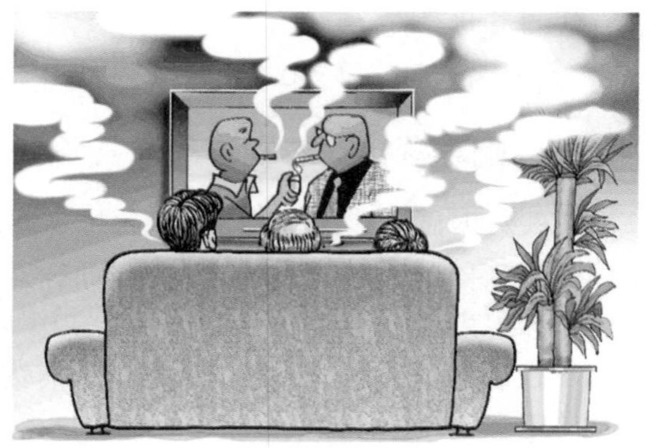

图 2　影响力　作者：张滨

图 1、图 2 漫画插图摘自《笑着向烟草告别——漫画控烟》新探健康发展研究中心，中国协和医科大学出版社，2010 年

2003 年 5 月 31 日是世界卫生组织发起的第十六个世界无烟日，主题是“无烟草电影，无烟草时尚行动”。[2] 目的是集中关注电影和时尚界在促进烟草全球流行中的作用，督促他们不要做死亡和疾病的帮凶。同时，时任世卫组织驻华代表贝汉卫博士号召娱乐界，特别是电影和时尚界，采取行动，对烟草这种每秒钟都可能夺取其使用者生命的产品停止促销活动。

2003 年中国控烟协会曾对电影中烟草镜头进行监测，《静静的艾敏河》《爱在羊年》《军中最后一个马帮》等作品由于没有烟草镜头，获得中国控烟协会颁发的“国草杯”“无吸烟影视片奖”。贝汉卫向他们颁奖并表示祝贺，感谢所有主创人员对控烟工作做出的贡献，并告诫：别把吸烟当时尚。

三、从《新上海滩》开始的无烟影视呼吁

2007年，高希希导演、黄晓明主演的电视剧《新上海滩》热播，引发了大量的讨论。但备受关注的却不止主演和剧情。《新上海滩》中吸烟镜头之多，也成为该电视剧的一大“亮点”，成为公众热议的话题。在《新上海滩》里，烟草成了几十集作品须臾不离的“道具”，被不少观众誉为“酷极了”的男主角，那吞云吐雾的形象，已经是不少青少年模仿的榜样。

这部电视剧引起了“控烟倡导者”的联合抗议。2007年7月14日，由新探健康发展研究中心主办了《执行新准则，促进无烟环境》研讨会。会上通过剖析电视剧《新上海滩》的烟草镜头，参会者以《促进无烟环境》研讨会全体人员的名义上书国家广电总局，呼吁管理部门采取积极态度，制定有效措施，消除影视作品中的吸烟镜头对社会尤其是对青少年的负面影响。[3]

研讨会的内容被媒体广泛报道。电视剧《新上海滩》导演高希希回应称完全赞同这一建议。“但需要说明的是，文艺作品不同于生活现实，有时候出于剧情和塑造角色的需要，可能需要借助某些辅助的东西。以《新上海滩》为例，考虑到时代背景、社会环境以及旧版角色靠抽烟耍酷等标致性符号等因素，这其中更多的是出于创作方面的考虑，而没有想到会造成多么大的社会影响。其实在制作《新上海滩》的后期时，我已经注意到吸烟镜头太多这个问题。如果再处理同类题材，我肯定会完善这些细节。”[4]

当年8月8日国家广电总局的回应《促进无烟环境》与会者。回应中，国家广电总局一方面表示，实现“无烟影视”是该局的义务和责任，将明确要求各级制作和审查机构，尽量避免不必要的长时间吸烟镜头；另一方面也坦言，由于我国目前还没有禁烟的相关法律、法规，因此完全禁止影视剧中出现吸烟镜头尚缺乏法律依据。

四、国产影视剧吸烟镜头有了“大数据”

《新上海滩》堆砌的吸烟镜头激发了人们对影视作品中烟草相关镜头的关注。中国控烟协会为了促进创作无烟影视作品、消除烟草对人们的诱惑，尤其是对青少年的影响，在2007～2017期间，10次监测年度热播的国产影视剧中的烟草镜头情况。

这些监测并不是随意而为，而是有详细的监测对象筛选和监测指标、方法等。比如，入选为监测对象的影视作品，是按照网络和权威调查公司公布的年度热播排序确定的。每年选择电影、电视剧各30部或40部。

监测对烟草镜头也做出了明确的定义。影视作品中出现的任何吸烟行为、烟盒、烟具、烟草广告、烟草公司标识等，都算作烟草镜头。监测指标主要包括电影、电视剧中出现的烟草镜头数量、烟草镜头时长、烟草镜头出现场所。

中国控烟协会还对监测人员进行了统一培训，不但统一监测标准，还要求全程观看并对相关镜头计时。

耗时费力的监测工作有了回报。尤其是综合了10年的监测报表，甚至有了一丝“大数据”的既视感。

在国产电影方面，有烟草镜头的电影数量缓慢下降，从2007年的86.7%降至2017年的66.7%，2016年为56.7%，是10次监测中最低的一年。特别是每部电影的烟草镜头的总个数下降明显，从2007年604个下降到2017年的285个，其中2016年最低为175个。2011年出现反弹为689个。反弹的原因从字面上也显得有些滑稽——一部和弹钢琴有关的电影《钢的琴》——弹钢琴，烟草镜头的数量和时长就反弹了。这部电影片长102分钟，烟草镜头总时间28.28分钟，占影片总时间比例27.7%。出现烟草镜头95个，平均每1.07分钟出现1个烟草镜头，其中最长一个烟草镜头持续时间106秒钟。因为这些“卓越”表现，《钢的琴》获得2011年的脏烟灰缸奖。（图3）

2007—2017年度电影烟草镜头监测情况比较

年份	影片总数	有烟草镜头影片		烟草镜头总数	平均每部烟草镜头数量	烟草镜头总时长（秒）	平均每部烟草镜头时间（秒）	烟草镜头最长一次时间（秒）
		数量	%					
2007	30	26	86.7%	604	23.2	4434	168	120
2009	40	31	77.5%	524	16.9	3660	120	240
2010	40	26	65.0%	283	10.9	2106	84	115
2011	40	28	70.0%	689	24.6	5904	210	120
2012	40	29	72.5%	413	14.2	2382	84	110
2013	30	19	63.3%	308	16.2	1257	66	156
2014	30	21	70.0%	435	20.7	2534	121	557
2015	30	22	73.3%	254	11.5	1763	80.1	117
2016	30	17	56.7%	175	10.3	1050	61.8	70
2017	30	20	66.7%	285	14.2	2609	130.4	128

图3　2007～2017年度电影烟草镜头情况比较

对于无烟影视的呼吁，广电总局相关部门从2006年至2011年曾六次发文，要求严格控制影视作品中的吸烟镜头。2011年，《广电总局办公厅关于严格控制电影、电视剧中吸烟镜头的通知》（以下简称“通知”）下发。

广电总局在“通知”中对影视作品提出了明确的禁烟要求，包括电影和电视剧中不得出现烟草的品牌标识和相关内容，及变相的烟草广告；不得出现在国家明令禁止吸烟及标识禁止吸烟的场所吸烟的镜头；不得表现未成年人买烟、吸烟等将烟草与未成年人相联系的情节，不得出现有未成年人在场的吸烟镜头。

此外，“通知”还要求严格控制以“艺术需要”、“个性化表达”为名出现的吸烟镜头，应尽量用其他形式代替以吸烟表现人物心理、现场氛围的情节；对确因剧情需要出现的吸烟镜头，应尽可能缩减吸烟镜头的时长和频率。

“通知”对各省级广播影视行政部门、中央电视台、总政宣传部艺术局也提出了要求，希望切实担负起管理监督职责，积极向所辖电影、电视剧制作机构倡导无烟电视剧，引导导演、演员不拍摄吸烟镜头。

“通知”还要求各省级电影审查机构、电视剧播出机构要加强电影片审查和电视剧播前审查，尽量删减剧中出现的吸烟镜头。对于有较多吸烟镜头的电影、电视剧，将不纳入总局举办的各种电影、电视剧评优活动。

一个值得思考的问题是，在 2011 年广电总局办公厅下发“通知”之后的 7 年中，有吸烟镜头的电影比例仍超过 50%，2014 年甚至达到 70%。

一个值得关注的问题是，最近一次即 2017 年电影烟草镜头监测的所有指标都比前一年有所升高。

2016 年由冯小刚导演的电影《我不是潘金莲》片长 138 分钟，烟草镜头总时间 287 秒，占影片总时间比例 3.5%。出现烟草镜头 16 个，平均每 8.6 分钟出现 1 个烟草镜头，其中最长一个烟草镜头持续时间 70 秒。

2017 年出现烟草镜头最多的电影是《建军大业》，烟草镜头总个数 30 个，总时长是 1145 秒。

同样的问题也出现在国产电视剧方面。10 年来平均每部电视剧的烟草镜头个数呈现下降趋势，从 2007 年的 161 个下降到 2017 年的 27 个，但 2014 年反弹至 101 个。（图 4）

在 2011 年上述“通知”发布之后的 7 年中，有吸烟镜头的电视剧比例仍然在 50% 的比例上徘徊，2014 年反弹至 70%。这一年电视剧中烟草镜头反弹明显的原因，主要是当年历史题材的作品较多。比如《毛泽东》《历史转折中的邓小平》《开国元勋朱德》等电视剧中，烟草镜头大量出现。

同样值得关注的是，2017 年有烟草镜头的电视剧数量也比前一年有所增多。

2017 年出现烟草镜头最多的电视剧是《风筝》，烟草镜头总个数 152 个，总时长 745 秒。

2007—2017年度电视剧烟草镜头监测结果

年份	电视剧数量	有烟草镜头电视剧		烟草镜头数量（个）			烟草镜头时间(秒)			烟草镜头最长一次时间(秒)
		数量部（集）	%	总个数	平均每部个数	平均每集个数	总时间	平均每部时间	平均每集时间	
2007	20	18(562)	90.0%	2911	161.7	5.2	22543	1252.4	40.1	216
2009	30	28(945)	93.3%	2561	91.5	2.7	28882	1031.5	30.6	220
2010	30	26(857)	86.7%	3323	127.8	3.9	21413	823.6	25.0	188
2011	30	27(866)	90.0%	1539	57.0	1.8	8123	300.9	9.4	75
2012	30	21(745)	70.0%	1353	64.4	1.8	10056	478.9	13.5	221
2013	30	15(573)	50.0%	848	56.5	1.5	6277	418.5	11.0	90
2014	30	21(934)	70.0%	2126	101.2	2.3	13589	647.1	14.6	75
2015	30	12(578)	40.0%	225	18.75	0.4	919	76.6	1.6	22
2016	30	15（712）	50.0%	498	33.2	0.7	2827	188.4	4.0	55
2017	30	17（709）	56.7%	459	27	0.6	2942	173	4.1	87

图 4 2007 ~ 2017 年电视剧烟草镜头监测情况比较

五、无人认领的脏烟灰缸奖

从 2011 年开始，中国控烟协会根据每年度热播的影视剧吸烟镜头监测的结果，颁发“无烟影视奖”和“脏烟灰缸奖”。前者用于表彰无烟影视作品的创作者和和演艺工作者。后者则颁发给吸烟镜头最多的作品。

“脏烟灰缸奖”是效仿全球 NGO 代表在历次《公约》缔约方会议召开期间，根据各国代表团的表现，集体评选得出，以谴责获奖者在控烟工作方面拙劣表现的奖项。

2011 年 5 月 18 日，中国控烟协会在北京举办了首届“无烟影视剧及脏烟灰缸奖颁奖暨新闻发布会”。连续 8 年获得“脏烟灰缸奖”的影视剧作品中，电影有《让子弹飞》《钢的琴》《大上海》《扫毒》《一步之遥》《老炮儿》《我不是潘金莲》《建军大业》；电视剧有《红色摇篮》《钢铁年代》《悬崖》《寻路》《千金女贼》《胭脂》《风筝》等。

不难想到，至今未有人前来认领“脏烟灰缸奖”。

有意思的巧合是，获得 2014 年“脏烟灰缸奖”的《一步之遥》和获得 2010 年“脏烟灰缸奖”的《让子弹飞》是同一导演姜文的作品；获得 2015 年度“脏烟灰缸奖”的《老炮儿》和获得 2016 年度“脏烟灰缸奖”的《我不是潘金莲》是同一主演加导演冯小刚的作品。网民评论：这两位演艺界名人接受脏烟灰缸奖“当之无愧”。

六、北平“无战事”，但烟味甚浓

2014 年，热播电视剧《北平无战事》虽然没有进入控烟协会监测的 30 部热播行列，但是该电视剧由于烟味太浓，受到质疑。当年 11 月 26 日新探健康发展研究中心举办的“别让烟草毁了青少年的健康”媒体研讨会上，解析了电视剧《北平无战事》的浓重烟味。

全剧至少十集中 17 次出现方孟敖抽雪茄的镜头，时间总长达 560 秒。从拿雪茄、剪雪茄、点雪茄、吸雪茄，整个过程镜头十分完整。共 17 集出现了王蒲忱吸烟镜头。吸烟总计时长达约 2300 秒，最长一次达 300 秒！王蒲忱台词不多，出场戏份有多半在抽烟。只要一出现，便是咳嗽、划火柴、吸烟、吐烟圈、灭烟这一系列动作。

吸烟镜头给演员也带来很大的困扰。王蒲忱的扮演者王劲松说，自己在剧组里的 4 个月抽烟的总量都超过平时 20 年的总和了。“台词很少又要演出效果来，只有抽烟和咳嗽，他们一天发给我 5、6 包烟，无时无刻不在吸烟。咳嗽多于自己的台词，自己为拍好这个角色做出很大牺牲，演的不累，烟抽的累。”[5]

七、“老炮儿”嗜烟镜头再引风波

时隔一年，电影《老炮儿》在 2015 年上映，因其吸烟镜头之多引起社会广泛争议。《老炮儿》全片出现烟草镜头 102 个，平均 1.3 分钟出现一次烟草镜头，烟草镜头时长 521 秒，占片长总时间的 6.3%。前文已经提到，因出现烟草镜头数量最多，《老炮儿》获得 2015 年度的“脏烟灰缸奖”。[6]

在这部电影热播前的2015年6月1日，被称为“史上最严”的《北京市控制吸烟条例》正式施行。《条例》规定：新闻出版广电和宣传主管部门应利用广播、电视、报纸、网络等新闻媒体严格控制并逐步减少本市播出的电影、电视及其他节目中吸烟镜头。

从公映的影片来看，《老炮儿》显然成了这部条例的“漏网之鱼”。

北京控烟协会2015年12月31日发表公开信，抗议电影《老炮儿》滥用吸烟镜头，认为片中“过多的吸烟镜头客观上有误导吸烟之嫌，容易对社会公众、特别是青少年产生不良影响”。[6]

2016年新年第一天晚间，央视新闻频道《24小时》新闻栏目，两位主持人措辞严厉，称《老炮儿》完全无视正在执行的《北京市控制吸烟条例》，认为该影片滥用吸烟镜头是一大败笔。

北京控烟协会要求，为消除已经对北京控烟造成的恶劣影响，国家新闻出版广电总局和制片方应立即采取有效措施，挽回影响。遗憾的是，国家新闻出版广电总局始终未予以回应。

针对央视和北京烟控协会的批评，作为《老炮儿》的出品方，华谊兄弟相关负责人表示，电影本身还原的是市井生活，抽烟是一个比较常态的生活状态。这位负责人坦言，之前并没有考虑过会出现这种质疑，但对有这样的相关部门和声音出现，表示理解。

这一说法显然不被专家和公众接受。

著名心血管病专家、中国控制吸烟协会会长胡大一就反驳，电影《老炮儿》中，冯小刚主演的主角老烟枪六爷不到60岁便因急性心肌梗死而死亡，传达的是很不文明的生活方式。胡大一说，近年来，我国的冠心病、急性心肌梗死和心脏猝死发病年龄提前。导致发病并猝死的其中一个重要的原因就是吸烟。过多的吸烟镜头会弱化人们对烟草危害的认识，不利于控烟。[7]

八、公众人物力促无烟影视

和烟草行业的财大气粗相比，控烟力量肯定无法相提并论，但控烟界从来不缺乏社会各界支持的力量。

从1993年起，中国控烟协会先后聘请了李永波、张怡宁、刘璇、姜昆、濮存昕、冯远征、牛莉、郑凤荣、姚明、王学圻等数十位影视、体育明星和社会知名人士担任控烟形象大使，利用他们的知名度推动控烟履约。

2009年7月22日，中国控制吸烟协会、中国疾控中心控烟办公室联合发起了“倡导无烟影视净化荧屏”宣传会。协会组织了由濮存昕、冯远征、杨立新等41位影视界明星签名，由他们“倡导无烟影视，净化荧幕形象”，呼吁广大影视界同仁，承担起社会责任，传达烟草危害的信息，拍摄无烟影视作品，净化荧幕形象，尽快实现影视作品无烟草镜头。

2010年8月22日，中国控烟协会在给国家广电总局的致函中，呼吁广电总局出台有关在影视作品中禁止烟草镜头的规定，明确禁止影视作品拍摄有烟镜头，同时对有烟草镜头的影视剧取消评奖资格。

对此，影视界诸多人士表示支持。首都广播电视节目制作业协会秘书长王鹏举表示，“控烟协会的主张值得重视和称赞。影视剧作品作为人民精神文化的消费品，大量烟草镜头出现，抵消了公众对烟草危害的认知，确实不好。”

公众人物对无烟影视的支持并不是一时热血，更投入了持续的关注。随着演艺界诸多明星加入控烟队伍，越来越多的明星甚至处于影视产业链条上游的制作人等加入进来。

中国控烟协会在 2011 年就国家广电总局“关于广电总局严格控制影视剧中吸烟镜头的通知”召开座谈会。著名演员、控烟形象大使冯远征表示，“演员、导演、制片人都应当严格执行广电总局的通知要求。制片人不应接受烟草赞助、不得在其作品中植入烟草广告，导演不应用吸烟行为塑造人物形象，尤其是对领导人和名人，演员也不应用吸烟来展现人物特性。”著名制片人陈冬冬表示，今后在自己的作品中，不再拍摄任何烟草镜头。

中国疾控中心控烟办公室副主任姜垣表示，近年来中国烟民的数量呈逐渐上升趋势，在新增加的烟民中绝大多数是青少年，他们最开始尝试吸烟就是通过模仿影视作品中的明星偶像。所以，为了我们的下一代，请广大演员、导演、制片人不要拍摄烟草镜头，还银幕一个绿色空间。

九、代表委员热议，控烟之旅，无烟影视应当先行

控烟工作千头万绪，到底该从何做起？不少全国两会代表不约而同把目光投向影视。四川省卫生厅副厅长王正荣代表说，面对中国控烟的严峻局面和我们对国际社会的承诺，“做好控烟宣传非常关键。而影视作为大众传播媒介，出现众多吸烟镜头，无疑会起到负面导向作用，媒体做好表率和示范作用十分重要”。

2008 年全国“两会”审议现场，作为肿瘤专家的顾晋代表建议，严格控制影视作品中的吸烟镜头，对“有烟镜头”的长度和频率设定限制，对吸烟镜头超限的影视作品，取消参与各项评奖的资格。“一部电视剧《上海滩》，男主角从头至尾都在烟雾中。”顾晋在 2013 年两会审议现场“旧话重提”，希望影视作品中首先禁烟，因为大量嗜烟镜头会对青少年产生不良影响。[8]

对于当前影视剧里大量出现吸烟镜头的问题，全国政协委员濮存昕提出建议，凡是在影视作品中出现人物角色吸烟的镜头，摄制方应向上映方支付放映插播在该节目中禁烟广告的费用。“只要出现吸烟镜头就插播禁烟广告，这能迫使拍摄方出于成本的考虑减少吸烟镜头的运用。”

十、结论：需要从根本上制订影视行业无烟规定

回顾呼吁无烟影视的这些年，原新探健康发展研究中心副主任吴宜群教授尝试进行了总结。呼吁不断、回应积极，趋势下降、偶尔反弹，止于倡导、管理困难。吴宜群教授认为，这 24 个字大致可以概括这些年的无烟影视之路。

呼吁不断、回应积极：十多年来，两会代表/委员、控烟专家、演艺界的公众人物不断呼吁净化银屏，严格限制影视剧中的吸烟镜头，呼声此起彼伏，从未间断。他们举办研讨会，解析影视剧中的“烟味”、发表公开信或致函主管当局。国家新闻出版广电总局的回应积极，前后发布严格控制电视剧中吸烟镜头的通知多次，体现了对烟草镜头危害的关注，对专家学者的尊重。

趋势下降、偶尔反弹：总体来说国产影视剧吸烟镜头虽有下降的趋势，但是有吸烟镜头的影视剧比例还是超过四成。每部/集影视剧中的吸烟镜头个数及吸烟镜头时长有减少的趋势，但还是呈现波浪式前进，经常会有严重的“反弹现象”。影视剧中吸烟镜头的缓慢下降趋势还只是反映在被监测的热播的30部作品，不能代表银屏净化的真实程度。重烟味电视剧《北平无战事》就是一个典型的例子。

止于倡导、管理困难：从2006~2011年，国家新闻出版广电总局几乎年年有回应。虽然有进步，但还停留在倡导上，没有实质性的强化管理规定。

根据2011年《广电总局办公厅关于严格控制电影、电视剧中吸烟镜头的通知》的精神，控烟专家们不禁要问：

管理部门有没有主动收集和获取国产影视剧吸烟镜头的相关信息？

在影视剧上映前，管理部门到底预先审查了没有？要是有，标准化的审查细则在哪里？有没有被要求删减吸烟镜头的案例？

哪一类是“因剧情需要出现的吸烟镜头”？

通知中提到“应尽可能缩减吸烟镜头的时长和频率”，吸烟镜头的时长和频率的标准是什么？

有哪些“有较多吸烟镜头的电影、电视剧”没纳入总局举办的各种电影、电视剧评优活动？

吴宜群教授建议，作为主管部门的国家新闻广电总局不仅应正视社会呼声，及时开展清理整顿活动，还需要从根本上制订行业内相关规定。比如制定具体的标准，严格控制影视作品中的吸烟镜头的数量。此外，还应增加一些儿童广告保护性措施和条款，使其更具有可操作性。

信息来源

【1】40部热播电影烟草镜头长达61分钟误导青少年，人民日报，2011年2月17日，http://news.youth.cn/kj/201102/t20110217_1485499.htm。

【2】世界卫生组织驻华代表告诫：莫把吸烟当时尚，新华网，2003年5月30日，http://news.southcn.com/china/zgkx/200305300885.htm。

【3】电视剧《新上海滩》因吸烟镜头过多遭抗议，新京报，2007年7月15日，http://ent.sina.com.cn/v/m/2007-07-15/15421638456.shtml。

【4】《新上海滩》首周收视9%善良许文强引热议，北京晨报，2007年7月16日，http://ent.sina.com.cn/v/m/2007-07-16/00461639041.shtml。

【5】《北平无战事》超长吸烟镜头遭炮轰 王蒲忱拍戏烟总量超过20年，北京晚报、视觉网，2014年11月28日，http：//www.takefoto.cn/viewnews-238759.html。

【6】控烟协会炮轰《老炮儿》百余涉烟镜头，北京青年报，2016年1月2日，http：//www.xinhuanet.com/zgjx/2016-01/02/c_134971167.htm。

【7】电影《老炮儿》获“脏烟灰缸奖”，今日头条，澎湃新闻，2016年5月17日，https：//www.toutiao.com/i6285612480223773185/。

【8】“英雄”怎都烟不离手 代表呼吁对“有烟镜头”分级管理，东方网，2013年3月10。http：//finance.stockstar.com/SS2013031000000055.shtml。

控烟已成人心所向

吴嘉锐

一、中国公众期盼无烟环境

2017年5月31日，中国疾病预防控制中心发布了《国际烟草控制政策评估项目（ITC项目）中国调查第一轮至第五轮（2006～2015）调查报告》。国际烟草控制政策评估项目（ITC项目）是一项多国参与的前瞻性研究，目的在于评估世界卫生组织《烟草控制框架公约》（以下简称《公约》）的主要政策对社会心理和行为的影响。

ITC中国项目五轮调查的一个重大发现是公众对更强有力的控烟政策（包括无烟法律和图形警示）的支持不仅高于其他国家，而且城乡吸烟者的支持度也非常相似。被调查者对控烟政策的支持度如下：

1. 在所有调查中，超过3/4的吸烟者和非吸烟者“同意/非常同意”政府推行更多的控烟措施。

2. 2007～2013/2015年间，吸烟者对室内全面禁烟的支持度在增加。

3. 2013～2015年间，超过2/3的吸烟者（67%）和非吸烟者（75%）称他们支持使用图形健康警示。

二、《10城市公众对公共场所室内全面禁烟态度调查报告》

中国控烟协会于2016年10月至12月，选取北京、上海、西安、呼和浩特、哈尔滨等10个城市的11523名公众进行了问卷调查。调查报告显示，95.2%的公众知晓二手烟有害健康，说明近些年的宣传教育取得成效；91.9%的公众支持室内公共场所、工作场所和公共交通工具内全面禁烟，表明出台全国性的无烟立法时机成熟；公众对室内无烟环境的满意度普遍较低，其中公共场所最低为49.3%，工作场所为64.4%，公共交通工具内为69.0%，表明公众普遍渴望无烟环境。

中国控制吸烟协会高级顾问许桂华介绍，高达91.9%的公众支持公共场所室内全面禁烟，无论是吸烟者还是非吸烟者，无论是女性还是男性，在公共场所禁烟已获广泛的民意支持，从而使国家《公共场所控制吸烟条例》规定室内全面禁烟有了广泛的民意基础并变得更加可行。高达近半数的公众对公共场所无烟环境不满意，表达了对公共场所室内全面禁烟的公共诉求。[1]

三、微博、微信撤“叼烟”表情包

现在表情包早就不是对人们聊天时文字文本的补充，而已经成为沟通方式本身。很多网友已形成“凡是能用表情包说明白的就不打字”的默契，用传媒研究学者多丽丝·格雷伯的话说就是，“我们一度推崇的借助文字符号传递的抽象意义，已经开始让位于建立在图像传播基础上的现实与感受”。

当下表情包社交还在往低龄人群渗透，现在中小学生已习惯了拿着手机用各种表情聊天。他们对很多事物的认知未必成熟，也没有那么强的好坏辨别能力。我们很难排除，有的孩子用多了“抽烟＝酷”表情包后会被“酷”的姿势阐释所误导，潜意识里就觉得“抽烟＝酷”，进而加以效仿。

（一）网友推动新浪微博表情包“戒烟”

2017 年 9 月 13 日，接到建议后，新浪微博逐步下线其自带表情包中代号为“酷”的表情。自此，这个“戴着墨镜抽烟”的形象在新浪微博的 PC 端和手机客户端将成为历史。（图 1）[2]

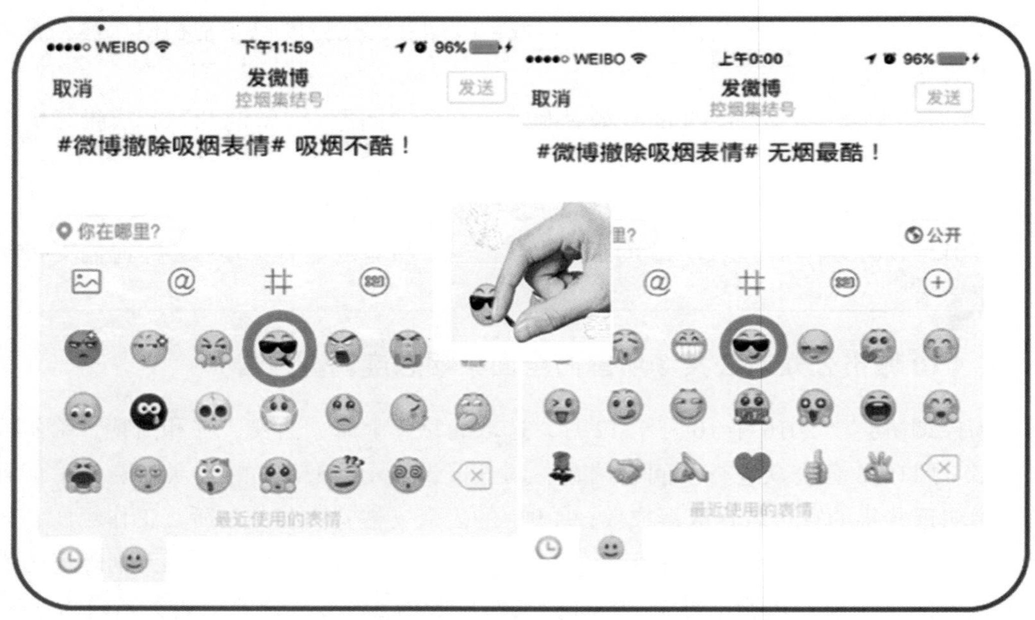

图 1　微博撤出吸烟表情

吸烟有害，不应该把吸烟这种危及生命质量的行为与“酷”划上等号。

“酷”源于英文“cool”，表示帅气、时髦的意思，但吸烟丝毫不酷，吸烟的行为在今天既不帅气，也不时髦，更不令人羡慕。

将“抽烟”表情剔除，是对“烟文化”潜移默化式渗入的抵御。

北京市控制吸烟协会会长张建枢对此表示：“吸烟丝毫不酷，将吸烟等同于酷的宣传是极不合适的。微博撤销吸烟表情，我们表示赞赏。”[3]

北京市网信办、广东省网信办也对此事表示支持。撤除吸烟表情，利用控烟表情包，在社交媒体平台科普烟草危害，净化社交媒体环境，有利于给网民尤其是青少年网民提供一个积极向上、健康正能量的讨论空间。每一个企业、机构，都应承担起相应的社会责任，用潜移默化、群众喜闻乐见的方式践行健康文明的生活方式，这对促进健康中国 2030 规划纲要的实现有积极的推动作用。[4]

（二）手机端腾讯 QQ 里的“吸烟小人儿”正式“戒烟”

继叼着烟卷扮“酷”的微博自带表情宣告“下岗”后，北京市控制吸烟协会曾给腾讯公司致信，希望更换微信“吸烟”符号的表情包。

11 月 7 日手机端腾讯 QQ 里的代表“悠闲”表情的“吸烟小人儿”正式“戒烟”，这代表“悠闲”的表情，从叼着烟头变成了咬着一片绿叶。这是继微博后，又一社交平台撤销吸烟表情。[5]

从 9 月新浪微博撤除吸烟表情到 11 月腾讯 QQ 客户端取消吸烟表情，越来越多的社交媒体平台都加入了无烟的行列，希望拥有中国最多用户数的社交媒体平台微信，早日“戒烟”，成为传递健康文明生活方式的生力军。

（三）中央纪委监察部网站推出“表情包”

2017 年 12 月 3 日，中央纪委监察部网站推出一套巩固拓展落实中央八项规定精神成果主题表情包，旨在承载广大网友，在中央八项规定实施五周年之际，对八项规定的拥护、赞许之情。[6]

中国控制吸烟协会胡大一会长说：“三年前的 12 月，中共中央办公厅、国务院办公厅印发《关于领导干部带头在公共场所禁烟有关事项的通知》，中央禁烟新规将给中国的控烟禁烟事业带来一个全新局面。在两办通知发布三周年之际，各社交媒体平台撤下‘吸烟表情’，更是政风对民风的引领。”

（四）五家机构联推控烟表情包，引领控烟新风尚

继中纪委推出八项规定表情包后，12 月 4 日中国疾控中心控烟办公室、中国控制吸烟协会、北京市控制吸烟协会、深圳市控制吸烟协会、广州市控制吸烟协会联合推出控烟表情包，采用微信对话界面作为背景，旨在敦促微信撤除代表“悠闲”的吸烟表情，避免误导公众，倡导健康文明生活方式，加入“无烟”的行列中来。[7]

四、“慕斯”床垫广告，老人丢烟斗

继新浪微博撤销吸烟表情包后，又一知名企业——慕斯寝具，也对其品牌广告中的“烟斗老人”做出撤销烟斗的善意之举。之前，慕思旗下广告照片中这位老人是嘴含烟斗。而经过各方呼吁，慕斯寝具也对其进行调整，撤掉了老人手中的烟斗。（图 2）

慕思寝具的这一举动，也是得到了广大群众的一致好评。换一张图片，不仅仅体现的是一个企业的社会责任与担当，更反映出了公众健康意识的提高与控烟意识的觉醒。勿以善小而不为！

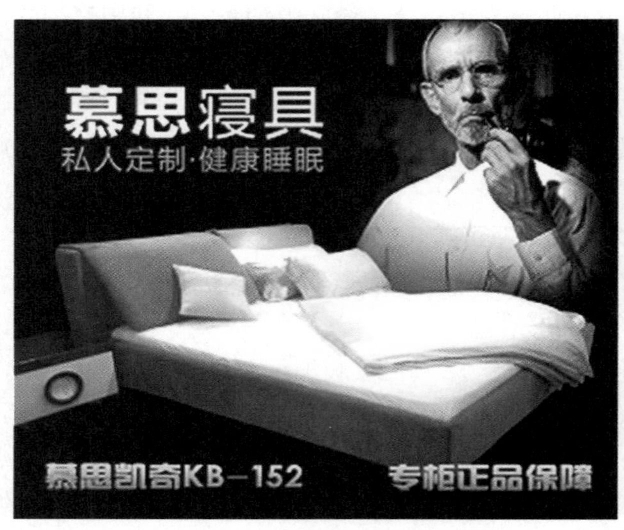

DeRUCCI慕思
慕思
私人定制
健康睡眠

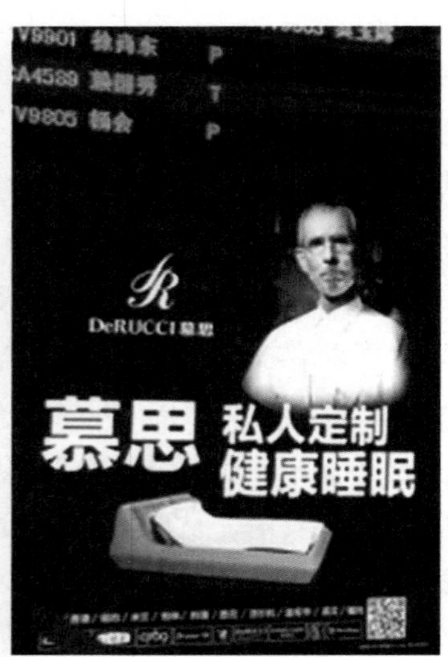

图 2 “慕斯”床垫广告，老人丢烟斗

五、高校“禁烟表情包”走红

2018 年 12 月 13 日，记者走在西安交通工程学院里，并没有发现有学生抽烟现象，在路上几乎见不到烟头。这都得益于学院制作的一批禁烟表情包，这些表情包悬挂于校内各处，这些表情包有的新奇有趣，有的活泼调皮，如“吸烟找不到对象”“千山鸟飞绝，万径人踪灭。吞云吐雾中，物物皆湮灭。”“我最怕最怕烟雾蒙蒙，看不清你的面容。”“烟渺渺兮肺心寒，尼古丁一进兮不复还。”（图 3）

根据校方组织负责人称：“学校类似有趣的活动还有很多，在 2017 年就做过‘垃圾不落地，校园更美丽’的类似尝试，但当时力度比较小，只出了五六张海报。今年做的禁烟表情包活动也是响应西安‘烟头不落地’和‘禁烟令’的号召，同时也是学校创建文明校园的要求。”

吸烟找不到对象
像我一样不抽烟好不好?
——校学生会宣
我最怕最怕烟雾蒙蒙，
看不清看不清你的面容。
反手又是一巴掌
——校学生会宣
一起戒烟吧
——校学生会宣

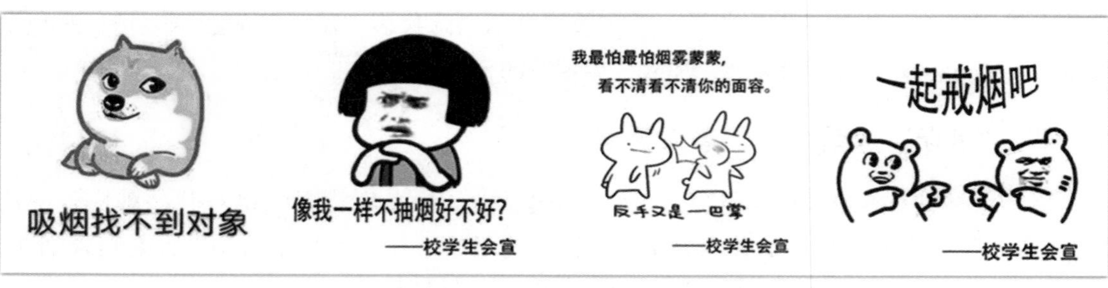

图 3 西安校园内的幽默禁烟表情包

高校中学生吸烟其实是一个普遍现象，考虑到只是说教学生们不一定会接受，所以就另辟蹊径。通过一些学生们喜闻乐见的东西，用一种幽默的方式，发挥共青团的思想引导作用，让学生认识到吸烟的危害，进而不吸烟。

六、对官员和教师禁烟场所吸烟零容忍

（一）“城管撤梯案”官员受访时在禁烟区吸烟网友怒了

郑州一官员在参与协调“郑州撤梯案”接受媒体采访时手拿卷烟，烟雾缭绕，面前摆着大大的烟灰缸，而其后面墙上却贴着醒目的“禁止吸烟”标识，这仅有短短10秒颇具讽刺性的一幕被许多“眼尖”的网友抓个正着。

和回应相比，网友更关注这位官员手上的“烟”，虽然事件发生已经过去了一段时间，但还是有很多网友持续关注着此事进展。不过，这则视频发布之后，在评论里，许多网友关注的不是单纯的该领导所回应的内容，而是他吸烟的镜头。

国家之所以要求领导干部带头在公共场所禁烟，就是因为党政机关在社会上有示范、标杆的意义。政府官员代表人民行使公共权力，他们的一言一行都与社会公共利益密切相关。随着社会的发展，政府对官员的言行要求更为严格，而百姓也对官员的形象有了更高的期望。

北京协和医科大学教授杨功焕认为，随着我国控烟运动的开展，公众对控烟的意识越来越强。此次网民舆情的发酵，正是反映了社会的无烟意识有了很大的提升。另一方面，党员干部的行为在社会上有标杆示范的作用，更应该严于律己，以身作则。[8]

（二）大学教授上课吸烟，按规辞职

1．网曝高校教师课上吸烟

2018年12月网上传播的一段视频显示，中国传媒大学一兼职教授王某在教室内，手拿卷烟正在讲课。据学生曝料，这位教师在课堂上表示，抽烟能激发灵感，以讲台为界，想抽烟的学生可以上去一起抽。

此事在网上传得沸沸扬扬。王某的行为违反了《北京市控制吸烟条例》相关规定，有违师德。

2．中国传媒大学的态度

中国传媒大学的官微发声明称，学校注意到网络上有关于学校兼职教授王某在课堂抽烟的视频。课堂是神圣的，王某的行为违反了《北京市控制吸烟条例》相关规定，有违师德。学校对此高度重视，严肃处理。学校将进一步加强师德师风建设，严格课堂管理和监督，感谢广大同学及社会各界对学校工作的监督与批评。

3．本人：致歉并辞去传媒大学兼职教授

王老师通过其个人微博发布一则道歉声明。在声明中称，“公众场合抽烟是不对的，我在课堂上抽烟更是不对的。我没有顾忌到同学们的感受，没有考虑到被动吸二手烟可能会给同学们造成影响。大家的批评让我感到深深的内疚和自责，并借此向同学们、向大家表示诚挚道歉。感谢公众让他痛下决心戒烟，自己将从‘抽烟不讲课、讲课不抽烟’做起。”

七、结语：做不到无烟中国，就谈不上健康中国

公共场所全面无烟已经引起社会越来越广泛的关注和支持，越来越多的民众、媒体、

专家、社会组织、地方城市等理解并积极参与控烟行动。

健康中国必须是无烟中国。控烟政策是提升中国国民健康水平最为有效的措施。控烟的成败，关系到能否实现“健康中国”的战略目标，也关系到医疗卫生体制改革和医疗保险制度改革的成败；关系到每个人的切身利益，更关系到社会的文明和进步。国际国内的控烟实践证明，全面控烟立法在政治上是可行的，在技术上更是可落实的，并一定会得到公众的支持。

信息来源

【1】调查表明民众普遍渴望公共场所无烟环境，北京晚报，2017 年 02 月 28 日，http：//www.sohu.com/a/127464196_531786。

【2】微博撤“叼烟”表情包 微信 QQ 别掉队，新京报，2017 年 09 月 15 日，http：//www.xinhuanet.com/comments/2017-09/15/c_1121666873.htm。

【3】手机端腾讯 QQ 里的“吸烟小人儿”正式“戒烟，北青网，2017 年 11 月 7 日，http：//jiangsu.sina.cn/zimeiti/2017-11-07/detail-ifynnnsc8240595.d.html?vt=4。

【4】【时评】微博撤除“吸烟表情”，应该成为网络共识，搜狐网，2017 年 09 月 15 日，http：//www.sohu.com/a/192196586_99898874。

【5】控烟表情包敦促微信“戒烟”，戒烟网，2018 年 7 月 15 日，https：//www.5zty.com/5785.html。

【6】中纪委网站答澎湃：八项规定表情包是严肃话题表达方式的创新，澎湃新闻，2017 年 12 月 4 日，http：//www.ccdi.gov.cn/special/bxgdbbwzn/topnews_bxgdwzn/201712/t20171204_113032.html。

【7】控烟 5 机构推出控烟表情包 敦促微信加入“无烟”行列五家机构联推控烟表情包，凤凰健康，2017 年 12 月 04 日，https：//health.ifeng.com/a/20171204/40286591_0.shtml。

【8】领导干部在禁烟区吸烟“监督死角”成了法外之地？，中国青年网，2018 年 2 月 10 日，1https：//baijiahao.baidu.com/s?id=1591983463648530271&wfr=spider&for=pc。

向传统习俗挑战

——用行动创建无烟文化氛围

吴宜群 熙 子

世界卫生组织《烟草控制框架公约》的签署，是人类对淘汰吸烟这种劣质文化共同认知的里程碑。

在许多国家和地区吸烟率正急剧下降。在全球范围内烟草业颓势已成，无可挽回。公众免受烟害需要有良好的环境支持，在加快履行《烟草控制框架公约》步伐，控制烟草流行的今天，为了健康，为了幸福，移风易俗，摒弃送烟、敬烟、劝烟及在公共场所吸烟这些陋习，应该大力提倡。

一、我国最早的戒烟歌谣

我国最早的戒烟歌谣是华航琛作词作曲的《戒烟歌》，此歌曾在1911年辛亥革命后在民众中广为传唱。其歌词是：纸烟纸烟，害人不浅。精神钱财，损伤胜鸦片。劝同胞快快戒吸纸卷烟；纸烟不吸，空气清新人不厌，纸烟不吸，名誉保全谁敢轻贱？纸烟不吸，民壮国强乐永年！

1912年初，上海商务印书馆的有识之士，为了庆祝辛亥革命的成功，出版了一本《共和国民唱歌集》，收录了当时流行的《庆祝共和》《爱国歌》《戒赌》《劝用国货》以及这首《戒烟歌》等。《戒烟歌》是20世纪80年代初，在南京市的中国第二历史档案馆整理史册时发现的。

二、我国最早的控烟漫画

张乐平先生1946年的作品《乌烟瘴气》。

三、普及面最广的广场舞

全国控烟主题广场舞《无烟多精彩》跳遍大江南北。该舞蹈是著名舞蹈艺术家陈爱莲女士领衔创作而成的，无论是从作词、作曲，再到演唱、编舞，均是由国内广场舞领域权威人士完成。2015年世界无烟日暨《北京市控制吸烟条例》实施宣传活动在北京国家体育场“鸟巢”举行，73岁的陈爱莲带领全部与会嘉宾、新任大使、少年儿童以及来自全国各地的控烟志愿者在鸟巢体育馆跳起了《无烟多精彩》广场舞。《无烟多精彩》广场舞受到全国各地广场舞爱好者的热烈赞美，成为国内广场舞领域的又一佳作。（图1）

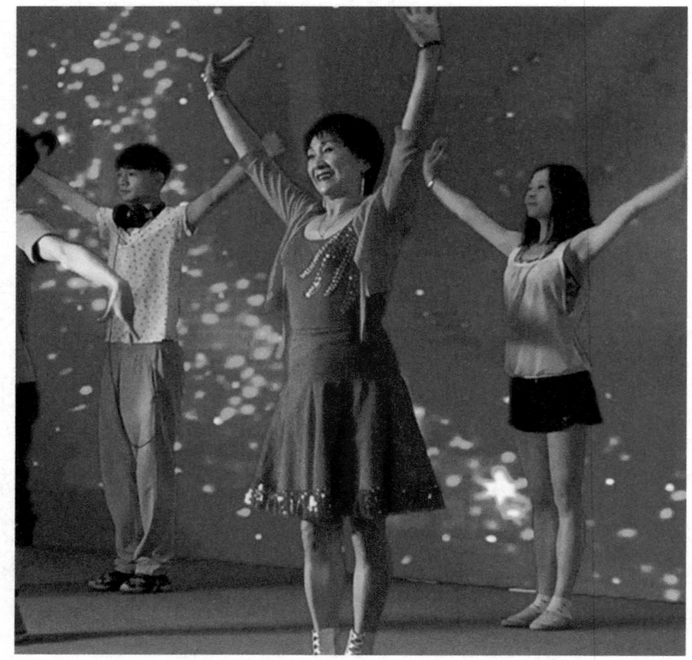

图 1　73 岁的舞蹈艺术家陈爱莲跳起了《无烟多精彩》广场舞

四、一首配乐朗诵“有那么一天 无烟”传遍长城内外

内容见参见本书“前言”。（图 2）

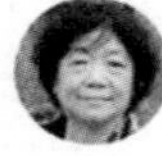

吴宜群

2013-5-31 15:59 来自 新浪博客

发表了博文《2013年05月31日》 - 有那么一天，无烟 作者：湖北省健康教育所夏庆华 朗诵：谢东升　透过卷烟的烟雾 我们看到慢阻肺患者的呼吸是那么艰难！看到癌症患者的目光充满了对生的依恋　网页链接

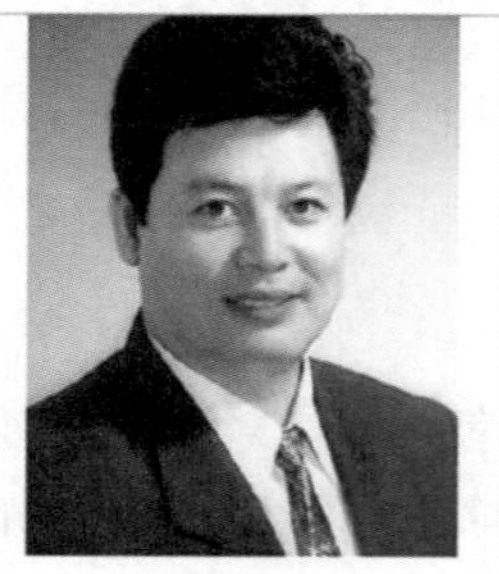

透过卷烟的烟雾

我们看到慢阻肺患者的呼吸是那么艰难！

看到癌症患者的目光充满了对生的依恋！

看到脑卒中患者发病时倒地的瞬间！

看到年轻人粉色的肺渐渐向黑色蜕变！

看到有毒的烟雾迷蒙了孩子那纯真的双眼！

看到尚在母腹的胎儿竭力要发出无奈的呐喊！

图 2　谢东升配乐诗朗诵“有那么一天，无烟”

五、移风易俗过一个无烟的健康春节

（一）“送烟＝送危害”宣传活动

烟草是人类健康的致命杀手。我国是世界上最大的烟草生产国和消费国，也是烟草最大的受害国，每年有超过100万人死于烟草导致的相关疾病。但是，由于公众对烟草危害的认识不够，在我国仍存在把烟草作为礼物赠送给他人的风气。为改变公众“以烟为礼”的风气，中国疾病预防控制中心自2009年起持续开展了“送烟＝送危害”宣传活动，利用元旦、春节特定时间点，通过多种媒体平台，联合医疗卫生系统等有关机构，宣传“送烟＝送危害”的理念。（图3）目前，“送烟＝送危害”活动已经成为了控烟办公室的品牌宣传活动，取得了较好的宣传效果。

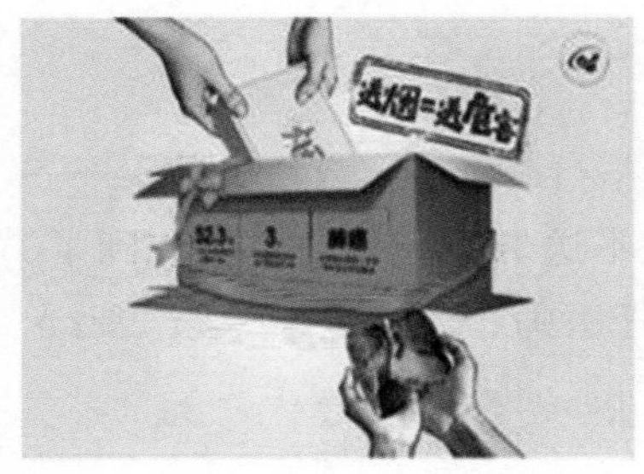

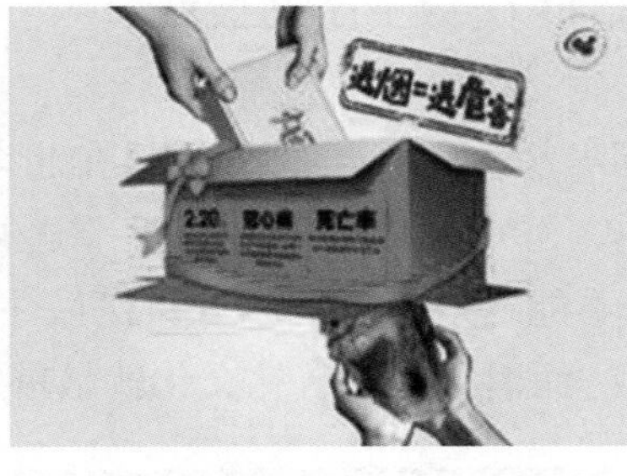

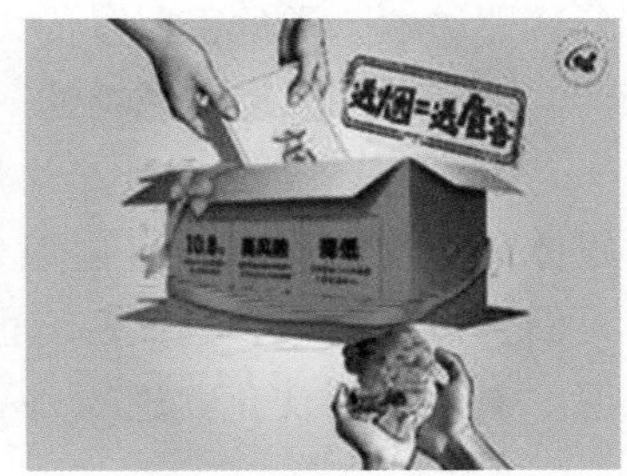

图3 “送烟＝送危害”宣传画

“送烟＝送危害”宣传活动旨在利用元旦、春节等特殊节日期间，提高公众对烟草危害的认识，改变把烟草当作礼品的社会风气，逐步强化全社会控烟的良好氛围，并提高政策制定者对控烟问题的重视，推动控烟相关法律的制定。

1．统一使用科学有效的工具包

宣传活动由中国疾病预防控制中心统一设计制作宣传材料并形成工具包，内容包括公益广告片、宣传海报、宣传物料、活动推荐等。宣传材料具有良好的科学性及有效性，并根据实际情况不断更新，为宣传活动奠定了基础。

2．通过发文形式，统一部署、全国联动

中国疾病预防控制中心多年来通过下发“送烟＝送危害”宣传活动通知的形式，联合31个省（自治区、直辖市）疾病预防控制中心、健康教育所等相关机构在同一时间段内共同开展宣传活动。各省市纷纷在系统内对文件进行了转发，在全国范围内构建起一个全方位的立体宣传工作网络。

3．宣传平台多样，覆盖面广，展现形式丰富

各地充分利用自身资源，合力推广和创新宣传效果不断显现和强化。宣传活动在覆盖面、宣传平台和展现形式上都有所突破。

活动从中央逐步辐射到各类单位及场所。包括：健康教育系统、医疗卫生机构、社区卫生服务中心、乡镇卫生院等卫生医疗单位；机关企事业单位、学校等特定场所；社区街

道、乡镇、公园、广场、超市、商业区、集贸市场等人员密集场所；车站（如火车站、长途客运站、公交站）、地铁、公交、出租车等交通工具。活动充分利用春运期间人流密集这一特点，向返乡人员（送烟行为的重点人群）宣传给亲朋好友送烟的危害。

宣传活动采用传统媒体和新媒体渠道结合的方式，不断加强理念的传播。在这一宣传活动中，各地通过电视、报纸、短信、LED 显示屏、户外广告牌、楼宇广告牌、公交站台广告牌、宣传栏等进行宣传。同时，新媒体的作用越来越突出，通过微博、微信转发、朋友圈分享、点赞等形式，转发次数无以计数，触角很快延伸到了乡镇及农村，其传播速度非常惊人。

此外，各地集思广益，在现有宣传材料基础上进行了再创新，为宣传活动制作了手册、折页、倡议书、宣传单、宣传袋等宣传材料，开发了小游戏，编排了舞蹈、节目等，积极开展“送烟＝送危害”宣传，取得了良好的宣传效果。[1]

（二）“移风易俗话卷烟”

“今年春节送礼你还会送烟吗？”2011 年 1 月 26 日在北京举行的亲情·人情·健康——媒体信息交流会上，多位卫生、医疗领域专家呼吁过节送礼不送烟。春节马上就要到了，人们可以送健康，送关心，但不能送危害。北京安贞医院主任医师、著名健康专家洪昭光说：“控烟要靠文化舆论的力量。而倡导春节送礼文化就是重要的一步”。（图 4）

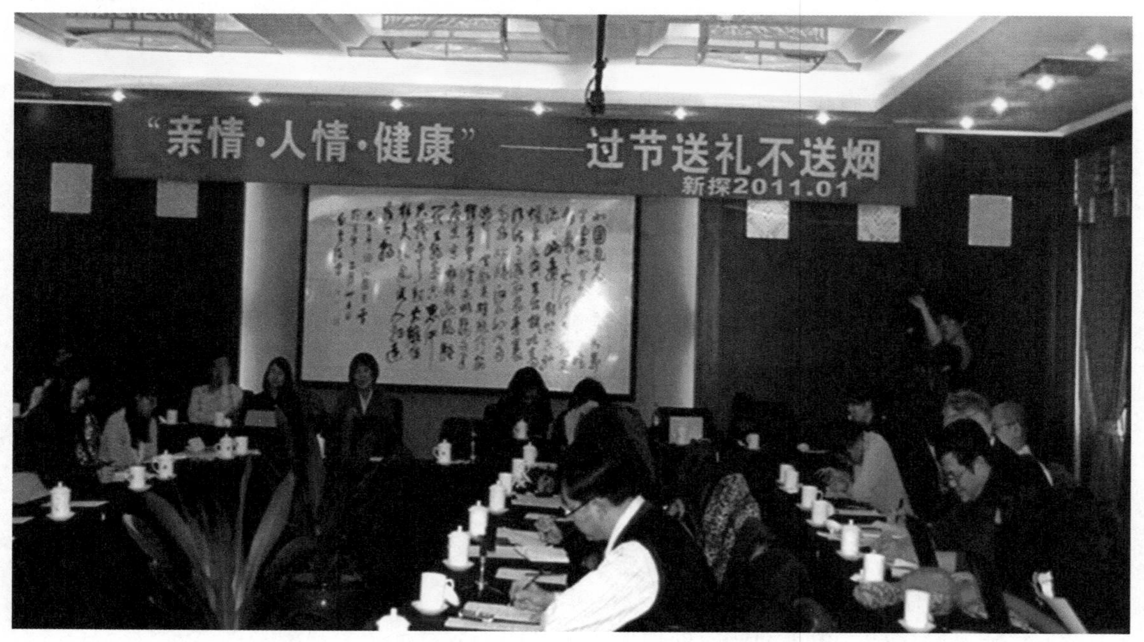

图 4　2011 年 1 月《亲情·人情·健康——媒体信息交流会》

控烟专家编写了若干短信，希望人们能在节前转发，意识到送烟就是送危害，在亲情、人情面前，更要注重健康。

亲情是彼此的思念，是不尽的期盼，绝不是过年送烟兑现。

香烟不香，吸了不健康。卷烟有害，送礼不划算。

喝一小杯就叫人回味的，是美酒；

听一小段就叫人陶醉的，是音乐；

吸一小口就叫人受害的，是卷烟。

亲情、人情，送健康最有情！

高价烟，礼品烟，危害一点都不减！

高价烟，低价烟，贵贱都有害！

出个谜语给你猜：粉饰出来的华丽外表；附会出来的文化色彩；调制出来的芳香气息；忽悠出来的保健功能以及虚抬出来的昂贵身价——（谜底：高价烟，礼品烟）。

过节送礼不送烟！送烟就是送危害！！！

老妈来短信：千万别捎烟；你爹“老慢支”，大夫让戒烟。你侄儿刚三岁，怕吸二手烟。花钱买罪受，别再糟蹋钱。带点啥都好，就是别买烟。

图喜庆，放挂鞭。要热闹，锣鼓添。合家欢，看春晚。找罪受，送卷烟。

（三）送无烟春联，过健康春节

2012 年春节前，洛阳市控烟项目办公室向全市发起“无烟家庭春联”征集活动，以扩大活动受益面，推动全市控烟活动的深入开展，大规模征集无烟春联。

这是国内首次将无烟与公众健康、家庭和睦、社会和谐结合，以大众喜闻乐见的形式传播了控烟理念。用控烟理念更新了“福、禄、寿”的传统含义。倡议公众过一个不送烟、健康文明的新春佳节。

活动征集到 600 多幅春联，经过专家评选，最后有 18 幅分别获得一等、二等和三等奖。2012 年 1 月 12 日，在新探中心举办第三次新春媒体联谊会上，来自洛阳市卫生局的邓清沧老师介绍了洛阳市在全国范围内征集无烟春联活动的评奖活动并在现场向一等奖的获奖者来自北京市顺义区的教师孟广祥颁发了奖品。

一等奖作品：

1．烟本无情人体何堪千缕害；心如有爱家庭可葆四时春。

2．雾散烟消千里秀；风和日丽万家春。横批：天地同春。

3．烟消云散益寿延年人不老；冬去春来增福纳瑞岁常新。

二等奖作品：

1．心中有爱亲情暖；家里无烟笑语多。横批：幸福和谐。

2．控烟草祛烟雾人人幸福；倡良习纳春风家家和谐。

3．有福人家祥伴瑞；无烟生活寿而康。

4．有花宅第清香久；无烟家庭幸福多。

5．控烟益健康和谐城市风儿绿；除弊增恩爱美满家庭日子红。横批：清爽人家。

6．香烟有害莫待客；茗茶无价敬来宾。

三等奖作品：

1．烟雾漫漫随冬去；梅香缕缕携春来。横批：戒烟高洁。

2．戒烟少病全家乐；积善聚财百业兴。

3．无烟家庭美满幸福平平安安迎春到；和谐社会团结友爱快快乐乐奔小康。

4．家庭无烟人长寿；都市文明万事兴。横批：恭贺新春。

5．讲文明控吸烟家家幸福；树新风戒陋习户户平安。

6．百味人生应弃一味烟；千杯知己当品三杯茶。横批：合家欢乐。

7．辞旧岁戒烟限酒；迎新春健康长寿。

8．须知健康聚福气；莫道吸烟活神仙。横批：康乐延年。

9．吞云吐雾推杯换盏不似真神仙；赏花品果游山赏水实乃长寿星。

随后，洛阳市卫生局从获奖作品中选出三幅春联，邀请书法家在街头用新魏、隶书、行书三种字体书写春联后赠送给老百姓。让“无烟春联”活动得到二次传播。（图 5）

洛阳利用春联这一短平快的文艺形式，开展控烟活动的宣传，减少烟害，提高人民健康水平，促进社会文明进步和建设。[2]

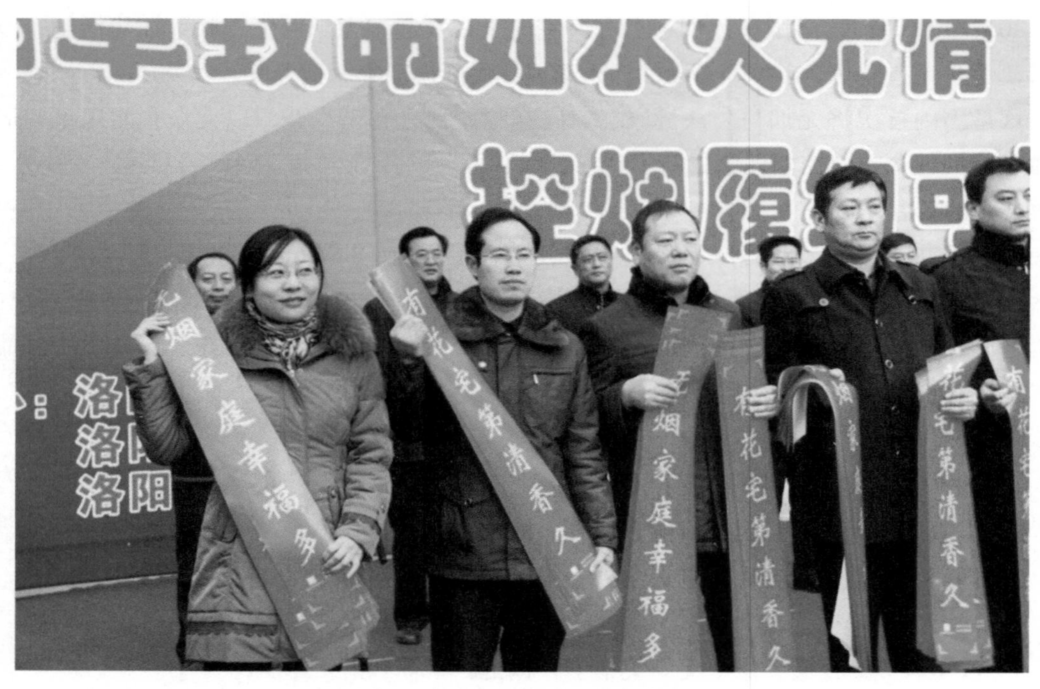

图 5　向洛阳群众赠送健康春联

六、无烟家庭宣传活动

为了提高公众对烟草危害的认识，营造无烟的家庭环境，在国家卫生健康委员会的主导下，中国疾病预防控制中心控烟办公室自 2017 年起在全国开展“无烟家庭宣传活动”。

无烟家庭
无烟的家
更多的爱
Smoke-free home brings far more love.

无烟的家
更多的爱

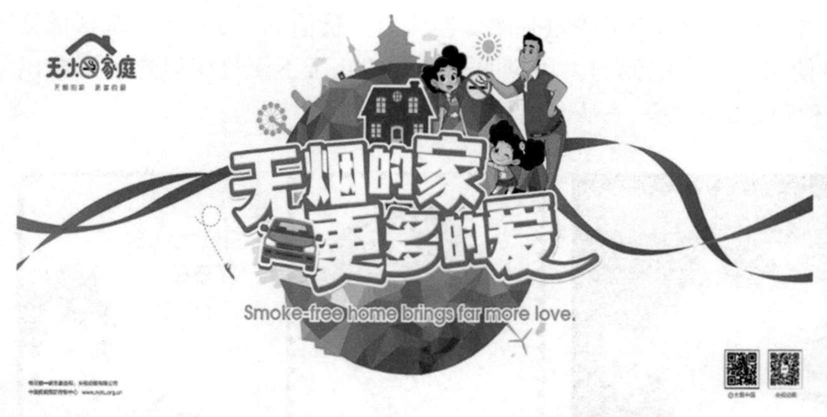

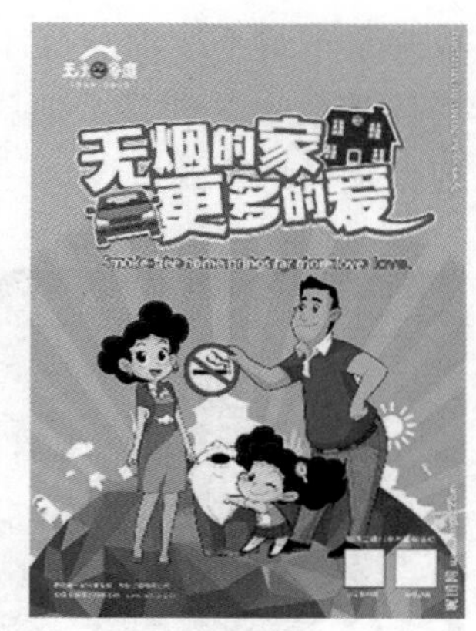

图 6 “无烟家庭”活动海报

中国疾病预防控制中心调查表明，家庭是二手烟暴露最严重的场所之一。2014 年中国青少年烟草调查显示，我国青少年在家庭中的二手烟暴露率高达 44.4%。2015 年中国成人烟草调查报告也显示，57.1% 的成人在家中看到有人吸烟。

家庭是人生的第一所学校，是遮风挡雨的港湾。家庭控烟关系到到保护家人尤其是孩子的健康问题，涉及到青少年的教育问题，同时也关系着全社会的文明进步。“无烟家庭宣传活动”以家庭为阵地宣传无烟理念，保护家庭成员特别是儿童的健康。通过“无烟家庭”理念的宣传，促使烟草危害深入人心，以家庭为切入点，带动整个社会无烟氛围的形成，促进公共场所无烟环境的创建，推动公众对无烟政策的支持。

为更好地进行无烟家庭宣传活动，控烟办公室与央视动画有限公司展开深度合作，使用受小朋友喜爱的“棉花糖一家人”动画形象，设计并制作了“无烟家庭工具包”。工具包中的宣传材料包括活动说明、宣传册、宣传折页、海报、宣传片、无烟家庭承诺书、活动背景板、核心信息、H5 游戏、宣传物料、媒体传播推荐、责任声明等，供各地疾病预防控制机构、健康教育机构、医疗机构、学校、社区以及相关合作机构开展“无烟家庭”宣传活动统一使用。（图 6）自 2017 年起，控烟办公室通过发文的形式，要求各地疾控及健康教育相关机构在同一时间段、使用相同的宣传材料及核心信息进行“无烟家庭”理念的宣传，各地利用自身资源，在多种媒体平台上，展开了形式丰富的宣传活动，起到了良好的宣传效果，受到了各地的积极反馈。[3]

无烟家庭宣传活动目前已在北京、上海、天津、河北、江苏、安徽、云南、海南、甘肃、陕西、辽宁等地陆续开展，得到了医院、学校、社区等合作机构的大力支持。

七、国际上“烟草文化观”改变的实例

（一）世界上最贵的邮票

2001 年发行纪念赫本的邮票，价值 6.7 万欧元。奥黛丽・赫本是风靡世界的著名影星。她曾是一位吸烟者。她 1993 年死于癌症。在德国邮政局原计划发行的纪念邮票上。但她嘴里衔着的眼镜则被设计者修改成类似烟嘴的物品。此举遭到赫本的儿子坚决反对，1400 万

枚邮票不得不取消发行计划。然而，仍有极少量邮票已经流出，价值 6.7 万欧元的邮票成为当代邮票中的珍品。烟草使用是癌症的元凶。奥黛丽·赫本的儿子不愿母亲以这种形象出现，是对烟草的抗议。一种理念的改变——从时尚到厌恶。(图 7)

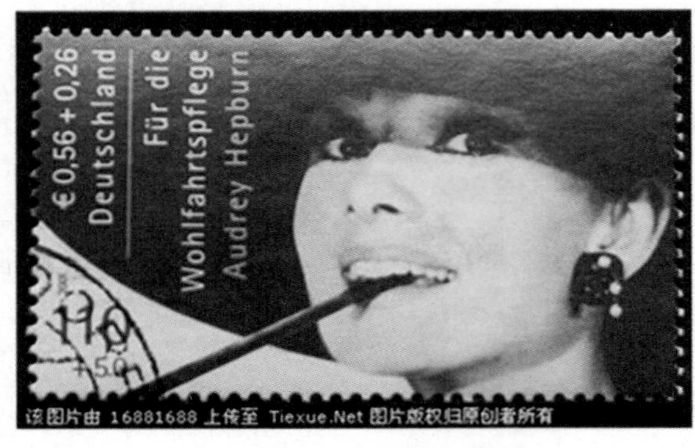

图 7 德国的纪念邮票

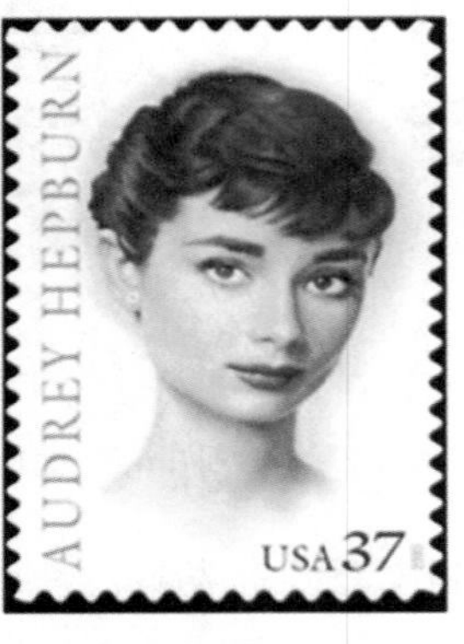

图 8 美国的纪念邮票

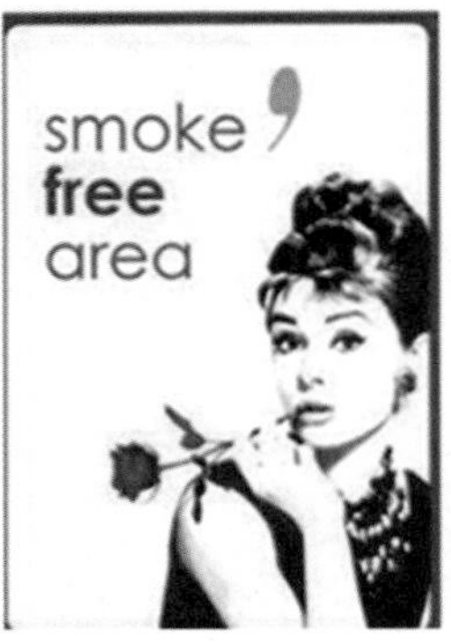

图 9 美国禁烟标志

2003 年是赫本逝世 10 周年，当年美国邮政也发行 1 种邮票以示纪念为了避免重蹈覆辙，设计者经过适当的裁剪，巧妙地将剧照中冒烟的香烟删掉了。此举也被认为是对“吸烟有害健康”的一种很好的宣传。(图 8)

邮票发行后受到普遍欢迎，赫本的儿子还亲自出席了邮票首日发行仪式，表示了对该票的肯定和支持。近年，赫本口含玫瑰花的形象用于美国禁烟场所。(图 9)

(二) 最悲惨的烟草广告代言人

美国万宝路的代言人韦恩·麦克拉伦。他以策马飞奔的矫健身手为“万宝路”卷烟拍广告，成功地塑造了美国奔放自由形象的“万宝路人”，于 1992 年 7 月沦为烟下亡魂，年仅 51 岁。他因吸烟患了肺癌，随后他成为烟草工业的激烈的反对者，他在去世前说：“我要告诉你们，为烟死不值得”。(图 10)

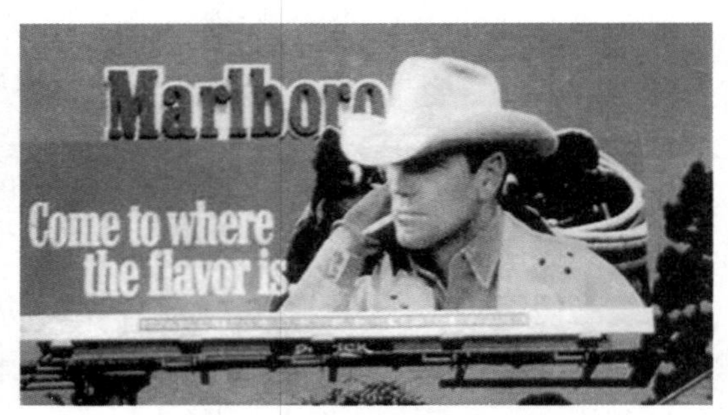

图 10 韦恩·麦克拉伦 51 岁死于肺癌

八、结语

向传统挑战，向烟文化挑战的例子在全国有很多很多，而且越来越多。无烟婚礼的举办，无烟两会的形成、无烟文体活动的举办……让卷烟与礼品绝缘，不给它留下任何的生存、流通空间；敬烟、送烟，这种“用礼貌的方式让人短寿”的做法，可以休矣。吸烟行为在数不清的场合被非礼仪化粗俗地重复，而所谓“吸烟文化”、“敬烟文化”根本不是中国的传统文化，而是陋习；党政干部、公务员、公共机构人员应带头在公共场所禁烟，禁止公共机构利用公款购买卷烟、收受礼品烟，接待宾客不吸烟、不敬烟、不送烟；亲情是彼此的思念，是不尽的期盼，绝不是过年酒烟兑现。[2]

信息来源

【1】“送烟＝送危害”工具包，中国 CDC 网，http：//www.notc.org.cn/gzdt/201711/t20171116_154954.html。

【2】须知健康聚福气　莫道吸烟活神仙，北青网，2012 年 1 月 15 日。

【3】无烟家庭工具包，中国 CDC 网，http：//www.notc.org.cn/gzdt/201711/t20171116_154947.html。

8

第八章 用法律维护健康权

一次有关控烟履约的政府信息公开

新探健康发展研究中心　北京义派律师事务所

烟草控制，是一项有法可依的行动。它主要的法律依据是我国政府签署的世界卫生组织《烟草控制框架公约》(以下简称《公约》)。依据这项公约的原则，我国许多城市都有了室内公共场所、工作场所和公共交通工具全面禁烟的立法。

依法控烟势在必行。

但是，吸烟又是一种成瘾性行为。对于吸烟成瘾的人，要遵守公共场所禁烟的法律、法规，需要有对吸烟危害的认知，也要有对法律法规的知晓、认同与自律。对于不遵法守纪的人，规劝是必要的，但对不顾法纪、不听规劝、甚至肆意妄为的吸烟者，或是应当依法禁烟而又不加管理的公共场所、工作场所、公共交通工具的管理者，依法予以不同程度的处罚也势在必行。可是，对于普通民众，要他们拿起法律武器维护自己不受烟草烟雾危害的权利，在目前的中国无疑十分困难。

这样，为了公众的健康，为了法律法规实施的严肃性、有效性，就需要有一支在控烟征途上普及法律知识、维护群众合法权益、倾注人文关怀的律师队伍。他们一点一滴为普法，一心一意去维权，以公平、公正和责任感，树立起维权先锋的形象。

在本书记载的多起控烟事件中，都可以看到公益律师的身影。

他们在解析《公约》的法律效用；环境无烟立法与实施的推动；烟草广告、促销和赞助的举报、投诉和诉讼，以及申请政府有关控烟信息的公开等方面都发挥了极其重要的作用，如人们熟知的“电梯劝阻吸烟猝死无责案”；“无烟列车诉讼第一案”；“金圣卷烟诉讼案”；“消费者诉‘五叶神’卷烟虚假宣传案”，以及中南海卷烟“蓝色风尚，为爱起跑”户外违法烟草广告受罚等等案件，公益律师们都发挥了法律支持、法律援助的重要作用。

这里，我们想向大家介绍一家在控烟公益诉讼中付出极大关注，作出重要贡献的律师事务所——北京义派律师事务所。

北京义派律师事务所，专门设有“公益法律中心”。这家中心从成立之初，就用很大的精力投入了控烟公益领域——既有法律援助，也有公共政策的研究与推进。

为了推进政府对社会公益工作的关注，几年来，他们向政府的不同部门提出了数千件政府信息公开的申请，要求政府公开有关公益工作的信息。这既是通过法律方式依法获知政府做了哪些努力，让百姓知晓；又是有意识地以不同方式去触碰不同政府工作的边界与壁垒，希望能够跨越和克服这些壁垒，使政府了解公众的需求，也使公众了解政府已有的作为。渐渐的，他们对此积累了很多经验，还编写了一本《政府信息公开申请实务指南》。[1]

自《公约》在中国生效以来，北京义派律师事务所控烟公益法律中心共申请七次关于控烟的政府信息公开，其中包括2015年、2016年和2017年无烟城市控烟执法的政府信息公开申请；2013年关于“中国《公约》履约工作部际协调领导小组成员有关‘控烟’工作”（以下简称“履约协调领导小组控烟工作”），以及2015年关于落实烟草控制规划的政府信息公开。

由于本书篇幅的限制，以下的叙述只涉及他们为推动中国控烟履约，申请“履约协调领导小组控烟工作”的政府信息公开。

这是一个典型案例。

一、政府信息公开的法律依据

中华人民共和国政府信息公开条例（2007年4月5日中华人民共和国国务院令第492号公布 2019年4月3日中华人民共和国国务院令第711号修订），关于政府信息公开有着很具体的规定。譬如：

第一章总则的第一条规定：为了保障公民、法人和其他组织依法获取政府信息，提高政府工作的透明度，建设法治政府，充分发挥政府信息对人民群众生产、生活和经济社会活动的服务作用，制定本条例。

第二条规定：本条例所称政府信息，是指行政机关在履行行政管理职能过程中制作或者获取的，以一定形式记录、保存的信息。

第五条规定：行政机关公开政府信息，应当坚持以公开为常态、不公开为例外，遵循公正、公平、合法、便民的原则。

第六条规定：行政机关应当及时、准确地公开政府信息。[2]

自2007年《政府的信息公开条例》实施以来，通过信息公开申请了解政府工作的相关信息，促进政府工作透明，已逐渐成为民间社会参与公共决策、参与国家和社会事务的重要途径。遗憾的是多数民众还未能知晓、因此也未能使用自己的知情权利，以致形成了政府工作与民间诉求的一定隔离。这不仅使政府的许多工作不为民众知晓，也使民间的许多诉求不为政府了解。譬如从事控烟工作的多数公共卫生工作者和民间组织，过去就很少知道可以要求政府有关部门公开控烟工作的信息这一相互沟通的渠道。

二、政府信息公开有哪些价值？

北京市义派律师事务所主任王振宇律师认为：

政府信息公开的第一个价值是“人权”。在联合国1946年59号决议中，将知情权宣布为基本人权之一。获得信息是所有权利的开始，一个人只有先获得信息，才能进一步知道自己有哪些权利、从何而来、如何行使。

第二个价值是公民权。我们的《宪法》规定公民可以通过一定渠道关心并管理公共事务，“信息公开”可以推动这个价值更好地实现。

第三个价值在于“政府信息公开”是社会倡导的重要途径。中国有很多社会组织，当他们想开展公共倡导、公共教育的时候，往往会因为不是当事人而很难介入到具体的议题里，难以获取更多信息。[1]

鉴于此，无论是民间组织还是公民个人，都可以依法通过向政府申请某些信息公开，获取他们需要的相关信息，知道政府部门对此相关问题已经做和正在做、还准备继续做哪些工作，从而方便公民或民间组织介入、推进相关的工作。

三、申请“履约协调领导小组控烟”政府信息公开的背景

（一）国际控烟的大背景——火壮则烟微

十五世纪末，在哥伦布将烟草从美洲带到欧洲之初，人们尚确信吸烟能够预防病疫，一时，吸烟成为一种时尚。直至1996年世界卫生组织发布第一份世界综合性报告——《警惕烟草》。学术界对吸烟是否有害健康的争执了几百年后，方才认识趋同，尘埃落定。

虽然“吸烟有害健康”在短短几十年内已迅速成为常识，但控烟却绝非易事。这不仅因为整个烟草产业链条所现出的需求、就业、利润等巨大利益，使烟草行业成为了庞然大物，并不断生长、扩张；而且因为在这过程中，吸烟还被赋予了一定“文化价值”，成了某种社会活动甚至某些社会人群地位、风度的象征。这样，控烟活动也被迫在经济、社会、文化等诸多领域四面出击。

这样，对控烟的研究、参与、监督、建议等等，也就不得不涉及附着于烟草的这些社会价值观念与诉求。控烟本就是一个不断地划定公权与私权；个人选择与公共利益；企业权利与社会责任边界的动态博弈过程，其中一方空间的增大，同时就意味着相对方空间的缩小。从这个角度上说，控烟又是一项社会运动，若不形成政府与民间社会的合力，这项运动结果难料。在一个烟草危害被有效控制的社会中生活，控烟应属公民的经济、社会与文化权利。在此人权领域，责任者首推政府——政府当积极采取措施以促进和保障公民权利的实现，其中亦包括政府应积极培育、支持、鼓励和发动民间社会共同参与控烟。

西晋文学家陆机在《演连珠》中写道“火壮则烟微”。控烟之火壮，则吸烟之烟微。中国还有一句谚语“众人拾柴火焰高”。控烟又何尝不是如此呢：唯有集众人之柴以燃熊熊大火，方可得到令烟害灰飞烟灭的美好未来。

（二）2013年中国控烟形势

面对全球烟草流行的严重健康威胁，世界卫生组织于2003年通过了公共卫生史上一个具有特殊意义的《公约》——世界卫生组织《烟草控制框架公约》。2006年1月，《公约》在加入世卫组织后的中国生效。

2007年4月27日，国务院作出《关于同意成立烟草控制框架公约履约工作部际协调领小组的批复》，成立了《公约》履约工作部际协调领导小组。领导小组由发展改革委员会、卫生部、外交部、财政部、海关总署、工商总局、质检总局和国家烟草专卖局等八个部门和单位组成。发展改革委员会为组长单位，卫生部、外交部为副组长单位。

2008年大部制改革过程中，国家烟草专卖局归属工信部，而原先设在发展改革委员会并由其牵头的八部委控烟履约协调机构也改由工信部牵头。这在体制上强化了国家烟草专卖局（即中国烟草总公司）主导控烟的格局。

令人尴尬的是，继2008年11月在南非举行的《公约》缔约方第三次会议上，由于中国代表团反对《公约》第11条《实施准则》警示图形上烟包，被“框架公约联盟”（NGO）授予“脏烟灰缸奖”。之后，中国在2011年1月9日前实现室内公共场所全面禁烟的承诺也成了空话。

2011年1月6日《控烟与中国未来——中外专家对中国烟草控制联合评估报告》发布。报告指出，至2011年，公约生效5周年，中国的控烟效果微弱，实际控烟履约绩效得分很低，仅为百分制的37.3分。[3]

中国政府可以说是世界上最强大的政府，在这个权力和资源高度集中的国家里，如果政府想做什么，几乎没有哪件事做不成。那么，控烟履约进展如此缓慢，问题究竟出在哪里？关心中国控烟进程的人们自然想去了解：我国的控烟履约协调领导小组做了什么、在做什么、下一步打算做什么？在已有的材料中，几乎找不到任何答案。于是就有了北京义派律师事务所控烟公益法律中心的2013年公益法律行动——依法要求有关政府部门公开控烟相关信息。

四、公益法律行动——申请政府信息公开

在控烟领域，“缔约方保持透明”是《公约》5.3条及其《实施准则》的明确要求。同时《实施准则》还指出，缔约方应积极加强民间社会的支持。北京义派律师事务所的律师们也希望通过这次公益法律活动让大家了解政府信息，在促进我国透明控烟、全民控烟方面尽绵薄之力。毋庸讳言，这次信息公开的申请，也是以此向《烟草控制框架公约》履约工作部际协调领小组有关政府部门传递一个信号：民间在关注、在支持、在监督和评价政府部门的控烟工作。

（一）申请事项

本次公益法律行动，分别向组成履约控烟协调领导小组的八个政府部门及单位申请公开7项政府信息，目的是了解我国“控烟履约协调领导小组”的基本情况，比如，小组的工作机制，小组的工作成绩，小组成员各自的控烟工作情况等，同时又有目的地提出了补充问题。先看一下这次对八个相关部门提出信息公开申请的七项相同的政府信息申请事项：

1）控烟履约经费总额及来源？

2）负责部门及联系方式？

3）几年来为控烟履约做了哪些具体工作？

4）控烟履约经费支出？

5）是否在官方网站对控烟履约工作予以公开，宣传控烟履约工作？

6）为“十二五”期间实现公共场所全面禁烟所制定具体计划？

7）对于烟包上使用警示图形的态度？

（二）本次公益法律行动基本信息

本次法律行动，自2013年5月5日发出政府信息公开申请书，至2013年9月25日收到财政部补充答复，历时近五个月。在此过程中，共发出政府信息公开申请书24份。提出

25个申请事项：对“外交部”和“卫计委”发送书面感谢信两份；对5个部门分别提起了12起行政复议申请；经复议后，向国家烟草专卖局提起了行政诉讼。

以上工作伴随反复多次电话与书面沟通，最终在法定期限内获得了所有政府部门答复。其中，外交部除公开了相关政府信息外，还表示“会认真研究”我们关于其官方网站的建议。

（三）对政府信息公开申请的答复内容

1. 2006年以来的控烟经费总额与来源情况；
2. 2006年以来为控烟所做的工作；
3. 网站上与“控烟”相关的版块名称和链接；
4. 落实“十二五”期间实施实现公共场所全面禁烟的目标和计划；
5. 表达是否支持图形警示上烟包的态度。

从表1可以看出各部委对以上5个问题的所采取的态度。

比较表1中黑色柱状线的长度，八部委信息的公开程度可获得如下排序：

第一名：卫生和计划生育委员会（副组长单位）；并列第二名：中华人民共和国工业和信息化部（组长单位）、中华人民共和国外交部（副组长单位）；第三名：中华人民共和国财政部；第四名：中华人民共和国国家烟草专卖局；第五名：中华人民共和国海关总署；第六名：中华人民共和国国家工商行政管理总局；第七名：中华人民共和国国家质量监督检验检疫总局。

尽管由于每个问题的权重不同，工作人员回复的技巧不同，此排名并不直接意味着该机构在我国控烟工作中贡献大小，也不完全意味着该机构对我国控烟工作的重视程度，但是，对信息“不公开”“不提供”多的单位，还是应该为此自省：是没有做，不好意思公开？还是做得不好，公开有顾虑？

表1　中国“履约协调领导小组控烟工作”政府信息公开情况比较图（2013年）

	工业信息化部	卫生计生委	外交部	财政部	海关总署	工商总局	质检总局	烟草局
是否支持警示图形上烟包	不明确	■	■	■	■	不公开	不公开	不明确
工作部门		■	■	■		■	交接中	■
经费总额及来源		■			不提供	不提供	不公开	不公开
经费支出及事项		■			不提供	不公开	不公开	不公开
网站上控烟信息	■		无板块	无板块	不提供	不公开	不公开	■
公共场所全面禁烟工作计划	■		■	■	■	不公开	不公开	■
所做控烟工作	■		■	■	■	不公开	不公开	■

注：图中■表示作出明确、具体答复。

6．对特定问题的答复

1）对中华人民共和国工业和信息化部的补充问题

问：小组成员协调与合作制度是什么？

答：根据各自部门职能接照《公约》承担相应的工作，充分发挥了领导小组的作用。

问：自小组成立之日起至2012年底，经费总额及构成米源、支出总额及具体项目有多少？

答：无专供工作预算。

问：是否有对履行《公约》需制定和调整法律法规的意见？

答:《公约》和我国现行的法律法规一致，各部门将按职责制定、完善法律法规。

2）对中华人民共和国卫生和计划生育委员会的补充问题

问：自2006年以来我国处罚在公共场所吸烟的人数和罚款数额有多少？

答:2011年5月1日起施行的《公共场所卫生管理条例实施细则》没有将公共场所吸烟纳入行政处罚范围，因此没有相关信息和数据。

问：到目前为止我国建立无烟医院的数量和所占比率是多少？

答：日前国内200多个城市共创建1700多家无烟医疗卫生机构示范基地

（四）从获得的信息引发的思考

1．为什么“控烟履约协调领导小组”工作成绩平平？

从组长单位“工信部”的答复来看，中国“控烟履约协调领导小组”本身没有形成协调工作机制、没有统一工作计划、没有专门预算支持。

各成员之间处于各自为政状态，无法充分发挥领导小组作用，也没有达到国务院:“各成员单位…要加强信息沟通，相互配合、相互支持、形成合力，充分发挥领导小组的作用。”的要求。

2．为什么有的“控烟履约协调领导小组”成员无所作为？

政府信息公开申请答复结果显示：中华人民共和国国家质量监督检验检疫总局和中华人民共和国国家工商行政管理总局，在我国控烟工作中几乎无所作为——或没有信息、或不公开信息，甚至没有态度。在我们看来，这种结果并不令人吃惊。国家工商行政管理总局负责控烟工作的是广告监督管理司，而我国的《广告法》在互联网时代面对花样翻新的烟草广告，确有束手无策之感。国家质量监督检验检疫总局之前负责控烟的部门是食品生产监管司，该司的职责为“根据《产品质量法》、《食品卫生法》及其实施条例，国家质检总局组织实施国内食品生产加工安全卫生监督管理。组织实施国内食品生产许可、强制检验等食品质量安全。负责调查处理国内食品生产加工环节的食品安全重大事故。”而我国的烟草专卖体制，使烟草行业几乎成了独立王国。烟草制品既不属于“食品”，也没有相应“产品质量标准”作为监管依据，如何监管？

（五）建议

1．我国政府控烟履约工作应当更加透明

在提出此次信息公开申请并获得答复之前，我们找不到任何关于“控烟履约协调领导小组”成员负责部门的信息；找不到关于成员之间责任分工，以及协调机制的信息；不知道“控烟履约协调领导小组”成员各自做了什么，也不知道整个“控烟履约协调领导小组”做了什么以及打算做什么。甚至作为小组成员，八家单位中，只有一家网站上有专门的控烟板块。

这与《公约》的要求不符，也与我国不断加强政府工作透明度的趋势不符。

2．我国政府应该加大力度促进民间社会参与控烟

从获得的政府信息中，没有显示出“控烟履约协调领导小组”及小组成员为促进民间参与控烟做了哪些工作。

中央多次表示要动员和支持社会力量参与公益事业。控烟涉及全民族的利益，政府应当在倡导、立法、服务等领域为民间创造更大空间、给予更多支持。

3．“控烟履约协调领导小组”应当改革

国务院领导下的“控烟履约协调领导小组”成员，各自属于平级单位、且有的成员本身就存在“反控烟利益”。要他们主动认真控烟，无异“与虎谋皮”。在此情况下，若无国务院对控烟工作的实质领导、监督和考核，各单位自然是无财力，无权力，既无动力、又无压力。

4．“警示图形上烟包”应当正式提到日程

通过本次公益法律行动，社会第一次得知这样一个信息：“控烟履约协调领导小组”八家单位中，有四家单位明确表示支持“警示图形上烟包”；两家未作公开表态（相当于弃权）；工信部和烟草专卖总局的答复态度模糊，首鼠两端，既不直接说支持、也不明确说反对。

在此情况下，我们认为“控烟履约协调领导小组”推动“警示图形上烟包”条件已经成熟。

5．开展相关立法工作刻不容缓

当被问及“对履行公约需制定和调整法律法规的意见”时，工信部答复“公约和我国现行的法律法规一致，各部门将按职责制定、完善法律法规。”

当被问及“自2006年以来我国处罚在公共场所吸烟的人数和罚款数额是多少”时，卫计委答复“2011年5月1日起施行的《公共场所卫生管理条例实施细则》没有将公共场所吸烟纳入行政处罚范围，因此没有相关信息和数据。”

工信部的答复虽有敷衍之嫌，但我们仍可从我国控烟立法现状中得出结论：控烟履约“公共场所禁烟”应可算是《公约》对缔约国的基本要求，我国亦将其列入了“十二五规划”。但卫计委的答复，道出了症结所在：“无烟城市”执法依据来源于地方立法，而地方立法层级过低，在执法权力、实施处罚等方面面临合法性缺陷，而《公共场所卫生管理条例》及其实施细则亦面临同样困境。无执法，又如何保障效果？

信息公开申请，除了是一条获取政府信息的重要渠道，还具有其他意义：监督公权力的行使，促进行政行为的规范化和合法化；发现问题，引起变革；在申请事项和申请结果进入公共领域后，可以起到公众教育作用；发现政府信息公开立法的不足，推动立法完善……

2013 年《公约》在中国生效已经七年。七年来烟草业政企合一的体制阻碍了《公约》的履行。在政企合一体制下，管理烟草行业的政府部门利用国家公权力来为烟草企业谋取更大的发展空间，使烟草企业得以挟行政权力和雄厚财力于一身，置公众健康于不顾，阻碍控烟履约，扩大烟草产销，这一点已由实践证明。国家烟草专卖局作为控烟履约协调领导小组成员之一，不仅不认真履行控烟履约责任，还千方百计阻挠《公约》控烟措施的实施，如制造"低焦油、低危害"的中式卷烟的骗局；阻碍在烟草制品包装上提供最有效的图形健康警示，阻碍全面禁止烟草广告、促销和赞助立法等等。

2018 年 3 月落实国务院机构改革方案，履约部级协调小组的组长单位改为与烟草业没有任何利益冲突的国家卫生健康委员会。希望新的履约部级协调小组，能排除烟草业的干扰，斩断与烟草业扯不清道不明的纠缠。

我们充满了期待。

信息来源

【1】王振宇：如何跨越"政府信息公开申请"的壁垒？南都观察，2017 年 9 月 1 日，http：//blog.sina.com.cn/s/blog_15e0b0be80102x13w.html。

【2】中华人民共和国国务院令第 711 号，中华人民共和国中烟政府网，2019 年 4 月 15 日，http：//www.gov.cn/zhengce/content/2019-04/15/content_5382991.htm。

【3】《控烟与中国未来—中外专家中国烟草使用与烟草控制联合评估报告》发布会在北京召开，中国疾病预防控制中心网，2011 年 1 月 11 日，http：//www.chinacdc.cn/zxdt/201101/t20110111_30467.htm。

"中南海"卷烟问题一箩筐（之五）——"中南海"卷烟商标公益诉讼案始末

黄金荣

公益诉讼是推进控烟的一个有效手段，从法律角度推动控烟可以给控烟倡导活动带来前所未有的力度和强度。"中南海"卷烟商标案就是控烟非政府组织通过与公益法律专业人士紧密合作而发起的一个典型控烟公益诉讼案例。这个案件历时数年，经历了行政裁决、两审行政诉讼的全部过程。它虽然以败诉告终，但却在控烟领域产生了广泛的社会影响，从而加强了公众对于烟草业利用烟草商标营销烟草制品的警觉性。通过诉讼的手段，揭示烟草危害和烟草业营销烟草的手段，这是世界卫生组织《烟草控制框架公约》明确要求予以规范、控制的控烟策略之一。

一、案件的缘起

中国是世界上最大的烟草生产国和消费国，同时也是遭受烟草流行之害最深的国家。但长期以来，因为对烟草使用造成的危害认识未深，而烟草行业又是国家利税的重要来源，其发展一直受到政府的鼓励。

2006年1月9日，世界卫生组织《烟草控制框架公约》(以下简称《公约》)在中国生效，至今已经12年。然而，我国的法律对于烟草制品的包装、标签成分等方面仍然缺乏有效的规范和控制。

烟草制品的包装和标签既可以成为烟草业推销烟草制品的有效手段，也可以成为控烟的锐利武器。《公约》第11条第1款a项指出，"烟草制品包装和标签不得以任何虚假、误导、欺骗或可能对其特性、健康影响、危害或释放物产生错误印象的手段推销一种烟草制品，包括直接或间接产生某一烟草制品比其他烟草制品危害小的虚假印象的任何词语、描述、商标、图形或任何其他标志"。[1]该条款规定就特别提到误导性的烟草"商标"也是《公约》所禁止的。

但是，我国的卷烟制品却全然不符《公约》的要求和规定。

(一) 现状

我国烟草制品的包装一向以品相优美著称，烟草制品的商标名称也高大阔上，争奇斗艳。或以国家及其重要机构设施所在地为名（中华、北京、中南海、人民大会堂、钓鱼台等等）；或以重要都市为名（如上海、南京、兰州、延安等等）；或以天神、人君、大臣为名（如金圣、天子、将军等等）；或以名山、名胜为名（如黄山、华山、黄鹤楼等等），无所不有，无奇不有。但我国的法律对于烟草制品商标的名称却几乎没有任何规制，这也使得烟草商标成了烟草业信马由缰、任意驰骋的领地。

（二）质疑

控烟界早就注意到名目繁多的烟草商标是烟草品牌竞争、营销卷烟的主要手段之一。自2006年以来两会代表、委员曾多次呼吁尽快停止使用“中华”、“中南海”、“人民大会堂”这样代表国家、民族形象的烟草品牌商标。他们认为国家驰名商标和中国名牌是优质和健康的象征，是代表政府向公众特别推荐的商品。不料，这样的荣誉却授予了给大众健康和公共卫生带来巨大损害的烟草行业。尤其是在我国签署的《烟草控制框架公约》已在中国生效之后，若允许它们继续使用，是对控烟工作的莫大讽刺。他们要求国家相关部门应立即取消烟草制品的“中国驰名商标”和“中国名牌”称号！

二、突破口

公益法律人士的介入，使得控烟界得以从法律角度推动《公约》的履行，并由此呼唤公众对控烟问题的关注，从而推动中国的控烟工作。针对烟草业违法的诉讼最先从《中华人民共和国商标法》(以下简称《商标法》) 开始：

《中华人民共和国商标法》《商标法》对于商标本身有不少限定。如2001年修订后的《商标法》第10条[2]规定了一些禁止作为商标使用的标志，其中第1款在原有“同中华人民共和国的国家名称、国旗、国徽、军旗、勋章相同或者近似的”的基础上，增加了“同中央国家机关所在地特定地点的名称或者标志性建筑物的名称、图形相同的”的规定。这就意味着同中央国家机关所在地、特定地点的名称或者标志性建筑物的名称、图形相同的标志不得再作为商标使用。从目前现有的烟草商标看，至少“中华”“中南海”和“人民大会堂”都涉嫌直接违反2001年《商标法》第10条第1款。

2001年的《商标法》还增加了一个特殊规定，这个规定为公民针对有关烟草商标提起公益诉讼提供了可能。

该法第41条第1款规定，“已经注册的商标，违反本法第十条、第十一条、第十二条规定的，或者是以欺骗手段或者其他不正当手段取得注册的，由国家工商行政管理总局商标局（简称商标局）撤销该注册商标；其他单位或者个人可以请求国家工商行政管理总局商标评审委员（以下简称商标评审委员会）裁定撤销该注册商标。”

这条规定不仅明确规定违反第10条的商标应该由商标局予以撤销，而且其他没有利害关系的单位和个人也可以请求商标评审委员会裁定撤销该注册商标。

这个条款可以说是中国法律中最早规定公益诉讼的条款之一。它为与烟草商标没有直接利害关系的机构或组织直接提出撤销违法烟草商标申请提供了充分的法律依据。正是基于这种有利条件，一家在民政部注册的民营非企业单位——新探健康发展研究中心（以下简称新探中心）选择了“中南海”这个典型的著名烟草商标提出公益诉讼。

三、公益诉讼的过程

此次公益诉讼由新探健康发展研究中心（以下称新探中心）作为申请人和原告，具体的法律事宜由当时的北京市东方公益法律援助律师事务所律师黄金荣和张兴代理。诉讼主要分为两个阶段，第一个阶段是行政裁决，即新探中心针对“中南海”卷烟商标的合法性向商标评审委员会提出裁决申请；第二个阶段是行政诉讼阶段。此案经历了北京市中级人民法院的初审和北京市高级人民法院的终审。

（一）行政裁决

1．行政裁决的申请，源于新探中心举办的一次研讨会

2009 年 4 月 13 日新探中心举行《烟草企业不应利用烟包信息误导消费者研讨会》。会上以“中南海”烟盒包装为例，就烟盒包装违反《公约》和我国法律的事实，多位法学界和卫生系统的专家教授、从事公益法律援助和保护消费者权益的律师以及控烟组织的代表发言指出：中国驰名商标和中国名牌是优质和健康的象征，是代表政府向公众特别推荐的商品。但这样的荣誉却授予了给大众健康和公共卫生带来巨大损害的烟草行业，显然是对控烟工作的一个莫大讽刺！[3]

2．行政裁决申请

受新探中心委托，北京市东方公益法律援助律师事务所律师黄金荣在会上宣读了“请求国家工商行政管理总局商标评审委员会依《中华人民共和国商标法》第 41 条裁定撤销注册号为 1066772 的‘中南海’注册商标”的申请书。

申请书指出：“中南海”系国务院和中华人民共和国国家主席两个中央国家机关的所在地，《中华人民共和国商标法》第 10 条明确规定，这类名称“不得作为商标使用”，更不能对这类商标予以注册。又根据该法第 41 条的规定，对于违反第 10 条并且已经注册的商标，商标局应该撤销该注册商标，其他单位或者个人也可以请求商标评审委员会裁定撤销该注册商标。同时《公约》第 11 条第 1 款第 1 项要求烟草制品包装和标签不得以“可能对其特性、影响、危害或释放物产生错误印象的手段推销一种烟草制品”。所以它还直接与《公约》相抵触。

申请书还强调，中南海是中央国家机关的庄严驻地，是全中国人民心目中的神圣场所，以“中南海”作为商标来推销一种对人体有百害而无一利的商品——烟草制品，会让人对该品牌的卷烟产生“受中央国家机关认可”、“权威”、“高品质”等错误印象，这不仅有损于中央国家机关的尊严，而且还误导消费者，可以说它直接与《公约》第 11 条第 1 款第 1 项相抵触。为此申请人根据《中华人民共和国商标法》第 41 条的规定，请求商标评审委员会依法裁定撤销注册号为 1066772 的“中南海”注册商标。

3．行政裁决

商标评审委员会的裁定书不支持原告（新探中心）申请的要求。

1）2009 年 10 月底，商标评审委员会正式受理了新探中心的行政裁决申请。

2）2010 年 2 月 8 日新探中心针对被申请人——北京卷烟厂向商标评审委员会递交了申请人答辩书。

3）2011 年 8 月 1 日，商标评审委员会正式作出了“关于第 1066772 号“中南海”商标争议裁定书”。裁定书声称，“争议商标在现行《商标法》施行之前的 1997 年 7 月 28 日取得注册，依据现行《商标法》第 64 条的规定，争议商标在现行《商标法》于 2001 年 12 月 1 日施行后继续有效。申请人认为该条款规定的继续有效期仅限于商标注册专用期内，

而不得作为续展注册的理由，因缺乏法律依据，我委不予支持。同时，申请人认为争议商标的注册使用会误导消费者，违反世界卫生组织《烟草控制框架公约》第十一条第一款第一项的规定，缺乏事实依据，我委亦不予支持”。

（二）行政诉讼

1．行政诉讼初审；维持被告商标评审委员会作出的商标争议裁定

2011 年 9 月 26 日，新探中心不服商标评审委员会的裁决，向北京市第一中级人民法院提起行政诉讼。

北京市第一中级人民法院决定“维持被告做出的商标争议裁定。”2011 年 11 月 25 日中级人民法院公开开庭审理了本案。除了被告商标评审委员会外，利害关系人上海烟草集团北京卷烟厂也作为本案第三人参加了诉讼。法院认为，中南海原为封建王朝园林，中华人民共和国成立后成为中央人民政府所在地，因此中南海在中国人民心目中具有独特的地位。但由于争议商标申请及获得注册的时间均在现行《商标法》施行之前，当时并没有法律上的禁止性规定禁止争议商标被核准注册。最后法院决定“维持被告国家工商行政管理总局商标评审委员会作出的商评字〔2011〕第 16391 号关于第 1066772 号‘中南海’商标争议裁定”。

2．行政诉讼终审：维持一审原判

新探中心不服北京市第一中级人民法院的判决，向北京市高级人民法院提出上诉，北京市高级人民法院于 2012 年 2 月 27 日开庭审理了此案。

北京市高级人民法院的判决：①高级法院认为，新探中心认为《商标法》第 64 条第 2 款规定的“本法施行前已经注册的商标继续有效”是指“本法施行前已经注册的商标”在原有效期内“继续有效”，并不包括在续展后的有效期内“继续有效”的主张缺乏法律依据，因此对此上诉理由法院不予支持；②法院还认为，“中南海”卷烟商标经过长期使用，已经使之区别于其本来含义的第二含义，具备了商标的显著性，相关公众在接触到争议商标核定使用的商品时，首先想到的是商标含义而不是其他含义，通常也不会形成新探中心所称的“使公众对该烟草制品”产生“受中央国家机关认可”、“权威”和“高品质”等错误印象。因此对于此上诉理由，法院也不予以认可。

本案无论是行政裁决还是行政诉讼，无论是商标评审委员会还是两审法院对于新探中心撤销“中南海”商标的请求均不予支持。

四、法律上的主要争议点

新探中心的败诉绝不意味着“中南海”卷烟商标公益诉讼在法律上就是站不住脚的，更不是没事找事的无理炒作。对于本案在法律上的争论，虽然在行政裁决和行政诉讼的过程中，当事人双方都进行了激烈的争论，但是行政裁决书和两份行政判决书对此都没有进行充分的展示，对于其作出的最后决定也没有进行充分的说理。这就使得本案涉及的《商标法》相关法律问题并没有得到彻底的解答。

本案的核心问题：① 2001 年《商标法》修订后，与第 10 条内容相抵触的“中南海”卷烟商标是否应该被撤销；②注册于 2001 年前的“中南海”卷烟商标是否可以根据《商标

法》第 64 条的规定继续有效。而要进一步回答这 2 个问题，就必须首先结合《商标法》规定的商标有效期与续展制度以及第 10 条和第 64 条的规定进行法律解释。

《商标法》规定商标的有效期是 10 年，在 10 年期满后，商标持有人必须向商标局提出续展申请，只有商标局重新核准后，该商标的有效期才可以继续延伸。虽然《商标法》并未阐明设定“有效期”的目的，但以常理推之，它之所以要规定有效期制度，应该是试图监督商标使用的情况，确保商标的使用符合法律的规定。在行政裁决和行政诉讼的过程中，北京卷烟厂的代理人曾提出一个观点，即“商标续展注册申请，商标局不再进行实质审查。只要按照《商标法》及其实施条例在续展期内或者宽展期内办理了商标续展注册申请，商标局即予以核准续展注册，并予以公告”。但是，商标持有人（北京卷烟厂）对此观点却没有提出任何明确的法律依据。试问如果对于商标的使用情况的合法性不进行任何实质性的审查，那么《商标法》规定 10 年有效期制度又有什么现实意义？

新探中心的观点是根据第 64 条的规定，2001 年《商标法》实施前，已经注册的“中南海”商标可以继续有效，但是在该注册商标为期 10 年的有效期终结后，再申请续展注册时就必须符合现行法律的规定，包括第 10 条的禁止性规定，否则第 10 条的规定就会形同虚设。对于违反该条的注册商标续展申请，商标局应不予核准，已经核准的，应依法予以撤销。

商标评审委员会的观点以及法院的立场实质上与北京卷烟厂一致，也与商标局自身的实践相矛盾。从有关的媒体报道可知，商标局对于违反 2001 年《商标法》第 10 条规定的注册商标予以撤销早就有不少先例。

2007 年商标局撤销了“成吉思汗”商标，理由就是成吉思汗是古代蒙古族首领、军事家和政治家，在我国乃至世界历史上都是一位具有极大影响的杰出人物，其被滥用在妇女产品、洗涤剂、手铐等产品上，极易引发民族纠纷，产生不良影响。[4]

已经批准的“成吉思汗”商标与“中南海”卷烟商标一样都违反了《商标法》第 10 条的规定，既然前者可以被撤销，那么，中南海是中央国家机关所在地，以其作为商标来推销一种危害身体健康的商品——烟草，有损国家形象，却为何不能撤销？对于这种矛盾立场，商标评审委员会并没有给出任何解释。

五、诉讼带来的影响

“中南海”卷烟商标案是控烟界发起的首起针对烟草商标的有影响的公益诉讼案件。新探中心向商标评审委员会提出行政裁决申请后，媒体进行了大量报道，产生了广泛而积极的社会影响，同时它也由此成为我国一个经典的公益诉讼案件。该案很快就被原国家卫生部评为“2009 年度中国烟草控制十大新闻事件”之一。

2009 年度中国烟草控制十大新闻事件的第二条：“中南海”卷烟商标引起社会热议，多位学者、律师、控烟机构的代表呼吁商标评审委员会裁定，撤销此类注册商标。[5]

该案件在控烟方面的重要意义在于：它唤起了公众对于烟草包装和标签，尤其是商标对于烟草营销所具有的影响的认识，使人们认识到，加强现有法律的实施或者通过制定新的法律可以在一定程度上遏制烟草业对于烟草标签的滥用。

该案件得到了其他公益法律人士的响应：2010 年上海的汪石如律师也针对中国另一个著名卷烟商标——“中华”向商标评审委员会提起了行政裁决申请，其理由同样是认为该商标违反了 2001 年《商标法》第 10 条。此案在行政裁决以后也提起了行政诉讼，不过最终也与“中南海”商标案一样未能如愿。[6]

被告方北京卷烟厂认为，撤销“中南海”商标无异于灭顶之灾。“中南海”商标被申请撤销是申请人无聊的炒作。“中南海”卷烟商标公益诉讼案遭到烟草业的强烈反对是新探中心预料到的，但是法院的判决确实出乎新探中心意料。

正如媒体评论：“中南海”卷烟商标背后，反映的其实是《商标法》在具体执行中的“选择性放纵”问题，这不仅让法律在某种程度上虚置，更可能是一种典型的执法不公。正因为如此，需要面对的显然不仅仅只是一个撤销“中南海”商标的问题，而应该是对类似存有违法嫌疑的商标来一次大的清理与整顿，并且在今后的商标注册过程中真正做到严格把关。值得人们拭目以待的是：商标评审委员会能否排除烟草企业的干扰，作出一个标杆式的案例来，为其他大打擦边球的“卷烟品牌”提供应有的法律警示。

在当今社会，任何公益法律行动都可能会产生不同的声音，这是很正常的现象。对于控烟非政府组织和公益法律人士而言，最重要是要不断通过一个个脚踏实地的公益行动影响公众、说服公众，从而最终达到改变社会的目的。

至于这起关于烟草商标的公益诉讼，理在何方，法官的判决是否公正，是否合法，是否有利于社会的前行，最终都将交由历史来评判。无论如何本案都将作为一个小小案例记录在案，成为今后研究或撰写中国法制史和中国控烟史的一份宝贵材料。图 1 的漫画生动道出了撤销“中南海”卷烟商标的决心。

这个商标误导
消费者啊！
应该撤销！
中南海
CLASSIC
FILTER CIGARETTES

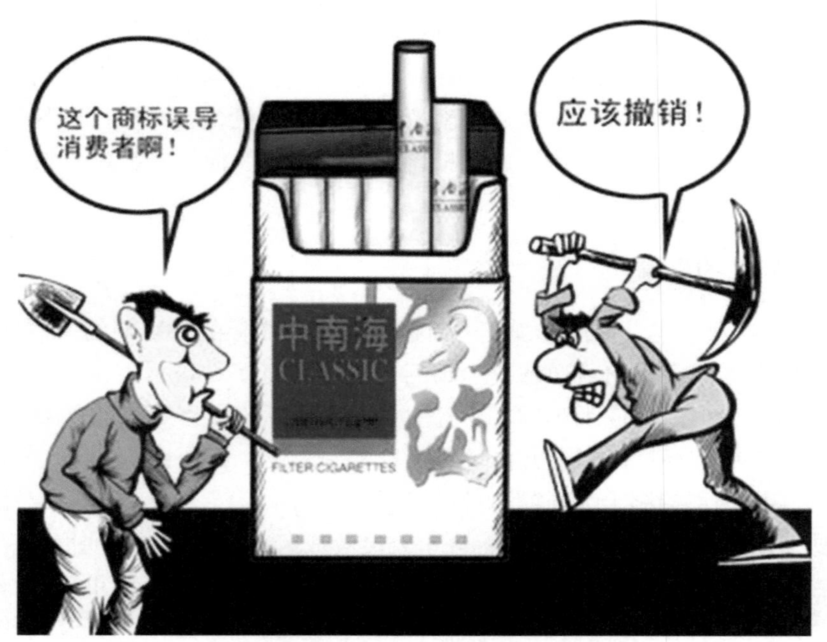

图 1　时评漫画　摘自凤凰网[7]

信息来源

【1】世界卫生组织《烟草控制框架公约》，瑞士日内瓦，世界卫生组织，2003 年。

【2】中华人民共和国商标法（2001 年修正，2001 年 12 月 1 日起施行）。

【3】叫停！烟草企业用烟包信息误导消费者，北京晚报，2009 年 04 月 17 日，http：//news.sina.com.cn/c/2009-04-17/133015483305s.shtml。

【4】国家工商总局：不得随意注册使用成吉思汗商标，北方新报，2007 年 2 月 13 日。

【5】卫生部发布中国烟草控制十大新闻事件，科学时报，2013 年 3 月 25 日，http：//news.sciencenet.cn/sbhtml news/2010/3/230332.html?id=230332。

【6】上海律师要求撤销中华烟天安门等图案 称有害道德，凤凰网，2011 年 10 月 19 日，http：//news.ifeng.com/mainland/detail_2011_10/19/9974870_0.shtml。

【7】时评漫画，凤凰网，2011 年 12 月 26 日。

个案如何推动控烟进程

——记“无烟列车诉讼第一案”

代　睿

2018 年 6 月 25 日，进入盛夏的北京显得格外闷热，西站附近的北京铁路运输法院，在午后迎来了一场小雨，让这个桑拿天里的人们更加感觉焦灼。

一袭黑色律师服的钟兰安律师早早来到了法院，在律师休息室里面等候开庭。这次开庭对于他和全国关注控烟事业的人来说意义重大——备受社会关注的“无烟列车诉讼第一案”即将宣判。这场公益诉讼已经持续了一年之久，控烟界的人士当然不愿意输掉这场具有里程碑意义的战斗。

一年之前的 6 月，刚刚参加完高考的准大学生小李，从北京站登上了开往满洲里的 K1301 次列车。这趟列车历史悠久，由哈尔滨铁路局在 1994 年开通，已经运行了 20 余年，历经多次铁路提速，这趟开往东北边境的列车仍然要行驶 33 个小时。

不过，小李的旅行并不需要那么久，1 个小时零 50 分钟之后，她将到达目的地天津站。这位准大学生没有想到的是，不到两个小时的旅程，让她意外卷入了一场影响深远的公益诉讼。

刚上车不久，小李就闻到了车厢内浓浓的烟味。在车厢连接处，一拨接一拨的人在写有“吸烟处”的地方轮流吸烟，烟味弥漫到整个车厢，列车上不但无人劝阻，甚至连列车工作人员也有吸烟行为。小李觉得很奇怪，在接受媒体记者的采访时，她认为“既然高铁上早就禁止吸烟了，普通列车为什么不可以。都是在一个封闭的环境中，二手烟对人也有危害。”

结束旅行之后，小李向国家铁路局、北京市卫生计生委、天津卫生计生委分别投诉在 K1301 次列车上遭遇的二手烟问题。实际上，早在 2015 年 6 月，《北京市控制吸烟条例》就已经开始正式施行，明确规定室内公共场所和交通工具上禁止吸烟。然而，北京市卫生计生委在回复中称，北京铁路系统控烟职责不属于其管辖范围，由北京铁路局负责。国家铁路局则在回复中称，该局没有卫生监督管理相关职责，已将来信转铁路总公司有关部门。

面对相关管理部门“踢皮球”的行为，2017 年 8 月，小李一纸诉状将运营 K1301 次列车的中铁哈局集团诉至北京铁路运输法院，要求取消该趟列车内的吸烟区、拆除烟具，并禁止在列车内吸烟。

小李的代理律师于丽颖认为，在我国，同样从事旅客运输的交通工具中飞机、高铁、动车、长途客车、地铁、公共汽车上均已实行了全面禁烟，但普速列车却迟迟未能实现。

这就导致同样都是城市的公共流动场所，差异化的“禁烟”，非但不人性化，反而还牺牲了不吸烟者的身体健康为代价。

这一事件迅速引发社会关注，据统计，共有200多篇媒体报道对此案进行了关注，百度阅读量高达6000多万次。中国控制吸烟协会专家委员会主任委员、北京义派律师事务所律师王振宇称，之前没有人因为公共场所吸烟而起诉经营者或者管理者，而这是第一次，所以该案“意义重大”，有助于推动普通列车禁烟，可以称之为“中国公共场所无烟诉讼第一案”。

小李的举动也得到了大部分普通人甚至吸烟者的支持，一个网友评论说，“我很支持这位同学，因为总要有人站出来的。作为烟民的我，还是比较谴责吸烟的朋友在密闭或者不怎么透风的空间里抽烟的。”

当年12月27日，该案在北京铁路运输法院一审开庭，众多媒体记者和群众旁听了庭审，因庭前已进行证据交换，庭审中简化了举证质证程序。法庭围绕小李的诉讼请求、中铁哈局集团答辩意见、证据交换情况、案件事实等情况开展法庭调查，双方还就K1301次在列车设立吸烟区是否违反运输合同承运人的义务、若被告存在违反运输合同的情形应承担什么法律后果等争议焦点发表了辩论意见。

庭审之前，钟兰安律师曾向记者表示：案件的意义不在于胜诉，也不在于金钱赔偿，而是向长期存在的、普通列车吸烟行为宣战。

正如钟律师所说，案件的意义不在于胜诉，更重要的是，通过诉讼这样一种方式引发全社会对长期存在于交通工具上的吸烟行为的重视，这样一种努力也很快上升到官方层面，不少官员、学者、人大代表也参与其中。

“大学生诉铁路局二手烟”入选《2017年度十大控烟法律事件》：“无烟列车第一案”。

2018年全国“两会”上，第十三届全国政协委员、中国疾病预防控制中心副主任孙承业向政协提交了《关于取消铁路普通列车吸烟区，列车全面禁烟》的提案，呼吁在普通旅客列车上施行全面禁烟。

作为一名医疗卫生行业的政协委员，孙承业也曾有在普通列车上遭遇“二手烟”的经历，让他颇感愤怒。他在提案中提出，普通列车是相对封闭的空间，烟草释放的气体和颗粒物会随着吸烟行为释放到列车环境，通过弥散和空气流动充斥到列车其他地方。由于列车空间狭小，即使普通列车相对差的密封性条件下，有害物仍能长时间滞留车厢内，致使乘客和乘务人员持续暴露在烟草释放环境中，所接触有害物浓度和时间要比多数地面公共场所高。

五个月之后，铁路总公司函复孙承业委员：积极配合国家立法部门，推进公共场所控制吸烟立法工作和《铁路安全管理条例》中有关禁烟规定修改完善工作。在此基础上，依法合规推进普速旅客列车全面禁烟，努力为广大乘客创造良好的乘车环境。

这意味着，推动普通列车禁烟在铁路主管部门层面终于得到肯定答复。而这一成果的取得，与“无烟诉讼第一案”的最终胜利带来的社会影响密不可分。

同样是在两会期间，最高法院院长周强肯定了“郑州电梯劝阻吸烟案”改判的意义。当年1月，郑州市中级人民法院对郑州医生杨欢在电梯内劝阻老人吸烟猝死案进行二审宣判，法院撤销了要求杨欢补偿死者家属1.5万元的民事判决。周强在河南代表团审议时表示，“我们对吸烟的老人家不幸去世感到悲伤，这是个不幸的事件，但是这个医生劝阻吸烟是正确合法的行为，他不能承担责任，郑州中院这个案件判得很好，大大推动了社会风气，让见义勇为者敢为，让符合法律的行为受到鼓励。”

最高法院的态度无疑为“无烟列车诉讼第一案”打了一针强心剂。6月25日下午，北京铁路运输法院在第一次庭审6个月之后再次开庭。这一次，没有辩论和质疑，10几分钟的时间里，审判长逐字宣读判决书，全场屏息聆听。

“判决如下：被告中国铁路哈尔滨局集团有限公司于本判决生效之日起三十日内取消K1301次列车的吸烟区标识及烟具。”听到审判长说出的这句话，站在原告席上的钟兰安律师激动落泪。

休庭后，钟兰安告诉记者，他对判决结果基本满意，对于法院未能支持其他几项诉讼请求，他认为，社会的进步需要循序渐进，控烟的进程不能一蹴而就，需要随着社会的不断发展而向前推进。

与判决的结果相比，令钟兰安律师更加满意的是法院在判决书中的说理部分。法院在判决说理中表示，吸烟是吸烟者的自由和权利，但自由和权利不是绝对的、没有边界的。当权利发生冲突时，需要考虑权利在法律价值体系中的位阶，保护某一权利就意味着抑制另一种权利，司法裁判需要通过对个体自由和权利的限制来实现社会利益的平衡。一般认为，生命权高于健康权，健康权高于财产性权利等其他权利。

“司法裁判关系到公共秩序，善良风俗、生态环境的维护，应该顺应时代发展以和谐司法、和谐社会的构建为归宿，引导合法的行为方式、弘扬正确的价值取向。”北京铁路运输法院认为，判令中铁哈局公司取消吸烟区、拆除烟具从而实现在列车禁烟，有利于公共环境和公民健康的保护，可以起到维护社会公共利益的效果。

当事人小李同样对法院的判决非常满意，在中国控烟协会主办的该案研讨会上，小李称，她希望每一个人能对身边吸烟的人勇敢地说“不”，被吸烟，我不干。此案宣判以后，有网友满怀欣喜地表示：这是大学生小李个人的一小步，却是社会文明与进步的一大步，更是控烟工作的一大步。

于丽颖律师评价本案的意义时说，这是国内首个二手烟受害者胜诉的案件，个人的公益诉求得到了法院的支持，具有典型的个案示范意义。它同样引发了更多人的思考，扭转了大众对普速列车长期存在吸烟区的固有认识的改变，意识的改变同样也非常重要。“无烟诉讼第一案”从立案后持续得到公众的支持，也代表着广大人民群众的心声。

判决结果也令整个控烟界大为振奋，王振宇律师评价这一判决是“一个堪称伟大的判决，我们的公益诉求得到法院支持，以后这列车的乘客不必再受二手烟或三手烟危害。”

有“控烟愚婆”之称的中国疾控中心研究员吴宜群在接受记者采访时表示，这个案子对于中国的控烟事业是一个鼓舞。法院在说理中对于公民的健康权高于吸烟者的吸烟权予以确认，“说明法律对无烟环境给予了支持，这点非常重要。”

世界卫生组织驻华代表处无烟草行动技术官员孙佳妮也对北京铁路运输法院的最终判

决表示赞赏。尤其是判决中强调——当权利发生冲突时，需要考虑权利在法律价值体系中的位阶，而针对此案，旅客身体健康不受侵害的权利应高于吸烟者的吸烟权益。这次判决之所以被拍案叫绝，正是因为这是在中国第一次从法律角度明确人民的健康权利应高于吸烟者的吸烟权利。

法院判决十五天之后，被告方中铁哈局集团未提出上诉，判决产生法律效力。7 月 7 日，有乘客发现，K1301 次列车上的吸烟区标识和烟具已被拆除，列车员称“尊重法院判决”。

李某诉哈尔滨铁路局铁路运输合同纠纷案，原告胜诉入选《2018 年度十大控烟法律事件》。备受社会关注的“无烟列车诉讼第一案”终以控烟界的全面胜利告终，但中国的控烟事业仍然任重道远。资料显示，中国每年 100 万人死于烟草相关疾病，7.4 亿人每天都在接触二手烟，每年更有 10 万人因二手烟暴露而死亡，推进控烟事业不断前进，仍然需要全社会各界的共同努力。

【当事人感言】----------------------钟兰安

三个“一”

一、“无烟列车诉讼第一案”的判决揭示了一个问题——普通列车上存在严重的公共卫生问题。我们呼吸的空气是不合格的。判决对“列车设置吸烟区”坚决说“不”，不仅有利于推动铁路列车全面禁烟，也将促进整个社会形成对二手烟“零容忍”的控烟氛围，为“健康中国”建设助力。

二、“无烟列车诉讼第一案”的判决是一次教育——将一个小话题，经过媒体舆论的传播，教育了公众。面对手中的案件，司法机关的判决显示了引导社会风向的敏感，让所有社会人知美丑、识善恶、别是非的担当。

三、“无烟列车诉讼第一案”的判决是一次鼓励——判决采用了少有的公开宣判，现场电视直播。宣判时，法官阐明吸烟和二手烟的危害，铁路公司放纵是对群众权益的损害，包括车上的职工。法官坚定地站在公理一边。维护社会公共利益及公序良俗的基本原则，司法裁判对保护维护社会公共利益的行为依法予以了支持和鼓励。

钟兰安：中国人民大学法律硕士。现为北京市京师律师事务所合伙人、律师。

曾在中国经济体制改革研究会培训中心、清华大学法学院工作，后从事专职律师工作，兼任社会职务：

1. 中国社科院企业社会责任研究中心理事，
2. 北京交通大学中国文化产业研究院研究员兼知识产权与法律研究所副所长，
3. 中国控制吸烟协会公益法律委员会委员，
4. 北京市影视娱乐法学会会员，
5. 北海国际仲裁院仲裁员，
6. 广东省无形资产管理协会高级专家顾问，
7. 深圳国际公益学院特聘讲师。

我向总理说句话
——实行旅客列车禁烟

佚名网民

编者按：《公共场所卫生管理条例实施细则》等法规，早就明确要求公共场所、公共交通工具全面禁烟。《铁路旅客运输规程》也明确禁止在列车各部位吸烟。在法律层面，普通列车应否全面禁烟，并不是个“真问题”。真正成问题的是，如何推动其早日全面落实到位？

法院只能一案一判，铁路却不能“就事论事”，禁烟不只是哪一趟车的事。我们有理由期待：不分普列高铁，“无烟列车”正在驶来。

一位普通群众为了维护健康权，通过中华人民共和国中央人民政府网站给总理写信，表达在普通列车上享受无烟环境的要求。语言朴实，态度诚恳，理由充分，相信铁路管理部门一定会认真处理，制定相关规定，为总理分忧。

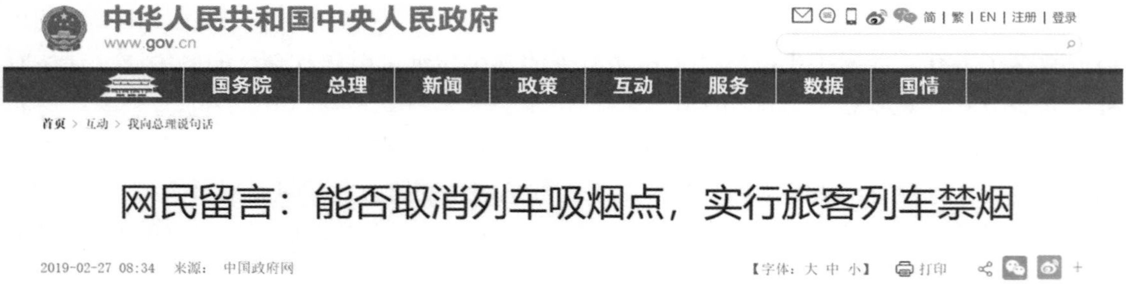

中华人民共和国中央人民政府
www.gov.cn

简 | 繁 | EN | 注册 | 登录

国务院 | 总理 | 新闻 | 政策 | 互动 | 服务 | 数据 | 国情

首页 > 互动 > 我向总理说句话

网民留言：能否取消列车吸烟点，实行旅客列车禁烟

2019-02-27 08:34 来源：中国政府网 【字体：大 中 小】 打印

图 1　网民留言：能否取消列车吸烟点，实行旅客列车禁烟

来源：中国政府网 http://www.gov.cn/hudong/2019-02/27/content_5368818.htm

总理，您好。我想问下，设在两节车厢连接处的吸烟点能否取消？目前只有高铁旅客列车禁止吸烟，而其它旅客列车可以吸烟，但必须要到车厢连接处的吸烟点。这个吸烟点由前后车厢的两扇门关闭组成临时封闭体，但旅客、商品推销车时有进出，一开门，烟就被气流推向后节车厢里了，这样不吸烟的车厢旅客就成了被动吸烟者。大家都知道，两节车厢连接处的门开关频率是非常高的，而且经常有人开而忘关。因此，车厢连接处的吸烟点是没有起到阻挡和保护烟不扩散到车厢里的作用的。目前，我们国家已经有室内公共场所禁止吸烟的规定，为什么不在人这么密集且空气质量不怎么好的旅客列车上实行全列车禁止吸烟呢？禁止吸烟对旅客健康和列车安全、节能等好处非常大。（图 1）

2019 年 2 月 27 日

“电梯劝阻吸烟无责案”始末、辩控焦点及判决价值

倪元锦

2017年5月2日，因为电梯内吸烟问题，杨帆与老人段某发生言语争执，而后段某突发心脏病。当日，河南省职工医院宣布段某临床死亡。

郑州市金水区法院依照《侵权责任法》一审判决，受害人和行为人对损害的发生都没过错，但是根据实际情况，由双方分担损失。根据公平原则，法院酌定被告杨帆向老人家属田女士补偿1.5万元。驳回田女生的其他诉讼请求。此后田女士提出上诉。

此后的二审判决则改为，被告杨帆劝阻行为没有超过必要限度，劝阻行为不会导致老人死亡，死亡原因是心脏病，杨帆完全不用为老人的猝死担责。

这便是郑州“电梯劝阻吸烟猝死无责案”。它的宣判和二审改判，引发舆论关注，被认为具有引导社会公平正义、价值判断、社会道德品质风向标式的意义。它被写入河南省法院工作报告，并入选2017及2018年度十大控烟法律事件。

一、事件回顾

2017年5月2日上午，家住郑州市金水区天骄华庭小区某栋14层的杨帆赶去小区门口取快递。9点24分，杨帆进入电梯后按了地下1层。他说是先打算去地下车库拿点东西，再取快递。进电梯时，里边已经有了一位老人，老人抽着烟，烟头还亮着。

虽然住在一个小区，但杨帆没有见过这位老人，1平方米见方的电梯里两个人面对面站着，老人已经点燃的香烟还在手上夹着。杨帆的妻子此时怀了二胎即将临盆，所以杨帆对烟味格外敏感。据杨帆介绍，当时他劝老人别抽了，电梯空间太小，小区住有孕妇，还有很多小孩子，他们乘完电梯之后，别人也会乘坐的。

由于监控没有声音，所以无法得知两人在电梯内究竟说了什么。但从监控画面中可以看到两个人一直在交流，态度看起来还很平和。老人因为背对着镜头，看不到情绪变化，但杨帆感觉到了老人当时觉得自己没有尊重他。

杨帆事后在回忆时说道：“当时（老人跟我）争辩的一个点就是我不尊重他；再一个就是电梯里没有孕妇跟孩子。”

9点26分，杨帆和老人一起出了电梯准备前往物业办公室，小区对面的摄像头捕捉到的画面显示，两个人从电梯出来并没有进入小区物业办公室，而是在物业门口继续沟通着什么，能够看到旁边有不少人经过，两人的交谈并没有引起周围人的关注。

9点28分，老人肢体动作幅度大了起来，看上去比较激动，随后两名物业工作人员闻声出来对两人进行劝阻。物业认出老人是楼上24层的老段，为了平息争执，一名工作人员

把杨帆拉走，另一名工作人员则把老人扶进了物业办公室。

随后，杨帆赶到小区门口取快递。而就在这时，刚才和杨帆争执的老段突然从办公室椅子上晕倒在地。据工作人员介绍，当时的时间是9点30分。几分钟的时间，杨帆拿着包裹折返了回来，当他再度途经物业办公室时，却发现门口聚集了不少人，听说有人晕倒了，身为医生的杨帆赶紧去救人。杨帆为老人进行了心肺复苏，这个过程持续了几十秒。

9点37分，物业叫来的120急救车赶到了，杨帆等人被劝离现场。经过医务人员半个小时的抢救，终究没能挽回老段的生命。下午1点，派出所打来电话，说在上午9点40分，老人因抢救无效，心脏病猝死，家属报案了，让杨帆来配合调查一下。

5月2日下午2点，杨帆只身一人来到派出所，老人家属方来了20多人。在双方交谈的过程中，老人的两个女儿及女婿情绪逐渐激动起来。杨帆称，老人的女儿不仅辱骂了自己将近一个小时，老人的女婿还对自己进行了恐吓、威胁，称“让你一辈子做不了医生”。但他当时并未作出什么过激的举动，因为他想着“人不在了，（让对方）发泄一下情绪也没事”。

在派出所，家属承认老人今年69岁，原本就有心脏病，10年前还做过心脏支架手术。不过家属强调，虽然老人有病，但是与杨帆争吵是老人猝死的诱因。就在双方争吵的过程中，杨帆做出了一个令在场所有人都意想不到的举动，他扑通一声跪倒在地。

事后在谈及下跪时，杨帆说，当时妻子快生了，比较担心，加上老人家属说要把老人抬到他家。或许是对老人的死有歉意，或许是为了息事宁人，这一跪让现场气氛渐渐平静，警方开始询问在场的目击证人。

两位最后劝阻老人的物业工作人员表示，他们没有听见骂人声，老人和杨帆也没有动手。经过一个小时的调查，警方得出结论：老人的死是意外，不予刑事立案。相关赔偿问题，由死者家属和杨帆自己去协商。这次调解杨帆清楚地记住了死者家属留下的最后一句话：“法庭见”。

事件发生八天后，杨帆的第二个儿子降生了。不久，老段家属的起诉状也到了，提出了40万的赔偿数额。一边要照顾月子，一边要应付官司，杨帆无暇顾及只得从医院辞职聘请律师专门应对官司。[1]

二、判决过程

（一）一审：杨帆向死者家属补偿1.5万元

根据《侵权责任法》，双方行为都没有过错，由双方分担损失。根据公平原则，杨帆向死者家属补偿1.5万元。

2017年6月，郑州市金水区人民法院通知双方于当年7月25日参加庭审。庭审刚开始，老人家属的代理人提出要追加物业公司为本案的共同被告。关于当庭追加被告的申请法庭并没有立即作出决定，而是休庭让双方当事人等通知。

2017年8月30日，本案第二次开庭审理。因物业公司并不属于必要共同诉讼的参加人，故法庭并没有同意追加物业公司为本案的共同被告。案件继续审理。

这次的庭审，老人的死亡和杨帆的劝阻行为有没有法律上的因果关系，成为双方对峙的焦点。庭审现场，电梯里的那段监控录像被一一还原。法庭上，被告杨帆表示自己一直劝导老人吸烟的危害性，对老人没有过激的言语和行为。

对杨帆的辩解，老人家属的代理人并不能认同。

"老人家属的代理人提出了索赔理由：制止（老人吸烟）这个行为固然没错，但是不能超过必要限度，一个制止行为持续了5分钟，争吵那么激烈，还是在物业的劝阻下才离开，这个行为是不合适的。所以基于这个判断，对方应当承担一个次要责任。"

"而杨帆的代理人强调，事发后，当地派出所进行了调查，最后公安局已经将事件定性为意外。它既然是意外事件，那么所有的人对此都不应该承担任何责任，老人的死因就是心脏病发作导致的死亡。杨帆的劝止行为和老人死亡的结果之间只具有时间上的关联性，不具有法律上的因果关系。"

法庭调查后，在法官主持下，杨帆提出了一个调解方案：要是出于对老人的同情和惋惜，出于人道主义捐赠，自己可以出5千到1万元钱。老人家属的代理人当庭表示不同意。

2017年9月，郑州市金水区人民法院对案件做出一审判决：老人猝死是杨帆不能预料的，杨帆的行为和老人猝死之间没有必然的因果关系，但老人确实是在言语争执后猝死。根据《侵权责任法》，双方行为都没有过错，由双方分担损失。根据公平原则，杨帆向死者家属补偿1.5万元。

一审判决引发了老人家属的不满情绪，他们随即提出上诉。[1]

（二）二审：劝烟者无责，不用赔钱

2017年11月，二审在郑州市中级人民法院开庭。上诉人老段家属方没有人到庭，诉讼代理人到庭，被上诉人杨帆和律师则出庭应诉。

杨帆的委托代理人、河南风向标律师事务所律师单艳伟认为，老人心脏病突发，是因其自身存在疾病，并非杨帆所致，也非杨帆可预料的。根据《郑州市公共场所禁止吸烟条例》第十条规定：公民有权制止在禁止吸烟的公共场所的吸烟者吸烟。杨帆在自己所处的环境遭到"二手烟污染"后积极行使了自己作为公民的监督权利，这种行为并不会造成死亡的结果。反倒是老人在明知自己有心脏病的情况下，任由情绪激动，将本来一件利人利己的事情酿成了悲剧。

2018年1月23日，此案在郑州市中级人民法院驻经开区综合审判庭二审公开宣判。撤销河南省郑州市金水区人民法院〔2017〕豫0105民初14525号民事判决，驳回死者家属田女士的诉讼请求，一审中判决杨帆补偿田女士1.5万元的判决结果被取消，一审二审共计1.4万余元诉讼费由田女士承担。[2]

二审法院认为，杨帆劝阻行为没有超过必要限度，属于正当劝阻行为。劝阻老人吸烟行为本身不会造成老人死亡的结果。死亡原因是心脏病，老人自身患有心脏疾病，在未能控制情绪的情况下，心脏疾病发作不幸死亡。杨帆没有侵犯老人生命权的过失和故意，不存在过错。虽然从时间上看，劝阻老人吸烟行为与老人死亡的后果是先后发生的，但两者之间并不存在法律上的因果关系。因此杨帆不应该承担侵权责任。[3]

（三）二审与一审的区别

与一审相比，二审判决书最大的改动是杨帆完全不用为老人的猝死担责。二审法院认为，杨帆劝阻段某吸烟合法正当，且劝阻行为理性平和，是自觉维护社会公共秩序和公共利益的行为。劝阻并非致段某死亡的原因，原审判决杨帆担责违反公序良俗，挫伤公民维护公共利益热情，故改判杨帆不承担责任。

河南省郑州市中级人民法院指出，保护生态环境、维护社会公共利益及公序良俗是民法的基本原则，弘扬社会主义核心价值观是民法的立法宗旨，司法裁判对保护生态环境、维护社会公共利益的行为应当依法予以支持和鼓励，以弘扬社会主义核心价值观。虽然被告没有上诉，但一审判决适用法律错误，损害了社会公共利益。根据郑州市有关规定，市区各类公共交通工具、电梯间等公共场所禁止吸烟，公民有权制止在禁止吸烟的公共场所的吸烟者吸烟。[3]

二审判决宣布后，社会各界反响强烈，多表示赞同。据不完全统计，有人民网、新华网等117家网站、167家报刊、40家电视台迅速作了报道。央视《今日说法》播出《“电梯劝烟案”始末》，央视《面对面》播出专访电梯劝烟猝死案审判长《当事人劝阻吸烟应支持保护》。诸多网络媒体转载《专家点赞“电梯劝烟猝死案”改判：让人依然有勇气挺身而出》。

（四）后续

郑州“电梯劝阻吸烟无责案”被写入河南省法院工作报告，并入选2017年度十大控烟法律事件。[4]被评为“2018年推动法治进程十大案件”。[5]2018年3月9日在第十三届全国人民代表大会第一次会议上，最高人民法院院长周强在做最高人民法院工作报告时指出，依法审理“医生电梯内劝阻吸烟案”“朱振彪追赶交通肇事逃逸者案”，让维护法律和公共利益的行为受到鼓励，让违反法律和社会公德的行为受到惩戒，让见义勇为者敢为，以公正裁判树立行为规则，引领社会风尚。[9]

二审的判决，老段的家属难以接受，后又向郑州市中级人民法院申请再审，被驳回。杨帆说，作为医生，对在公共场所吸烟的人理应加以劝导和提醒，如置之不理将有失医生职责。而后，杨帆加入了中国控烟协会，表示再遇到公共场所吸烟的人，还是会劝，只不过会更注意方式方法。

三、控辩焦点

（一）是否适用“公平责任原则”？

二审庭审中，合议庭的法官对案件事实部分没有争议，争议点在是否适用“公平责任原则”。

郑州市中级人民法院驻经开庭综合审判庭法官姚振勇说，公平责任原则，有几个适用条件，侵害行为与损害结果要有法律上的因果关系，各方当事人都还没有过错。

“在这个案件中，杨帆的劝阻行为是合法行为。一审适用公平责任原则，是适用法律错误，一审判决会挫伤公民维护社会公共利益的这种行为的积极性。”

知名民法专家、中国人民大学的客座教授河山认为，适用公平责任原则的要件，一是双方都无过错，二是法律规定需要承担责任，三是必须承担责任。

“电梯里吸烟是有过错的，容易引发火灾，这是法律禁止的。医生在电梯里劝阻老人吸烟，首先是无过错的合法行为。医生劝阻无过错，老人吸烟有过错，就不能适用于公平责任原则，否则是不恰当的。”

（二）是否关乎“公共利益”？

在一审被告没有上诉的情况下，二审法院作出有利于一审被告的判决，看似违反常理。但事实上，二审判决的做法不仅合法，而且合理——因为此案关乎“公共利益”。

《最高人民法院关于适用〈中华人民共和国民事诉讼法〉的解释》第三百二十三条规定：第二审人民法院应当围绕当事人的上诉请求进行审理。当事人没有提出请求的，不予审理，但一审判决违反法律禁止性规定，或者损害国家利益、社会公共利益、他人合法权益的除外。

北京义派律师事务所主任王振宇说，此案判决用了“公共利益”这样的词汇，判决书里说为了维护公共利益和见义勇为，就不该承担意外事件的责任，这是比较不常见的。[6]

“在以往的公益诉讼中，涉及公共利益时经常躲躲闪闪的。所以我觉得从这个角度，要感谢法院，也感谢所有一起参与推动该案件的人士，让公共利益变得理直气壮。”

北京首信律师事务所律师杨学林指出，此案关注焦点之一，是被告杨帆本人并没有上诉，最后法院维护了他的权益，驳回了上诉人田女士的诉讼请求。郑州中院的突破是很大的，是鉴于劝阻行为是维护“公共利益”的。[6]

（三）劝阻与致死，是否存在“因果关系”？

二审法院认为，劝阻并非致段某死亡的原因。

北京理工大学法学教授徐昕说，“电梯劝阻吸烟猝死无责案”的判决非常有意义的点在于“因果关系”的界定。法院判决，被劝者死亡与杨帆的劝阻行为之间是没有因果关系的，而侵权法因果关系是构成要件。

四、判决价值

业内人士认为，此案的判决向社会公众传递了信号，即法律是鼓励、支持公民积极劝止社会不文明行为的，即使这个过程中产生了意外，只要行为人在劝止过程中没有法律上的过错，就无需承担法律责任。民事案件可以调解，是非标准不能含糊，否则有可能误导社会，造成不敢扶、不敢当的恶劣社会影响。

（一）适用法律错误获得纠正

郑州市中院经审理查明，监控视频显示事件发生过程中，老段情绪较为激动，被告杨帆相对冷静、克制；二人只有语言交流，无拉扯行为，无肢体冲突。经核算，三段监控视频中二人接触时长不足 5 分钟。该院认为，杨帆劝阻吸烟行为未超出必要限度，属正当劝阻，没有侵害对方生命权的故意或过失，也不会造成其死亡的结果，故不应承担侵权责任。一审判决被告杨帆补偿死者家属 1.5 万元，属于适用法律错误。

中国政法大学王青斌教授指出，一审判决适用法律错误，错误适用公平责任。且一审判决判令无过错、正当的阻止他人吸烟的人承担侵权责任，违反了公民有权制止在禁止吸烟的公共场所的吸烟者吸烟的法律规定，且会挫伤劝阻吸烟者的积极性，有可能对社会公共利益构成损害。二审判决纠正一审判决，合乎《侵权责任法》的立法精神和社会主义核心价值。[6]

（二）法律效果与社会效果获得统一

在此案审理过程中，媒体披露一审判决后曾激起了千层浪，甚至有人提出质疑，郑州是有“无烟立法”的城市，电梯里吸烟本身就是违法行为，劝阻违法行为却要承担法律责任，谁还敢跟此类现象做斗争，一审判决好像兼顾了法理情，但从社会观感来看，却容易引发公众困惑。

北京义派律师事务所主任王振宇说，郑州中院二审判决书中，特别强调公共场所吸烟违法，劝阻吸烟是合法的、维护公共利益的、应受鼓励行为。法院在进行裁判的同时，进行控烟倡导、弘扬社会正气，做到了法律效果和社会效果的统一。[6]

河南省高院院长张立勇曾表示，法院应更加关注群众对司法公正社会公平的期待，以“电梯劝烟猝死案”审判为标杆，通过一起起案件裁判，弘扬善行义举，倡导美德美行，向全社会传递正义的力量。

北京师范大学社会发展与公共政策学院教授张秀兰说，社会法律和道德是维持国家长久治安的两大工具，当法律存在死角时，道德就成了人与人之间唯一信任的纽带，当法律天平失准时，对道德底线又起着引导作用。公众强烈渴望让维护公共利益者获得保护，让违法者止步，不能好人没好报，不然会引发社会道德危机。[6]

教育部体育卫生与艺术教育司原巡视员廖文科说，该案件的改判具有重要的社会导向作用，体现了司法的公平公正，也具有引导社会及广大公民依法维护公平正义、弘扬社会主义核心价值观的重要意义。正因为有了这个案件的改判，让人们看到了法律对维护社会公共利益方的支持，让更多的人在未来面对违法行为时有挺身而出的勇气和底气。此案发挥着有效的教育作用，其宣传教育的作用远大于一般性宣传教育。[6]

北京理工大学法学教授徐昕认为，这是一个面向未来的判决。因为判决就相当于生效的法律，一旦做出之后就会指引别人行为的。所以，在禁烟的公共场所劝阻吸烟的行为是恰当的行为，这是此案判决的指引作用，是法律效果、社会效果的结合。[6]

（三）判决价值：推动中国无烟立法进程

正是因为郑州市出台了无烟环境法规，被告杨帆劝阻行为才是在法律框架下的正当行为。控烟界人士期待，此案能成为全国公共场所全面无烟法规出台的强大推动力，加速控烟工作法制化进程。[7]

中国政法大学王青斌教授认为，此案的审理和判决，提高了控烟立法的必要性和紧迫性。试想，如果郑州市没有《郑州市公共场所禁止吸烟条例》，吸烟老人没违法，杨医生凭什么劝阻。一个城市、一个城市逐一去立法不是说不可以，但费时甚长，费力甚巨，既不经济，收效也微，是巨大的立法成本。呼吁尽早出台全国性控烟法规。[7]

中国疾病预防控制中心控烟办研究员肖琳认为，此案表明，全国的控烟立法很关键，是吸烟与二手烟危害的知识和法律规则同样重要的问题。当我们不遗余力地去做知识的宣传，将二手烟对健康有害的知识知晓率提高到近90%，这种情况下依然会有吸烟者去选择在公共场所吸烟。知识当然应该宣传，但是其起到的作用是远远不如立法的。[8]

首都医科大学社会医学与卫生事业管理系原主任崔小波指出，法律是所有人最后的保护伞，我们现在的控烟立法仅仅是在城市，全国13亿人，面对二手烟危害，绝大多数人是没有受到法律保护的。[8]

“此案的意义在于，彰显全国公共场所无烟立法的价值，其价值也在于公共卫生主张的均等化服务。为什么控烟、禁烟的立法只是在城市做，而不在农村做，为什么只保护有立法的城市的少数人，而不考虑全体人民。所以全国立法有它的积极意义和必要性，这就是这个案例给我们带来的思考。”

此案宣判后，控烟界人士达成共识并再次呼吁，尽快出台全国《公共场所控制吸烟条例》，并使其符合世界卫生组织《烟草控制框架公约》要求，明确规定禁止在室内公共场所、工作场所和公共交通工具吸烟。

【当事人感言】--------------------单艳伟

本案自2017年11月2日经大河报首次报道进入公众视野后，一直备受关注，社会反响强烈。[10]

案件之所以能够引起如此广泛的关注，一方面是因为案件情况与每个人的生活息息相关，几乎每个人都见到过这种情况，包括类似的，比如公共场所随地吐痰、随意闯红灯、车窗抛物等有损社会公序良俗的行为，在劝与不劝之间，想必几乎每个人都在心中默默地衡量过，但是大多数人为了避免冲突或者碍于情面都选择了沉默，只有很少的一部分人勇敢地站出来予以制止，而这很少的一部分人正是社会所需要的、时代所需要的。所以，该案的出现才一石激起千层浪。

另一方面，一审法院的“补偿性判决”有挫伤公众维护社会正义、公序良俗之嫌，郑州中院的改判，让民众心中那杆秤又重新恢复了公平正义。该判决弘扬了社会正能量，成为了民众生活中的行为准则，更是加强了公民维护社会公共利益以及社会公德的决心，让见义勇为者敢为，让仗义执言者敢说。

我们相信，该判决必将在中国司法进步历程上留下印痕，也必将为做善事的公民竖起法律后盾。这是法治的光芒，更是人性的光芒！

单艳伟：河南风向标律师事务所律师、执行主任。中国控制吸烟协会公益法律专业委员会委员。2017年成功代理的轰动海内外的“郑州医生电梯劝阻吸烟案”，被今日说法、新闻1+1等多家权威媒体播出，该案件被评选为“2017年度十大控烟法律事件”、“2017年中国第十三届十大影响性诉讼案件”、“2018年十大推动法治进程案件”。

信息来源

【1】郑州市中院“电梯劝阻吸烟猝死案”审判纪实，人民法院网，2018年02月05日，https://www.chinacourt.org/article/detail/2018/02/id/3198794.shtml。

【2】今日说法|“电梯内劝阻吸烟猝死案”复盘：让法律的归法律，道德的归道德，2018年03月22日：http://news.sina.com.cn/o/2018-03-22/doc-ifysnxts4158226.shtml。

【3】郑州“电梯劝阻吸烟猝死”案二审宣判，人民法院报，2018年01月24日，https://www.chinacourt.org/article/detail/2018/01/id/3182861.shtml。

【4】2017年度河南十大法治热点 电梯劝阻吸烟猝死案入选，东方今报，2018年08月01日，http://henan.sina.com.cn/news/2018-08-01/detail-ihhacrce5872571.shtml。

【5】“郑州电梯劝烟案”入选“2018年推动法治进程十大案件”，人民政协网，2019年01月23日，http://www.rmzxb.com.cn/c/2019-01-23/2269818.shtml。

【6】中国控烟协会：协会专家一致称赞郑州中院对“电梯劝烟猝死案”二审判决，北青网，2018年01月23日，https://baijiahao.baidu.com/s?id=1590373772885290929&wfr=spider&for=pc。

【7】从「电梯劝烟猝死案」二审判决医生无责看中国控烟工作任重道远，肖丹、林昊翔，呼吸界微信公众号，2018年1月26日 huxijie.com/nd.jsp?id=135&_ngc=-1&groupId=1。

【8】剖析“电梯劝烟案”依法推进公共场所控烟研讨会在京召开，央视网2018年03月29日，http://news.cctv.com/2018/03/29/ARTI8FhrhqSfJRygcK2DthIs180329.shtml。

【9】最高人民法院工作报告——2018年3月9日在第十三届全国人民代表大会第一次会议上，最高人民法院院长 周强，http://www.gov.cn/xinwen/2018-03/25/content_5277251.htm。

【10】大河报首发的新闻入选“2017河南十大法治热点”，大河客户端，2018年7月31日，https://www.henan100.com/news/2018/794689.shtml。

我们永不放弃（一）
——《广告法》修订前对烟草广告的追踪

李金奎

一、2015年前依据未修订的《广告法》投诉成功的案例

尽管当时的《广告法》及其他法律法规，对烟草广告有不少禁止、限制的规定，但烟草业为了推销烟草制品，依旧不断变换花样，企图突破禁区。这些花样翻新的广告、促销与赞助，有些通过执法部门认真执法及社会各界的举报、参与，得以成功清除。

案例1. 江西中烟"金圣"黑老虎烟草广告

事件：2012年6月26日《法制网》"南昌烟草广告公然现身电视报纸无知还是无视"一文报道，地处南昌市的江西中烟工业责任有限公司（下简称江西中烟公司），为大力推介"黑老虎"牌卷烟上市，竟然在报纸、电视上公然发布卷烟事件：2012年6月26日《法制网》"南昌烟草广告公然现身电视报纸无知还是无视"一文报道，地处南昌市的江西中烟工业责任有限公司（下简称江西中烟公司），为大力推介"黑老虎"牌卷烟上市，竟然在报纸、电视上公然发布卷烟广告。2012年5月27日，"金圣"黑老虎体验主题公园活动第一站在南昌市体育公园进行。（图1）现场工作人员开展了广告语征集、派发评吸烟及宣传资料、"金圣"达人照片墙等活动。另外，主办者还试图在全省11个地级市及其他县市巡回开展100场"金圣"黑老虎体验主题公园活动，内容包括构建"金圣"特色宣传区、新品展示区、新品产品体验区和消费者活动区等5个区域，发布"金圣"特色及黑老虎双低系列卷烟产品宣传资料、品牌TVC、歌舞节目以及新产品展示、"金圣"卷烟品吸等多种卷烟品牌宣传活动。

观点：江西中烟公司作为国有企业，在电视、报纸上做烟草广告和变相烟草广告，并在公共场所举办烟草广告宣传及产品营销活动，违犯了当时《广告法》第十八条，是公然藐视国家法律的违法行为。

投诉：2012年7月3日，中国控制吸烟协会就江西中烟公司在电视台播放烟草广告及计划开展百场"金圣"黑老虎卷烟体验主题公园活动，向江西省工商局发出《关于依法查处江西中烟公司违法烟草广告函》，建议：

1. 依照《广告法》第四十二条和《烟草广告管理暂行办法》之相关规定，严肃查处负有责任的广告主、广告经营者和广告发布者，并向媒体公开处理结果；

2. 依法立即制止江西中烟公司正在全省公园、体育场等公共场所举办百场“黑老虎”卷烟体验主题公园活动，并依法查处。（图 1）

处理：江西省工商局收到协会致函后，很快着手调查并处理此事。一周后，江西省工商局致电协会表示已经及时制止了江西中烟公司正在筹备的百场“黑老虎”卷烟体验主题公园活动；同时将依据有关法规对相关责任方给予经济处罚。

评析：不要以为国营的烟草业就一定会遵守国家的法律法规。国营烟草业为了营销卷烟，获取利润，一样可以置法律法规于不顾。烟草业把法律上未列明的销售终端作为一重要的广告和促销途径，选择娱乐场所，大型超市，酒店等人流较大，客户价值较高的场所设销售点，在这些场所放置宣传横幅，广告牌，展架等，进行产品销售，形象展示，品牌培育，宣传促销，试图以此扩大品牌影响力。然而这种违法行为，只有通过广大的社会参与和执法部门的认真查处，才能得以清除。像这样一个特大型的烟草广告、促销活动，直到外地控烟组织投诉，当地执法部门才予以制止，在一定程度上表明执法部门对这类违法行为的反应相当迟钝。

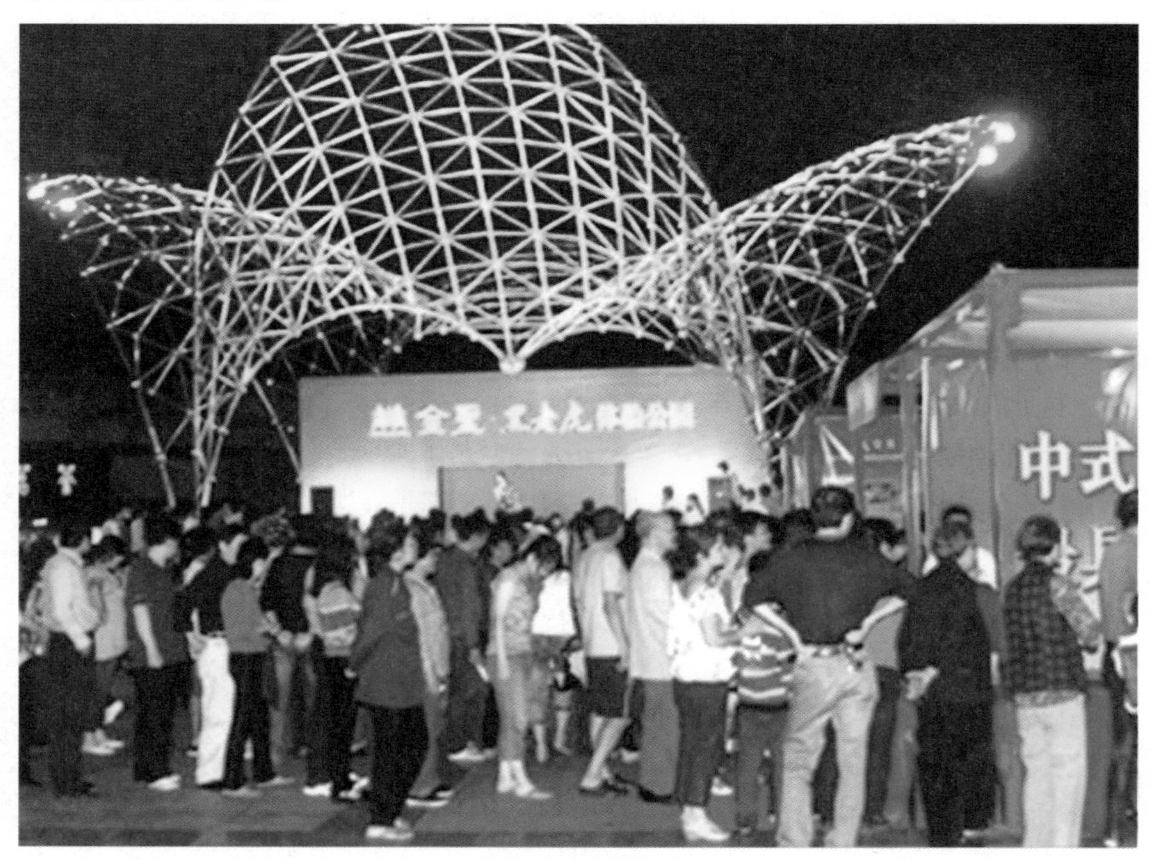

图 1　江西中烟“金圣”黑老虎体验主题公园现场

案例 2. 北京市南苑机场候机楼瑞港商城烟草广告

事件：2013 年 12 月 1 日，举报人田桂峰女士在北京南苑机场候机楼二层瑞港商城烟草专卖店（2层13家店面中有8家烟店）看到中央带有“中华，上海烟草集团有限责任公司”和店内带有“中华，黄鹤楼，苏烟，芙蓉王，熊猫，三长花烟”等烟草商标标识的烟草广告后，购买两条香烟，并开具了发票。

观点：田桂峰女士根据《中华人民共和国广告法》《烟草广告管理暂行办法》《关于在公共交通工具极其等候室禁止吸烟的规定》《民用机场和民用航空器内禁止吸烟的规定》，发现这些广告违反下列法律和规定：

1. 违反了《广告法》第十八条、第四十二条之规定；同时还违反《烟草广告管理暂行办法》第三条、第十条、第十一条、第十二条的规定。

2. 违反了《关于在公共交通工具极其等候室禁止吸烟的规定》第三条、第四条之规定。

3. 违反了《民用机场和民用航空器内禁止吸烟的规定》第五条　第（四）款在禁止吸烟场所不得设置烟草广告标志，不得放置吸烟器具的规定。

4. 违背了《公约》第十三条的规定。

5. 2013年12月29日中共中央办公厅、国务院办公厅印发《关于领导干部带头在公共场所禁烟有关事项的通知》，明确禁止烟草广告，体现了国家和国家领导人对控烟和禁烟工作的支持，也体现了国家领导人和国家对人民生命健康的重视，在如此重要位置设置违法烟草广告，严重违背此通知的精神。

6. 被举报人销售的阿里山卷烟外包装使用绝对化用语（最早），且声称是“有机烟，降低了有害成分”。

7. 被举报人销售的三长花烟外包装声称“自然花香，品位健康；纯正醇和，怡情逸神”。此外包装广告属于违法引诱、诱导消费者吸烟，属于误导欺诈消费者的行为。

投诉：

1. 行政申请：2014年3月25日，田桂峰女士向北京市工商行政管理局首都机场分局提起行政申请，投诉南苑机场瑞港商城8家烟店利用装潢发布“爱我中华”等烟草品牌违法烟草广告，请工商部门依法履行职责，对举报人举报的违法烟草广告进行查处。

（1）依法查处被举报人的非法广告；

（2）要求被举报人根据《消费者权益保护法》退一赔三（265元×4=1060元）；并赔偿给举报人造成的交通费，误工费等其他损失。

（3）将查处结果书面告知举报人。

2. 政府信息公开申请：田桂峰于2014年月向北京市工商行政管理局首都机场分局和中华民用航空局申请政府信息公开，内容有（1）举报南苑机场候机楼二层瑞港商城烟草专卖店违法发布烟草广告的查处与处罚结果（2）首都机场和南苑机场是否设置有吸烟室、烟草专卖店和烟草广告；如有的话公布具体数量、法律依据和设置的时间（3）表态：是否支持在机场区域设置吸烟室、烟草专卖店和烟草广告。

处理：国家民航总局答复，4月4日已经责令被举报方拆除所有违法烟草广告，并对其

进行批评教育；北京市工商行政管理局首都机场分局公开处罚文书：责令当事人停止发布；罚款 10000 元。（图 2）

评析：这样重大的公共场所出现如此明目张胆的烟草广告，工商部分本应早就依法予以查处。尽管有关执法部门熟视无睹，涉嫌玩忽职守。虽在接到投诉后尚能及时补过，但其仍应举一反三，防止再次出现这样有法不依、执法不严的严重违法行为。

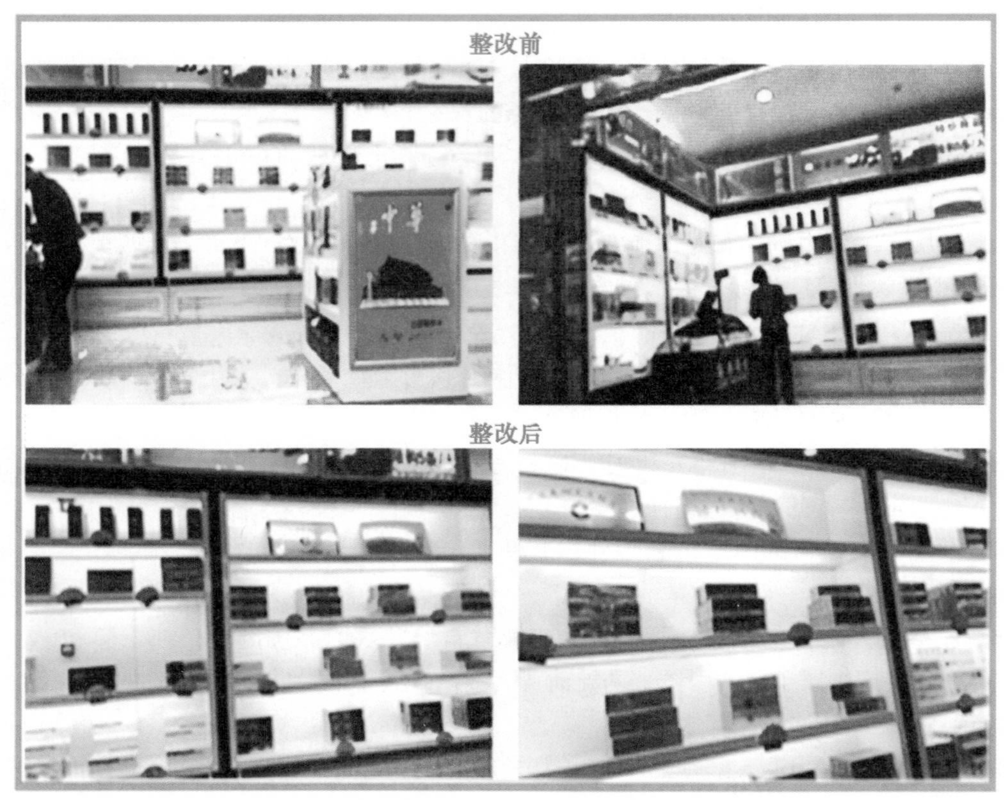

图 2　北京市南苑机场候机楼的烟草广告整改前后

为方便阅读，特将部分案例列表如下（表 1）。

表 1　投诉成功的案例

编号	事件	过程	结果
1	“大红鹰”变相烟草广告警示牌	2008 年 5 月发现北京的部分医院、宾馆的警示牌有大红鹰集团标志的变相烟草广告，中国控制吸烟协会致函北京市公安局、北京市卫生局、北京市爱卫会，要求清理和查处烟草广告	北京市公安局 110 报警服务台回函表示立即撤销该警示牌，并将加以整改、清理存在的变相烟草广告
2	长沙摩天轮“白沙”烟草广告	2009 年，长沙标志性建筑摩天轮出现“鹤舞白沙，我心飞翔”的烟草广告	2010 年，在长沙市爱卫办积极协调以及在工商部门等部门的联动下，2010 年该烟草牌广告牌被拆除

续表

编号	事件	过程	结果
3	两所四川省烟草希望学校中的多元烟草广告	2012 年 8 月末，发现四川省广安市邻水县坛同镇蜂子岩村“四川烟草希望学校”及四川省乐山市峨边彝族自治县官料河“四川烟草希望学校”内外均设有大量烟草广告，新探中心在公益律师帮助下，向学校所在地工商管理部门投诉。吁请工商部门依法督促相关部门进行整改，还学校一个没有烟草广告的良好校园环境	2012 年 9 月收到工商回复：两所学校经过整改去掉了多元烟草广告，其包括：校名中去掉了“烟草”二字；取消了所有中国烟草 logo（标签）及Ⅵ标识；删去“烟草助你成才”题词；取消了学校内所有行业Ⅵ标识、企业文化理念宣传等
4	重庆过街桥“天子”广告	2013 年 1 月在重庆市南岸区一处隧道过街桥上方出现“天子”卷烟的巨幅广告牌	应重庆市健康教育所要求，重庆市政府积极回应并予以拆除
5	洛阳黄金叶烟草标示服装	2013 年 3 月，洛阳市旅游局强制要求导游购买印有黄金叶标示的服装。导游服装全额费用由洛阳烟厂企业赞助	经媒体、洛阳控烟专家质疑以及卫生部门询问，数天后洛阳市旅游局表示：对“黄金叶装”不再予以考虑，导游统一服装工作暂缓执行
6	哈尔滨冰雪大世界“龙烟”广告牌（三年）	2011 至 2013 年，哈尔滨冰雪大世界园区矗立着“龙烟”烟包的大型冰雕	2013 年媒体发现并进行了报道，引起了社会热议。在相关专家及公众质疑声中，在哈尔滨市卫生局、工商部门及国资委积极协调下，主办方拆除了该烟草广告
7	江西中烟官网非法烟草广告	2013 年 3 月新探中心向江西省工商局、北京市工商局、北京市通信管理局投诉江西中烟公司官方网站存在大量违反《广告法》、《烟草广告管理暂行办法》的宣传性文字及图片，要求其对江西中烟官方网站上的违法内容进行查处，同时也要查处被举报人生产的金圣“黑老虎”系列香烟产品外包装的非法宣传广告	2013 年 5 月，江西省工商行政管理局依法责令江西中烟公司停止利用自办网站发布涉嫌违法烟草广告的行为，并限期进行整改
8	广东中烟官网虚假违法烟草广告	2013 年 3 月新探中心与北京义派律师事务所合作，向广东省工商局投诉广东中烟官网上“五叶神”品牌卷烟“低焦低害”等内容的虚假广告	深圳市市场监督管理局责令当事人停止通过计算机信息网络发布烟草广告；没收违法所得 15000 元；对当事人处以违法所得二倍即 30000 元的罚款
9	逍客网非法刊登烟草广告	2013 年 7 月逍客网烟草文化互动社区非法刊登烟草广告，新探健康发展研究中心向北京市工商局提起申请，进行查处	北京市工商局东城分局针对逍客网违法行为作出行政处罚
10	“龙源烟行”违法网络售烟和发布烟草广告	2013 年 11 月，北京义派律师事务所发现“龙源烟行”违法在网络上出售卷烟制品并发布烟草广告，向广东省工商局及广东省烟草专卖专卖局投诉，申请依法处理	经过投诉后该网站关闭

二、旧《广告法》的缺陷导致投诉未成功的案例

《广告法》明确规定：禁止在五类媒介（广播、电影、电视、报纸、期刊）、四类场所（等候室、影剧院、会议厅堂、体育比赛场馆）发布烟草广告，但给烟草广告仍然留有巨大

的空间。这是“列举法”无法避免的缺陷。即便把列举场所的名单再加长，也还会有漏洞。

投诉未能成功的原因可能有以下几种情况：

1．通过商品经营者或者服务提供者之外的第三方发布的烟草广告；

2．利用变相烟草广告：修订前的《广告法》对于变相烟草广告没有明确定义，造成有关部门在执法时随意性及主观性过强，得以自行判定是否属于烟草广告；

3．经有关部门审批的烟草广告：修订前《广告法》对烟草广告采取列举法，列举之外的媒介、场所发布广告，因此只要经过工商部门的审批，烟草广告就可以堂而皇之的出现在大众视野；

4．修订前的《广告法》没有任何有关禁止烟草促销和赞助的规定。

案例 1．诉北京西站内红塔集团烟草广告

事件：2014 年初，新探健康发展研究中心发现，在北京西站南广场入口，进入地下一层和二层楼梯处四周三面墙上，有云南红塔集团的巨幅广告牌。（图 3、图 4）

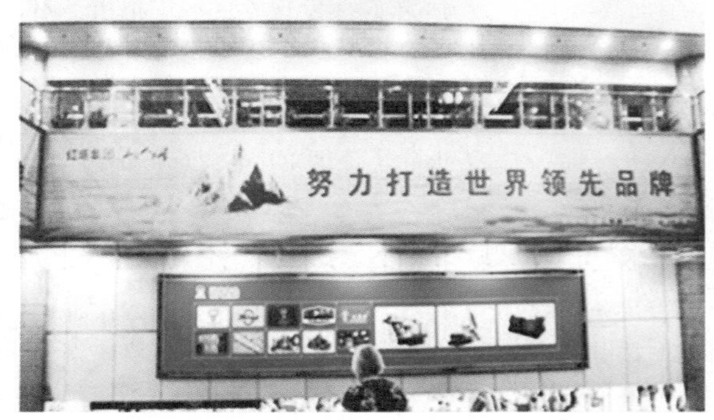

图 3　红塔集团在北京西站打出的广告

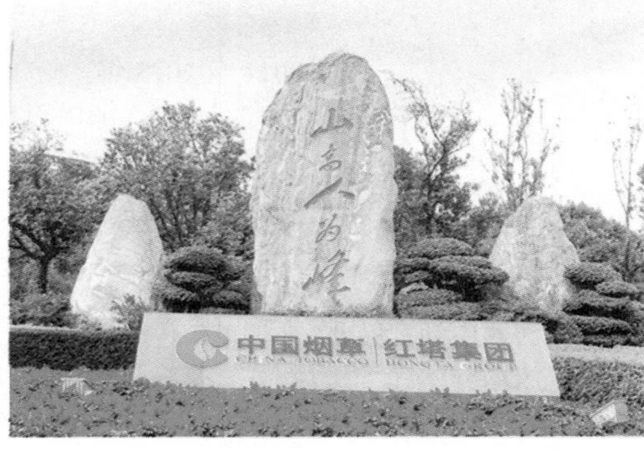

图 4　红塔集团的广告用语

观点：此广告中包含的烟草元素主要体现在以下几个方面：

1．左上角的“红塔集团”是“红塔烟草（集团）有限责任公司”企业名称的简称，且两者所用的颜色和字体与完全相同。

2．左上角出现的“山高人为峰”是红塔烟草集团的广告用语。“山高人为峰”的广告语从一开始就与红塔集团的企业名称及其生产的红塔山牌卷烟密切相关。“山高人为峰”作为经塔集团及其产品红塔山卷烟品牌的广告语曾登上“2003 年新锐榜”。（图 3、图 4）

3．左侧出现的“山峰”形象是红塔集团的标志，与红塔山牌卷烟烟包设计一致。

4．右下角标有“云南红塔集团有限公司投资开发”字样。云南红塔集团有限公司是红塔烟草（集团）有限责任公司的全资子公司。即使作为投资开发公司的云南红塔集团有限公司投放的广告，仍然应视为构成法律禁止的烟草广告。

5．右侧的“努力打造世界品牌”字样是红塔集团的烟草发展战略口号。

依照《烟草广告管理暂行办法》第 2 条规定，上述内容都涉及红塔烟草集团的企业名称、标识、宣传口号等事项，因此明显属于烟草广告。依照我国《广告法》第 18 条规定，在北京西站这类等候室设置的红塔集团广告应属于“在国家禁止的场所发布的烟草广告”。依照《烟草广告管理暂行办法》第2条规定，上述内容都是为了宣传红塔烟草集团的企业名称、标识、宣传口号等，可以说是明显的直接烟草广告。依照我国《广告法》第18条规定，在北京西站这类等候室设置的红塔集团广告即应属于“在国家禁止场所发布的烟草广告”。

投诉：2014年7月25日新探健康发展研究中心向北京市工商行政管理局提出申请，请依据《广告法》第42条的规定依法进行查处。

处理：2014年8月11日北京市工商局西站分局回复：

1. 该广告由中铁世纪传媒广告有限公司北京西站广告分公司发布，并按规定收取了相关证明材料；

2. 云南红塔集团有限公司的经营范围为“在国家法规、政策允许范围内进行投资、开发”；

3. “山高人为峰”广告语未审批过用在烟草广告中宣传。因此北京市工商局西站分局认定该广告为红塔集团企业形象广告，而并非烟草广告或变相烟草广告，故不予立案处理。

评析：孙悟空拔一根毫毛，可以变出一个小孙悟空。烟草集团拔一根毫毛，可以变出一个子公司。由子公司发布的烟草广告，难道就不是烟草广告？采取这样的办法来逃避法律禁止，是中国烟草业做广告的常用办法。烟草业利用法律的不完备，大打擦边球，这正是烟草业应对“禁止烟草广告、促销与赞助”的策略。这里还要提出的是，红塔集团直言不讳“山高人为峰”系烟草广告用语，并以该广告用语的宣传广度洋洋自得，许多过路群众也都知道这句烟草广告用语，北京市工商局西站分局真的就不知道吗？

案例2. 诉中央电视台《新闻联播》中华烟植入广告

事件：2013年2月4日在中央电视台第1套和第13套新闻频道播出的“新闻联播‘新春走基层 × 回家的礼物’”系列新闻报道中，央视记者与火车上采访的春节返乡者有如下镜头与对白：

记者问返乡者回家带了什么礼物？返乡者回复：“给我爸带了一盒中华烟”。

记者：“我很好奇，您为什么就送您爸一盒中华烟？”

返乡者：“他（一直）是抽我们地里种的那个毛烟，叶子烟，卷起来，我们自己做还卖钱，我让他尝一尝（中华烟）”。

记者：“我还能再看一下您的那盒烟吗？”

返乡者：“可以，没有问题”。（返乡者掏出中华烟。特写烟盒镜头）

记者：“都一直放在胸口？”

返乡者：“那比什么都重要。我跟我妈说，我无论如何一定要把这个烟带回去，让我爸爸，我第一个打开让我爸爸先抽，因为是天安门嘛”。

同时，电视屏幕还特别显示了如下字幕：“崔斌48岁在上海工作七年老家：四川广元礼物：一盒中华烟”。在整个对话过程中，有将近10秒钟左右的时间出现了中华牌卷烟的镜头（特写镜头长达6秒左右）。（图5、图6）

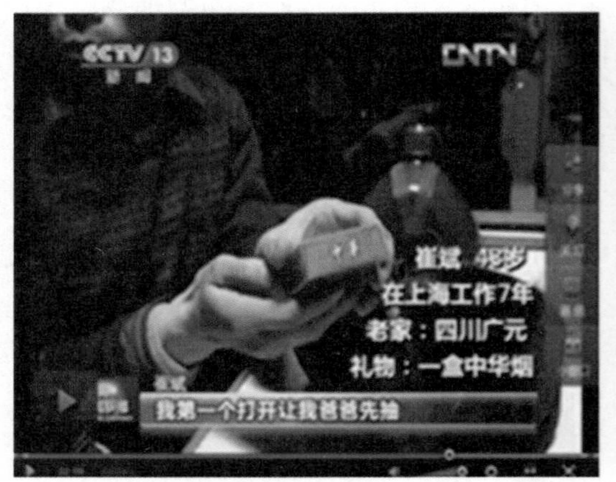

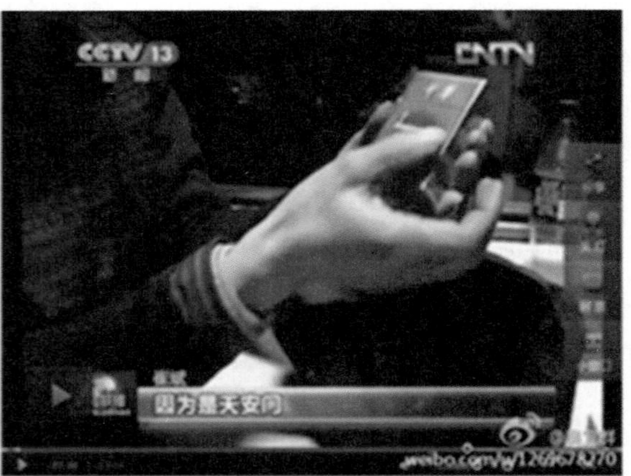

图 5、图 6　中央电视台第 1 套和第 13 套新闻频道播出的烟草广告

观点：这个新闻节目不仅出现了烟草制品名称、商标、包装、装潢，而且直接宣扬诸如“中华烟高级、有品位，是送礼佳品，应该支持亲人吸烟”的观念，就其客观效果而言，明显是一种起着烟草广告作用的宣传，违反了当时《广告法》第 42 条、《烟草广告管理暂行办法》第 11 条以及原国家广电总局 2011 年发布的《关于进一步加强广播电视广告播出管理的通知》第三条规定：不得使用新闻报道及其素材，或以新闻采访形式作商业广告。中央电视台的这个新闻就具有以新闻采访形式作商业烟草广告的嫌疑。

投诉：2013 年 3 月，新探健康发展研究中心就中央电视台《新闻联播》非法播放中华品牌卷烟广告向北京市工商行政管理局、中央电视台以及国家广电总局提出行政申请，要求依据《广告法》第 42 条和《烟草广告管理暂行办法》第 11 条的规定对中央电视台这一行为予以查处。

处理：北京市工商行政管理局认为：是返乡农民工对亲人情意的客观真实写照，并非是烟草生产或经销者发布的对烟草本身的宣传广告，故举报烟草广告事实不成立。

评析：这样的“报道”，不能不让人怀疑它是植入式烟草广告，因为曾经有过这类广告先例。据央视称此报道没有收取烟草商费用，不是烟草企业所要求的。但记者何以对一包卷烟有如此浓厚的兴趣，仍令人生疑。作为记者，至少是对烟草使用导致死亡过于无知。不然就不会把“送烟”作为“亲情”的范例加以宣扬。这样的镜头居然能出现在中央电视台的节目中，不值得令人深思吗？《广告法》修订，应当考虑杜绝此类植入性烟草广告的发布途径，同时也应该禁止新闻媒体传播任何客观上能够起到烟草广告作用的信息，不管这种信息传播是否具有商业性，否则只能为中央电视台的此类做法大开方便之门。

案例 3. 诉“2013 中国国际西湖情大红鹰玫瑰婚典”活动烟草广告

事件：连续多年，浙江中烟工业有限责任公司赞助并主办，以烟草品牌“大红鹰”冠名，在杭州举办“中国国际西湖情——大红鹰玫瑰婚典”

观点：该大型国际活动是由“大红鹰”这个烟草品牌冠名的；其次，冠名的“大红鹰”字样与卷烟注册商标“大红鹰”的字体完全一致；第三，现场礼仪小姐都挂有“浙江中烟工业有限责任公司”的绶带。这些都是非常明显的烟草广告元素。“浙江中烟工业有限责任公司”是此次活动的主要赞助者及主办方之一。

卷烟生产商以及卷烟品牌名称，出现在现场活动背景板及宣传海报中。依据《烟草广告管理暂行办法》第 2 条规定，此活动的广告已构成应当依法查处的烟草广告。并且该项活动直接违反了已在我国生效的《公约》的相关规定。（图 7）

投诉：2013 年 10 月 21 日，新探中心向杭州市工商行政管理局递交行政申请书，请求依法查处。中国控制吸烟协会也致函杭州市政府呼吁依法制止“西湖情大红鹰玫瑰婚典”违法烟草广告促销活动。

处理：2013 年 11 月 11 日杭州市工商局回复，收到投诉并已立案，待调查后回复。知道《广告法》修订前夕，婚典改为北京现代玫瑰婚典“大红鹰”卷烟标识正式退出历史舞台（该卷烟品牌不再生产了）。

评析：《广告法》以及《烟草广告管理暂行办法》没有禁止以烟草品牌或烟草公司名称进行的赞助行为，是导致这类以冠名赞助活动之名行烟草广告之实的活动的烟草广告非常普遍的主要原因。在直接烟草广告受到严格限制的今天，烟草业更多采用这类变相广告提升烟草公司形象，扩大烟草品牌影响力，以实现促进烟草销售的目的。《广告法》以及《烟草广告管理暂行办法》没有将“所有户外烟草广告”列入禁止范围，也是导致这类户外烟草广告得以通过审批的原因。此类烟草广告，也如同以烟草品牌冠名学校一样，是以赞助为诱饵，以烟草品牌或烟草公司冠名为特征的变相烟草广告。烟草业把共青团、政府等组织和部门裹挟到烟草营销活动中，使这种烟草广告得以默认，企图使活动的直接或间接参与者（特别是年轻人）对大红鹰这一卷烟品牌产生好感。我国既是《公约》缔约方，在修订《广告法》时，就应当全面贯彻《公约》精神，明确禁止任何烟草赞助和通过赞助做变相烟草广告的行为，从而填补我国在禁止烟草广告方面存在的法律漏洞。

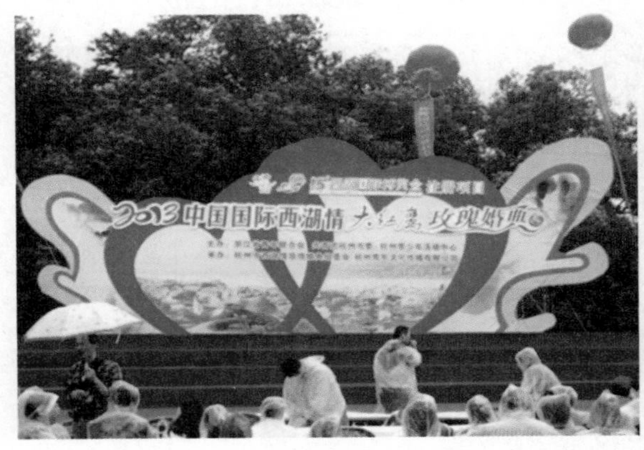

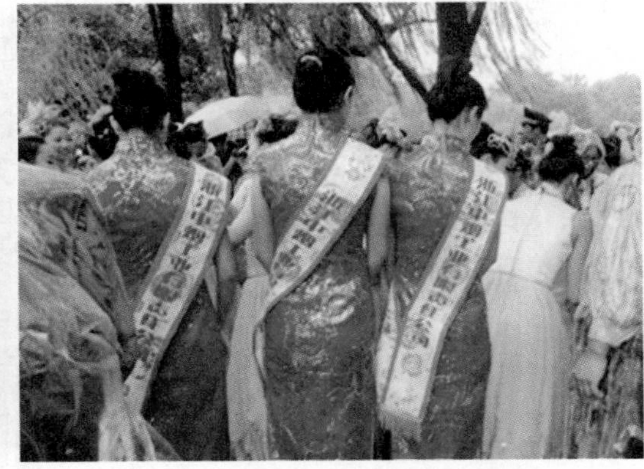

图 7 卷烟品牌“大红鹰”冠名的婚典

由于现行《广告法》以及《烟草广告管理暂行办法》存在的种种不足与疏漏，导致“禁止烟草广告、促销与赞助”行动失败的案例还有很多。为方便阅读，特将部分案例列表如下（表 2）。

表 2 《广告法》的缺陷导致的投诉未成功的案例汇总

编号	事件	过程	结果
1	烟草希望小学	成都市娇子小学，会理县下村乡娇子小学、普格县螺髻山镇中国娇子希望小学、西昌市利群阳光鹿鹤希望小学、德昌县麻栗双喜烟草希望小学五所小学以烟草品牌冠名学校。2012 年底，新探健康发展研究中心向四川省工商行政管理局进行了投诉，希望撤销烟草品牌冠名	四川省工商局回复称：学校名称中含有的烟草名称，不属法定意义上的烟草广告范畴，但与教育部和卫生部《关于进一步加强学校控烟工作的意见》等法律法规性文件不相符，新探中心已经给省教育厅去函，建议教育厅下文更改学校名称。然而却迟迟未见四川省教育厅的回复。有关希望小学以“烟草”二字或以烟草品牌冠名之事曾致函教育部部长，至今未见答复
2	上海烟草“爱我中华”广告	上海杨浦区长阳路与通北路交界处（上海烟草集团有限责任公司旁）矗立大型的华表塑雕，下有带绿化背景的“爱我中华”四个红色大字，华表造型以及“爱我中华”的字体和颜色与“中华”品牌卷烟的标识完全相同。新探健康发展研究中心向上海市工商局杨浦分局进行了投诉	上海市工商局杨浦分局回复：“爱我中华”和“华表”是上海烟草集团在其厂区内绿化内制作的爱国主义教育口号和景观。称未发现违法行为，因此不予立案
3	《南方人物周刊》非法刊登烟草广告	2013 年 5 月川渝中烟有限责任公司生产的卷烟品牌“娇子”冠名的“2013 中国娇子青年领袖颁奖盛典”在北京举行。《南方人物周刊》总第 344 期多版面大幅刊登带有“娇子”冠名的评选活动的广告。就期刊杂志刊登烟草广告，新探健康发展研究中心向广州市工商局投诉	广州市工商局回复：该活动合作对象是成都娇子品牌文化传播广告，并非烟草企业；且刊登的广告中“娇子”和烟包上的字样外观不一致，因此广告内容未涉及烟草品牌和烟草企业宣传，不是烟草广告
4	济南“七匹狼”卷烟广告矗立街头建筑物	2012 年，市民质疑济南经十路写字楼顶出现印有“吐纳有度通仙情怀”的七匹狼卷烟广告	相关部门工作人员回应：该广告牌经过了审批，并没有违法相关法规。
5	苏烟广告现身宁连高速公路	2013 年，群众举报在宁连高速上，出现了多幅印有“苏烟文化，名扬天下”“中国苏烟，尊贵经典”的苏烟广告牌。人民网记者询问江苏省工商局广告处	江苏省工商局广告处回应：按照现有相关法律，经过审批的烟草户外广告是可以做的。该广告是经过批准的
6	《党员经典导读》杂志刊登吸烟女士吸烟照片，发文赞赏吸烟形象“优雅”	2013 年初，上海市社会工作党委主办的杂志刊登题为“那位吸烟的优雅女人”的文章，并附女人抽烟的相片。500 多字居然出现了三遍“烟怎么抽的那么美”“看见你抽烟，我也想抽了”。新探健康发展研究中心致电杂志社，提出质疑	杂志编辑部回应：不违法。是观众来信摘登，只是花边新闻，不是烟草业作的广告

三、在《公约》指引下，多个政府部门制止烟草广告、促销和赞助的案例

尽管修订前《广告法》存在诸多漏洞，但是在《公约》深入人心的今天，通过多家单位的共同努力，很多修订前《广告法》管不住的烟草广告、促销与赞助活动，已被相关政府部门依照《公约》精神予以取缔。

案例 1. 诉江西中烟开展金圣（硬典藏）“谢师宴”活动

事件：2013 年 6 月，江西南城县烟草分公司与江西中烟联手开展金圣（硬典藏）“谢师宴”回馈活动。活动期间，凡在当地酒店举办谢师宴酒席的中、高考学子，凭录取通知书复印件和身份证复印件及购烟凭证即可获得“购一得一”等更多礼品赠送的回馈活动（即购一包 / 条金圣卷烟，可获赠一包 / 条同样卷烟）。

观点：参加中考的学子均是未成年人，这项鼓励、教唆孩子和家长为老师买烟的烟草广告宣传促销活动，直接违反了《中华人民共和国未成年人保护法》第十条、第二十七条关于“预防和禁止未成年人吸烟”的相关规定，以及《中华人民共和国预防未成年人犯罪法》第十五条有关“任何经营场所不得向未成年人出售烟酒”的规定；同时也违反了《中华人民共和国烟草专卖法》第一章总则第五条有关“劝阻青少年吸烟，禁止中小学生吸烟”的规定。更违反了已在我国生效的世界卫生组织《烟草控制框架公约》关于广泛禁止烟草广告、促销和赞助的相关规定。

投诉：2013 年 7 月中国控制吸烟协会致函国家工商总局、江西省工商局，要求终止该活动并进行查处。

处理：江西中烟停止了“谢师宴”活动

评析：烟草业的这种花样，既是一种烟草广告行为，又是一种烟草营销策略。为了营销烟草，不择手段，将目标对准了青少年。虽然该项活动遭到制止，但烟草业不会改邪归正，类似的事件此后仍然频频发生。（表 3）

表 3　多个部门制止烟草广告、促销和赞助的成功案例汇总

编号	事件	揭露	结果
1	人民网撤销一则误导公众的吸烟长寿的新闻	2013 年 11 月，人民网环球时报和国际频道出现了题为：“英国百岁老太长寿秘诀：日抽 15 根烟喝威士忌”的报道，该报道有涉嫌诱导吸烟的嫌疑，并被各大知名门户网站大量转载，造成了恶劣的社会影响。新探中心致电人民网编辑部，希望撤销变相烟草广告	投诉后，人民网在 30 分钟内删掉了该条新闻
2	民政部撤销 6 家进入中华慈善奖公示名单的烟草企业的评审资格	2008 年 11 月 26 日，民政部公示的中华慈善奖名单中，有中国烟草总公司等六家烟草企业。新探中心致电民政部，将《公约》第 5.3 条实施准则精神电传民政部，与相关司局负责人 2 次通话沟通、中国控制吸烟协会、中国疾病预防控制中心等多家控烟组织以及世界卫生组织驻华代表致函民政部，吁请将烟草企业从名单中除去	12 月 5 日，民政部作出决定，在中华慈善奖名单中撤掉了 6 家烟草企业
3	第十一届全国运动会组委会退回烟草公司捐助	2009 年 9 月底，媒体报道了全运会接受包括山东烟草专卖局（公司）2000 万元捐款在内的 9 家烟草公司的巨额捐款的消息。新探中心、中国疾控中心分别在 10 月 12 日和 14 日致函、中国控制吸烟协会举行会议，呼吁国家体育总局、第十一届全国运动会组委会退回烟草业的赞助款	10 月 16 日全运会组委会正式致函中国疾控中心控烟办公室，表示国家体育总局决定退还烟草企业给第十届全运会的捐款

续表

编号	事件	揭露	结果
4	南宁拒绝烟草赞助“大地飞歌民歌大赛”	2011年广西中烟公司赞助500万元给南宁电视台和大地飞歌公司主办的“歌手海选活动”	在南宁市创卫办建议下“大地飞歌—2011民歌大赛”组织者拒绝了广西中烟公司赞助的500万
5	广西中烟老总借奥运火炬传递做“真龙”广告	2008年6月，中国控制吸烟协会就广西中烟老总被选作奥运火炬手，在传递中大做“真龙”烟草广告，致函奥组委火炬传递中心，指出烟企老总利用奥运火炬传递做卷品牌广告与实现无烟奥运的承诺相悖	奥组委接受了意见，并承诺不再发生类似事件

我们永不放弃（二）

——新《广告法》实施后对烟草广告的追踪

李金奎

2015年《广告法》修订时，由于审议中人大常委们的坚持，由于法律、公共卫生、医学界专家的反复进言，也由于传媒及公众的多方努力，修订后的《广告法》专门明确了禁止烟草广告的条款，如果得到准确、认真地执行，中国将基本实现禁止所有的烟草广告。

《广告法》第二十二条规定：

禁止在大众传播媒介或者公共场所、公共交通工具、户外发布烟草广告。禁止向未成年人发送任何形式的烟草广告。

禁止利用其他商品或者服务的广告、公益广告，宣传烟草制品名称、商标、包装、装潢以及类似内容。

烟草制品生产者或者销售者发布的迁址、更名、招聘等启事中，不得含有烟草制品名称、商标、包装、装潢以及类似内容。

对于烟草广告的禁止，就立法层面而言，已经基本排除了烟草业对《烟草控制框架公约》（以下简称《公约》）的篡改，恢复了《公约》的本意，但是，烟草业确实没有善罢甘休！全国有540余万家烟草终端销售点，烟草业试图把它解读为“非公共场所”，肆无忌惮的大做烟草广告。除了烟草终端销售点外，烟草业还把目标瞄向了作为国内最大的社交应用软件——微信“公众号”。

新《广告法》实施后，控烟工作者及关注控烟的法律人士等纷纷对烟草广告进行监督、举报和投诉，并成功处理了部分终端销售点及微信公号的烟草广告！

一、新《广告法》实施一年，烟草广告投诉成功的案例

编号	事件过程	结果
1	北京市大兴望兴糖酒店内违法张贴、设置烟草广告案 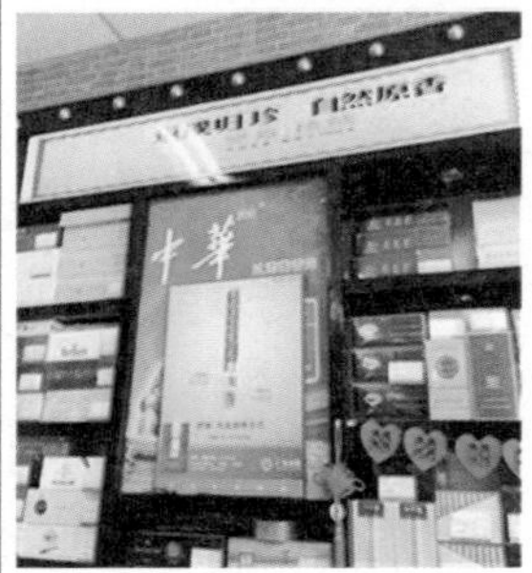 2016年3月12日，周某在被举报人北京市望兴州糖酒有限责任公司（地铁黄村火车站C口出右转林校北路大兴糖酒店）店内发现有“中国双喜，喜传天下；双喜珍藏；中华；中南海蓝色风尚；黄鹤楼”的违法烟草广告装潢（带有烟草品牌名称、图形文字和装潢、烟草生产企业名称等），于是书面向北京市工商行政管理局大兴区分局投诉	2016年3月24日，北京市工商行政管理局大兴区分局书面答复决定不予立案。周某向北京市工商行政管理局申请行政复议。5月6日，北京市工商行政管理局大兴区分局重新作出答复，北京市望兴州糖酒有限责任公司及其下属两家分公司，已经将经营场所内的烟草广告产品图片拆除”，后举报人撤销行政复议
2	北京市大兴区某商场烟内草制品销售点违法张贴、设置烟草广告案 2016年3月22日，钟某在北京市京兴望糖酒食品饮料公司经营场所国营兴糖商场购物时发现店内有“中南海科技创新生活；品泰山保平安”的违法烟草广告装潢（带有烟草品牌名称、图形文字和装潢、烟草生产企业名称等）。涉嫌违反《中华人民共和国广告法》第二十二条和《北京市控制吸烟条例》第二十一条的违法烟草广告，于是书面向北京市工商行政管理局大兴区分局进行投诉 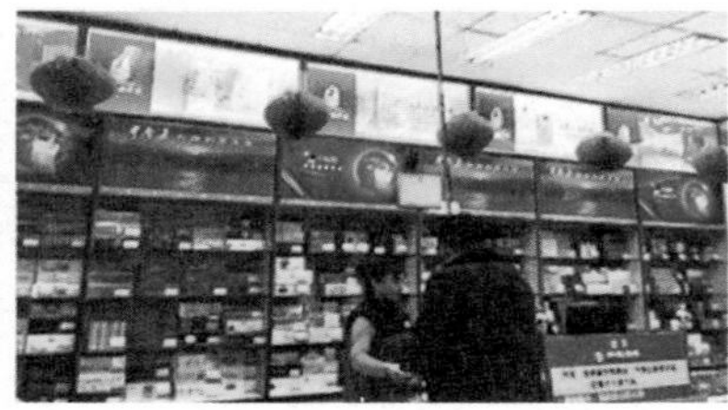	北京市工商行政管理局大兴区分局书面答复称在其经营场所外未发现设置烟草广告，当事人的行为不属于《广告法》二十二条及《北京市控制吸烟条例》第二十一条规定的禁止情形决定不予立案。举报人向北京市大兴区人民政府提起行政复议。2016年5月6日北京市工商行政管理局大兴区分局作出书面情况说明称“北京市京兴望糖酒食品饮料公司已经将经营场所内的烟草产品图片拆除”
 3	北京市丰台区某便利店违法发布烟草广告案 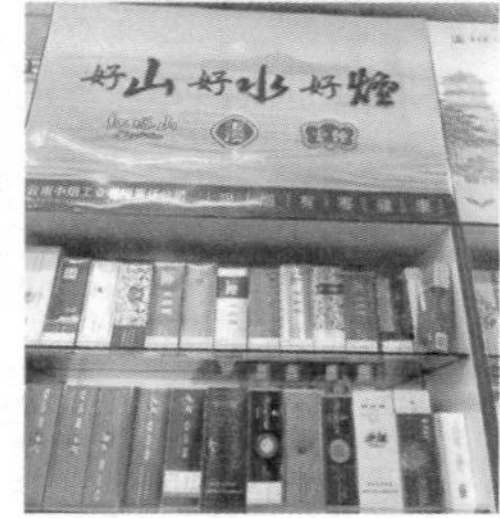 2016年3月18日，柳某向北京市工商行政管理局丰台区分局书面投诉：北京市丰台区多鑫隆商贸有限公司在丰台区商店内发布带有“好山好水好烟红塔山 玉溪 云烟”文字图形的印刷品、装饰”等烟草品牌名称、图形文字和烟草生产企业名称的违法烟草广告	北京市工商行政管理局丰台区分局接到投诉材料后，一直未做答复。柳某向北京市工商行政管理局丰台区分局申请政府信息公开。2016年7月1日，北京市工商行政管理局丰台区分局向柳某作出书面答复：“经我局工作人员现场检查，当事人已经将涉及烟草的广告于检查当日自行拆除”
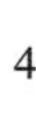 4	北京市丰台区某超市内烟草制品销售点违法张贴、设置烟草广告案 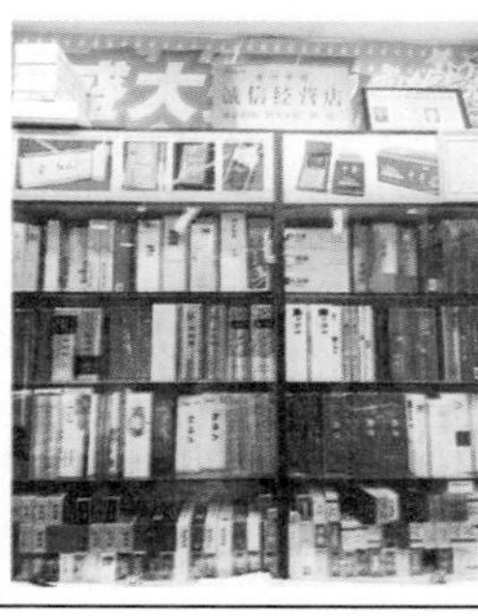 2016年3月27日，徐某北京物美综合超市有限公司右安门店发现店内张贴、设置带有烟草企业名称以及烟草制品名称、商标、包装内容的印刷品和装潢（带有“红塔山、中华”文字和图形的印刷品及装饰），涉嫌违反《中华人民共和国广告法》第二十二条和《北京市控制吸烟条例》第二十一条的违法烟草广告，于是书面向北京市工商行政管理局丰台区分局进行投诉	2016年5月16日，北京市工商行政管理局丰台区分局书面答复，相关烟草广告已被拆除

续表

编号	事件过程	结果
5	北京市东城区北京火车站内便利店、商店违法发布烟草广告案 2016年2月20日，唐某在北京站候车时发现“北京站二楼中央检票厅的两家华联超市”店内店面烟草广告装潢，店内张贴、设置带有烟草企业名称以及烟草制品名称、商标、包装内容的印刷品和装潢（带有“中华 思者好烟、香烟烧短寻思远”等文字图形的印刷品、装饰），涉嫌违反《中华人民共和国广告法》第二十二条和《北京市控制吸烟条例》第二十一条的违法烟草广告，于是书面向北京市工商行政管理局东城区分局进行投诉 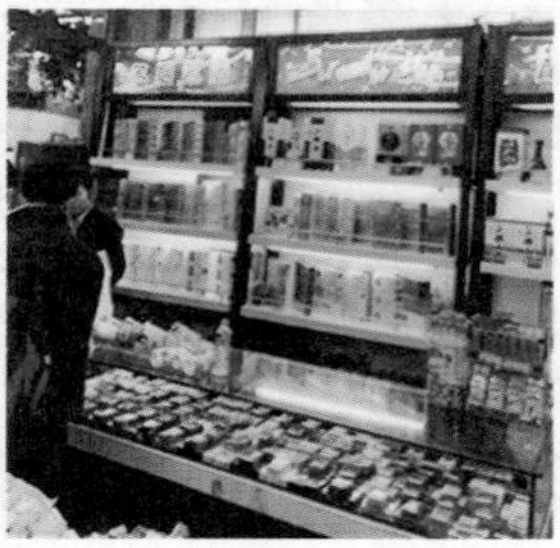	2016年9月7日，北京市工商行政管理局东城区分局向北京某商贸公司北京站分公司送达《行政处罚决定书》：“在其经营场所北京站内二楼高架……商亭内南侧货架上方发布烟草广告，在上述烟草广告中有‘思者好烟 香烟烧短寻思远’‘中华’香烟的图文表示……上述行为违反了《中华人民共和国广告法》第二十二条第一款的规定，属于在公共场所发布烟草广告的行为。依据《中华人民共和国广告法》第五十七条第（四）项的规定，责令停止发布广告，决定做如下行政处罚：罚款200000元”
6	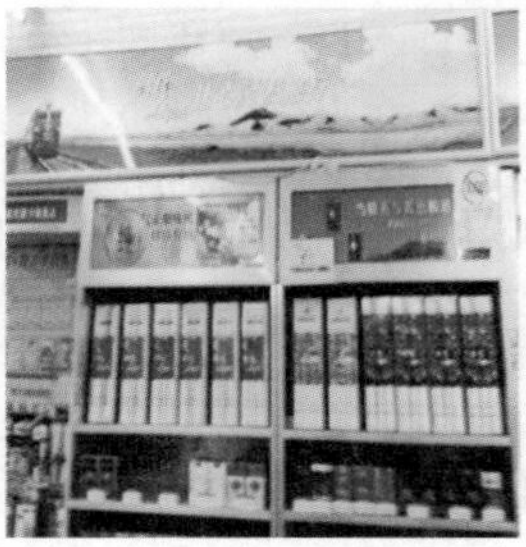 杭州市萧山区某便利店内违法张贴、设置烟草广告案 2016年6月17日，李某购物过程中在杭州萧山可的便利店有限公司西河路店店内发现涉嫌违反《中华人民共和国广告法》第二十二条和《杭州市公共场所控制吸烟条例》第十二条的违法烟草广告，于是书面向杭州市市场监督管理局萧山区分局进行投诉	2016年6月29日，杭州市市场监督管理局萧山区分局予以立案调查。8月28日，杭州市萧山区市场监督管理局向举报人李某送达《举报处理告知书》：“……当事人杭州 ** 在其经营场所设置烟草广告的行为，已违反了《中华人民共和国广告法》第二十二条的规定，属于违法行为，鉴于当事人广告图片较小并在案发后立即改正，没有发生危害后果。本局依据……的规定，于2016年8月18日作出对当事人不予行政处罚的决定”
7	成都市青羊区某烟草专卖店违法发布烟草广告案——成都市青羊区宽窄巷子某烟草专卖店 2016年9月23至26日，林某在成都宽窄巷子“宽窄、长城雪茄”烟草专卖店发现涉嫌违反《中华人民共和国广告法》第二十二条的违法烟草广告，于是书面向成都市市场和质量监督管理局青羊区分局进行投诉 店外门口铜像手持某品牌卷烟；店内张贴、设置带有烟草企业名称以及烟草制品名称、商标、包装内容的印刷品和装潢；扫描店内展示烟草制品外包装印刷的二维码后所进入公众号上，发布烟草广告	成都市青羊区市场监督管理局工作人员在电话中称：“将要求被投诉人先拆除相关涉嫌违法的烟草广告”，并依法作出处罚

续表

编号	事件过程	结果
8	成都市双流国际机场内烟草专卖店违法发布烟草广告案 2016 年 9 月，林某在成都双流国际机场候机楼发现多家烟酒店存在涉嫌违反《中华人民共和国广告法》第二十二条和《民用机场和民用航空器内禁止吸烟的规定》第五条第（四）款的违法烟草广告：成都烟草卷烟 零售网络单位店利用门楣发布带有（中国烟草）中英文和图形的烟草广告；店内有（让世界品味宽窄烟的味道）的广告语；橱窗有（娇子就是不平凡）的手提袋烟草广告宣传等违法烟草广告（带有烟草品牌名称、图形文字和装潢、烟草生产企业名称等）. 长城雪茄－中国骄子专营店门楣发布（中国骄子中国驰名商标）和（中国烟草）中英文和图形的违法烟草广告；店内发布有（经典蕴藏、川味留香骄子）；店门口张贴有（中国娇子－长城雪茄，你买烟－我请客）”，于是书面向成都市工商行政管理局和中国民用航空局进行投诉	2016 年 10 月 27 日，成都市工商行政管理局《来信转办通知书》称“来信已转给成都市双流县市场和质量监督管理局具体办理”。后成都市双流县市场和质量监督管理局工作人员称：“成都市双流机场管理部门、成都市双流县市场和质量监督管理局和涉案单位已经进行磋商和协调，将涉嫌违法的烟草广告先予拆除，并会亲自检查拆除情况，拍照后书面作出答复”
9	南昌市某商店橱窗与店内违法发布烟草广告案 2016 年 7 月 3 日，李某在南昌人才实训基地干部商学院的江西省绿滋肴贸易有限公司经营场所临街橱窗和店内专柜发现存在涉嫌违反《中华人民共和国广告法》第二十二条的违法烟草广告（带有“金圣 三好商品 好看、好抽、好卖 品瑞祥－传吉祥”等文字图形的橱窗装饰及店内“江西名烟区”柜台张贴、设置的带有烟草企业名称以及烟草制品名称、商标、包装内容的印刷品和装潢），书面向南昌市工商行政管理局进行投诉	2016 年 7 月 26 日，南昌市市场和质量监督管理局向李某送达书面答复并附该局对违法公司作出的《责令整改通知书》：“该公司利用临街橱窗发布烟草广告，违反了《广告法》二十二条之规定；临街橱窗和店内专柜广告均使用了‘三好产品 好看、好抽、好卖’、‘品瑞祥－传吉祥’等广告用语…违反了《广告法》第九条第六项之规定，责令立即停止发布上述违法烟草广告，并立即进行整改”
10	张家口市桥西区某超市烟草制品销售点违法发布烟草广告案 2016 年 4 月 13 日，李某在张家口尚峰广场发现河北永辉超市有限公司张家口分公司经营场所内存在涉嫌违反《中华人民共和国广告法》第 22 条的违法烟草广告： 利用馈赠实物进行烟草广告宣传（买一盒黄山红方印卷烟送一个打火机——印有‘中国徽烟’黄山红方印、尝遍南北独好徽之烟草纪晓岚、安徽中烟工业有限责任公司等文字和图形）（买一条黄山红方印卷烟送一个模方插座延线款 USB——模方插座和外包装均印有中国徽烟黄山红方印、尝遍南北独好徽之烟草纪晓岚、安徽中烟工业有限责任公司等文字和图形”)，印有“黄山红方印”烟草广告的打火机摆放在玻璃柜台内，印有“黄山红方印”烟草广告的“模方”插座延线款 USB 摆放在店内的柜台上。李某即向张家口市工商行政管理局桥西区分局书面投诉	张家口市工商行政管理局桥西区分局工作人员电话反馈称：“已经要求被投诉人撤销所有含有涉嫌违法烟草广告的商品，案件正在办理过程中，将依法予以查处”

续表

编号	事件过程	结果
11	武汉市洪山区某商场违法发布烟草广告案 2015 年 11 月 16 日，李某在武汉高铁站发现洪山区韦中副食商行经营场所存在涉嫌违反《中华人民共和国广告法》第二十二条的违法烟草广告带有“黄鹤楼 天赐淡雅香”文字图形的印刷品、装（饰），于是书面向武汉市洪山区工商行政管理和质量技术监督局书面投诉	2016 年 2 月 16 日，武汉市洪山区工商行政管理和质量技术监督局作出《责令改正通知书》：“经查，你单位在武汉高铁站内 ** 商行内发布烟草广告，违反了《中华人民共和国广告法》第二十二条的规定，构成了‘在公共场所发布烟草广告’的违法行为”，“责令立即拆除违法烟草广告”。 明确认定商行内属“公共场所”，具有积极意义
12	天津物美超市发布“爱我中华”等违法烟草广告 2016 年 4 月 17 日，投诉人在被投诉人天津河北区物美便利超市有限公司三马路店购物（购买中华烟一盒），发现店内有“爱我中华、红双喜快乐一起来和上海烟草（集团）公司”的违法烟草广告装潢（带有烟草品牌名称、图形文字和装潢、烟草生产企业名称等），于是向天津市河北区市场和质量监督管理委员会进行投诉	2017 年 9 月 17 日天津市河北区市场和质量监督管理局作出书面举报处理结果告知书称：您投诉物美公司三马路店经我局调查，确在其店堂内悬挂有卷烟广告展示牌，该行为已构成在公共场所发布烟草广告行为。我局依据《中华人民共和国广告法》第五十七条第（四）项的规定，已作出如下行政处罚，罚款人民币 200000 元
13	昆明长水机场有限责任公司对机场内 4 家商店完成烟草广告整改 2017 年 5 月初，举报人在昆明长水国际机场候机楼发现多家烟酒店存在违法烟草广告（带有烟草品牌名称、图形文字和装潢、烟草生产企业名称等）和促销行为：“云卷烟——好山、好水、出好烟”；“利群——让心灵去旅行，平和从容、轻松满足”；“云南烟草，情系你我、七彩服务”；“玉溪——44 年的光阴提炼，这一刻，初心为您绽放！”；“可享 8.5 折非烟优惠”；“加 5 元得玉溪华叶香烟一包”等。举报人面向昆明市工商行政管理局投诉	经昆明市工商管理局协调，昆明长水国际机场有限公司，2017 年 7 月 20 日书面回复“昆明市正在创建全国文明城市，昆明机场作为窗口单位，积极推进创文各项工作，包括对烟草宣传装饰进行整改。2017 年 7 月 20 日对涉及的 4 家进行烟草广告、促销和赞助活动的商户已全部完成整改，感谢您对昆明机场的监督和帮助”
14	成都某商店发布宣传烟草制品名称广告 2017 年成都青羊区一商店通过发布带有烟草品牌名称和形象的图形和文字进行广告、促销和赞助。举报人向成都市青羊区市场监督管理局书面进行投诉	2017 年 1 月 23 日成都市青羊区市场和质量监督管理局作出书面答复“您举报四川上层酒业连锁有限公司发布宣传烟草制品名称广告的行为予以 20000 元的行政处罚”

续表

编号	事件过程	结果
15	微信公众号“烟草天下”违法发布烟草广告案 北京某科技有限公司微信公众号（yctx12345，烟草天下），设“烟草品鉴”、“烟草文化”、“烟草热点”、“烟草人生”等栏目，刊登《吸烟不会导致肺癌，戒烟才会》等误导性文章，发布大量违法烟草广告。 2016年1月1日，武某向北京市工商行政管理局海淀区分局书面投诉。申请信息公开	2016年9月1日，武某收到北京市工商行政管理局海淀区分局《信息公开申请的答复书》，表示“案件仍在调查核审过程中”。武某向北京市工商行政管理局申请行政复议。2016年12月12日，北京市工商行政管理局海淀区分局向武某送达《举报答复书》，称：“北京某科技有限公司在调查过程中已经自行删除其在微信公众号 yctx12345 烟草天下中发布的所有内容，主动消除了危害后果……”。（微信公众号“烟草天下”所有文章均已删除）
16	微信公众号创享烟草智库－违法进行烟草广告 苏州中冠传智展览设计策划有限公司注册的微信公众号（pinyan168，品烟），发布大量带有“中华、双喜、蓝牡丹”等违法烟草广告。举报人向苏州市高新区（虎丘区）市场监督管理局进行书面投诉	2018年3月20日苏州市高新区（虎丘区）市场监督管理局作出书面答复“经我局立案调查该公司不在其登记住所地经营，通过预留的联系方式也无法联系，执法人员将该公司列入经营异常名录”
17	微信公众号烟草在线和西红门瑞海家园物美便利超市——违法进行烟草广告、促销和赞助案 通过微信公众号、商店、塑料袋等途径进行烟草广告、促销和赞助。举报人就公号与门店的违法事实向北京市工商行政管理局大兴区分局进行书面投诉	北京市工商行政管理局大兴区分局2018年1月19日书面答复称“物美便利超市广告发布者在案件调查过程中积极配合办案取证，及时改正违法行为，消除影响，鉴于当事人违法行为轻微，没有造成危害后果，我局作出不予行政处罚的决定”

二、新《广告法》生效三周年对烟草广告的追踪

（一）《部分城市卷烟销售终端烟草广告调查报告》

2018年7月～8月，在新《广告法》生效三周年之际，新探健康发展研究中心在七个城市（上海市、昆明市、武汉市、杭州市、贵阳市、成都市、渭南市）对烟草销售终端的违法烟草广告以及学校周边烟店分布情况作了调查。

2018年8月29日，《部分城市卷烟销售终端烟草广告调查报告》发布。[1] 调查数据结果令人吃惊！

1）超过三成的终端烟草销售点存在烟草广告，其中烟草专卖店最高，超过七成。

本次调查终端烟草销售店1281家，其中有烟草广告的销售店占总数的34.3%。其中烟草专卖店的烟草广告率最高，达73.6%。

2）近九成的中小学校周边100米范围内有烟草销售店

本次调查7个城市的中小学校共计294所，其中258所学校周边100米有烟草销售点，占总数的87.8%。共有烟草销售点545个，平均每个学校周边100米内至少有2.1个烟店，调查数据显示有的学校附近最多有5个烟草销售点。

3）超半数的烟店“禁止向未成年人出售烟草制品”的法律未得到切实有效的执行

此次调查烟草销售点中无烟草销售许可证的占41.3%；无禁止向未成人售烟标志的占54.9%；7城市中有4个城市发现有6家烟店存在有单支销售现象。

4）近四分之一的校园周边烟草销售点存在烟草广告和促销，对于诱导青少年吸烟具有极大的危害。

本次调查发现学校周边存在有烟草广告的销售点占调查总数的24.4%。

烟草广告形式有橱窗、灯箱、折页、海报、礼品、柜台展示、电子屏幕在滚动播放、易拉宝、横幅广告、印制其他物品、品吸体验区、品牌延伸等形式。

5）微信公众号成为烟草广告发布的工具：在微信公众号的监测调查中，2018年6月～8月，共监测到专门发布烟草广告的微信公众号133个，包括国家及地方中烟公司（烟草专卖局）公号、著名卷烟品牌公告及个人/零售终端为主体的公号。

（二）两个极易被烟草业突破的广告阵地

1）烟草零售终端广告诱惑着青少年

公共场所就是指公众可以出入的场所，烟草零售终端没有理由不在公共场所范围中。据2016年《中国烟草年鉴》统计：截止2015年底，全国持证卷烟零售户有545万户。如果每个地方有一位青少年看到烟草广告被其吸引，产生吸烟的想法，并最终成为吸烟者，试想，我们将付出怎样难于承受的代价。

2）互联网、新媒体成为烟草广告的播散地

中国烟草业已经意识到新媒体、全媒体的重要性。他们通过网络媒体开展广告和营销，取得了相当的效果。

微信公众号、社交媒体等也属于大众传播媒介，在这些传播媒介上刊登传播烟草制品的名称和图片，自然就违反了《广告法》，也违反了《互联网广告管理暂行办法》。对此，执法部门应给予足够的重视，及时监测、及时发现、及时惩处。

三、建议

1．修订后的《广告法》，需要有一个实施细则对一些可能出现在执法中的争议，给以明确的界定。如“大众传媒”、“公共场所”、“特殊人群”、“软性广告”、“变相广告”、“间接广告”等等，以便执法有所依归，违法无从遁形。

2．有关部门对烟草零售终端进行烟草广告专项检查，禁止所有的烟草广告，同时加强宣传和教育，提高烟草零售从业人员的守法意识；所有烟草销售点均应明示不向未成年人售烟；中小学校周边 100 米范围内不得设烟草销售点；对于已有许可证的，应予以撤销；通过网站、微信公众号等宣传烟草属于违法烟草广告。有关部门应根据新《广告法》和《互联网广告管理暂行办法》相关规定给予处罚。

3．呼吁执法管理部门加强主动监管，改变“民不诉，官不究”的状态。

信息来源

【1】2018 年部分城市卷烟销售终端烟草广告调查报告在京发布，公益时报，2018 年 8 月 30 日。

烟草业输不起的“第一案”，亿万公众利益却输了

王　煜

一、案情简单回顾

“法院在支持说谎者吗？”消费者李恩泽怎么也想不明白的是，“低焦油低危害”、“卷烟添加中草药能降害”这些早已被国际国内权威卫生机构否定、甚至连烟草营销界人士都不认可的说法，被烟草企业用作营销推广，北京的基层、中级、高级这三级法院却都不认为这是虚假宣传；法院不仅驳回了他的全部诉讼请求，一审法院甚至还在判决书的最后把他批评了一番。

这宗被称为国内消费者起诉烟草公司虚假宣传、欺诈的“第一案”，最终以消费者的败诉告终。然而，法律裁判者们是否明白，公众的健康权利与烟草产业的利益，究竟孰轻孰重？

二、“简单案件”，审理不简单

2013 年 3 月 11 日，1975 年出生的李恩泽在北京的一家超市购买了一条江西中烟公司生产的“金圣黑老虎”香烟。在此之前，他在“金圣”的官网看到，网站宣称这款香烟“超能降焦、高科低焦、低焦低害、减害又降焦，低焦油低危害”；同时宣称中国毒理学会及中国人民解放军军事医学科学院（以下简称“军事医学科学院”）分别对金圣香烟的添加剂“金圣香”进行过研究和毒理学评价，评价认为“金圣烟所添加的金圣香具有明显降低卷烟危害的作用，整体降害效果达到全国领先水平；金圣香与卷烟烟气具有明显的协调性；金圣香降低卷烟危害具有明显的机理”。这些宣传让李恩泽对“金圣”留下深刻的印象。

但他在购买后发现，所谓“降焦减害”理论已被国际国内的卫生权威机构否定；而且我国是世界卫生组织《烟草控制框架公约》的缔约国之一，公约明确规定不允许宣传“低焦低害”；美国已有判例确定“低焦低害”为虚假宣传。因此，他认为超市经理和江西中烟涉嫌误导、欺诈消费者，向法院起诉，要求两被告双倍赔偿购买香烟的货款，以及支付证据公证费用。

在李恩泽的代理律师、北京义派律师事务所主任王振宇看来，这本是一起案情非常简单的民事诉讼，但法院的审理出现了许多让人难以理解的情况。在立案之后的 8 个月，2013 年 11 月 19 日，北京市海淀区人民法院做出一审判决，驳回原告李恩泽的全部诉讼请求。在判决书中可以看出，海淀法院的逻辑是，经过调查，中国毒理学会确实为江西中烟做出了“金圣香这种中草药添加剂可以减低卷烟危害”的评价报告，那么依据这份报告所做宣

传就是有凭据的、不是虚假的。

在王振宇看来，这种说辞如果是江西中烟为自己辩护，也是一种“低级诡辩”：比如，某人宣称自己是“世界第一帅哥”，依据是他老婆、或者路人甲是这么说过的，那查明有人确实说过，就可以判定这不是虚假宣传吗？而让人匪夷所思的是，这居然是法院作出的判决。

相反的是，李恩泽和王振宇向一审法院提供的证据包括世界卫生组织、原卫生部现国家卫生健康委员会提供的权威资料《中国吸烟危害健康报告》以及政府信息公开回复，证明不存在“低焦低害”、“添加中草药可降低卷烟危害”。但法院认为，这些论述“均是基于‘吸烟有害健康’这一基本立场对相关科研结论进行的阐释，并非对烟草企业和烟草生产工艺进行规制的行政管理规范，也非评价虚假宣传的标准。”

“即使法院对这些权威卫生机构的研究结论都不认可，把这些看作有争议的‘学术问题’，但单从程序而言，江西中烟的宣传也是有问题的。”王振宇说，江西中烟号称“金圣”香烟分别获得了中国毒理学会及军事医学科学院的研究和评价，但只能出具一份盖有毒理学会公章的报告，而中国毒理学会实际上并没有自己的实验室，根据《计量法》，不具备计量认证资质。如果只把这份报告看做一份内部的科学研究，也不能作为商业宣传的依据。

尤其让李恩泽和王振宇觉得诡异的是，江西中烟在法庭上出具的毒理学会的评价报告中的两页，一页是封面，另一页中大部分经过涂抹，只能看出零散的字句。江西中烟称被涂抹部分是“商业机密”，不能展示；而法院支持了前者的做法，始终未能让原告方看到完整的报告。“被涂抹的究竟是什么内容，是不是存在对其不利的叙述，这不能不让人做出各种联想。”王振宇说。

三、营销业内不认“低焦低害”

实际上，在一审之前的 2012 年 12 月 20 日，中国毒理学会在其官方网站分别发表了“郑重声明”和“倡议书”，声明未授权任何卷烟企业、烟草公司或营销商使用该学会的名称，也未签署有效授权或合作协议；不接受烟草业的任何赞助，不与烟草企业开展任何合作，支持国家开展的控烟事业，同时倡议中国毒理学界同行做出同样的表率。一审进行中的 2013 年 10 月 17 日，该学会又在官网发文，明确阐明卷烟不存在“低焦低害”和“添加中草药可降害”。这些与江西中烟所提的“评价报告”中明显相反的论述，似乎让人看到毒理学会也有“难言之隐”。

王红（化名）是某专门为烟草行业提供服务的营销公司工作人员，其服务的烟草公司遍布全国，而江西中烟也是她的客户之一。在她看来，就算从烟草营销的角度而言，江西中烟对“低焦低害”、“中草药降害”的宣传也“绝对不是明智的做法”。她介绍说，降低焦油含量的确是国家烟草专卖局提倡、各烟草公司也遵照执行的，国内卷烟的焦油含量上限确有逐年下降，但是“一般的烟草公司都是悄悄做了，不会去做宣传，更不会去说‘低焦低害’。”

王红说，在烟草营销业内，早些年或许有人打“低焦低害”的牌子，但近些年来几乎没人认可这种说法了。应江西中烟的要求，王红曾经组织对某地消费者的调查，结果发现这些烟民对“添加中草药降害”也并不认可。“有一种说法是添加金圣香的香烟能‘强肾壮阳’，江西中烟甚至对此持放纵的态度。”作为一名专业的营销人员，王红对自己的客户的“馊主意”也无可奈何。

在公共场合、面向公众的网站上宣传产品也是烟草营销业界的禁忌。按照《烟草专卖法》的规定，烟草的一切广告、营销、促销、体验活动只能在销售烟草的门店内进行；网站上的推广只限于在专门面向烟草经销商的销售信息网站。而据王红介绍，江西中烟还曾在山东、江苏的一些三线城市的酒店里，以赞助喜宴用烟的方式为自己的产品打广告，这明显是违规的。还有烟草公司弄出“示范街”：在某条街上的烟杂店里都投放自己的广告，这也违反了法律关于广告投放不得过量的规定。

尽管如此，江西中烟的部分工作人员在跟王红谈起与李恩泽的诉讼案时，却并不认为自己的做法有什么不当。他们认为李恩泽是被人操纵的，“是竞争对手在抹黑”。在他们看来，这个案子“都不是个事儿”；在还未终审的情况下，甚至有人认为“已经赢了”。

四、“烟草业输不起”

从一审到二审的种种迹象看来，江西中烟这些人士的说法并非毫无底气。“烟草行业输不起这场官司。如果我们赢了，对于烟草行业的打击是无法想象的。”王振宇直言。

除了对一审判决所持逻辑的质疑外，尤其让李恩泽感到忿忿不平的是，一审判决书在陈述判决结果之前写了如下一段话：“李恩泽在明知吸烟会对人产生危害的情况下仍然对烟草商品进行消费的行为本不应该予以提倡，其还在 2013 年 3 月 11 日消费当日上午对金圣品牌官方网站发布的相关内容进行证据保全公证，并支付了远高于商品价格的公证费用，进而于 2013 年 3 月 14 日向本院递交诉状，显系非常理性消费，法律鼓励消费者采取正当手段积极维护自身权益，但对追求消费权益之外的诉讼利益的请求，并不当然予以保护。”

在李恩泽看来，打击虚假欺诈、维护公众健康应该是一件值得提倡的事，结果法院不但判他败诉，还这样批了他一顿，明显有失公允。他还提出，2014 年 1 月 9 日，最高人民法院发布《关于审理食品药品纠纷案件适用法律若干问题的规定》，明确提出消费者“知假买假”不影响维权。虽然司法解释是关于食品药品领域，但他认为他的案子情况可以参照执行。

李恩泽不服一审结果上诉后，二审由北京市第一中级人民法院受理。在王振宇看来，二审中，法官和被告对待案件的态度和一审没有本质差别。针对一审判决书中所说，不提“低焦低害”，“并非对烟草企业和烟草生产工艺进行规制的行政管理规范”，李恩泽在二审中提交了新的证据：由国家烟草专卖局、国家质监总局联合颁布，自 2009 年 1 月 1 日起施行的《中华人民共和国境内卷烟包装标识的规定》，其中第二条明确指出：卷烟包装体上及内附说明中禁止使用误导性语言，如“保健”“疗效”“安全”“环保”“低危害”等卷烟成分的功效说明用语；“淡味”“超淡味”“柔和”等卷烟品质说明用语；“中低焦油”“低焦油”“焦油含量低”等描述用语。

除此之外，他还提交了其他一些控烟出版物和文件证据；并且请公共卫生专家出庭作证。王振宇说，在二审的前两次庭审中，江西中烟并未对原告提出的新证据做质证，“几乎是没说什么话”。

二审审理过程中，李恩泽比较乐观：“国际国内权威的机构都支持我，事实都在我这边，为什么不能赢？”而在王振宇看来，简单的案情背后站着整个烟草行业以及与之相关的庞大利益集团，想要撼动他们，难度之大不可想象。许多他的同行和控烟人士都告诉他，“这次只是看怎么判我们输而已。”

一语成谶。2014 年 7 月 18 日，北京市第一中级人民法院做出二审判决，驳回李恩泽的上诉，维持一审原判。

对于李恩泽提交的新证据，二审判决书中称：“证据符合……二审新证据的规定……本院对上述证据的真实性予以确认，证明效力本院将综合做出认定”。然而，对这些真实的新证据是否采纳、如何认定？二审法院似乎也“无法面对”，只好回避，对此在判决书中再无涉及。

李恩泽不服二审判决，向北京市高级人民法院提出了再审申请。一年多之后的 2015 年 11 月 18 日，后者裁定驳回了再审申请。北京市高级人民法院在裁定书依然认定“江西中烟公司的宣传并非单方臆造，不违背现行法律规定的原则”，并指出“李恩泽提供的新证据不足以证明其主张”。

“其实我自己也曾是‘低焦低害’宣传的被骗者，可见在烟草公司的营销手段下，确实会有很多公众信以为真。”王振宇说，“这个案子的关键意义不在于最终结果如何，而在于在审理过程中双方的交锋能引起公众对控烟的关注。”他认为，这次诉讼虽然输了，但用法律武器挑战政企合一的烟草行业、维护公众的生命健康，这都只是一个开始而远非结束。

我为金圣卷烟欺诈诉讼案当证人的经历

吴宜群

2014年3月11日，在清晨的寒风中我怀揣的长达6页纸的证词赶到法庭。那天是“金圣低害卷烟欺诈诉讼案”二审开庭，我志愿作为一名证人出庭作证。对我这个从未到过法院的人来说，法庭的威严让感到我有点喘不过气来，肩负的重任也让我压力骤增，所好面对的是位女法官，心里的压力减少了许多。

传唤我时，我必须坐在法庭中央，面对法官。两边是原告李恩泽的律师和被告烟草业请的律师。我小心翼翼地念着昨晚深夜写好的证词。当时心里想，证词那么长，法官会耐心听吗？所以念证词时语速较快，女法官提示我慢慢讲。记得我陈词中，法官不时地点头，法官索要证据，我方律师一一呈上，准备工作做得非常充分。但法官问被告方律师问题时，被告方律师都没吱声。我以为这场官司我们肯定赢了。

二审结束后，法官曾动员双方调解。原告李恩泽说“可以接受调解，但一定要满足我的诉讼要求，也就是认定对方做的宣传是虚假欺诈。这场官司本来就不是为了拿赔偿而打的”。当然，他们不会承认他们的宣传是欺诈，更不愿意留下任何书面的认错字句。接着案件进入到北京最高法院，最终正如前文所述：“烟草业输不起的“第一案”，亿万公众利益却输了”。

这次诉讼虽然输了，但用法律武器挑战政企合一的烟草行业、维护公众的生命健康，这都只是一个开始而远非结束。尽管个别法院、法官、律师不公正，但是百姓不应再受欺骗，我公开我的证词是想再一次告诉大家，识破烟草业的欺诈相信科学的真理——低焦油卷烟不减害！

我的证词

作证人：吴宜群

中国疾病预防控制中心研究员（1995年）

毕业于复旦大学化学系（1968年）

我今天以一个公共卫生专家的身份，以一个从事实验室工作40年的专家身份，以一名国家级实验室认证 / 审查评审评审员的身份，以一名退休后从事烟草控制工作，获得世界卫生控烟贡献奖专家的身份，同时我也以一个饱受二手烟危害的普通母亲的身份出庭作证。

68岁的老年人出现在神圣的法庭上对李恩泽诉讼案作证，是基于：

烟草的危害已经超过我们的想象：众多无可辩驳的科学证据表明，吸烟和二手烟暴露严重危害人类健康。吸烟与人体几乎所有器官的疾病都有关联；吸烟会增加全部癌症治疗的失败风险。每年中国因受害于烟草烟雾而死亡的数字超过百万，随着目前烟草流行的发展趋势，死亡数字还在不断攀升。正因为无论吸食什么卷烟，都将使吸烟者和接触二手烟者受害，才会有去年年底中共中央办公厅、国务院办公厅印发《关于领导干部带头在公共场所禁烟有关事项的通知》。

冷酷的、令人痛心的数字，让我焦虑不安。他们都是我的同胞，我的兄弟姐妹，我的儿女子侄。揭示烟草危害，唤醒人们远离烟草，就是挽救生命。但是，烟草业关于低焦油低危害的误导宣传，弱化了许多人预防吸烟和戒烟的努力，鼓励着本来不太可能吸烟的人吸烟，推迟了本来可以完全戒烟的人戒烟意愿。据调查，人群中受到“低焦油等于低危害”误导的占据了被调查者的86%（35.8%错误认识，50.2%不知道）。上诉人李恩泽便是一位被误导者。

我关注这次审判，我相信许许多多的人也同我一样关注这场审判。因为最终的判决关系到十多亿人（3亿多吸烟者和7亿多二手烟受害者）的健康和生命。我希望法庭，法官，能秉公断案，不为外界因素左右，唯科学是从。你们的判决，将载入中国的控烟史册。

1. 初审中被告方胜诉的主要“证据”，是一份盖有中国毒理学会公章的《中草药添加剂（金圣香）降低卷烟（金圣）危害及其机理评价报告》，我认为：这份《评价报告》是无效的。

《中华人民共和国计量法》规定：为社会提供公证数据的产品质量检验机构，必须经省级以上人民政府计量行政部门对其计量检定、测试能力和可靠性考核合格，这种考核称为计量认证。计量认证是我国通过计量立法，对为社会出具公证数据的检验机构（实验室）进行强制考核的一种手段，也可以说是具有中国特点的政府对实验室的强制认可。只有经计量认证合格的产品质量检验机构所提供的数据，用于贸易出证、产品质量评价、成果鉴定作为公证数据，才具有法律效力。我作为国家级的实验室计量认证评审员，曾经多次参与研究机构的、医学院的以及军队的毒理学实验室的计量认证评审工作。

中国毒理学会根本没有实验室，怎么能出具对中草药添加剂在降低卷烟危害方面的评价数据？中国毒理学会不具备实验室功能，又怎能出具中草药对人体减害的实验室证据？况且评估报告依据的仅是动物毒理学的实验数据，根本不能充当“人体减害”的实验室证据。

这份评价报告已经提交法庭作为证据，就应当具有法律效应。

这样一份没有法律效力也没有足够科学证据的“评价报告”根本不能也不应该允许当作呈堂证据使用。初审法庭据此作出被告胜诉，令我十分惊异。我希望法庭能依据《中华人民共和国计量法》，宣布此证据无效并予撤销。

相反，2013年5月发布的《中国吸烟危害健康报告》（以下简称《报告》）。该报告由100多位从事烟草对健康影响的临床医学及预防医学、医学信息学等相关学科的国内外权威专家在充分采集国内外科学研究证据的基础上撰写的。《报告》并经过包括相关专业领域的院士、中华医学会相关专业分会的主任委员及国内外著名控烟学者在内的一百多位专家同行审议和高级科学审议。这份系统阐述吸烟危害健康的权威报告的发布单位为中华人民共和国卫生和计划生育委员会，其作为我国医药卫生领域的主管部门，对吸烟带来的健康危害有绝对的科研能力和发言权。是一份由政府部门发布的权威报告。

遗憾的是一审法庭却否定了这份效力很高的证据。这份报告提供的关于“添加中草药的卷烟和普通卷烟没有什么区别，不能降低危害，甚至还可能增加危害；低焦油低危害的说法不成立”等内容，被法庭看做是倡导性“宣传”。

2．所为中国毒理学会出具的，经一审法院审查，确认为商业核心机密，予以保密，不对外披露的《评价报告》公开出示部分记载：“技术资料完整，实验模型合理，实验方法可靠……金圣香具有明显降低卷烟危害的作用”。这说明提供评价的实验室仅仅通过建立动物模型，做了一点简单的动物实验，就得出对人体减害的结果。这与烟草对人体健康（致癌、心血管毒性、呼吸系统毒性、生殖系统毒性）的危害性评价完全无关。

卷烟是供给人吸食的，出于对人的健康安危考虑，在卷烟中加入中草药（金圣香）的毒理学评价应该遵循中草药健康风险和安全性评价研究的基本原则和程序，在进行系统的安全性评价后方可得出结论。对卷烟产品健康风险和安全性的评价应包括卷烟成分的理化分析、体外毒理学、动物毒理评价、临床人体试验和上市后的监测等阶段。但这份评价报告的提供方对中草药“金圣香”加进卷烟产品，没有开展任何针对人群健康风险和安全性的研究，也不追踪这些卷烟对人体的健康危害，却将体外实验和动物实验的结果武断地扩展到人。被告江西中烟公司将此极不科学的结论用于产品的宣传和营销，声称中药卷烟的健康危害减低，这完全是对公众的欺骗。是一种是极不负责任的违规违法行为。

3．被告的金圣黑老虎卷烟能够“减害又降焦”，属于虚假宣传。烟草业虚假宣传、欺骗和误导消费者是本案的核心。降低焦油、添加中草药的卷烟是否减害，又是确定被告是否存在虚假宣传和欺骗行为的焦点。本人作为公共卫生专家和烟草控制专家，综合国内外科学证据，证明低焦油绝非低危害。

1）焦油的高低不能作为卷烟危害性评价指标。焦油中只含有卷烟中 0.6% 的有害物质。焦油量的变化不能真实反映烟草燃烧后有害成分释放量的变化。

2）低焦油卷烟所采用的测试卷烟焦油的方法（剑桥滤片法）是一种已被废弃的方法。用这种方法测出的焦油含量（即烟盒上标称的焦油含量），远低于吸烟者实际吸入的焦油量，而且还有多种毒物和致癌物不能被剑桥滤片捕集计算为焦油量。所有机器抽吸模式都有局限性，它们都不能总体反映人类吸烟方式、烟雾接触或具有的危险。近 50 年的研究成果已经明确证明使用“剑桥滤片法”会严重低估所谓“低焦油卷烟”的释放量，美国联邦贸易委员会于 2008 年决定不再使用“剑桥滤片法”作为测量卷烟中焦油和尼古丁的实际含量的标准方法。

3）当吸烟者转吸低焦油卷烟时，卷烟的焦油量降低，则烟碱（成瘾物质尼古丁）也随之减少，吸烟者倾向于摄入更多的尼古丁和其他物质以维持体内尼古丁水平，这种行为被称为“补偿行为”。“吸烟补偿行为”的存在使吸烟者吸入的焦油和尼古丁等有害成分并未减少。吸低焦油卷烟的人不仅会增加每口吸烟量、抽吸口数和频度以及增加每天的吸烟支数，还会加强吸烟力度，将烟更深地吸入肺部，促使肺腺癌发病机会增加。由于低焦油低危害的误导，吸烟者戒烟意愿降低。很多吸烟者改吸低焦油卷烟后，误认为吸的是低危害的卷烟，从而打消了戒烟的念头。戒烟率的降低又进一步使大量的吸烟者长期暴露在烟草的危害之中。

4）烟气中多种毒物和致癌物并不随焦焦油量的下降而减少。烟气中部分有害成分，如人类致癌物－烟草特有亚硝胺等化合物的释放量与卷烟焦油量的高低，基本不存在相关关系。郑州烟草研究院院长谢剑平也不得不承认卷烟烟气中部分有害成分（如 TSNAS 等化合物）的释放量与卷烟焦油之间基本不存在相关关系。

5）来自公共卫生研究的证据表明随着卷烟焦油量的降低，烟草相关疾病的风险并有没有随之下降

在世界控烟呼声越来越高涨的压力下，尽管烟草商为了维护其商业利益，不断改进卷烟设计和加工工艺，使卷烟的焦油量在 50 多年间降低了近 60%。大量的流行病学调查表明，烟草相关疾病的风险并未随焦油量的降低而减少。

“英国医生吸烟与肺癌”研究发现（14），1971～1991 年间英国烟草的焦油量大幅度降低的同时，英国男性医生的肺癌死亡率却上升了 19%。而且，在此期间全国男性的肺癌死亡率呈下降趋势，但是男性吸烟者的肺癌死亡率却在上升，说明烟草危害有增无减。

2004 年，美国癌症协会发布了一项针对烟草与健康风险的研究。在 6 年时间里，他们跟踪观察了 94 万名年龄在 30-36 岁之间的吸烟者（36.4 万名男性和 57.6 万名女性），根据吸烟者卷烟焦油含量不同，分为极低焦油（每支 7 毫克）、低焦油（8～14 毫克）和中等焦油（15～21 毫克）三组，6 年后，发现三组吸烟人群死于肺癌的风险没有差别。

2009 年中国的一项研究表明，检测吸食中草药卷烟和普通卷烟的人的尿液样本中的测量尼古丁的代谢产物可替宁等和致癌物多环芳烃类代谢产物，结果证明中国中草药卷烟的致癌性及成瘾性和普通卷烟没有区别，研究结论和其他国家的研究结果高度一致，提供了未能“减害”的新证据。

2010 年在中国上海进行的更大规模人群的研究表明，吸烟者尿液中发现的尼古丁的代谢物和致癌物质含量没有因为所吸卷烟的焦油含量而有所不同。实际上，其中一种有害致癌物质（烟草特有亚硝胺的代谢物 NNAL）含量反而随着所吸卷烟焦油含量的下降而上升。

6）降焦非但不能减害，甚至适得其反。为了弥补降焦后卷烟可吸食性的降低，烟草商在卷烟里增加了多种添加剂（包括金圣香）。大量添加剂的使用，带来了更多潜在的健康风险。特别是在中国，加入“金圣香”之类的中草药，没有任何来自人体的公证数据证明其有效性和安全性

综上所述，50 多年来，在世界多个国家，包括中国在内的、对上百万人群的观察和病理机制等研究证实，“降焦”不能减害；低焦油卷烟不是低危害卷烟；中草药卷烟和低焦油卷烟均不比普通卷烟的健康危害小。这个研究结论已是国际定论。

坚实的科学证据基础已经转化为法律行动。2003 年通过的，已在 176 个国家内生效的（覆盖 90% 人口）WHO《烟草控制框架公约》（《公约》）第 11 条《烟草制品的包装和标签》中规定烟草制品包装和标签不得以任何虚假、误导、欺骗或可能对其特性、健康影响、危

害或释放物产生错误印象的手段推销一种烟草制品，包括直接或间接产生某一烟草制品比其他烟草制品危害小的虚假印象的任何词语、描述、商标、图形或任何其他标志。其可包括“低焦油”“淡味”“超淡味”或“柔和”等词语。

中国烟草专卖局2006年的《中华人民共和国境内卷烟包装标识的规定》的第二条规定指出：卷烟包装体上及内附说明中禁止使用误导性语言，如“保健”“疗效”“安全”“环保”“低危害”等卷烟成分的功效说明用语；“淡味”“超淡味”“柔和”等卷烟品质说明用语；“中低焦油”“低焦油”“焦油含量低”等描述用语。

对国际上有关卷烟“减害降焦”的历史回顾，表明低焦油卷烟不能降低吸烟者的危害的结论不仅用在法律条文中，得到了法律的认可；也被法官作为判案的依据。烟草公司进行“低焦油、低危害”的宣传营销，已被欧美法律禁止并被美国政府和法院判定犯“欺诈”罪。而法律的认定必然会转化为社会的共识：低焦油卷烟不能降低吸烟者的健康风险。烟草业不能再进行误导，如果误导，将受到法律的制裁。

写于2014年3月10日

消费者诉“五叶神卷烟”虚假宣传案

徐德军

一、案件背景介绍

（一）广东“五叶神”品牌在网站上发布烟草广告

广东“五叶神”品牌官方网站（www.wuyeshen.com）发布烟草广告，广告内容称“五叶神香烟”添加“神农萃取液”，其中含有金银花、总香豆素以及酚性化合物等多种有益人体健康的活性物质；是氧自由基的清除剂和脂质过氧化的阻断剂，可以防止自由基对细胞成份的氧化毒害作用，保护细胞膜磷和蛋白质不受吸烟的损伤，清除多余的自由基，恢复吸烟破坏的体内氧化还原的平衡。避免、肺组织损伤、心脏病和其他疾病的发生。它既有显著抑制肿瘤、止咳、祛痰、平喘、保护心脏的作用，又清凉爽口，具有甘甜的芳香味。

（二）“五叶神卷烟”的“科技光环”

1．院士的科技成果

“五叶神卷烟”中添加的“神农萃取液”是由国家烟草专卖局专家，中国工程院院士谢剑平研制成功的，而且国家烟草专卖局还在大力支持谢剑平在全国推广卷烟中添加中草药，降焦减害的科研成果和经验；[1]生物减害技术还获得过2003年度国家烟草专卖局科技进步奖特等奖！

2．宣称获得中国毒理学会认证

在广东“五叶神”品牌官方网站看到对五叶神香烟的推广介绍，宣称“五叶神属于中国低危害卷烟，获得中国毒理学会授权认证”；“能显著缓解吸烟所致咳嗽、气喘、瘀痰等不良反应”；入口甘甜，刺激感小，无杂味，咽喉不干燥；入口烟气醇和，香味清正，三香合一，回味甘甜；入口烟味充足，高香气质，烟气飘逸，余味甘甜，“五叶神卷烟”网站的浏览量达到了上百万人次。

（三）诉讼的起因和结果

原告2013年2月看到被告网站的宣传内容后感到印象深刻，于是在北京购买了五叶神卷烟10盒。之后发现其网站宣传的诸如经过中国毒理学会认证、低危害香烟等内容与事实不符，通过举报、投诉、申请政府信息公开等途径使被告官网停止运营，通过一、二审诉讼，被告按照原告的诉讼请求金额支付9935元，民事诉讼以调解的方式结案。

二、起诉准备

（一）购买涉案卷烟

2013年3月22日原告田桂峰在北京联健家美商贸有限公司购买了被告广东中烟工业有

限责任公司生产的“五叶神”卷烟10盒，价格为120元，商家为原告开具了发票。

（二）公证保全证据

为防止被告删除网站资料，在起诉前对发布“五叶神香烟”的违法烟草广告网站进行公证，对网站中的“五叶神香烟”相关宣传内容进行公证，形成公证书，该公证书在诉讼中作为证据提交。

三、起诉立案

因“五叶神香烟”广告发布方广东五叶神实业发展有限公司住所地在深圳市盐田区，综合考量以前的类似案例，原告选择在深圳市盐田区法院提起诉讼，诉讼请求为：

1. 被告三倍赔偿原告500元；
2. 被告赔偿给原告造成的损失（交通费、误工费、通信费等）9435元；
3. 本案诉讼费由被告承担。原告通过EMS快递邮寄到深圳市盐田区人民法院立案，法院立案时间为2014年9月12日，本案确定的案由为虚假宣传纠纷，案号为（2014）深盐法民一初字第1091号。

四、一审诉讼及判决。

（一）原告的证据

本案于2014年11月10日在盐田区法院公开开庭审理，原告方提交的主要证据有：购买五叶神卷烟发票、五叶神卷烟（实物）、被告网站资料及公证书、中国毒理学会声明倡议书及回复、广东省工商局深圳市市场监管局答复及处罚通知、卫计委《中国吸烟危害健康报告》、《中国烟草控制规划（2012—2015）》、卫计委答复等。

（二）被告方答辩观点及举证

1. 被告方答辩观点

在官网对自己研发的生物减害技术进行介绍的行为并不属于广告也不构成虚假宣传；本案系侵权之诉，被告主体不适格，原告请求损害赔偿没有事实依据；

原告的诉讼请求已超出诉讼时效；原告及其同伙是有预谋的恶意诉讼，严重浪费司法资源；被告方请求驳回原告的所有诉讼请求。

2. 被告方举证

被告向法庭提交的主要证据有：荣誉证书、专利证书及说明书权利要求书、中国毒理学会授权书、神农萃取液情况说明、中科院昆明动物研究所检测报告、国家科技进步奖证书、网站停止运营证明、李恩泽类似案例判决书等。

五、一审审理及判决

一审法院经审理后认为，被告有无发布虚假广告、有无欺诈原告是原告要求赔偿的事实基础。

法官认为：

（一）诉被告谎称及经过了中国毒理学会认证的理由不成立

原告认为被告谎称及经过了中国毒理学会认证，本院查明中国毒理学会于 2002 年向神农烟科公司出具了授权书，原告该项诉称理由不成立。

（二）原告提交的证据不能作为被告有无虚假宣传的评价标准

原告认为被告谎称其使用萃取液生产的香烟可减少对人体的危害，法院认为原告提交的证据中的“低焦油卷烟、中草药卷烟不能降低吸烟带来的危害”等论述是基于“吸烟有害健康”的基本立场对相关科研结论进行阐释，属于倡导性宣传，并不属于对烟草行业的行政管理规范，不能作为被告有无虚假宣传的评价标准，被告提交了科研机构检测报告、荣誉证书、国家科技进步奖证书，被告依据上述科研成果进行援引和宣传并无虚夸，原告该项诉称理由不能成立。

（三）被告的“夸大广告语”不涉及有无绝对化宣传

原告认为被告谎称其是中国乃至世界上第一个低危害卷烟，法院认为这种用语是否属于绝对化宣传是否违反法律，应当由行政机关进行认定和处理，深圳市市场监督管理局对被告进行处罚（停止发布烟草广告、罚款）系因为通过计算机网络发布烟草广告，并不涉及有无绝对化宣传，原告对此诉称未提供其他证据证明，原告该项诉称理由不成立。据此，一审判决驳回原告的诉讼请求。

六、不服一审判决提起上诉

原告收到一审判决后提起上诉，二审由王振宇律师和徐德军律师共同代理，上诉请求为撤销一审判决并支持上诉人的一审诉讼请求，上诉理由主要如下：

（一）原审未查明本案事实，认定的事实存在错误

被上诉人未经中国毒理学会授权，法院未经调查错误认定是经过了授权是错误的。被上诉人在烟草广告中使用“中国第一个低危害卷烟品牌，广东省第一高档卷烟品牌、世界范围内首个获得低危害卷烟权威认证的品牌。”等绝对化宣传，原审判决查明事实部分对此也未予以查明。

（二）对上诉人和被上诉人适用双重标准，明显故意偏袒被上诉人，法律适用确有错误

对证据的审查认定适用双重标准。一审法院对上诉人提交的证据，动辄证据的对象不是上诉人为由判定“与本案无关联性”“与原告无关”等敷衍上诉人，故意不将有效证据作为定案依据。而对于被告提供的证据中没有“广东五叶神实业发展有限公司”字样的证据，一审法院就想当然认定与本案有关。同一法院、同一法官在同一案件中对当事人双方的证据认定适用不同的标准，违反民事诉讼及证据规则的规定。

（三）一审判决中对于被上诉人的绝对化宣传的事实应当认定，却故意不予认定

本案系虚假宣传纠纷，是否有绝对化宣传属于事实问题，也是本案争议的关键事实，上诉人已经提交了被上诉人涉嫌虚假宣传的全部内容载体，一审法院却以是否属于虚假宣传应当由行政机关进行认定和处理，深圳市市场监管局的处罚不涉及被告有无虚假宣传就判定上诉人求不成立，一审法官放弃的司法的最终裁判权的行为是错误的。

七、二审调解结案

深圳市中级人民法院于2015年4月29日公开开庭审理本案。

（一）有些事实需要进一步核实

进一步进行调查核实二审审理中就是否经过中国毒理学会认证等问题继续进行调查，发现是否经过认证等存在疑点，需要进一步进行调查核实。

（二）二审诉讼期间，法官主持双方进行调解的理由

1．鉴于宣传“五叶神香烟”的网站已经关闭，媒体对本案进行了多次报道，“低焦油卷烟、中草药卷烟不能降低吸烟带来的危害”的理念已经深入人心，上诉人进行诉讼的目的已基本实现。

2．被上诉人在二审也表现出了调解的诚意，愿意按照诉讼请求金额支付给上诉人，于是在深圳中院就本案达成调解协议，由被上诉人支付上诉人9935元（即上诉人一审诉请的金额），一、二审案件受理费由被上诉人承担。调解后，被上诉人主动履行了支付义务，二审调解结案。

（三）二审花絮——公开审理到不公开审理

本案在2015年4月29日开庭期间，开庭后几分钟正在进行法庭调查，有人推门而入，来人告知法官自己是记者过来旁听。被上诉人代理人马上向法官申请不公开审理，理由是本案涉及商业秘密。本代理人表示反对，因为开庭前被上诉人并未申请不公开审理，现在已经是在公开开庭审理，况且本案一审也是公开审理的，案件并不涉及商业秘密，没有理由转为不公开审理。法官表态称，本案是否涉及商业秘密需要合议庭进行评议，鉴于案可能涉及商业秘密，现转为不公开审理，请旁听人员退出法庭。记者无奈只得退出法庭，由此可见法官的“良苦用心”。虽然限制了记者的旁听，但二审开庭后，仍有大量媒体对本案进行了详尽报道。

八、为什么接受调解？

本案结案后，不少人问到这个问题，既然二审有较大的胜诉可能，为何还接受调解，让法院判决胜诉（认定虚假宣传）不更好吗？

本案是具有公益性质的民事案件，赔偿并非诉讼的根本目的，当然如果能通过法院判决认定五叶神卷烟系通过中国毒理学会认证的低危害卷烟、中国第一个低危害卷烟品牌等广告构成虚假宣传固然可喜，但争取到如此判决的话也有相当大难度。在诉讼期间，中国毒理学会多次发表声明、倡议等，表明当前未授权任何卷烟企业、烟草公司或营销商使用“中国毒理学会”的名称，也未签署有效授权或合作协议，添加中草药或低焦油卷烟并未降低吸烟的公众健康风险。被告运营的“五叶神”品牌官方网站（www.wuyeshen.com）在受

到处罚后已经关闭，不会再继续误导公众，本案的诉讼目的基本上实现。综合考量多种因素后，接受了法院组织的调解。

九、案件背后的“故事”

本案表面看是一件普通的诉讼，最后结果虽然是调解结案，但也达到了诉讼目的，这来之不易的结果的背后是控烟人的付出。

本案中使用了举报、投诉、政府信息公开申请、民事诉讼、媒体合作、机构间互相合作，资源共享等模式。

在进行诉讼之前，新探健康发展研究中心就向广东省工商局投诉广东中烟工业有限责任公司在其官方网站（www.wuyeshen.com）发布违法烟草广告，广东省工商局在2012年4月将投诉事项转至深圳市市场监督管理局处理，深圳市市场监督管理局于2013年6月5日告知处理结果，责令当事人停止通过计算机网络发布烟草广告、没收违法所得15000元并罚款30000元。受到处罚后，本案被告关闭了网站。

以李恩泽的名义向国家卫计委、广东省通信管理局、广东省工商行政管理局、深圳市市场监督管理局申请政府信息公开，相关行政进行对申请作出了书面回复，为本案的民事诉讼中确定被告确定、证据收集等奠定了基础。

十、结语

本案已成为控烟领域的影响性较大的诉讼，法制日报、广州日报、中国法院网等媒体网站对本案进行了多次报道，使更多公众接受了“吸烟有害健康”、吸“低焦油、中草药”卷烟并不能降低对健康危害等理念，同时也给烟草企业违法发布烟草广告敲响了警钟，“走钢丝”、“打擦边球”发布或变相发布烟草广告的行为，不仅会受到行政处罚，还会面临消费者索赔的风险。

信息来源

【1】五叶神借科研成果炒作“中国第一个低害香烟”涉欺诈，法制日报，2013年05月30日，http://shipin.people.com.cn/n/2013/0530/c85914-21669661.html 全国首例状告。

【2】烟企虚假宣传消费者获赔万元，华西都市报，2015年07月17日，http://news.chengdu.cn/2015/0717/1707902.shtml。

【3】全国首例消费者状告烟企虚假宣传获赔万元，中国法院网，2015年07月17日，http://www.chinacourt.org/article/detail/2015/07/id/1668380.shtml。

【4】消费者诉烟企虚假宣传获赔万元。法制日报，2015年07月20日，http://www.legaldaily.com.cn/zbzk/content/201507/20/content_6178210.htm?node=42448。

【5】烟草里加草药号称能降害一场官司和解告终，北京晚报，http://bjwb.bjd.com.cn/html/2015-07/24/content_297935.htm。

【6】烟企赔钱　提示广告诚信，法制晚报，2015年07月18日，http://dzb.fawan.com/html/2015-07/18/content_564070.htm。

【7】烟民状告五叶神索赔案二审获赔万元，广州日报，2015年4月30日，http：//gzdaily.dayoo.com/html/2015-04/30/content_2914457.htm。

【8】状告烟企虚假宣传消费者获赔万元，江西晨报电子版，2015年07月20日，http：//difang.gmw.cn/newspaper/2015-07/20/content_108001805.htm。

【9】全国首例诉烟企虚假宣传案获赔万元，民主与法制，http：//e.mzyfz.com/paper/paper_5409_2219.html

【10】国内诉烟企虚假宣传案首获赔偿，健康报，2015年7月17日，http：//www.jkb.com.cn/news/industryNews/2015/0717/374413.html。

【11】五叶神虚假宣传？消费者索赔万元，深圳商报，2015年04月30日，http：//szsb.sznews.com/html/2015-04/30/content_3210614.htm。

把烟草广告捧上至高地位的“国家级卫生城市”

谢　羽　曹　虹

一、背景

《中华人民共和国广告法》（简称《广告法》）由我国第十二届全国人民代表大会常务委员会第十四次会议于 2015 年 4 月 24 日修订通过，2015 年 9 月 1 日起开始施行。

修订后的《广告法》明确：

> 广告不得含有虚假或者引人误解的内容，不得欺骗、误导消费者；禁止在大众传播媒介或公共场所等发布烟草广告；禁止利用其他商品或服务的广告、公益广告，宣传烟草制品名称、商标等内容。

但是，在中国一座著名的旅游城市，国家法律的这些明文规定，竟被视同无物。为什么？因为这里有强大的烟草业，因为这里的烟草业倚仗它们高额的赋税，似乎便可以我行我素，置国家法律于不顾。

“大名鼎鼎”的红塔烟草（集团）有限责任公司（以下简称“红塔集团”）自 1956 年在玉溪市创建至今已近 50 年，是玉溪市的支柱企业，更是中国烟草业的龙头企业。

二、红塔烟草（集团）有限责任公司及其工业旅游项目

2005 年，开展“工业旅游”后，这个占地面积 7 平方公里、以烟草业为主的红塔集团工业园区（以下简称“园区”）也成了国家 AAAA 级旅游景区，正式对外开放。主事者似乎从来没有想过，用这个生产害人的烟草制品为主的企业来招徕世界各地的游客，究竟体现着一种什么样的“文明”？

园区的旅游景点包括红塔文化展厅、玉溪卷烟厂卷包车间、红塔山主题公园、烟事文化馆等。园区专业设计了以烟草为主题的旅游观光线路产品，并策划了特别观赏环节——红塔集团企业宣传片，旅游时长至少 3 小时。在烟草使用存在巨大健康危害，控制烟草使用、保护民众健康成为世界各国共识的今天，这样大规模地宣传所谓“烟草文化”，究竟是在展示中国有文化还是没文化？

2016 年，国家旅游局发布了《关于公布首批国家工业旅游创新单位名单的通知》【旅发〔2016〕154 号】（以下简称《通知》），要在全国范围内推出一批国家工业旅游创新候选单位。没想到，云南省开通的第一个以“工业旅游”为主题的旅游项目、首批国家工业旅游创新单位竟然就是以生产烟草为主业的红塔集团。这也是全国唯一一个以烟草为主题的工业旅

游项目。

三、控烟组织的实地探访

新探健康发展研究中心（以下简称“新探中心”）在获悉红塔集团成为首批国家旅游局认定的国家工业旅游创新单位后，联合并委托云南省超铁健康咨询中心（以下简称“超铁中心”）进行了实地走访与取证。

在红塔工业园区的旅游路线及景点，除鼓吹“降焦减害”策略、传递烟草业“正面形象”外，更为严重的是充斥着大量的烟草广告，赤裸裸地进行着烟草宣传。其内容主要包括如下四个方面：

（一）户外烟草广告触目惊心

在高耸于工业园区的水塔上，展示着红塔集团旗下三个品牌的烟盒（“三包烟”广告牌，请见下文详述），数千米之外都触目可见（图 5），显然，这属于《广告法》明确禁止的烟草广告。

（二）室内烟草广告比比皆是

在旅游接待中心等多处室内景点中，存在大量室内烟草广告。接待中心里以销售柜台及艺术品陈列的形式展示着红塔集团旗下的各类卷烟产品，并配有这些卷烟品牌的海报和衍生工艺品。诸如“山高人为峰”、“上善若水德行天下・玉溪”、“玉溪庄园回归自然”之类烟草广告用语也比比皆是。（图 1）

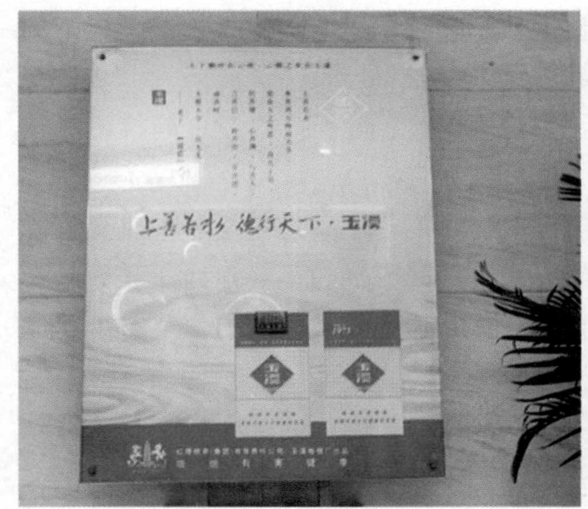

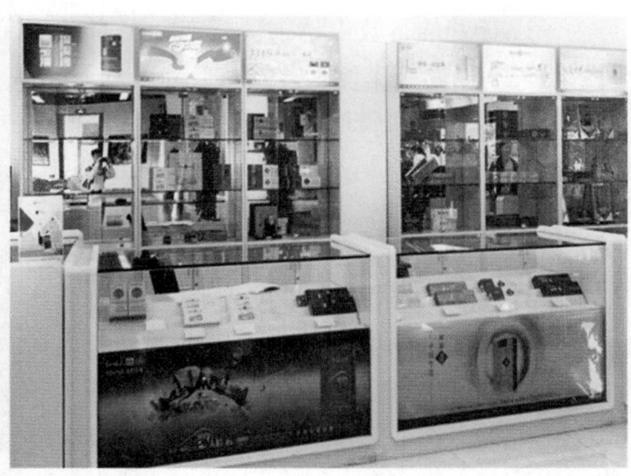

图 1　文中提及的烟草广告

（三）利用伟人、名人宣传烟草没有底线

在旅游接待中心及户外游览区（特别是名人雕塑园以及烟事文化馆中），大量向观众展示伟人、名人（包括毛泽东、邓小平、鲁迅等）吸烟或与烟草有关的言论或大幅特写镜头（见图 2），借此把伟人、名人同吸烟捆绑在一起。

在名人雕塑园中有鲁迅、弗洛伊德等人的雕塑及烟草业精心挑选和编造的有关吸烟的话语，如鲁迅的雕像上就刻着："他的烟如同他消瘦、坚毅的脸庞。如同他的文章与笔，这就是他与烟共生的部分"。这些烟草广告巧妙地营造、宣扬了一种伟人、名人都离不开烟草或者伟人、名人都是由烟草造就的假象，从而增加观者的好感并引诱模仿。这对于崇拜并乐于模仿伟人、名人且心智尚不成熟的青少年来说更具极大的诱惑力。

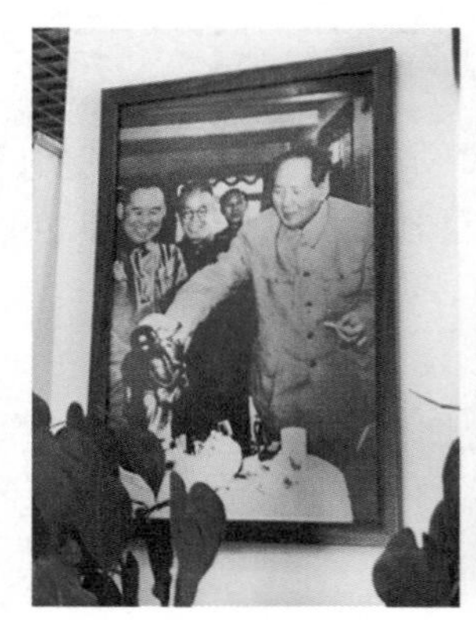
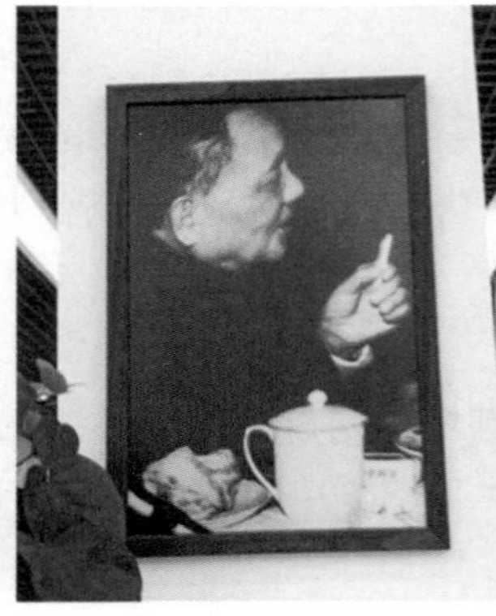
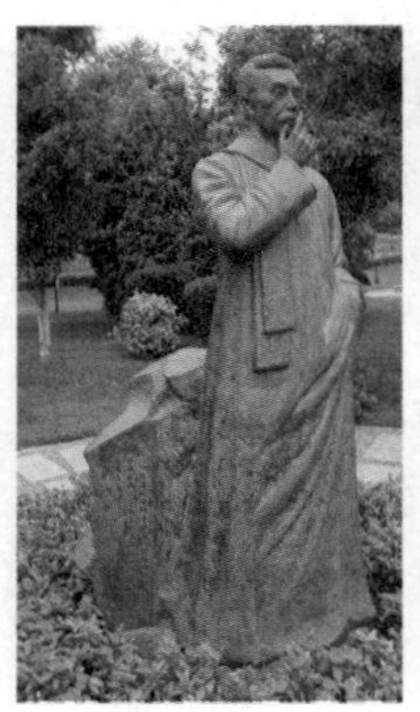
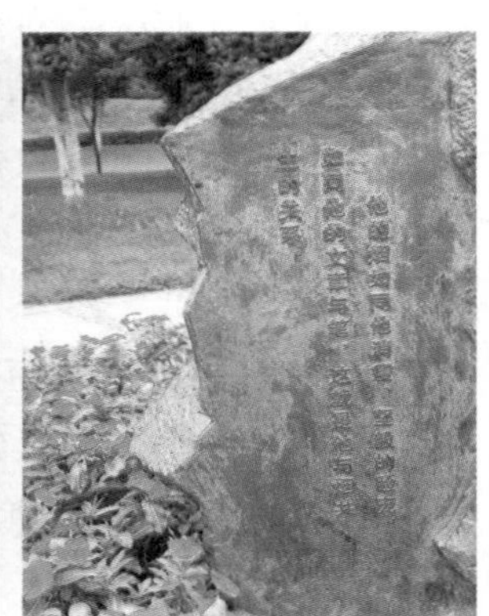

图 2　文中提及的利用伟人、名人所做的烟草广告

四、投诉

2017 年初，新探健康发展研究中心曾向云南省工商行政管理局发出了申请依据《广告法》对云南省红塔烟草（集团）有限责任公司下属红塔集团工业园区非法发布烟草广告的行为予以查处的行政申请书。云南省工商行政管理局据属地原则将此投诉责成玉溪市工商行政管理局高新技术产业开发区分局（以下简称"属地局"）进行处理。

在迟迟得不到属地局回复的情况下，新探中心只好向国家工商行政管理总局投诉。在向总局投诉 1 个月后，终于收到属地局的回复。

回复称，经办案人员调查，投诉的烟草广告均为违法烟草广告。当事人多次提交整改方案，经属地局转交市局、省局相关部门帮其审核经省级部门研究通过后，进行了整改：

1. 以红塔集团企业形象 LOGO"天地之塔"统一替换工业园区水塔上的"三包烟"广告，并以此作为企业地标标识使用。

2. 将卷烟销售点从烟事文化馆内搬出，烟事文化馆仅对烟草行业、红塔集团相关的烟草文化内容、企业在产产品基本信息、烟草控烟内容进行展示，不再将烟草销售及烟草文化宣传混淆。

3. 旅游接待中心：拆除"工业旅游接待中心牌匾"，对旅游接待中心室内相应的控烟格局进行重新划分，在空间上明确区分旅游接待报名点和卷烟零售区域，卷烟零售区域以独立零售店的方式运营。具体为，旅游接待中心报名点从大厅调整到伸缩门旁，作为专门的旅游散客接待报名点使用，原旅游接待中心内部作为专门的卷烟零售店和茶室使用。

4. 名人雕塑园去除雕塑上的名人与烟草相关的语言，仅展示名人姓名、名人基本生平。

五、再次实地探访

在得到属地局的回复后，新探中心再次联合并委托超铁中心进行了实地探访。在超铁中心的探访中，对照属地局的回复，发现虽然室外区域的领袖吸烟照片已取消；游客接待中心的名人吸烟照片已空置，但是，烟事文化馆展示的内容基本没有改变，仍然存在大量的烟草广告；“领袖、名人吸烟”的照片，例如毛泽东与邓小平吸烟的照片仍然存在。

这次很不彻底的整改，特别是钱瓜山上的换汤不换药的烟草广告，为以后玉溪市的创卫生城市复审与广告之间的矛盾埋下了伏笔。

六、“三包烟”广告牌再起波澜

2018 年，玉溪市积极准备复审其国家级卫生城市资格，可玉溪市的创卫复审之举却与“三包烟”广告牌再次纠结在一起。

（一）“三包烟”广告牌与创卫专家组的质疑

矗立在玉溪市红塔工业园区钱瓜山水塔山上的三块大名鼎鼎的广告牌颇有渊源。如前所述，在 2017 年 7 月以前一直展示着红塔烟草集团设计并安置的“玉溪”、“红塔山”、“红梅”三个品牌卷烟的烟盒模型，这三包烟是按照卷烟的实际包装烟盒一比一放大制作，当地人都称其为“三包烟”。（图 3）

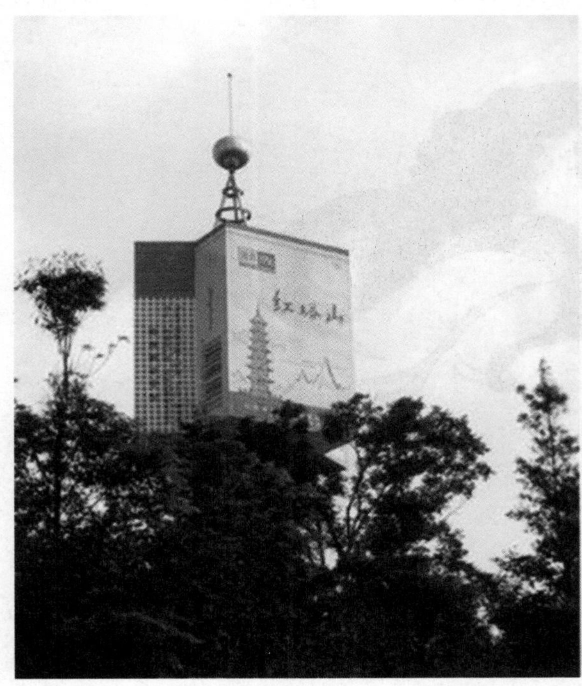

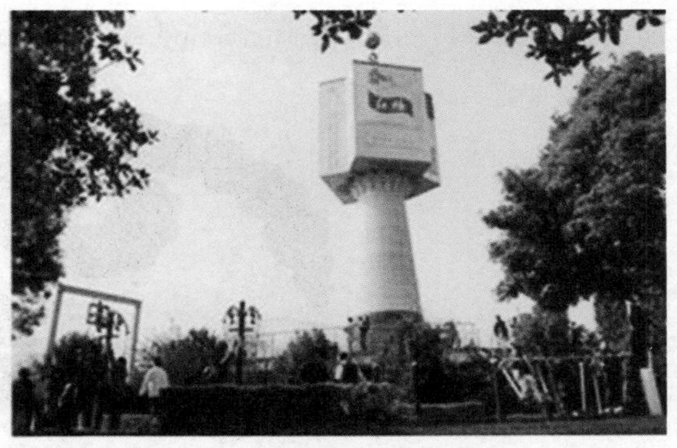

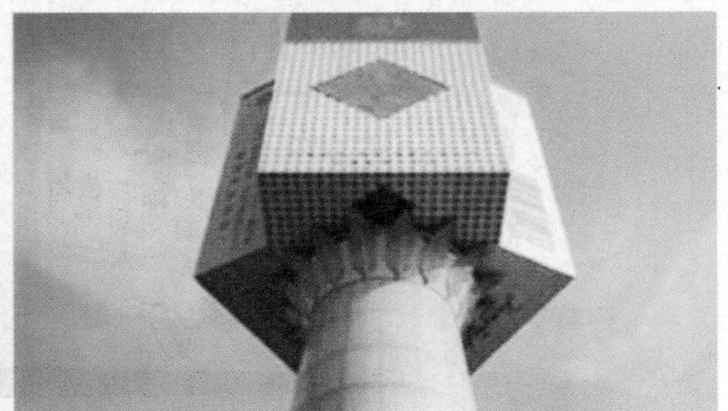

图 3　“三包烟”巨型户外烟草广告

在新探中心投诉后，“三包烟”广告牌的整改方案进行审核后改成了如今这样带有红塔集团企业形象“天地之塔”LOGO 及红塔烟草集团标识的广告牌。（图 4）

在创卫复审的过程中，专家组的评审专家认定钱瓜山水塔上“天地之塔”LOGO及红塔烟草集团标识的巨型展示牌为烟草广告，要求当地相关部门整改，然而当地的相关部门却拒不承认此为烟草广告。（图5、图6）

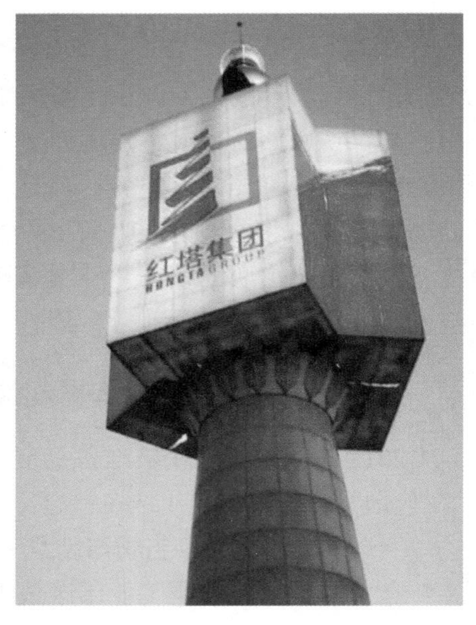

图4　红塔集团经典“天地之塔”LOGO及红塔烟草集团标识的大型广告

（二）红塔烟草集团标识的广告牌依然是烟草广告

1．违反《广告法》规定

依照2015年新修订的《中华人民共和国广告法》第二十二条规定，禁止在大众传播媒介或者公共场所、公共交通工具、户外发布烟草广告。这是国家在法律层面对于全面禁止烟草广告进行的顶层设计，其中以法律形式明确，任何形式的烟草广告都不允许通过大众传播媒介或是在公共场所、公共交通工具以及户外进行发布。

瓜山顶水塔之上的这个巨型烟草广告，数千米之外都醒目可见，整个玉溪市的市民每天都能看见，每个来到玉溪旅游、商务的人也都能看见。其作用和效果与《广告法》中明确禁止的公共场所、户外烟草广告的作用范围和效果并无二致。

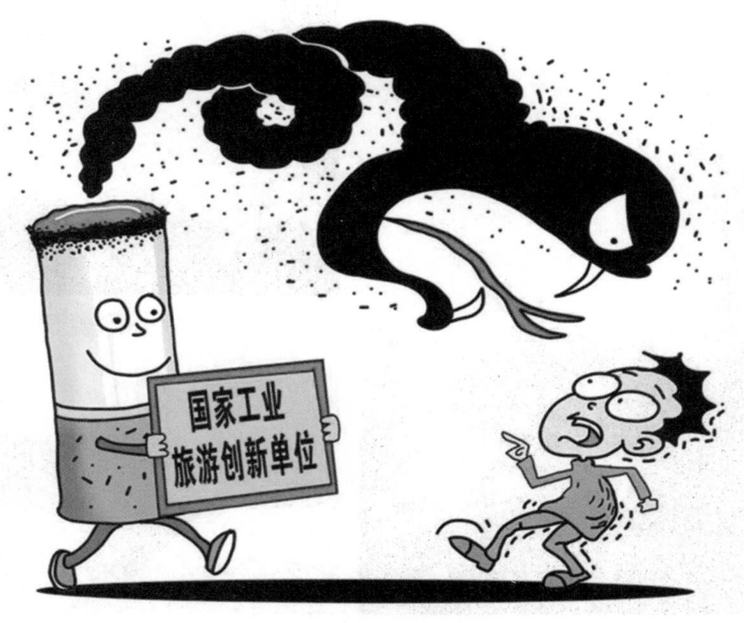

图5　漫画作者：朱慧卿

烟草广告的界定标准，主要有两种：一种是以广告构成要素来确认是否构成烟草广告的标准；此前国家工商总局发布的《烟草广告管理暂行办法》第二条对烟草广告的界定即为此种界定标准，即：**本办法所称烟草广告是指烟草制品生产者或者经销者发布的，含有烟草企业名称、标识、烟草制品名称、商标、包装、装潢等内容的广告**。其中将烟草广告界定为特定主体，即烟草制品生产者或经销者。同时，将广告内容限定为含有烟草企业名称、标识、烟草制品名称、商标、包装、装潢等。

虽然《烟草广告管理暂行办法》已经在新修订的广告法实施后废止，且至今尚未有关于烟草广告认定和管理的新规定出台，但就新修订的《广告法》针对烟草广告采取更为严格的禁止性规定来看，对于认定烟草广告的标准也应比之前更为严格。

2．违反世界卫生组织《烟草控制框架公约》第 13 条

烟草广告界定的另一种标准是以广告所产生的效果角度来定义，例如，世界卫生组织《烟草控制框架公约》（以下简称《公约》）中就在其第 1 条（c）款载明**“烟草广告和促销”系指任何形式的商业性宣传、推介或活动，其目的、效果或可能的效果在于直接或间接地推销烟草制品或促进烟草使用**。而这种界定烟草广告的标准无疑更加科学，也更加符合传播规律，更加准确和全面。可见对于烟草广告的认定标准无论是国内规章还是国际公约，其标准都是明确的，也都尽可能以广泛的标准来限定违法烟草广告的发布，以期实现全面禁止烟草广告的立法目的。

此外，在广告法的修订过程中，关于全面禁止烟草广告的讨论和审议中，要求依照《公约》的要求来修订禁止烟草广告条款的意见最终也在新修订的《广告法》中得到了充分的体现。[1][2]

3．有类似成功的案例

2014 年到 2015 年，分别发生在北京南苑机场和北京西客站两起基于“爱我中华”和“中国烟草”标识被认定违法烟草广告的案例[3]，也佐证了在工商部门广告执法过程中，已经将针对烟草企业的名称、标识认定为烟草广告。

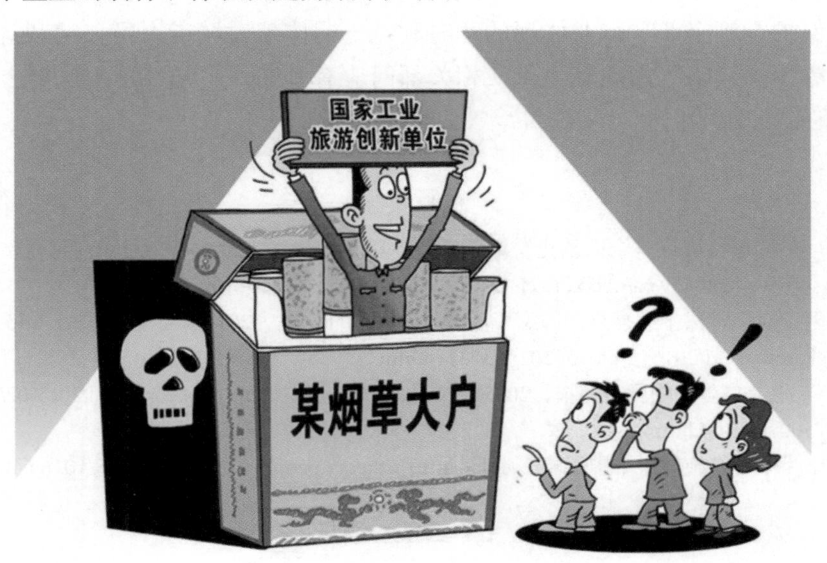

图 6　漫画作者：朱慧卿

对照钱瓜山水塔上的巨型广告牌，我们不难判断，其广告发布者正是作为烟草制品生产者的红塔集团，而所发布的广告内容就是宣传烟草企业名称和标识，且放置在户外以巨型广告牌的形式发布。

有人说钱瓜山是在红塔工业园区里，殊不知红塔工业园区是以“工业旅游”为主题对外迎客的4A级旅游景区，该广告牌所处的位置正是法律意义上的公共场所。无论依照上述哪种认定烟草广告的标准来判断，均可以认定其属于广告法中明确禁止的在公共场所、户外发布烟草广告的规定，属于违法烟草广告。

4. 创卫生城市——烟草广告应一票否决

在法律方面的分析论述后，我们再回到玉溪市复审国家卫生城市的角度来看。既然是创卫复审，那么就要符合国家卫生城市的评审要求。根据国家卫生城市评审标准的（以下简称“标准”）第八条规定：**深入开展禁烟、控烟宣传活动，禁止烟草广告**。“标准”中对于烟草广告的释义为：**指烟草制品生产者或者经销者发布的，含有烟草企业名称、标志，烟草制品名称、商标、包装、装潢等内容的广告**。

钱瓜山上的广告牌内容完全符合“标准”中对于烟草广告的认定，并且有烟草广告的城市在复审国家级卫生城市中是要被一票否决的。然而，就是在评审专家的异议及公众的质疑下，玉溪市的国家级卫生城市复审居然顺利通过了。

烟草集团挟经济与就业的长项，藐视法律与规则、无视公民的健康与意愿，这似乎是玉溪乃至云南甚至全国其他烟草重镇、大省的烟草业惯常做法。烟草经济的眼前利益较之滞后才显现的烟草导致的疾病负担相比，显然在短视的部门与领导决策中更有诱惑力。

自党的十八大以来，以习近平总书记为核心的党中央一再强调把人民健康放在优先发展的战略位置，加快推进“健康中国”建设，到党的十九大，更提出“实施健康中国战略”，把人民健康放在优先发展的战略位置是实施健康中国战略的根本要求。[4]

一味地保护个别企业、行业体现的暂时利益，同体现对城市人民长远利益的关怀、响应“实施健康中国战略”间孰轻孰重，相关部门应有判断。不知钱瓜山水塔上的巨型户外烟草广告何时能够撤下！

信息来源

【1】代表热议广告法修订建议“全面禁止”烟草广告，新华社北京，2015年3月12日，（转载于中国人大网），http：//www.npc.gov.cn/npc/xinwen/2015-03/12/content_1925071.htm。

【2】工商总局解读新广告法十大亮点，国家工商行政管理总局网站，2016年3月14日，http：//www.szmqs.gov.cn/xxgk/zcwj/zcjd/201512/t20151201_3373114.htm。

【3】“中国烟草”也是广告，中国青年报，2015年2月16日，http：//zqb.cyol.com/html/2015-02/16/nw.D110000zgqnb_20150216_3-04.htm。

【4】以人民健康为中心实施健康中国战略，求是，http：//theory.people.com.cn/n1/2018/1016/c40531-30344212.html。

第九章 用倡导与传播唤起公众参与控烟

 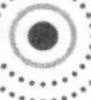

控烟倡导与传播
——《控烟报道读本》诞生

新探健康发展研究中心

一、背景

健康是人类至为宝贵的财富。健康信息是人类维护和保有健康不可或缺的资源。

今天，烟草危害已不再只是烟草界与卫生界争论的问题，而是全世界人们共同关注的社会焦点问题之一。控烟，在公民健康素养建设、公民道德素质建设、社会文明建设等方面的意义都已日渐凸显。

随着公共传播的速度日益迅捷，覆盖面日渐宽广，各种公共媒介形式日渐丰富，大众传媒在健康传播方面已经扮演着越来越重要的角色。无论从个人层面，亦或是在公众层面考察，公共传媒都是公众健康信息最重要的来源之一，它所传递的有关健康的资讯与知识，在很大程度上影响着公众对各种健康议题的感知与认识。

二、2007 年李希光教授主编的《控烟报道读本》获奖

2007 年，由李希光光教授主编的《控烟报道读本》由清华大学出版社出版。

《控烟报道读本》集结了有关控烟的新闻报道。分章节介绍了烟草的危害，烟草与经济、政策的关系，以及政府控制烟草的干预措施。

在 2008 年“无烟奥运”到来之际，这本书的出版为新闻媒体如何准确地报道控烟提供了借鉴与指南，给奔走在健康传播第一线的记者、编辑们提供了控烟报道所需的背景知识与专业知识，为从事控烟倡导的人员提供了与媒体交流的窗口，以便更好地开展控烟活动。

这是 WHO《烟草控制框架公约》在中国生效后的第一本综合性的有关控烟新闻报道常识的书籍。它也是一部具有指导意义和可操作性的全国控烟培训教材。

2007 年，由人民日报社《健康时报》与新浪读书频道共同主办、中国健康教育协会协办的“2007 中国十大健康好书评选活动”在人民日报社举行了颁奖发布会，这部《控烟报道读本》荣获“2007 年度中国优秀健康图书”荣誉称号。

这次评选活动，共有 100 多本健康图书参与评选。经过中国健康教育首席专家洪昭光、中国医学科学院院长助理黄建始等众多权威专家的评审，结合众多读者和网友的投票，最终，共有 10 本书获得“2007 年中国十大健康好书”称号，8 本图书获得“2007 年度中国优秀健康图书”荣誉称号。[1]

三、李希光获中国最有影响力的健康教育专家称号

李希光教授说：“媒体可以影响并改变人的行为。媒体是很多流行病的‘大规模杀伤性

武器’。从某种意义上说，记者比医生更有影响力。”

2006～2009年，他领导的清华国际传播中心与卫生部合作主办了四届“中国健康传播大会”。

多年来，李希光及其团队不断在国内媒体及控烟发言人培训班上推广控烟健康传播的成功案例，剖析传播失败案例的原因。通过总结正反两面的传播事例，提高了控烟传播的水准与质量。

2010年1月17日上午，“2009年健康中国颁奖仪式”在人民日报社举行。清华大学国际传播研究中心主任李希光教授、首都医科大学洪昭光教授等10人获得“中国最有影响力的健康教育专家”称号，清华大学国际传播研究中心同时荣获“2009健康中国卓越贡献奖”。[2]

四、继续在控烟传播领域耕耘

在信息社会里，以网络化、数字化为基本特征的专业分工和社会协作更趋完善。因此，受众对新闻媒体内容诉求的标准越来越高，对于综合信息要求准确、及时、全面，对于自己感兴趣的专业信息要求准确、及时、深入。准确、及时和全方位的专业化报道，正逐渐成为受众对媒体的基本需要。这是对媒体提出的一场全新挑战。

第20个“世界无烟日”到来前夕，2007年5月26～28日，首次为中国记者控烟报道培训的“2008控烟新闻高级研讨班”成功举办，为李希光教授和他领导的清华大学国际传播研究中心开展的专业培训，增添了新的一页。中央电视台、新华社、人民日报等国内主要媒体的40余位记者，参加了研讨班。研讨班是由“无烟草青少年运动”（Tobacco-free Kids）与清华大学国际传播研究中心联合举办的。[3]

新《广告法》实施一年之后，为了进一步认识烟草控制的重要性和必要性，评估并总结控烟活动的效果以及新《广告法》实施的影响，2016年12月，清华大学国际传播研究中心主办了“《广告法》与烟草控制”研讨会。多名专家与30多位媒体记者在会上参与讨论并分享了控烟相关经验。

李希光教授做了题为“我们为何关注控烟”的演讲。在现场他与大家分享了“如何写好控烟报道”的心得。以自己身边亲人的实例作为引题，提出“写出好的报道，应当从身边的故事讲起，以人为核心，抓住事件中的冲突，从而让读者得出不能再吸烟的结论。[4]

信息来源

【1】清华出版《控烟报道读本》获2007年度中国优秀健康图书荣誉称号，清华大学传播网，2008年3月1日，http://news.tsinghua.edu.cn/publish/thunews/10303/2011/20110225232023687398564/20110225232023687398564_.html。

【2】李希光获中国最有影响力的健康教育专家称号，清华大学新闻中心，2010年1月18日，http://www.tsinghua.edu.cn/publish/news/4205/2011/20110225232409546976873/20110225232409546976873_.html。

【3】郭李合，实战培训：媒体应对专业报道挑战的利器，中国论文网，https://www.xzbu.com/7/view-2949501.htm。

【4】加强烟草广告监管　使青少年远离烟草危害，中国经济导报，2016年12月27日，http://mini.eastday.com/a/161227200849058.html。

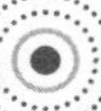

中国烟草控制大众传播活动

——年度新闻好作品及十大控烟新闻评选

靳雪征

一、宗旨

为了动员和引导传统主流媒体及新媒体开展控烟宣传报道、进一步提高各类媒体控烟宣传报道能力，普及控烟知识及控烟政策、提高公众控烟意识，引导社会舆论、营造支持性环境、全面推动控烟履约工作，特组织开展“中国烟草控制大众传播活动”，该活动由中国健康教育中心主办，中国疾病预防控制中心、中国控制吸烟协会协办，中国人民大学新闻学院、世界卫生组织、无烟草青少年行动、卫健策略支持。

自2008年7月正式启动，至今已走过10年的历程。10年来，通过组织媒体优秀控烟作品评选、媒体控烟报道能力建设、大众媒体广告宣传、新媒体拓展传播等系列活动，形成合力，一方面为更多媒体搭建起科学传播和舆论监督的平台、激励媒体积极开展控烟宣传报道多出作品、出好作品，同时活动也主动持续发声，普及烟草危害知识、提高公众控烟意识，广泛动员社会各界力量支持、参与控烟，营造良好社会氛围。在推进公共政策、引导公众舆论和社会行为规范、推动中国控烟履约进程等方面发挥了积极作用。（图1）

自杀？
他杀？
2008-2009
中国烟草控制
大众传播活动
媒体的优势·大众的力量
主办：中华人民共和国卫生部

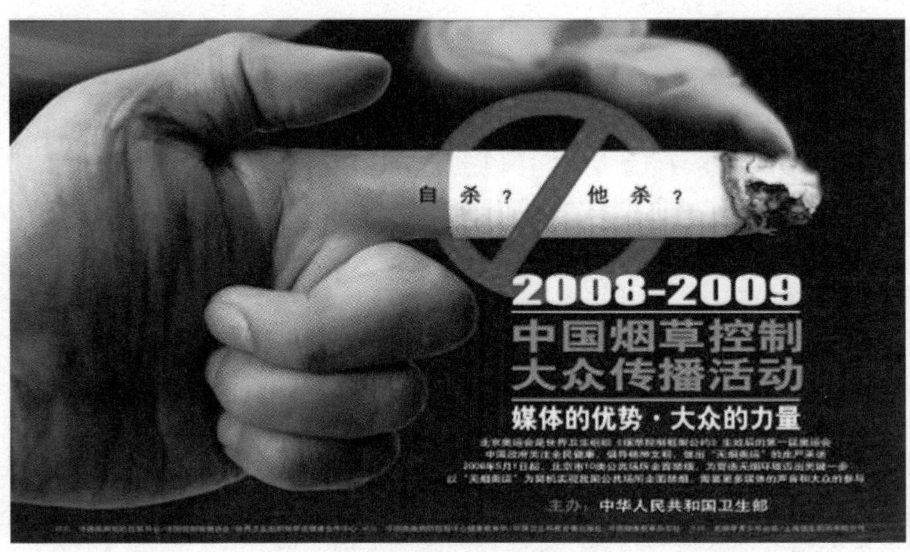

图1　首届活动启动海报

二、选出、记载、表彰好的新闻作品

（一）控烟媒体报道作品征集、评选、表彰

1．作品征集

征集国内媒体刊播的与烟草控制有关的文字、广播电视、新媒体三大类媒体作品。作品征集途径主要有作者自主报送、媒体机构及省级控烟机构选送、专家推荐和网络检索。主要采用三种途径征集作品：

1）向相关媒体机构寄发中国烟草控制大众传播活动的函件、活动手册和宣传材料。

2）通过“中国烟草控制大众传播活动”官方微博实时发布活动信息。

3）通过健康媒体传播联盟平台，使相关媒体及时了解与活动有关的信息。

2．组织专家评选

邀请控烟与媒介的专家对征集作品进行初评，对初评有异议的作品再次组织专家评议，对获奖作品进行表彰。

3．活动成效

1）控烟媒体报道总数量增多，广大媒体真正发挥了“无冕之王”的作用，宣传烟草危害知识，讲好控烟故事，倡导控烟正能量，批驳谣言谬语。

10 年活动累计参评媒体控烟作品达 5 万部，较大的评选库容保证了获奖作品在全国控烟传播中的代表性和奖项的科学性、权威性。

2）作品主题覆盖面更广，几乎涉及控烟宣传的所有领域。

作品主题涉及 WHO《烟草控制框架公约》的方方面面：烟草危害、控烟立法、公共场所禁烟、烟草广告促销及赞助、烟盒包装警示、追踪烟草业的动向、厘清认识误区、烟草经济、戒烟服务、国内外控烟经验介绍等内容。

3）作品紧密结合国内外控烟政策的进展、围绕控烟热点问题表达学者、专家和民众的控烟意愿。

作者自主报送作品数量增加，媒体主动参与性明显提高。

作者自主报送作品从 2008 年的 14 部，增加到目前的千件以上。

4）地方媒体参评作品数量增加，与国家级活动形成了合力。

2008 年，参评媒体作品主要来自于国家级媒体，地方媒体作品数量仅为 67 件；2017 年仅江苏省健康教育专业机构推荐报送的地方媒体作品就达 500 余件。

5）新媒体类作品参评比例逐年上升。

2017 年较 2016 年提高 3 个百分点，更多自媒体发挥了积极作用。

（二）年度控烟十大新闻事件评选

1．活动概况

2009 年开始，中国烟草控制大众传播活动启动了“年度控烟十大新闻事件评选”，通过对上一年度国内烟草控制领域的重大新闻事件进行回顾和盘点，形成二次传播热潮。评选活动针对发生在国内烟草控制领域，涉及推动政策发展、聚焦社会现象、发布科学发现等方面的重大新闻事件进行统计筛选。

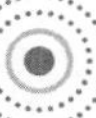

2．活动流程

1）主要依托 TRS.SMAS 云服务数据中心提供的全媒体监测数据进行聚类统计分析，监测范围涵盖国内绝大多数主流媒体（包括平面媒体、电视媒体、广播媒体的网络版报道内容，以及主要网络媒体，如新浪、腾讯、今日头条等），监测的信息源约 2 万个。

2）以“相关新闻量”为指标，对所监测事件由高至低排序，前二十件提交专家组进行评审。

3）通过专家组初筛、无记名评分、集中评议，最终由中国烟草控制大众传播活动组委会专家组终审并推选出年度控烟十大新闻事件。

4）十大新闻事件的评选活动全程及评选结果均在“中国烟草控制大众传播活动”官方微博上予以发布和推广。

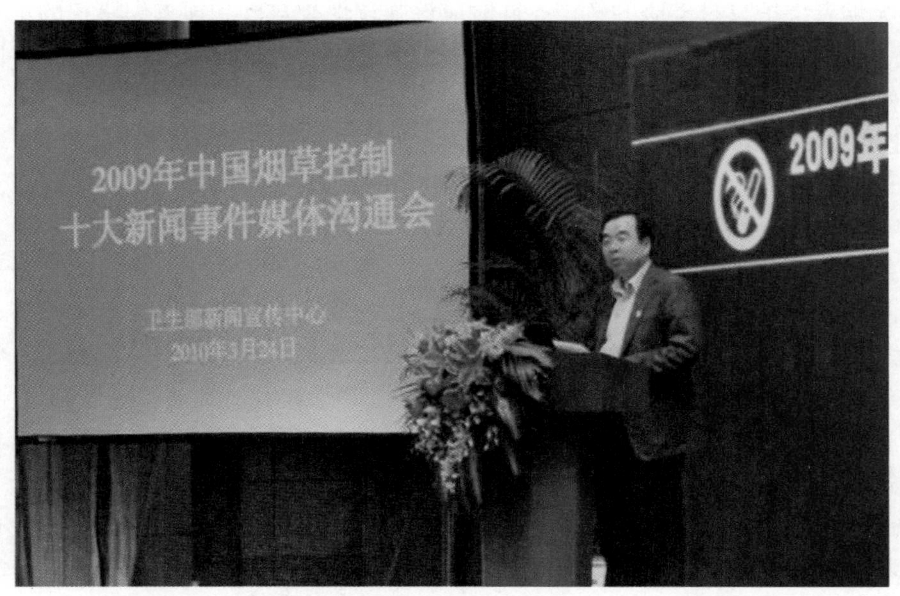

图 2　原卫生部新闻宣传中心主任毛群安解读年度控烟十大新闻事件

三、表彰颁奖及发布年度控烟十大新闻

通过对每年热点、焦点问题的回顾和讨论，使媒体和公众系统了解烟草控制领域发生的重要事件，客观评价我国控烟工作的开展和走向。通过每年十大控烟新闻的评选和宣传报道，动员和激励更多的媒体朋友、更多的社会力量参与到控烟履约工作中来。[1]

“中国烟草控制大众传播活动度总结表彰暨下一年度活动启动会”上，国家卫生行政部门（国家卫生健康委、原卫生部 / 国家卫生计生委）的分管领导一般都出席并讲话。（图 2）著名传媒和控烟专家结合当前控烟形势做重要演讲。会上公布在上一年度区间内刊播的控烟相关文字、广播电视和新媒体作品获奖名单，对相关个人及机构进行表彰，发布了上一年度中国烟草控制十大新闻事件，同时启动下一个年度区间的大众传播活动。[2]

（一）好作品脱颖而出

1．捍卫科学精神，体现人文关怀。

案例：

《云南2011年起医疗卫生机构全面禁烟》（来源：都市时报，2009年）

“吸烟者有选择吸烟的权利。”赵白帆说，医疗卫生系统实现全面禁烟，并不是强制要求在这些单位工作的所有吸烟者都要戒烟。吸烟者可以选择吸烟，但在其行使吸烟权利的同时不能伤害到非吸烟人群，不吸烟者免于被动吸烟的权利更需要得到保护。

点评：这篇报道强调“非吸烟者免于被动吸烟的权利更要得到保护”，体现了对吸烟者和被吸烟者同样的人文关怀，有力回应了那些认为吸烟是个人自由的说法。所谓人性化首先是唤醒吸烟者维护自身健康的意识，同时应该强调保护自己和他人健康权的重要性，当吸烟者的“吸烟自主权”与二手烟暴露者的“生命健康权”的权力发生冲突时，后者应该得到优先保护。

2．建构“大控烟”观念。

案例：

《禁烟要像禁酒》（来源：第一财经日报，2011年）

禁烟真的很难吗？其实也并不全然如此。与烟同列礼品榜首的酒就遭到了小范围严厉禁令。鉴于酒后驾车极易引发恶性交通事故，今年5月1日正式实施的《刑法修正案（八）》规定，凡是在道路上醉酒驾驶机动车的，一旦被查获，将面临着最高半年拘役的处罚，而公务员醉驾几乎等同于砸掉自己的“铁饭碗”。禁令一出，敢于酒后开车者寥寥，而名人因醉驾入狱的反面案例更是让酒驾成为了公认的荒唐事。有媒体报道，交警们现在查酒驾往往都是“无功而返”。

以此判断，如果相关法令同样对公共场所吸烟彰显出“零容忍度”，并设计足够的打击力度，禁烟必然会如同禁止酒驾一样获得全胜。对此，香港地区的禁烟措施可做例证。香港法律将违规吸烟者定性为犯罪，最高可罚5000港元，对不遵守法律并拒绝出示身份证件者，一经简易定罪，最高可被处罚10000港元。严厉的惩戒使得香港成人吸烟率下降到11%的水平。

现在的问题是，为何内地“禁烟令”会如此“无力”呢？

事实上，是烟草业所做出的巨大利税贡献使其获得了“免死金牌”。数据显示，2010年中国烟草行业实现利税超过6000亿元，比2005年翻了一番，在个别省份，烟草是当地的支柱产业，成为地方财政的主要来源之一。从2002年到2010年，中国烟民每年的数量都在3亿以上，而中国烟草的产量在此期间增加了40%，涨势居全球之首。可见，大规模禁烟意味着地方政府自断财源，这让在任行政管理者难以痛下决心。相形之下，虽然酒业也是各地的利税大户，但禁止醉驾并不会从根本上触动这一产业规模，通过代驾等方式可以避免由此导致的消费量减少。所以，禁止酒驾的政令并没有太多经济顾虑。

点评：自2011年5月1日起，两个关于烟和酒的规定同时开始执行，一是醉酒驾车构成犯罪，一是室内公共场所全面禁烟。然而，两者具体的执行效果却迥然不同。这篇评论便是将禁烟令和禁酒令两个事件联系起来，指出禁烟令在执行中存在的违法成本低问题，具有很强的对比意义。该评论的独到之处还在于并不仅仅止于对处罚力度的探讨，而且进一步分析了“禁烟令无力”背后的经济利益因素，指出了控烟难的深层原因。

3．推动控烟政策的制定、落实与完善。

案例：

《加大禁烟力度：〈广告法〉修订仍难达公约门槛》（来源：21世纪经济报道，2011年）

“你打开电视，在中央电视台就可以看到红塔集团的山高人为峰的广告；打开网络，在上海烟草集团的网站上就可以看到爱我中华的广告；你去机场，可以看到帝豪卷烟大爱无疆的广告；驾车到高速路上，大成玉溪之类的户外广告牌比比皆是。”

中国疾控中心副研究员肖琳指出，这些或明或暗渗透在我们日常生活中的烟草广告，按照我国加入的《公约》规定，应该明令禁止。

“但尴尬在于，国内相关政策与框架公约的要求差距巨大，给这些广告留下栖身空间。”肖琳表示，目前我国现行法律法规中既未禁止户外烟草广告，对间接广告也无明确定义，且未涉及促销和赞助，对销售烟草的商店内的烟草广告更缺乏明确的管理规范，互联网也未在禁止烟草广告之列。

案例：

《还孩子一个没有烟草广告的校园环境》（来源：北京晚报，2012年）

为了履行世界卫生组织《烟草控制框架公约》第13条，全面禁止烟草广告促销和赞助，为了让儿童、青少年远离烟草，健康成长，新探健康发展研究中心于8月下旬分别致函四川省工商行政管理局及四川省广安市邻水县、四川省乐山市峨边彝族自治县工商行政管理局，就邻水县坛同镇蜂子岩村“四川烟草希望学校”和峨边彝族自治县官料河“四川烟草希望学校”内外设立的有关标识具有众多烟草广告元素，已经构成《广告法》和《烟草广告管理暂行办法》所禁止的“烟草广告”事，吁请工商部门依法督促相关部门进行整改，还学校一个没有烟草广告的良好校园环境。

据悉，邻水县坛同镇蜂子岩村“四川烟草希望学校”已将校名改为“蜂子岩希望学校”，取消了所有中国烟草“LOGO”及Ⅵ（企业的视觉识别设计）标识，取消了所有烟草专卖局（公司）落款，并将“烟草助你成才”改为“爱心助你成才”。取消了学校内装中所有行业Ⅵ标识、企业文化理念宣传等。

点评：以上两篇都是诉诸政策改变的控烟报道：第一篇是直接对政策进行理性探讨，利用《广告法》修订的时机，将世界卫生组织《烟草控制框架公约》的规定、目前《广告法》在禁止烟草广告上的漏洞等结合起来，通过立法专家、控烟专家、广告专家等群体发生来呼吁加大对烟草广告的抵制；第二篇则是控烟组织切实推动控烟公共政策实施的实例，依据相关法律法规，推进“禁止烟草广告促销和赞助”的落实，具有很强的社会效应。

（二）十大新闻折射当年的控烟形势

以下列举三个年度的控烟十大新闻，从中可以看到媒体是如何紧扣当年控烟活动的热点问题，真实地反映中国控烟的进步和不足。

2009 年中国烟草控制十大新闻事件 3 月 24 日在北京揭晓。[3]“中南海”卷烟商标引起社会热议；无烟城市控烟项目启动；上海世博会、十一届全运会终止并退还烟草企业巨额捐款；烟草企业冠名希望小学遭质疑等世界卫生组织和我国专家提议严禁美化烟盒新闻被评为 2009 年度中国控烟十大新闻事件。

2010 年度中国烟草控制十大新闻事件：控烟成为两会代表热点议题引关注；上海世博会实现无烟世博目标；变相烟草广告引质疑；多家机构、个人以实际行动狙击世界卫生组织第四次缔约方会议要求加强烟草制品成分管制与披露；中国 13 个品牌的卷烟重金属含量超标被披露等。[4]

2011 年中国烟草控制十大新闻事件：包括“烟草院士”当选遭多方质疑；专家学者指出低焦油不等于低危害；“无烟两会”再引热议，代表委员献计控烟工作无烟两会；烟包新规惹质疑，多地巡展呼吁增加烟包图形警语；以及《广电总局发文要求严控吸烟镜头》等曾掀起广泛议论的新闻事件。[5]

（三）好新闻征集、评选、颁奖过程是一次控烟的传播和导向

美国学者考尔曾说过：“作为精神和感观力量的延续，我们在塑造媒体的同时，媒体也在不知不觉中塑造了我们。了解媒体与了解自我有很大关联”。他的话恰好道出了以卫生部等政府部门、控烟组织、公共意见领袖为主体的控烟力量与充斥各类媒体的大环境之间的关系互动[6]。控烟主体希望借强势的媒体宣传放大声量，同时，媒体对控烟的报道图景，影响着个人烟草使用与社会控烟进程。

信息来源

【1】中国烟草控制大众传播活动，卫生健康委员会宣传司网站，2010 年 11 月 8 日，http://www.moh.gov.cn/xcs/s3582/201611/998799f05d7349c9a8c1d3186aa4bf0c.shtml。

【2】卫生部召开中国烟草控制大众传播活动总结表彰会，中央政府门户网站，2009 年 07 月 31 日。http://www.gov.cn/gzdt/2009-07/31/content_1380899.htm。

【3】卫生部表彰控烟报道好作品，健康报 2011 年 11 月 24 日，http://www.catcprc.org.cn/index.aspx?menuid=4&type=articleinfo&lanmuid=173&infoid=2567&language=cn。

【4】2009 年度中国烟草控制十大新闻事件公布，徐明霞，中国卫生人才，2010 年第 4 期。

【5】卫生部发布 2010 年度中国烟草控制十大新闻事件，中央政府门户网站，2011 年 11 月 24 日，http://www.gov.cn/gzdt/2011-11/24/content_2002770.htm。

【6】卫生部公布 2011 年度中国烟草控制十大新闻事件，新浪网，2012 年 12 月 5 日，http://news.sina.com.cn/2012-12-05/index.shtml。

【7】靳雪征，宋军等，中国大陆媒体控烟报道典型作品回顾与媒体视野下的控烟传播建议，中国社会医学杂志，2013 年第 2 期。

复旦大学研究人员如此“抗击”烟瘾

——研究、实践与传播的融合

郑频频

一、复旦大学健康传播研究所控烟研究中心诞生

烟草控制实践离不开控烟研究的推动。复旦大学公共卫生学院长期致力于烟草预防与控制研究，在无烟环境、戒烟帮助、烟草业营销策略分析等方面开展了大量工作。2016 年，在上海原有控烟研究和实践力量的基础上，在全国控烟界力量的支持下，以复旦大学健康传播研究所为支撑平台，复旦大学健康传播研究所控烟研究中心诞生了。

这是上海控烟界第一个以高校为主体、动员多方力量参与共治的控烟研究与实践平台。秉承着科研 – 传播 – 倡导相结合的原则，团队将烟草控制领域的多项研究成果成功地用于创新性的控烟实践中。

二、特色研究与实践

（一）吸烟合理化信念量表的制定及应用

1．背景

我国 3 亿多吸烟者中，大部分没有戒烟意愿，这也成为我国吸烟率居高不下的重要原因。

以往的健康传播主要关注于向吸烟者传播吸烟危害的知识。我国成人烟草使用的流行病学调查发现，虽然越来越多的公众包括吸烟者知晓吸烟导致的疾病，但吸烟者的戒烟意愿却没有随之提升。

2．吸烟者的吸烟合理化信念的概念

为什么知道吸烟危害健康还是要吸烟?

根据认知失调理论，吸烟者在接收到吸烟危害健康的信息时候，会出现接受信息和自身行为不一致的矛盾感，这时，吸烟者可能考虑戒烟，也可能改变自己的认知，为自己的吸烟行为找到更多的理由，使之合理化，籍以消除这种不适感，这就是吸烟合理化信念。吸烟者的吸烟合理化信念可能成为吸烟者接受健康信息、增强戒烟意愿的障碍。

3．我国吸烟合理化信念的研究几乎空白

由于一些传统的观念以及烟草业的营销策略，吸烟合理化信念在我国吸烟者中普遍存在。国际上已经开展几项针对对于吸烟合理化信念的研究。尽管我们近年来也开始关注这一方面，在一些科普材料里出现了吸烟误区的解读，但是尚没有体系化的研究。

4．开展定性访谈，编制吸烟合理化信念量表

我国的吸烟者到底如何看待自己的吸烟行为？他们如何把自己的吸烟行为合理化的？

为此，我们在南宁、牡丹江、上海三个城市对于不同职业、年龄、民族的近200名男性吸烟者开展定性访谈，形成条目池，并通过专家咨询、认知访谈和预实验编制吸烟合理化信念量表。

访谈中我们发现“吸烟合理化信念越严重的人越不愿意戒烟”，这与通常人们认为的“告诉吸烟者吸烟的危害，吸烟者就会想戒烟”观念完全不同。

通过定性访谈及3000名现在吸烟者的问卷调查，我们开发了总结了中国男性吸烟者的吸烟合理化信念的量表，包括33个条目，可以分为6个维度：吸烟有益信念；怀疑及自我赦免信念；社会环境信念；安全减害信念；戒烟有害信念与生活风险论信念。

本研究发现吸烟合理化信念在吸烟者中相当普遍。对认同率最高的前10个条目，被调查者中赞同率均超过半数。

1）吸烟有益信念

主要是强调吸烟的好处，并作为自己继续吸烟的理由，如“吸烟有利于提神”“吸烟有利于拉近彼此的距离”等。吸烟者往往会片面看重吸烟的“好处”而无视吸烟对于健康的巨大危害。

2）怀疑及自我赦免信念

包括怀疑吸烟对于健康的危害程度，不相信吸烟危害的科学证据以及自认为自己可以赦免于这一危害等。

常见的想法譬如：“有的吸烟者很长寿，而不吸烟者也不一定长寿，所以吸烟不一定有害健康”等。

3）社会环境信念

则是强调社会环境对于吸烟的作用，如“名人伟人亦吸烟，我吸烟也很像正常”，“现在整个社会环境吸烟的人那么多，你很难免俗”等等。

4）安全减害信念

吸烟者认为改变吸烟方式和卷烟种类可以降低危害。如“吸低焦油烟可以大大降低危害”，“吸得浅一点，不把烟气吸到肺里，危害就会减少”等给吸烟者造成错误的安全感。

5）戒烟有害信念

在中国吸烟者中也相当普遍。很多吸烟者甚至认为戒烟亦会有害健康。“如戒烟后会发胖，同样有害健康”，“吸烟久了，身体会适应产生平衡，戒烟反而可能生病”等。

6）生活风险论

强调生活中风险无处不在，从而从认识上弱化的吸烟的危害。如“空气污染、食品安全、生活压力等对于健康的影响比吸烟大得多”，或“可以通过改变其它的生活方式，比如吃健康食物和规律锻炼等来抵消吸烟带来的危害”。

我们的研究结果和国外比较，发现有些条目是中国特有的，如“戒烟反而可能生病”，“很多医护人员自己也吸烟，所以劝我戒烟没有说服力”，提示了环境、文化对于个体吸烟

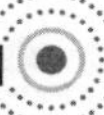

行为的影响。

对于吸烟合理化信念这一现象的认识有助于分析吸烟者的心理，了解提高吸烟者戒烟意愿的瓶颈所在，从而为今后针对吸烟者的健康教育提供准确的信息和干预方向。

（二）“我能戒烟”干预法：如何帮助吸烟者戒烟?

1．确定干预重点人群

国内现有的戒烟研究中，绝大部分仍然是临床医护人员对于病人的戒烟劝导和药物治疗，覆盖人群有限。然而为数众多的很少就医的中青年吸烟者，恰恰是导致未来烟草高疾病负担的重点人群，应当成为戒烟干预的关注人群。除了戒烟药物，公共卫生有没有自己的方法?

2．干预科普材料

在借鉴国外成功经验，查阅大量文献及材料的基础上，结合我国自己的文化特点，团队精心设计了针对吸烟者的戒烟干预方法。为了规范化，编写了两册干预材料，分别为《无烟，健康的选择——培训者用书》和《我要戒烟，我能戒烟—组员用书》。

3．干预活动实践

干预实践共分为5课，每一课程包括6～7个左右的活动。对每一课程的目标、材料、安排的时间、活动的内容和方法都作了明确详细的安排。每次上课都包括多媒体授课、讨论、互动（唱歌、放松）、录像等内容，力争丰富多样。

我们给戒烟干预起了一个响亮的名字——“我能戒烟”。我们针对的是社区居民，比起医院的病人而言，他们戒烟意愿低下，且没有任何戒烟药物的辅助，可以说面临着更多的挑战。很多人第一次是被居委会阿姨半拉半劝地带过来，对于戒烟充满了反感。从“不想戒烟”到“我要戒烟”，直至最后的“我能戒烟”，这里面既有健康促进理论的应用，又有精心设计的互动体验，充满了团队对吸烟者的关爱。

本项目干预的设计以社会认知理论为指导，而在评价过程中，又结合了自我效能理论和阶段变化理论。

4．活动特点

课程尽可能生动活泼，并切中要害。例如，针对吸烟者戒烟意愿不强，我们设置“权衡吸烟利弊”的内容，通过对吸烟利弊的对比，让学员真正意识到吸烟的弊远远大于利，戒烟是值得的。

一些特色性的小活动，如每次课的集体宣言，唱戒烟歌，学员之间的互相激励等提高了戒烟的决心和自信。

戒烟技巧简单实用，得到学员的肯定。用两只老虎儿歌作为编曲的“我能戒烟”歌，简单而朗朗上口，学员们从开始不好意思开口到最后的大声唱出来，本身就体现了他们戒烟的自我效能不断提升。

培训班的设计和实施过程中，始终体现了对吸烟者的人文关怀。作为一种成瘾性行为，吸烟者身受其害但却难以摆脱。因此在培训中，吸烟者没有被作为“问题行为者”，而是作为需要予以理解、关心和帮助的弱势人群。

在授课过程中，我们与学员建立了良好的人际关系。每次见面微笑待人，主动询问近期的健康与吸烟情况；注意倾听学员的意见并及时予以反馈，课后对个别有顾虑或有成见的学员予以面对面咨询和劝服，对学员的进步不断予以肯定和鼓励等。在开始上课时，学员很多是有顾虑甚至反感的，而在结束时，都表达了他们的赞赏和感激，他们中间很多人成为社区的控烟志愿者。

5. 评价

我们通过随机干预实验分组，干预组 118 人，对照组 107 人。干预后 6 个月，干预组的时点戒烟率达到 40.5%，远高于对照组（5.2%），证实了干预的效果。**“安排得很合适，先讲什么后讲什么，蛮有条理的，中间做深呼吸，唱歌啊，都蛮好的”；“把吸烟的危害讲深讲透了，大家增强了戒烟的信心，学会了戒烟技巧。每次上课都有新鲜感，轻松，易于接受”；“通过上课，戒烟，我的人生开始了一个新的起点”，“从没想过，抽了三十五年的烟，就这样戒掉了……”**

这样的方法虽然有效，但推广的范围有限，我们正在利用新媒体干预技术，通过微信等平台，让公共卫生的戒烟干预服务更多人群。

（三）马莎莎升职记：如何让控烟的健康传播有趣

“先生，只要你把烟灭掉，我送你一个菜。喊：服务员，请他点一个菜”，台下响起了笑声和掌声。这是 2018 年 2 月 28 日原创控烟互动情景喜剧《马莎莎升职记》的首演现场，一位观众走上舞台扮演劝阻者，与坚持在饭店包厢内抽烟的演员进行了互动。在新修订的《上海市公共场所控制吸烟条例》实施一周年之际，一百多名上海市居民和多名志愿者在黄浦区瑞金二路街道文化活动中心观看了《马莎莎升职记》。

2017 年 3 月 1 日起，新的《上海市公共场所控制吸烟条例》施行。为推动公众对这部法规的理解，需要健康传播助力。但是，控烟的健康传播如何改变说教形式，更为公众喜闻乐见？能不能把控烟的内容穿插在故事情节里，编排一部情景剧？

主创团队的动机来自于复旦大学健康传播研究所 2017 年创作的“蝶羽”系列心理情景剧，能否把这样观众参与、更为深入的健康传播形式应用于控烟教育？

团队在之前对于上海市控烟条例实施后的餐厅监测中，结识了一名餐厅的服务生，他远离家乡来上海打工，尽管他本人支持餐厅无烟政策，但由于部分顾客的不理解，也有很多困惑与烦恼。于是，以这位服务生为原型，以餐厅这一控烟难点区域为背景，团队几经讨论，设计了一部互动式控烟情景剧《马莎莎升职记》。

这部剧里，勤劳善良的马莎莎是在上海某家餐厅打工当服务员的年轻姑娘，她在工作中不时会遇到顾客在餐厅里吸烟的情况，出于常识和对控烟条例的初步认识，她想劝阻，但是顾客不爱听，餐厅老板还觉得她影响了生意要处罚她。马莎莎很苦恼。来餐厅的有呼吸科医生、大学教授、公司总监、女白领这些顾客，也有来检查控烟情况的市场监管局执法人员，在和他们的接触中，马莎莎逐渐真正理解了控烟条例的意义，也懂得了该怎样有效劝阻违法吸烟，最终得到了升职。吸烟与二手烟的危害、控烟条例的内容、如何劝阻、如何报告违法行为、如何执法等内容贯穿其中。

《马莎莎升职记》的准备历时三个月，制作团队完成了最初的筹划、调研、编剧以及五次剧本修改、排练、演出等任务。与一般戏剧不同，《马莎莎升职记》作为控烟题材的互动情景剧，除了要保持戏剧的艺术效果，还要保证科学性。为了达到这一目标，团队在排练时特别邀请了一些专业的观众，如上海市健康促进委员会、上海市的卫生监督部门、12345投诉热线的工作人员和健康传播研究所的专业老师等人，共同为戏剧把关。

互动情景剧是近年来兴起的一种艺术表现形式，与传统舞台剧不同的是，观众不再是只坐在台下观看，还能走上舞台与剧中人物即兴互动，体验和表达自己真实的感受和思考，因为互动环节的存在，每一场演出都是真正“独一无二”的。这样的编排加上有趣的情节，演员们生动的表演，充满老上海情调的背景和夹杂的方言，让观众们兴致盎然，笑声不断。2018 年在上海开展了的六场演出，无论观众是公共卫生专业人员、社区居民以及志愿者或者在建筑工地的农民工专场，都获得好评。控烟教育，可以愉快而精彩！

（四）慕课里的控烟：让控烟教育走得更远

烟草控制也是医学生必须掌握的内容。利用慕课这一大型在线学习平台，研究团队将控烟内容纳入《预防医学》中，成为全国首批在线精品课程的亮点。其中，5A 和 5R 的戒烟干预是医生提供戒烟干预的技巧，如何让学生尽快深入理解？为此，我们在课程中设计了一个短剧，剧中医生对患者进行戒烟干预的表演，完整地诠释了 5A 和 5R 的内容及关节点，生动而又贴近实际。

剧中的医生来自社区卫生服务中心，整个拍摄也在医院，有真实感。看似简单的十几分钟的拍摄，实则不易。团队精心准备了脚本和每个分镜头的剧本，每一句台词，每一个屏幕上的注释，都字字斟酌。该课程从上线以来，已经有超过五万人观看，让控烟教育延伸到更广的地方。

只要烟草的流行不终结，我们一直在控烟的路上。不断地发现、创新、实践，用健康共治的理念去努力迎接无烟的未来。

【当事人感言】----------------------傅华

把一个看似个人行为的吸烟问题，以系统论的生态学模型来审视和采取行动，实践证明是有效的。这也为我们在新时代促进人群健康的实践提供了一个好的公共卫生干预思路。

傅华：复旦大学公共卫生学院教授，复旦大学健康传播研究所所长。

中国公共卫生与烟草控制舆情监测项目

冯雯婷

近年来，控烟与反控烟的博弈常常成为公众关注的焦点。一方面，烟草是国家专卖体制下的特殊行业，“政企不分”是制约中国控烟的根本制度障碍，烟草营销和慈善屡禁不止；另一方面，以卫生部门、控烟组织、公共卫生专家为主体的控烟人士积极宣传吸烟和二手烟危害，推动无烟立法。

自 2006 年世界卫生组织《烟草控制框架公约》在我国生效以来，烟草流行监测系统初步建立。中国成人烟草调查、青少年吸烟调查、立法的基线调查、流行病学的前瞻性调查、烟草使用危害研究的新进展跟踪、WHO 对中国烟草包装健康警示标识以及北京控烟执法效果的发布、民间组织对中国烟草业动态跟踪的《烟草追踪》等等，都从不同侧面提供着中国控烟的新数据、新进展、新问题。

上述各种监测的结果如何能让控烟领域的人们了解，如何让控烟倡导更有效，更及时，更有的放矢，用大数据解读控烟舆情监测显得更为重要。有了及时、准确的舆情监测，我们对中国控烟的现状、政策的制定、措施的调整、效果的评估才能建立在切实的科学证据基础上。

一、控烟舆情日报监测——与梅花网合作发布“控烟议题监测日报”

梅花网是中国营销专业领域内容最丰富的网站之一，其建立的数据库能够实施包括传统媒体和社交媒体在内的全媒体新闻监测。为了让关注控烟的人们能及时了解中国各地开展的控烟的活动，中国人民大学公共传播研究所与梅花网合作发送的“控烟议题监测日报”。每天向近 500 人发送 20 ~ 30 条控烟重点消息。该“控烟议题监测日报”的内容围绕世界卫生组织《烟草控制框架公约》的精神开展的一系列活动，包括烟草与健康、烟草控制的主要措施（无烟环境、禁止或限制烟草广告、促销和赞助、烟草价格和税收、烟草包装和标示、防止烟草工业的干扰等）以及其走私、假烟、国际控烟等。所有的内容均摘自各地报刊和较大的新闻网站。

二、中国烟草控制的媒体舆情监测的相关研究

自 2007 年年末起，中国人民大学公共传播研究所开始对中国烟草控制进行媒体舆情监测的相关研究。中国人民大学公共传播研究所在负责人胡百精教授的带领下，从传播学视角出发，对中国公共卫生与烟草控制议题的传播特点及规律进行了深入分析与探索，内容涉及宏观的控烟传播模式，中观层面的控烟传播效果，以及微观的控烟传播技巧等。

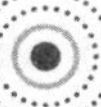

该项目启动以来，已持续进行了十余年的研究工作，目前仍定期向政府部门、控烟组织等机构发送月度舆情分析报告和年度舆情分析报告，不定期发送重点事件的专题监测报告等。该项目是国内专门针对烟草控制议题持续时间最长的一项研究，掌握了中国控烟议题最详实的数据资料，为控烟传播输出了大量的专业建议和学术成果。

（一）中国人民大学公共传播研究所建立的“中国公共卫生与烟草控制”议题媒体监测系统

中国人民大学公共传播研究所对每月控烟新闻采用编码的分析方法，输出对当月控烟舆情的情况的分析，以期给控烟相关机构和个人提供专业的传播建议。项目涉及到的核心内容主要有：

1. 月度总体趋势：从时间、报道总量、平均转载率等维度来分析控烟报道的分布趋势，把握月度及年度总体舆情；

2. 信源结构分析：考察控烟信息的发布来源，控烟组织在控烟报道中的比例以及输出议题的主动性等；

3. 渠道结构分析：考察控烟信息在不同媒体上呈现以及发布渠道之间的配比等；

4. 议题结构分析：考察控烟传播的议题内容，具体文本中的描写、采用的诉求方式、报道视角等；

5. 报道呈现分析：考察控烟报道的类型、体裁、篇幅、调性等报道形式；

6. 受众结构分析：考察控烟报道的倡导对象，针对青少年、女性、公务员等特殊群体的控烟报道比例和具体形式等；

7. 公众意见分析：考察事件背后公众的意见信息，为控烟的媒介倡导和政策倡导提供有效建议；

8. 媒体倡导效果评估：考察控烟组织、媒体、公众各方的意见信息，结合以往舆情监测历史数据，综合评价控烟的传播效果。

（二）项目的主要产出

依托于中国人民大学新闻学院深厚的学术底蕴和学科优势，中国公共卫生与烟草控制舆情监测项目在积累了大量数据的基础上，对中国的控烟传播发挥出越来越重要的“数据库”和“智囊团”的功能。

项目的主要产出包括：

1. 对控烟传播规律和特征的观察

例如，胡百精教授提出，控烟议题经过多年的传播，在议题内容方面基本已经形成了“3 + X”的传播模式。“3”代表控烟报道涉及的三大常规型议题（或叫核心议题）——“无烟场所”、“烟草与健康”、“无烟立法”常年名列控烟议题的前 3 位。“X”代表选择性议题，每年会根据控烟工作重点或控烟突发事件的不同而发生变化。“

大众媒体对核心控烟议题的持续稳定报道有利于将之转化为政府层面的政策议程和公众层面的生活议程，以彰重点，以求突破。但是，亦应警惕报道议题在长期重复中板结化——媒体以之为‘任务’而非新闻，公众置若罔闻，政策制定者、烟草行业以之为老生常谈。一旦议题板结，控烟的舆论势能就会衰减，造成各方集体‘视而不见’。”

2．针对控烟突发或焦点事件的舆论建议与复盘

在近些年的控烟大事件中，包括烟草院士、“两办通知”发布、北京无烟立法出台、电影《老炮儿》吸烟镜头过多等，中国人民大学公共传播研究所或撰写了专门的舆情分析报告，或为控烟组织提供了专业的传播建议，旨在推动公众、政府、社会各方对控烟的支持。例如，基于对《北京市控制吸烟条例》通过、实行全过程的关注，细致分析了媒体对“北京控烟条例”的信息解读和态度呈现，研究认为：北京无烟立法传播是一次较成功的媒体倡导实践；此次媒体倡导最重要的经验是，想要让媒体“买账”，自己得要真有干货——办活动、输出有价值的事实是媒体倡导的基础。卫生主管部门和控烟组织分阶段、有计划地举办了无烟立法推广活动，推送了大量有价值的信息，使得“北京无烟立法”议题能始终保持较高的传播势能。

【当事人感言】--------------------胡百精

新媒体环境下的控烟传播

在新旧媒体融合的当下，控烟传播面临着迫切的观念创新和范式转换。基于对控烟舆情的长期观察，我们认为新媒体对包括控烟传播在内的公共传播所实施的改造，首先表现为从宣传到对话的转换，即由单向灌输、自上而下的宣传教育，发展为双向交互、平等对话的公共讨论；其次是从信息传播到关系管理的转换，即由传播者主导的信息加工、传递和扩散，发展为对话者之间基于“主体—主体”关系的协同信息生产，当受教育者也成为对话的主体，健康观念、知识和技能也就找到了它们真正的主人；再次是从话语构建到社会行动的转换，即由传统媒体时代的“怎么说”发展为以新媒体为平台的“怎么做”。

还需要强调的是，控烟传播除了要持续建设信息共同体、利益共同体，还要充分重视价值共同体的建设。目前我们的控烟传播工作主要在建立信息共同体和利益共同体，前者即分享健康知识（比如吸烟导致各种疾病），后者即在控烟的各种工作中增进公众的健康福利，实现各方利益最大化。而包括控烟传播在内的健康传播，是一个立足专业健康观念而又超越于此，指向情感、人格、尊严、道德、理想的价值共同体，我们需要在利益相关者之间分享信念、达成信任、拥有解决问题的信心。只有在价值层面达成共识，控烟工作才能在常态和危机时刻都能守护住自身的合法性和道德优势，赢得更多的善意和支持。

胡百精：中国人民大学新闻学院教授、博导。现任中国人民大学新闻学院执行院长，中国人民大学公共传播研究所所长，主要研究方向为社会认同、危机管理和健康传播。

信息来源

【1】大众媒体的控烟图景与传播模式研究，2012 年 11 月，中国健康教育，2012 年 11 月。

【2】大众媒体控烟传播对策探讨：媒体话语、意见领袖与控烟文化，中国健康教育，2012 年 12 月。

控烟始终成为我国媒体最关注的公共卫生的热点

新探健康发展研究中心

2010 年，面对新形势下涉关国计民生的公共卫生面临的诸多挑战，一批优秀的公共卫生专家和优秀的传媒工作者携起手来，成立了中华医学会公共卫生分会信息传播学组，并肩履行社会职责。

该学组的缔造者，时任中华医学会公共卫生分会主任委员曾光教授强调，媒体是社会公正的捍卫者、人民呼声的放大器、决策信息的重要来源，是沟通政治家、民众和专家的主渠道。在涉及国计民生的公共卫生挑战前，该学组将认真履行社会职责，配合政府、服务社会，恪守中国公共卫生“公有、公平、公益、公开、公信的“五公”原则，以公共卫生新思维的视角，科学解读健康信息，点评公共卫生热事件，维护大众健康环境，促进社会和谐与进步。

一、舆论关注控烟

中华医学会公共卫生分会信息传播学组一成立，即搭建起了国内权威公共卫生专家与主要新闻媒体记者的交流平台，自 2010 年开始，每年组织评选年度“媒体关注的十大公共卫生热点”，至今连续举办了七届评选活动，还曾组织过“中国公共卫生新视角新闻奖”评选活动，受到了新闻媒体和公共卫生专家的广泛好评。

一个非常残酷的事实是，中国作为世界上最大的烟草生产国和消费国，吸烟人群逾 3 亿，另有约 7.4 亿不吸烟人群遭受二手烟的危害。每年吸烟相关死亡人数超过百万。烟害已成为当今世界最严重的公共卫生问题之一，也是人类健康面临的最大、但又可预防的危险因素。从以下七次评选中，每年都可见到 1～3 条控烟的内容，累计 11 条入选，占据总条数的六分之一（11/70）。足以说明说明烟害的流行趋势，以及决策者履行 WHO《烟草控制框架公约》的态度，公众对无烟环境的期盼已成为舆论关注重要内容。

二、七次评选活动

（一）媒体关注的 2010 年十大公共卫生热点

2011 年 2 月 22 日由中华医学会公共卫生分会主办的“2011 中国公共卫生信息传播新视角”会议在北京新闻大厦召开。在会上，中华医学会公共卫生分会主任委员曾光教授以一位公共卫生领域专家的视角对 2010 年中国大陆发生的、受媒体广泛关注的公共卫生事件进行点评。随后与会的全国 60 余家主流媒体资深记者投票评选了 2010 年媒体关注的中国公共卫生十大新闻热点。[1]其中有关于控烟有 1 条，相关内容如下：

《全球成人烟草调查中国部分》结果发布引起对我国控烟成效质疑。

8 月 17 日，中国疾病预防控制中心、世界卫生组织、美国疾病预防控制中心联合发布了首次“全球成人烟草调查——中国部分”的调查结果。结果表明，我国吸烟情况仍然严重，2002 年后的吸烟率、戒烟比例和二手烟暴露没有明显改善，现在吸烟者总数仍高达 3 亿，72.4% 的非吸烟者遭受二手烟的危害，戒烟率仅为 16.9%。公众对吸烟及二手烟危害健康相关知识的知晓率较低。多数人不清楚“低焦油＝低危害”是早已被科学证明的错误观点，而医生、教师等高教育水平人群错误认识的比例更高。上述研究结果引起媒体对我国控烟成效的关注。

（二）媒体关注的 2011 ~ 2012 年十大公共卫生热点

2012 年 5 月 10 日，中华医学会公共卫生分会联合新探健康发展研究中心、中华医学会健康大讲堂共同主办的 2012“中国公共卫生信息传播新视角”沟通会，组织媒体记者对 2011 年以来“媒体关注的 10 大公共卫生热点”进行了评选。约 80 位来自 50 余个主流媒体的记者们投票，评选出 2011 ~ 2012 年度媒体关注的中国公共卫生 10 大新闻热点。[2]其中有 3 条涉及控烟，他们分别是：

1. “烟草专家当选中国工程院院士受到质疑”；
2. “中国控烟成绩 37.3 分，排名世界倒数”；
3. “中式卷烟”研究在反对声中退出申报国家科技奖。

（三）媒体关注的 2013 年十大公共卫生热点

2014 年 1 月 21 日中华医学会公共卫生分会举办 2013 年十大公共卫生热点评选暨媒体沟通会上，“媒体关注的十大公共卫生热点”出炉。[3]由来自 50 余个主流媒体的记者投票评选得出。

十大公共卫生热点中有两条与控烟有关。分别是：

1. “中共中央办公厅和国务院办公厅要求领导干部带头在公共场所禁烟。”
2. “中国政府签署《烟草控制框架公约》十周年，控烟效果和进展受质疑。”

会上，中华医学会公共卫生分会前任主任委员、著名流行病学专家曾光教授对备选的 21 个热点进行了逐一解读。他指出，年底，中共中央办公厅、国务院办公厅印发《关于领导干部带头在公共场所禁烟有关事项的通知》，是中央对全国干部首次提出了要求，这是我国控烟运动的里程碑。

（四）媒体关注的 2014 年十大公共卫生热点

2015 年 1 月 29 日，中华医学会公共卫生分会举办了 2014 年十大公共卫生热点评选暨媒体沟通会，权威公共卫生专家与媒体记者济济一堂，由媒体记者进行了 2014 年“媒体关注的十大公共卫生热点”的评选，会议邀请专家对 20 个备选热点进行了解读和点评。会上

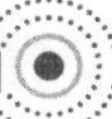

还邀请了新探健康发展研究中心吴宜群研究员进行了“控烟立法进行时”的专题报告，并和与会媒体记者进行了热烈的沟通交流。[4]

经40位来自30余个主流媒体的记者们投票，评选出2014年度媒体关注的中国公共卫生十大新闻热点，控烟相关内容如下：

1. “国务院法制办对《公共场所控制吸烟条例（送审稿）》征求意见；
2. 《北京市控制吸烟条例》获北京市人大通过”。

（五）媒体关注的2015年十大公共卫生热点

2016年1月8日由中华医学会公共卫生分会组织的“2015年媒体关注的中国公共卫生十大新闻热点”评选结果揭晓，通过中华医学会公共卫生分会信息传播学组及部分主流媒体的记者网络投票，评选出了“2015年媒体关注的中国公共卫生十大新闻热点”。[5]

有关控烟内容是：“中国控烟打出组合拳，控烟决心与意识空前提升”。

2015年，中国打出控烟组合拳，无烟环境立法、全面禁止烟草广告、提高烟草制品税价等方面取得多项突破性进展。18个城市相继通过地方性控烟法规，6月1日北京实施了国内最严的《北京市控制吸烟条例》；5月10日起我国烟草税上调，施行了烟草税价联动；9月生效的新《广告法》全面禁止了烟草广告。我国控烟决心和意识空前提升。

（六）媒体关注的2016年十大公共卫生热点

2017年1月由中华医学会公共卫生分会组织的“2016年媒体关注的中国公共卫生十大新闻热点”评选结果揭晓。中华医学会公共卫生分会信息传播学组组织相关专家认真梳理了2016年发生在公共卫生领域的新闻作为备选热点，经由媒体记者和专家进行网络投票，评选出“媒体关注的中国公共卫生十大新闻热点”。[6]这是中华医学会公共卫生分会第6次进行媒体关注的中国公共卫生十大新闻热点评选。

有关控烟内容为：

“北京市控制吸烟条例实施一周年，效果显著；国家控烟立法面对‘全面禁烟’与‘选择性禁烟’争议。”

被称为“史上最严控烟令”的《北京市控制吸烟条例》实施一年，“带顶”场所一律禁烟未波及经济。全国性无烟立法条例酝酿出台，在《公共场所控制吸烟条例》（征求意见稿）中出现的“公共场所和工作场所的室内可以设置吸烟区和非吸烟区”引发争议。

（七）媒体关注的2017年十大公共卫生热点

2018年2月由中华医学会公共卫生分会组织的“2017年媒体关注的中国公共卫生十大新闻热点”评选结果揭晓。[7]这是中华医学会公共卫生分会第七次组织该评选活动，此次评选是由专家评议备选热点，媒体记者网络投票两个环节最终评选出来。

与控烟相关的热点新闻有两条：

1.《加速中国控烟履约——控烟专家共识（2017）》发布

为推动和实现《“健康中国2030”规划纲要》控烟目标，8月23日，新探健康发展研究中心、中华预防医学会等37家社会组织和机构联名发布“加速中国控烟履约——控烟专家共识（2017）”，提出四项共识：“只有控烟，才是应对烟草危害的良方”“漠视烟草危害就是漠视生命”“没有全民健康就没有全面小康”“控烟履约就是挽救生命”；同时指出中国的控烟问题面临利益冲突、公共场所全面无烟、烟盒警示图形、烟草广告、提高税价、戒烟服务等九大挑战。

2.“《控烟履约——控烟专家共识（2017）》发布”和“《2017中国控烟观察——民间视角》发布”：公众期待健康，期待尽快立法。

12月28日，社会组织新探健康发展研究中心发布《2017中国控烟观察——民间视角》报告，对2017年的控烟履约进程进行点评。目前的控烟现状，给实现健康中国战略目标带来了紧迫感，提出公众期待已久的《公共场所控制吸烟条例》尚未出台，呼吁100%的控烟立法尽快落实。

【当事人感言】----------------------曾光

他（她）们要撬动烟草危害的大山

历史上，“中华医学会公共卫生学会”是“中华医学会”旗下成立的第一个学会，由伍连德先生为第一任主任委员，成为一代中国公共卫生的智囊和开拓者。时转星移，20世纪70年代该学会被更名为“中华医学会卫生学分会”，大大收窄了视野。2010年我初任了“中华医学会卫生学分会”的主任委员后，成功地申请将分会名称回复为“中华医学会公共卫生分会”。复名后，即组建了““中华医学会公共卫生分会信息传播学组”，学组的宗旨是建筑权威公共卫生专家与国内主要新闻媒体的互动平台，标志性活动为，每年组织公共卫生专家与新闻媒体记者共同提出备选的国内公共卫生热点事件，由公共卫生专家解读，请新闻记者评选年度10件大事。

新探健康研究发展中心是我国著名的民办事业机构，该中心王克安、吴宜群教授等公共卫生专家，积极参与了每年的备选事件的推荐活动，其中吴宜群多次面对媒体，以极有感召力的讲演，传播了控烟的科学之声，赢得了掌声和信任。

记得敬爱的周总理曾说过，“外交无小事”！我们得到启发，由于关系全体国民的生命安全和健康福祉，同样“公共卫生无小事”。以烟草危害为例，每年因吸烟而早死的中国人在百万以上，血淋淋的事实，以及控烟路途的艰辛，是控烟内容不但年年入选，而且竟然占据了七年累计入选的公共卫生大事六分之一的必然原因。如此结果，是喜？是忧？抑或无奈？不必我说。

古希腊哲学家阿基米德有句名言：“给我一个支点，我能撬动地球”。阿基米德说说而已，这句哲学和物理学的名言，就已流芳千古。然而，面对挡在中国文明之路的烟草危害大山，吴宜群等控烟专家不是说说而已，他（她）们也正在寻找一个真正的支点，相信可以撬翻这座大山。在累计选出的 11 条控烟大事中，已经看到了控烟英雄们在发力，并有所斩获。

归根结底，真正的支点在哪里？在于唤醒决策者们的公共卫生觉悟。就像大气污染曾经是阻挡中国文明进步的另一座大山，可以被撬动一样，烟草危害的大山终将在中国被清除。

曾光：中国疾病预防控制中心流行病学首席专家，研究员，博士生导师；中国现场流行病学培训项目创始人，顾问；前中华医学会公共卫生分会主任委员，分会新闻传播学组的奠基人；北京市政府参事。曾于 2003 年 SARS 期间，出任首都非典防控联合指挥部顾问，并为中央政治局非典科学防治讲座。他是公共卫生五公理论（“公有、公平、公益、公开、公信的”），以及“公共卫生零级预防”理论的创造者。长期工作在中国公共卫生和现场流行病学的第一线，为国家培养了大批骨干人才。

信息来源

【1】2010 年中国公共卫生十大新闻热点揭晓，中华医学信息导报，2011 年，第 5 期。

【2】中华医学会公布十大公共卫生热点，法制晚报，2012 年 05 月 15 日，http：//health.sohu.com/20120515/n343233053.shtml。

【3】2013 年十大公共卫生热点评选在京举行，新浪健康，2014 年 01 月 21 日，http：//health.sina.com.cn/news/2014-01-21/1316122210.shtml。

【4】2014 年十大公共卫生热点事件出炉，中国经济网，2015 年 1 月 30 日，http：//finance.ce.cn/rolling/201501/30/t20150130_4475134.shtml。

【5】2015 年媒体关注的中国公共卫生十大新闻热点揭晓，人民网，2016 年 1 月 8 日，http：//sc.people.com.cn/n2/2016/0108/c346399-27496165.html。

【6】2016 年媒体关注的中国公共卫生十大新闻热点揭晓，2017 年 1 月 6 日，人民网，http：//sc.people.com.cn/n2/2016/0108/c346399-27496165.html。

【7】2017 年媒体关注的中国公共卫生十大新闻热点揭晓，中国日报，2018 年 2 月 12 日，http：//www.chinadaily.com.cn/interface/toutiaonew/53002523/2018-02-12/cd_35692831.html。

控烟大众媒体宣传的分享
——以《二手烟：无形杀手》宣传篇为例

陈　瑜

一、大众控烟传播的基础

中国烟草大众传播活动开展十多年来，通过组织系列活动，形成了强大的传播合力，在推进公共政策、引导公众舆论、树立社会行为规范、推动中国控烟履约进程等方面发挥了积极作用。

2006 年初，世界卫生组织《烟草控制框架公约》在国内生效，其中第 12 条规定：缔约方应使所有政府分支机构和公众获得信息并开展教育活动，使他们了解烟草制品成瘾性和危害性性质。

世界卫生组织推广 MPOWER 一揽子六项政策，作为推动《公约》实施的务实抓手，其中第四项警示人们烟草危害，直指对公众的教育宣传，包括健康警示图片上烟盒这种最直接有效的传播控烟理念的方法。

《“健康中国 2030”规划纲要》要求全面推进控烟履约，深入开展控烟宣传教育，采取各项干预措施，到 2030 年，15 岁以上人群吸烟率降低到 20%。政府和非政府组织推动的控烟大众媒体宣传进入崭新阶段。

宣传和传播对形成对无烟法律的支持是非常必要的。通过传播策略，可以实现更多的公众坚决地支持无烟法律。

二、控烟宣传片的作用

1．付费的、专业制作的大众媒体宣传，在付费获得的播出时间和空间播出，常常是到达公众最有效的途径，也最有影响力。

2．免费媒体，即通过新闻稿、新闻发布会、采访活动形成的新闻报道，是到达公众和政治领导人十分有效和花费较低的方式。在城市里主流报纸的主要版面刊登的报道，著名评论员文章，包括新媒体的“头条”都会有很大传播影响。

国际上已有的研究数据表明，全国性的大众媒体传播活动可以作为一个有效和独立的手段来帮助实现烟草控制的目标。控烟教育宣传片在倡导社会规范的过程中发挥着重要的作用。因为其有精彩的画面、言简意赅点到为止，内容短小精悍，因而受到欢迎。而电视媒体在城市成年人群中拥有广泛的覆盖面和较高的到达率，在集中传播控烟相关信息时被

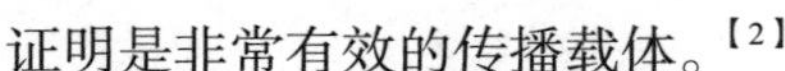

证明是非常有效的传播载体。[2]

三、如何让控烟宣传片起到事半功倍的效果

（一）借鉴国外经验，引进国外优秀的控烟教育宣传片

拍一部好的控烟宣传片需要资金，除了得到资金支持，自己创作、拍摄、宣传、评估外，选择性地引进控烟走在前列的国家和地区的控烟宣传片，通过针对目标受众的信息测试证明有效的控烟公益广告，在取得对方授权的情况下，经过文字汉化后直接使用，有的则可根据原来创意翻拍，这样既能克服资金短缺的问题，又能按需取材，起到很好的宣传效果。

例如 1：爱尔兰的大众媒体宣传，通过“无烟奏效”宣传，突出强调对工作人员的保护。根据法律，酒吧、餐馆和其他工作场所现在必须实现无烟。为什么？因为二手烟导致严重和致命疾病。所以，即便你不在工作，记住我在工作。他也在工作。

例如 2：美国纽约卫生局制作的效果很好的一个控烟公益广告系列，名为《烟草在吞噬你的生命》和《烟草在吞噬你孩子的生命》，可以直接修改配音在多个国家和地区播出，包括中国。其核心信息讲述了烟草的具体危害：吸烟导致人体每个重要器官和组织的受损：心脏、肺、口腔，牙齿和喉咙甚至大脑。二手烟含有几千种有害物质和几十种致癌物质，对孩子造成严重的健康危害。这里要说明的是泛泛地说“吸烟有害健康”没有任何作用，一定要在公益广告中用生动的画面和简洁、明确的语言讲述吸烟造成的具体危害和导致的疾病。

近几年美国疾病预防控制中心拍摄的吸烟被害者的自述视频在国内传播，受到欢迎。中国疾病预防控制中心也根据类似创作思路，制作了中国的吸烟和二手烟受害者的公益广告，并在中国针对目标受众进行了信息测试，在国内的大众媒体和社交媒体播出，引起广泛关注，并产生积极效果。例如《李翔篇》，李翔根据自身经历，在高铁上心梗突发被同车的著名心血管医生胡大一所救，传达了核心信息：吸烟导致心脏病，每吸一支烟都在伤害着你的健康。

（二）自己创作适合国情的控烟宣传片

以往国内控烟宣传片的制作多依靠行政官员拍脑袋决定或创作人员闭门造车，缺乏多部门合作，发挥各自的特长，也缺乏系统性思考，对宣传信息没有测试，对宣传效果没有跟踪评估。

专业制作的媒体宣传对公众什么时候和从哪里看到听到讯息有完全的把握。虽然大众媒体宣传需要资源，从收到的影响效果来看，是极具成本效益的方式。

一种有效的传播需要制定传播策略，确保最有效的讯息在合适的时间，通过最有效的方式，传达给需要到达的人群。

卫健策略（原名世界肺健基金会）多次举办培训，倡导采用从识别确定、选择传播渠道、制定工作计划、组合资源、宣传作品的制作、作品的宣传推广以及效果评估的七个步骤的宣传模式：

1．识别问题和确定目标

在制定宣传计划前，需要考虑我们努力要解决的具体问题是什么？制定目标，包括行为改变的目标（为了实现宣传的目的，需要目标受众的行为如何改变？），分析宣传的背景环境，确定具体的目标受众，了解目标受众的知识、认知、态度和价值观、信念、意图和当前行为。确定有哪些利益相关方和合作伙伴。

需要说明的是，目标应具备 SMART 原则，即具体（Specific）、可测量（Measurable）、可实现（Achievable）、贴近现实（Realistic），有时间限制（Time-bound）。

2．选择传播渠道

根据目标受众的媒体习惯，选择传播渠道，制定有效和高效的媒体策略。我们建议综合的媒体宣传，使用不同类型的媒体渠道，采用大众媒体（如电视、广播、户外广告等）、新闻媒体、社交媒体、新媒体的互相配合，实现传播最大化。合理的媒体渠道策略充分利用不同媒体的优势，相互配合触达受众，传递连贯和有说服力的信息。

3．制定工作计划

每项策略都有需要实施的活动，因此需要制定相应工作计划，包括活动内容、时间表、责任方等。也需要规划信息测试，确保宣传材料的有效性。

计划的活动也需要包括明确宣传材料的格式，确认潜在的服务公司，确定媒体名单。如在新闻媒体活动策划中，需要识别确定媒体机构和记者，确定和准备发言人、意见领袖，制定传播的关键信息，制作材料（如新闻稿，新闻工具包），规划时间表和时间点（如 5 月 31 日世界无烟日是开展控烟活动的很重要的时间点），以及设计如何把宣传和核心信息推广出去。

4．组合资源

资源不仅是资金，还需要人力资源和技术知识。宣传不光是媒体一家的的事情，政府以及各级健康教育机构、学校、医院、控烟专家、公众人物等都是不可忽视的重要资源。

5．宣传作品的制作

1）敲定和选择服务公司，例如媒体投放公司、公关公司、数字传播公司、调研公司；

2）开展信息测试：采取定性方式和定量方式结合使用；

3）制作全部传播材料：视频材料、平面海报、新闻稿；

4）确定最合适的时间投放。

6．产品的宣传和推广

通过新闻发布会启动宣传，最大范围散播核心信息。监测宣传开展情况，使用已经确定的流程指标，检查媒体投放是否按计划进行，是否有效触达受众，并根据反馈，调整媒体计划和社交媒体方案。

7．宣传效果评估

对照目标，进行评估。宣传结束后测量信息回忆率和对目标行为的知识、态度变化。可以使用其他相关流程和其他来源的结果数据辅助支持结论。评估可以帮助总结经验教训，改进未来的宣传质量，并且评估结果可以获得资金，保持倡导的可持续性。

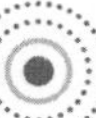

四、有效的大众媒体宣传具备的特征

控烟传播应该注入正能量，以“理解与信任”、“鼓励与分担”、“勇气和信心”的积极调性，平衡长期以来的警示性、压迫式传播才能获得更高的传播势能。[6]

宣传材料经过针对目标受众的信息测试，确保对知性行改变有效。有效的控烟宣传材料特点是直接呈现具体的健康危害，如吸烟和二手烟导致心脏病，这点和烟盒的健康警示类似，所谓有图有真相，公众往往印象深刻。

通过很多控烟广告的信息测试发现，名人说教、幽默的和卡通的形式往往效果不佳。一味地诉诸于恐惧，不但没有效果，还会引发受众的逆反心理。恐惧诉求要想发生作用，除了激发恐惧外，还要从日常生活出发，提供简便、可行的解决方案。

需要说明一点的，有些针对成人的有效的控烟宣传，对青少年同样有效。

计划合理的多媒体渠道策略，电视台为主，其它大众媒体（如户外、广播、公交地铁移动电视等）、社区媒体、新闻媒体、新媒体和社交媒体充分配合，宣传的核心信息在一个宣传周期内最大化散播。

开展评估，利用不同评估方式，可以帮助总结经验教训，使将来的宣传效果更上一层楼，并且评估结果可以争取更多经费，有助于倡导可持续开展。

五、案例分析

2012 年《二手烟：无形杀手》以宣传二手烟危害及卫生部于“全国医疗卫生系统全面禁烟”为主题。控烟公益广告篇通过科学的信息测试拍摄完成。（如图 1、图 2）。

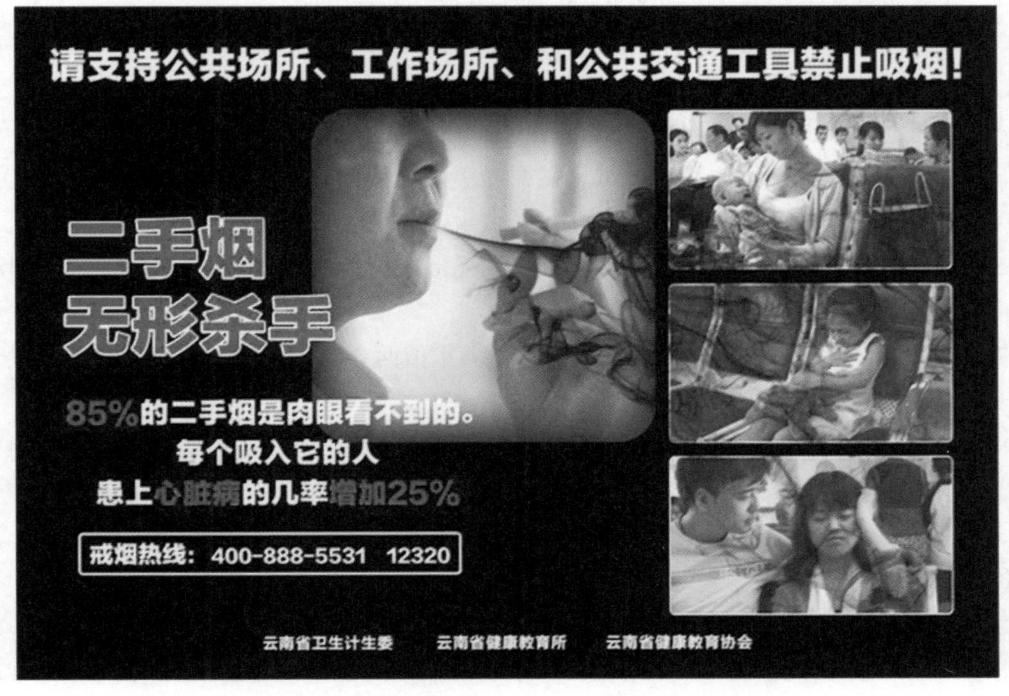

图 1　控烟公益广告《二手烟：无形杀手》医院篇

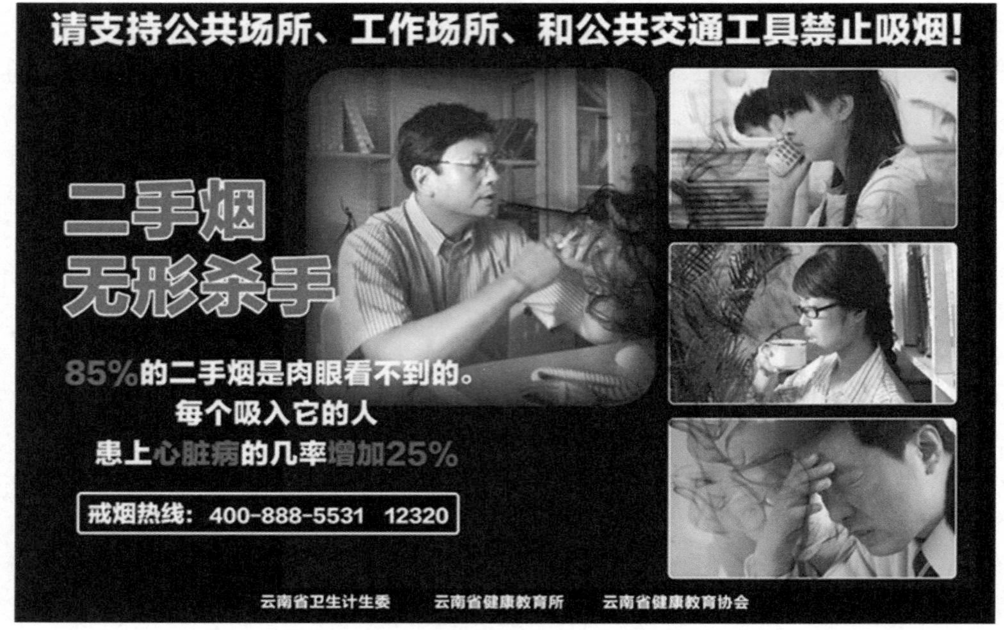

图 2 控烟公益广告《二手烟：无形杀手》办公室篇

（一）这部成功的宣传片具有以下几个特点：

1．目标清晰：宣传二手烟的危害以及无烟环境创建的必要性。

2．权威部门发布：原卫生部发布，增加了宣传片的权威性。

3．受众范围广:《二手烟：无形杀手》医院篇的受众包括了在公共场所（医院）的人群、《二手烟：无形杀手》办公室篇的受众是室内工作场所的无辜受害的人群。

4．可视化：几分钟的画面顺着烟雾揭示了二手烟危害他人的途径。

5．科学性：通过科学的信息测试。强调二手烟导致的疾病（心脏病的风险增加）。将医学专业术语转换为老百姓的语言。

6．亲和性：短短几句话告知：二手烟是“无形杀手”，对受害者充满了关爱，引起受众共鸣。

7．合适的节点发布：这次公益广告播出时间正值两会召开期间，受到社会各界人士的关注和支持，在全国掀起推动无烟环境建设的新一轮高潮。

8．集中投放：中国健康教育中心采取整合媒体宣传策略，在中央电视台、省级卫视电视台、医院以及全国健康教育体系平台和社交媒体播出，配合新闻媒体报道。随后在全国二十多个省市播出。

（二）效果评估

活动评估工作由独立的第三方市场研究公司在主办方的指导及监督下组织完成。此次公益广告的集中投放是借鉴国际控烟经验，探索利用大众媒体宣传控烟工作的一次有益的尝试。

研究结果显示，被调查人群对广告片播出的回忆率达到 24%。广告的播出成功地传递了有关二手烟危害的信息，并对吸烟者、非吸烟者及曾经的吸烟者都产生了积极的影响。在被调查人群中，对于吸烟者来说，他们当中有 96% 的人担心吸烟对孩子的影响，80% 以上意识到无烟环境对大众健康的益处，并有 69% 表示会支持政府关于“吸烟有害健康”的宣传活动；91% 的非吸烟者认为待在室内的人有权呼吸无烟的清洁空气，94% 表示广告使他们更有可能保护自身免受二手烟危害，90% 以上认为控烟法律将有益于大众健康。同时，91% 的吸烟者及 96% 的非吸烟者在看过广告后更有可能采取措施避免孩子暴露于二手烟雾中；83% 的非吸烟者和 64% 的吸烟者都认为室内无烟法律会帮助吸烟者戒烟。[2]

保守估计问卷代表了全国 27% 的人口（基于地域人口），8% 产生戒烟行为的人会成功成为戒烟者，约 116，446 成功戒烟者，避免 38，427 吸烟致死案例。按照卫健策略的宣传效果经济成本评估模型，如果宣传投入约 270 万人民币，相当于每挽救一个吸烟者生命花费仅仅 71 元人民币。有效果的控烟宣传作用可见一斑。

《二手烟：无形杀手》控烟公益广告的播出是在我国探索利用大众媒体宣传烟草控制的一次尝试，其覆盖范围之广、统一播出的时间之长在我国均是首次。传播效果评估也证实，本次控烟公益广告播出活动对于增强公众对二手烟危害的认知、提高公众对无烟政策的支持力度起到了积极的作用。

（三）一部好作品具有无限的生命力

2012 年的作品在发布以后的很长时间一直被大家使用。今天在腾讯、优酷网、搜狐网、视屏在线、凤凰网上还能看到。

2014 年，为提高公众对二手烟危害的认识和对《深圳经济特区控制吸烟条例》的知晓度，在 5 月 31 日世界无烟日来临之际，由世界肺健基金会资助，市卫生和计划生育委员会、市慢性病防治中心和深圳广播电影电视集团联合启动《深圳经济特区控制吸烟条例》媒体传播项目。此项媒体传播项目内容包括大众媒体投放《二手烟：无形杀手》公益广告[4]

2017 年 1 月 8 日《二手烟：无形杀手（医院篇和办公室篇）》在云南发布（图 2-3）[5]

2018 年 11 月 1 日开始，珠海市民发现“二手烟无形杀手”这条控烟公益广告出现在珠海的公交车身，这在珠海控烟的历史上还是第一次。[3]

如今，公民对烟草危害意识的提高，守法意识的提高，参与维护无烟环境的积极性提高，开展有效的大众媒体宣传作为控烟工作的一个环节，功不可没，也将持续进行下去。

信息来源

【1】卫生部公益广告《二手烟无形杀手》将于明日全国播出，人民网，2012 年 2 月 29 日，http：//roll.sohu.com/20120229/n336279665.shtml。

【2】《二手烟——无形杀手》的公益传播效果评估报告出炉时间，求医网，2012 年 11 月 03 日，http：//news.qiuyi.cn/yydt/2012/1103/2489.html。

【3】请不要在公共场所吸烟“二手烟　无形杀手”公益广告绘上公交车，珠海特区报，2016 年 11 月 5 日，http：//www.0756zx.com/news/local/4622020.html。

【4】我市启动《深圳经济特区控制吸烟条例》媒体传播项目，深圳市人民政府网站，2014 年 05 月 28 日，http：//news.hexun.com/2014-05-28/165219694.html。

【5】控烟公益广告：二手烟无形杀手　医院篇，云南省甲亢教育所网站，2017 年 01 月 08 日，http：//www.ynjkjy.com/cms/document/detail/id/3330.html。

【6】靳雪征，宋军等，中国大陆媒体控烟报道典型作品回顾与媒体视野下的控烟传播建议以中国烟草控制大众传播活动获奖作品为例，中国社会医学杂志，2013 年第 2 期。

控烟健康传播的探索与实践

——以“携手灭烟，拥抱晴天”控烟巡展为例

王　帆

一、背景

健康传播是这几年在国内公共卫生、新闻传播等学科非常热门的话题。[1]通过大众媒体、新媒体、组织、人际等传播途径和手段，健康传播能有效整合政府、专业机构、社会团体、媒体、公众的资源，开展广泛的健康动员和教育工作，促进民众健康水平的提升。[2、3]

在健康传播的研究和实践领域，控烟是重要的议题，控烟几乎与健康传播所研究取向有联系，而由于烟草本身的危害性非常大，加之涉及的人群范围广泛，因此，控烟健康传播具有人群覆盖广泛、投入产出比高等特点，既有社会彰显度，也能够体现出健康传播在健康促进和健康教育中的优势，因此，近年来引起控烟领域的广泛关注。[4-5]如何通过系统的、长期的、有效的健康传播手段，以较小的行动资源，获得较大的健康教育效果，是控烟工作的关键所在。[6]

在所有的控烟活动中，健康教育展板和宣传材料的制作可能是最常见的形式，从 2011 年至 2013 年，新探健康发展研究中心（以下简称新探中心）通过警示图形上烟包全国巡展的形式，开展了一轮关于烟草危害的健康教育活动，取得了良好的效果。一时间，在“我要告诉你，因为我爱你”控烟口号下的多种控烟活动吸引了民众的目光、动员了健康的组织、获得了政府的支持，取得了重大的社会效应。[7]

随着社会的发展，控烟的社会形势正在发生变化。一方面，传播烟草危害、警示公众健康风险仍然是控烟工作的重点；另一方面，在多年的烟害公众教育之后，普通民众已经对于“吸烟有害健康”这个事实比较了解，知道了“是什么”，但对“为什么有害健康”和“怎么才能不受伤害”还不甚了了。在这样的大背景下，复旦大学健康传播研究所开展了卓有成效的尝试，其中以与新探中心合作的“携手灭烟，拥抱晴天”控烟巡展最为典型。

二、理念

1. 这套展板依照健康传播运动的科学流程设计，特别强调健康传播运动计划的制定和传播材料的准备

本次巡展强调“受众分析 – 信息设计 – 信息测试”的传播材料制作流程，以及基于此的传播计划准备流程，由于目标受众既有吸烟者，又因为是无烟环境立法倡导，因此更多

地要考虑不吸烟者的诉求，兼顾吸烟者的利益。而在人群年龄的选择上，特别强调对年轻人的劝导，并兼顾其他年龄段的人群。

2．这套展板创新了控烟的健康传播思路，特别强调社会共治的理念

作为一个健康传播材料，传播的姿态和方式是首先要确定的。随着公众对于吸烟危害健康理念的认识提升，控烟工作中的单纯说教不能达到与受众共鸣，甚至引发受众的反感，起到与传播目的相反的作用。因此，本次控烟展板的整体风格为口语化、生活化、可视化、亲情化，我们希望以平等、劝告和共商的方式动员公众接受，不需要所有的受众都对展板全盘接受，但是至少能够让非吸烟者主动参与，让吸烟者不反对、不抗拒，甚至能够理解和接受。

3．这套展板强调主题专业性和传播可视化的结合

从展板的策划初期，整个项目就面临控烟这样涉及广大人群健康的公共卫生问题，在医学专业性和传播大众性两个维度的沟通与协调。为解决这个问题，整个展板设计坚持“专业的人做专业的事儿”，控烟专业知识由新探中心负责提供，文案制作及协调由复旦团队完成、艺术设计由设计团队完成，各方各取所长。在控烟知识、传播语言以及艺术创作等方面都保持专业化。在内容方面，要体现出亲情的理念，不但要考虑语言设计，更要考虑受众接受度，要在知识传播跟观点传播中找到平衡点，在整体传播和局部传播中寻找平衡点，在城市传播和乡村传播中寻找平衡点，在线下传播要和网络传播中寻找平衡点。

4．这套展板的设计流程充分体现学科交叉、行业融合的特点

专业知识生产：由新探中心组织国内顶尖的控烟专家首先负责科学内容生产，要求展板的控烟专业内容无任何不确定性，要注重科学、言之有据；专业知识转化：由复旦大学健康传播研究所的研究人员，字斟句酌，在对专业知识尊重的基础上进行专业化的再创作，把知识从学术化、科学化的语言变为大众语言，变得温情、易懂，以符合艺术设计的需要；艺术创作可视化：由设计团队将符合传播效果的文案转化为可视化的展板；效果评估：通过个体、人群和专家的评估，最终确定展板内容。

总之归纳成一句话就是：内容要科学、语言要通俗、图片要醒目、表达要简洁、效果要可见。

三、设计

整个“携手灭烟，拥抱晴天”控烟展板是由 20 块主展板和一块拍照版构成，20 块主展板分为五个篇章。

第一篇章是序言板，序言板是整套展板的开篇，要向观众呈现控烟巡展的理念、思路和风格。序言版最核心的要素是标题（口号）和构图，本次巡展承接第一轮“我要告诉你，因为我爱你”的大口号，在此基础上，以“携手灭烟，拥抱晴天”为小口号，既反映出控烟需要“携手”合作的行动感，又体现出“拥抱”的亲和力，而主构图以蓝天为背景，以彩虹为图案，体现口号中“晴天”的元素，对应主题“烟霾有害”，而序言板左侧的一个大家庭，包括了老人、妇女、小孩，既体现“携手”的概念，又强调了人群之广，呼应了小口号，也为后面的内容开了个好头。（图 1）

携手灭烟
拥抱晴天
健康随烟而逝
疾病伴烟而生
创建无烟环境
是你我共同的心愿
发起单位：
新探健康发展研究中心
复旦大学健康传播研究所
中国CDC控烟办
中国医学科学院基础科学研究所

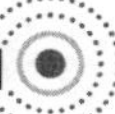

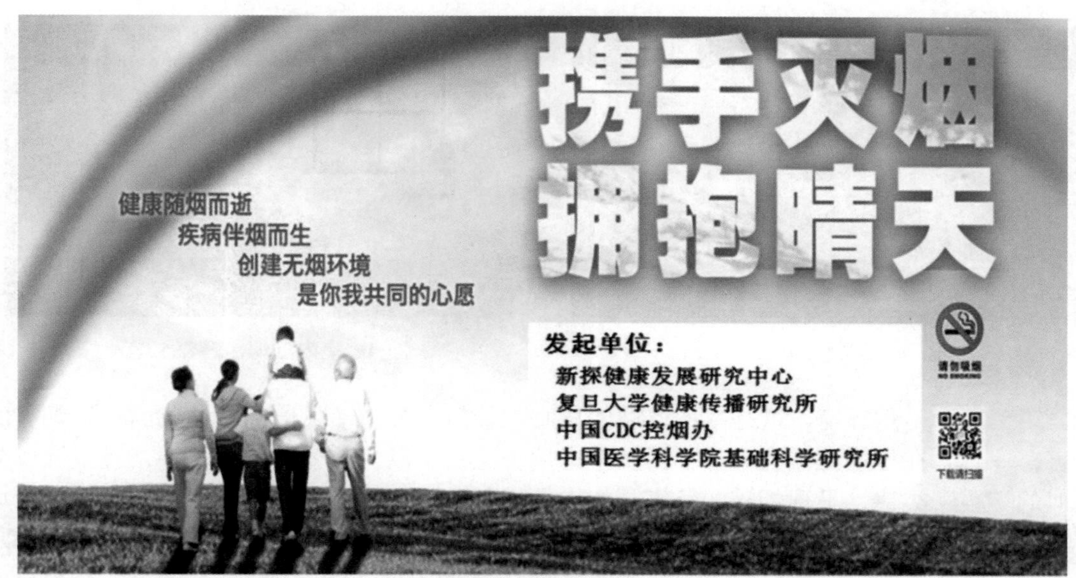

图1 序言板

第二篇章是烟害篇，由5张展板构成。烟草危害这么多年一直在讲，如何能够突破窠臼，创新宣传烟草危害呢？“健康去哪儿了”别出心裁地将全世界各地的图形警示烟包拼成了一个控烟的图案，既有触目惊心的震撼图片，也是对上一轮烟包图形警示巡展的致敬；“吸烟伤身”关注人群吸烟问题，以吸烟对于男性、女性（孕妇）、儿童、特定职业人群的不同伤害出发，指出烟害不仅致癌，而且几乎累及身体每个器官；“吸烟毁容”将一位妙龄女士的美丽面庞一分为二，呈现出吸烟对于女性容颜的深度伤害；“卷烟改良，风险依旧”以科学证据为基础，指出低焦油卷烟和添加中草药的卷烟对于吸烟者降低风险的欺骗；特别有意思的是“吸烟的经济账”，为烟民算了算一辈子吸烟要花掉的钱，能够买多少好东西、做多少好事儿，具体的数字和直观的损失介绍令人难忘。（图2）

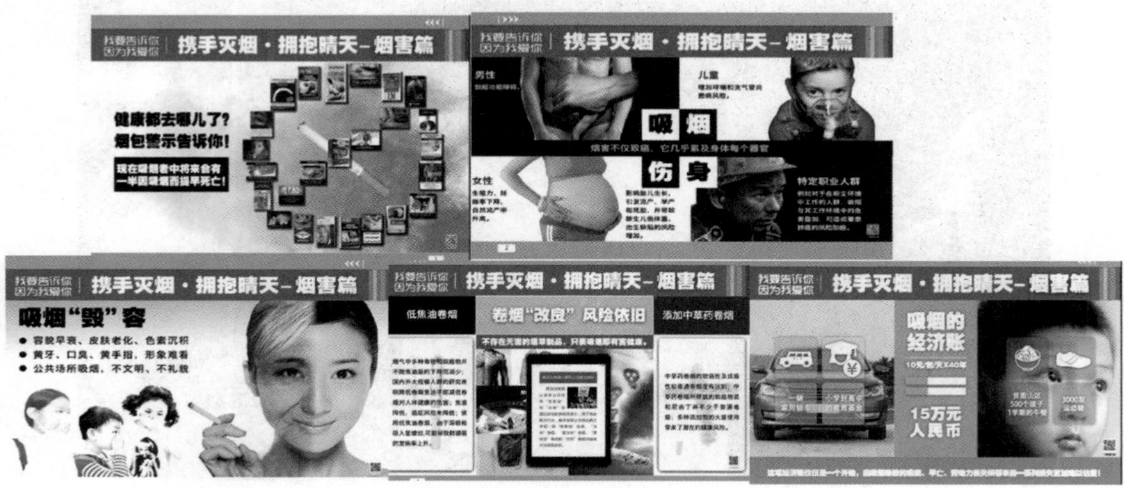

图2 烟害篇

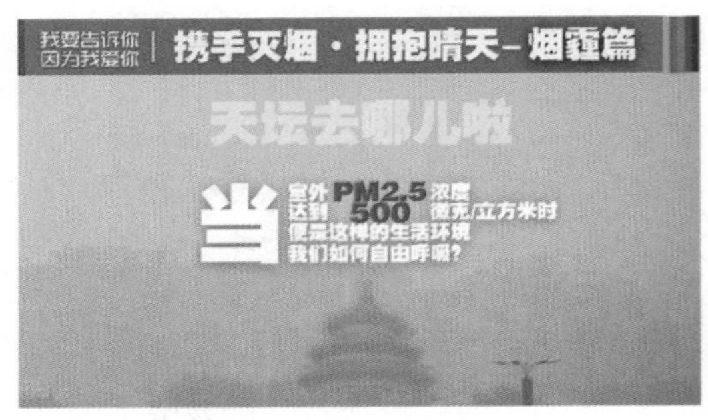

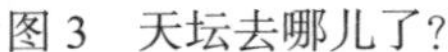
图 3　天坛去哪儿了?

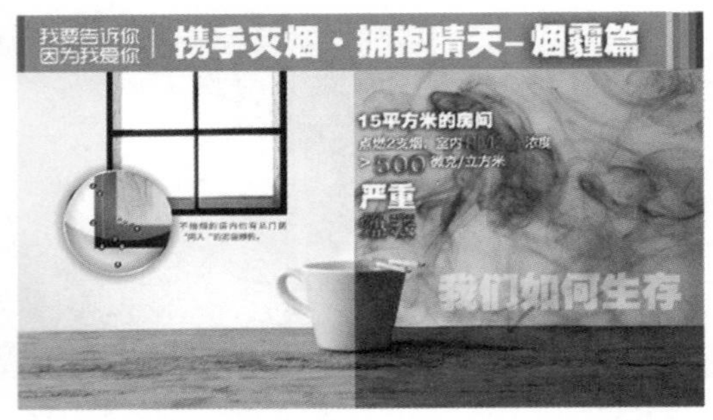

图 4　室内点烟，PM2.5 爆表

第三篇章是烟霾篇，这是本次巡展的核心。如何向公众形象地阐释抽象的烟草烟雾的危害，一直是在控烟工作的难点，团队考虑用类比法，以当前公众较为关注，且主要成分类似的雾霾来类比，呈现烟霾的危害。在本套展板中，特别受到关注和欢迎的，是“天坛去哪儿了”和“室内点烟，PM2.5 爆表”和两张对比板，前者用图片告诉公众当室外 PM2.5 大于 500 微克 / 立方米时，重度空气污染的天气呈现出的景象（图 3）；后者用一个简单的实验，呈现出两支烟在室内点燃半小时 PM2.5 就能超过 500 微克 / 立方米。（图 4）[8]“烟霾更毒”用科学证据说明借助 PM2.5 这个共同属性，看似普通的烟霾其毒性甚至高于污染环境下的雾霾；而“烟霾致癌”则直截了当指出烟草烟雾含有至少 69 种致癌物，将科学知识融入漫画表现形式中，易于接受；在公共场所抽一支烟，一手烟危害自己，二手烟危害现场的人，而三手烟则长期危害他人，这就是“烟霾的危害之路”向公众科普的室内吸烟危害，许多观众是看了这个展板才第一次知道原来还有三手烟的存在；（图 5）而“谁在受危害”以及“无奈的一天”则强调了室内吸烟对于吸烟者、非吸烟者全部人，以及每天所处的各个公共场所环境都会带来危害和风险，点出本次巡展的主题“室内无烟环境”的重要性。

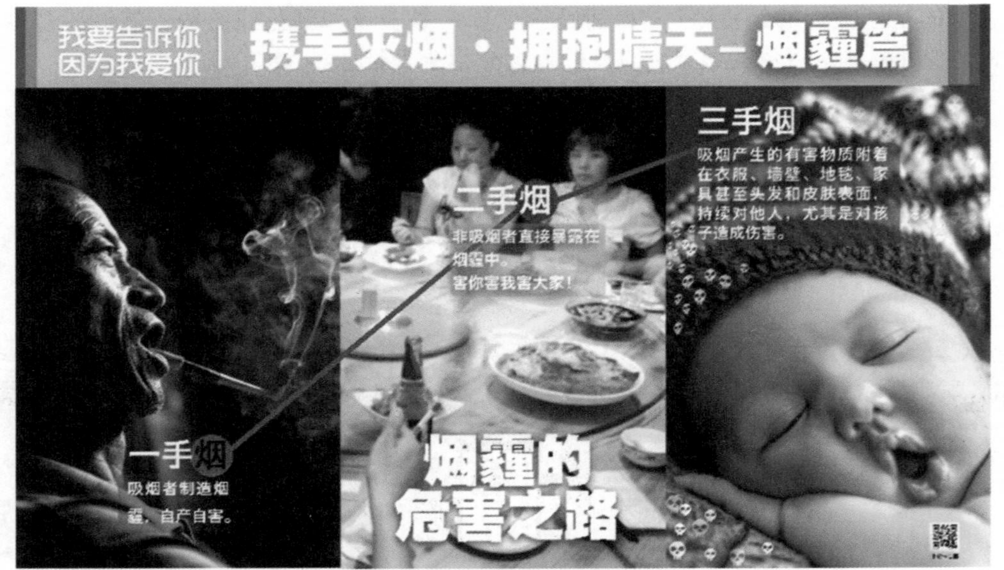

图 5　烟霾的危害之路

第四篇章是立法篇，是本次巡展的重要诉求。“有法无烟”通过当前的控烟立法地图向公众呈现控制烟害已经成为政府广泛关注的工作，法律是最好的保障，室内无烟立法在中国的许多城市已经开展，并正在逐渐扩大；“室内百分百无烟”则以世界卫生组织《烟草控制框架公约》为依据，通过形象的图片展示，科普什么样的要求才算实现了室内百分百无烟的要求；“控烟立法前后”用一家餐厅作为参照，对比立法前后吸烟者的行为规范和公众免遭二手烟危害的不同，强调室内无烟立法对于公共场所环境改善的效果。(图 6)

我要告诉你
因为我爱你
携手灭烟·拥抱晴天－立法篇
有法无烟：无烟环境 同努力 共受益
无烟立法前
无烟立法后
室内无烟标准：无人吸烟、无烟具、无烟味、无烟蒂

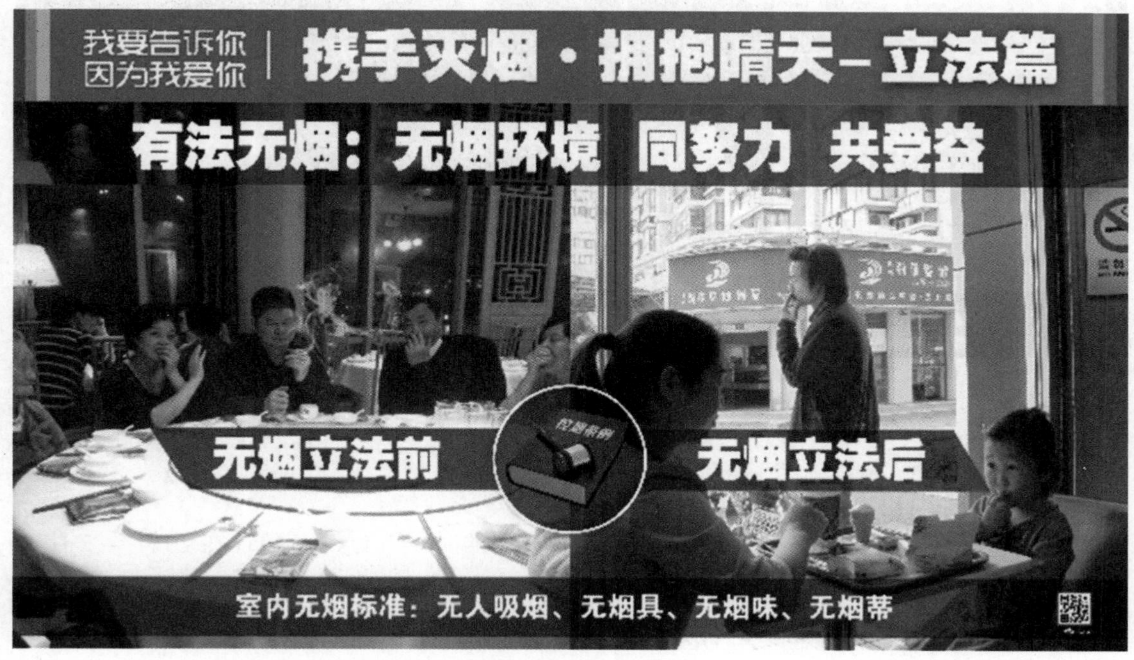

图 6 控烟立法前后

第五篇章是行动篇，是本次巡展的倡导部分。“吸烟者应采取的行动”从吸烟者的角度出发，提供无烟立法后吸烟者的行动指导，以及明确的戒烟科普和戒烟服务支持，为吸烟者适应室内无烟环境提供帮助；“非吸烟者应采取的行动”则鼓励普通公众面对公共场所室内吸烟，应明确态度，保护自身权益；这是一个同努力、共收益的过程；“劝导技巧”侧重具体执行策略，通过场景的构建，建议劝导者以关爱、劝导、制止、鼓励的方式，在公共场所劝导他人不在室内吸烟；“领导干部应采取的行动”，以中共中央办公厅、国务院办公厅印发的《关于领导干部带头在公共场所禁烟有关事项的通知》为抓手，对于领导干部这一具有榜样力量的群体，倡导他们模范遵守公共场所禁烟决定。(图 7)[9]

在五个篇章之外，本次巡展的特别设置了拍照板，以一只可爱的熊猫为背景，鼓励公众尤其是青少年与展板合影拍照，并通过社交媒体传播，这张展板上不仅有可爱的熊猫，也同时有巡展的主题、灭烟的标识等信息，随着照片的传播，这些控烟的内容也随之向公众科普，起到了良好的宣传作用。

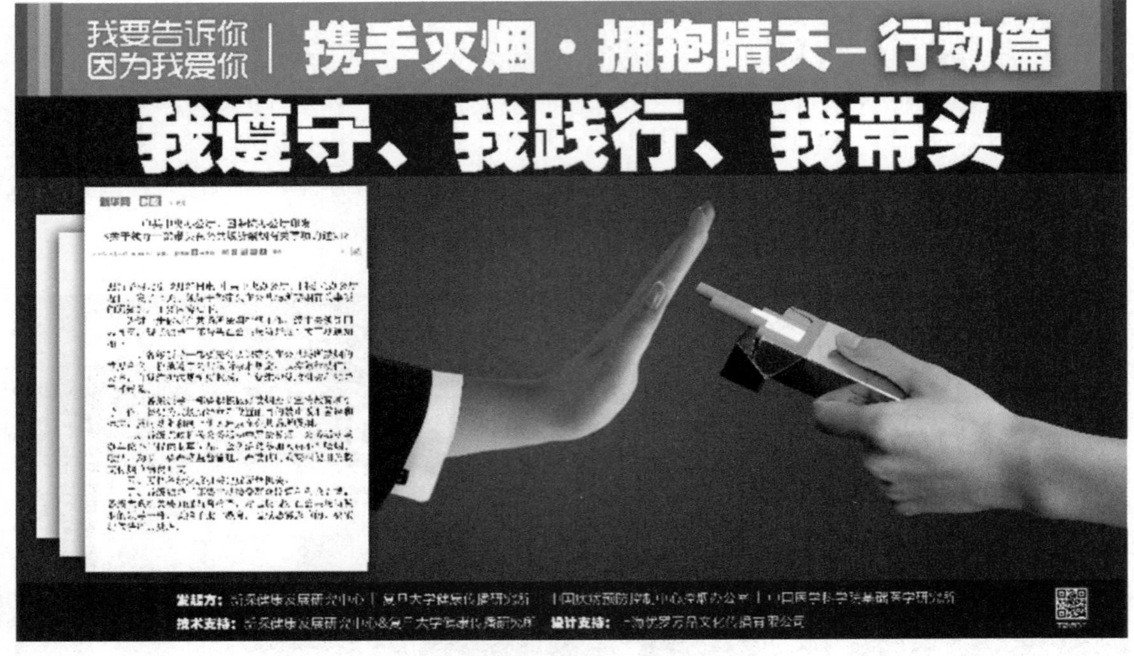

图 7　领导干部应采取的行动

四、实施

本次巡展活动的准备工作历时约半年，从策划的时候开始，就预计在 2014 年 5 月 31 日世界无烟日之前付梓，以支持全国各地的无烟日宣传活动。

一个成功的健康传播运动，一定要知道发起方的合作力量在哪里。本次巡展活动，共有四家机构作为发起方：新探健康发展研究中心、复旦大学健康传播研究所、中国疾病预防控制中心控烟办公室、中国医学科学院基础医学研究所，其中，后两家发起方具有强大的渠道传播资源，这样的合作方对于后面展板上线之后的全国推广具有重要意义。

发起方在准备过程阶段，就提前向社会各界预告和推广展板，包括：①自身网站及社交媒介；②已有的全国各地市的关系网络；③专家出席各类会议时的宣讲。与此同时，发起方在每一次专家咨询会的时候，都有意识地选择将来可能开展的试点城市，如北京、上海等地的公共卫生或健康教育主管部门参加，这样便于传播巡展的内容和进展。提前预告的好处在于，可以对整个巡展活动进行预热，并迅速引起政府及社会各类控烟力量的关注，便于之后的上线推广。

在经过将近半年的准备工作之后，“我要告诉你，因为我爱你——携手灭烟，拥抱晴天”无烟环境倡导活动的展板和工具包终于准备完成，并于 2014 年 5 月 10 日正式上线推广。本次健康传播运动的传播渠道有：①四个发起方的网站、微博、微信账号；②北京、上海等 6 个试点城市，与发起方联系的 19 个资源参加城市，包括复旦大学在内的 7 所大学，4 个控烟志愿者组织等；③通过前期预告得知消息的媒体等社会机构。

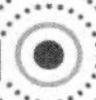

五、效果

自从本次健康传播运动的展板和工具包上线之后，就引起了社会的极大关注和反响：

本次展板上线后，正值531世界无烟日的宣传期间，获得卫生计生委的认可。在卫生计生委、全国爱卫办发布的《关于开展第27个世界无烟日活动及相关控烟履约工作的通知》中，明确要求各地卫计委、爱卫办积极开展“携手灭烟，拥抱晴天”无烟环境倡导等宣传工作，努力营造全社会支持控烟立法的良好氛围，积极推进公共场所控烟立法。通知还明确指出了相关展板的下载地址，便于地方执行。[10]

中央部委的通知和展板本身的质量获得了地方控烟主管部门的支持，各地控烟组织使用展板后在各地开展的控烟活动，获得了媒体的广泛报道，无论是合作方、媒体还是民众，对于这样的巡展形式和展板的设计都是非常满意的。通过多种网络形式传播工具包。2015年底工具包下载量达18216次。据不完全统计，巡展覆盖了境内28个省、市、自治区的101个城市，展出近2000场次，直接受益人数超过200万。现场拦截调查13209人，结果显示92.2%的人，支持国家制定公共场所无烟立法。[11]同时，各地还以此次巡展的展板材料为依托，开展了形式多彩的再创作活动，在北京、上海、深圳等全国各大城市，以展板为基础资料的各种控烟健康传播活动如火如荼开展，并持续了五年仍旧热情不减。

六、小结

本次展板巡展的活动，是国内控烟健康传播运动的一次前沿的尝试，巡展到目前为止在各地都颇受欢迎，综合起来，主要有以下因素：

本次巡展工作，从一开始的定位就是专业团队来做专业的事情。在展板准备阶段，3个团队紧密协作、明确分工，保证了展板的质量和制作时间。有分工也有协作，这主要体现在一个阶段工作的讨论部分，三个团队（常常还要包括外部专家、受众代表）会就各方的工作提出具体而坦率的意见，并在讨论会上形成一致的意见，便于开展后期工作。

本次巡展工作还是一次公共卫生、新闻传播、艺术设计三个领域的跨界尝试。展览的重点在于吸引人，如果考虑到人群总体的知识水平和能动性的话，控烟领域单调的说理、枯燥的数字、形而上的知识是不能吸引人的。一套好的展板设计，需要把每一张展板都当作一块广告板，在上面进行可视化的呈现。要发动专业人士，对诉求和理念进行创作和设计，重点在“创”，这需要专业团队介入，对每一块展板都进行创作、设计、修改、审定的过程，最后连成一个整体，以最终实现对受众的吸引。由于公共卫生和艺术设计之间的跨度太大，难免会形成对话的困难。因此，在这里面，需要健康传播的专业人士进行沟通，这个沟通既包括对内容、材料的翻译和转换，又包括对两方话语的沟通和解释，换言之，健康传播团队站在中间，一方面对公共卫生团队的要求负责，另一方面对设计团队的作品水准负责，由于健康传播本身的理论架构和知识背景，是可以胜任这样的工作，并把这种沟通做好。

总体而言，健康传播运动，尤其是与广大民众利益密切相关的控烟健康传播，一定是有强大社会参与度才能做好。健康传播运动的特点在于发动群众，发起方应当降低姿态，低一点，再低一点，用平等的态度，动员公众接受。同时，作为全民动员的活动，发起方一定不能有本位意识，应当主动、无偿提供资源，结成合作者，动员一切可以动员的力量，共同参与全社会的控烟工作。

本案例参与者包括傅华、郑频频、王帆、王煜、朱骏、黄一菡、赵艺青、罗米扬、王静、徐厚畅、上海优罗万品文化传播有限公司，以及新探健康发展研究中心的等人，篇幅所限未能一一列明，在此表示感谢。本文执笔人为王帆，吴宜群、郑频频对本文修改提出建议。

信息来源

【1】韩纲，传播学者的缺席：中国大陆健康传播研究十二年 [J]，新闻与传播研究，2004，1。

【2】张自力，健康传播学：身与心的交融 [M]，北京大学出版社，2009。

【3】刘瑛，美国之健康传播研究 [J]，华中科技大学学报：社会科学版，2011，25（5）：99-106。

【4】周莹，王林，李媛秋，中国控烟进程中媒体报道现状及健康传播对策 [J]。中国公共卫生管理，2012，6：067。

【5】Eriksen M，Mackay J，Ross H．烟草图册（第四版）[M]．American Cancer Society，2013，P74。

【6】王春平，徐雪芳，马少俊等，健康传播在控制被动吸烟干预活动中的应用 [J]，中国慢性病预防与控制，2008，16（1）：98-100。

【7】我要告诉你，因为我爱你 –“图形警示上烟包”倡导活动，http：//www.tcrc.org.cn/html/zy/dmt/kyhd/3130.html。

【8】沈虹，杜克贺，楚利敏等．烟草烟雾中有害物质的研究 [J]，环境污染与防治，2015（10）：1。

【9】中共中央办公厅、国务院办公厅印发《关于领导干部带头在公共场所禁烟有关事项的通知》，http：//www.gov.cn/zhengce/2013-12/29/content_2640100.htm。

【10】国家卫生和计划生育委员会，全国爱国卫生运动委员会办公室，《关于开展第 27 个世界无烟日活动及相关控烟履约工作的通知》，http：//www.nhc.gov.cn/xcs/s3581/201405/59d3c787c52c4e99a64001568c4e6b6c.shtml。

【11】中国 NGO 推动控烟运动的实践，第九届全球健康促进大会优秀案例，中国政府网，中华人民共和国国家卫生和计划生育委员会宣传司，2016 年 11 月 18 日，http：//www.nhfpc.gov.cn/xcs/hyzl/201611/cdfdf0d424c1443da9b260aa79c7db09.shtml。

巧妙构思奖项，拉近与媒体的距离

谢　羽

一、背景

在烟草控制工作刚刚在我国开展时，控烟是一个稍显“冷门”，并且被公众误解较深的议题。在传播世界卫生组织《烟草控制框架公约》（以下简称《公约》）精神、报道控烟活动、探讨控烟方略、介绍控烟知识等方面，媒体发挥了重要的作用。尽管烟草业凭借雄厚的财力，力图向媒体渗透，借助媒体树立烟草业的所谓“正面形象”，但多数媒体及媒体工作者仍能坚定地积极地支持控烟、维护人民健康。

新探健康发展研究中心（以下简称“新探中心”）作为最早在我国从事控烟工作的公益组织的苦心孤诣，得到了大众媒体的充分理解，并在控烟倡导工作中获得了来自于大众媒体的鼎力支持。在如何与媒体合作方面，新探十余年一路走来略有心得。本文将通过“新探控烟倡导奖”的发起与历时四届的颁奖实践为例，分享新探中心在激发媒体的控烟热情与巩固良好的媒体关系方面做过的一项较为生动又值得纪念的工作。

二、初衷

对于从事控烟倡导工作的机构或组织来说，一定要理解大众媒体在控烟工作中的重要性、理解新闻的价值、理解媒体的功能及特点；制定可行的媒体传播计划、有针对性地选择适合相应议题传播的媒体平台。此外，发动、保持并巩固与媒体的良性互动，也是至关重要并需要悉心做好的一项工作。

自 2009 年起至 2012 年止，我们在每年的岁末都会利用新年联谊的机会，举办“新探控烟倡导奖”的颁奖活动，以期调动记者的积极性并激发记者发挥更大的潜力和热情做好控烟报道，同时也是借此机会，表达对一年来媒体为控烟做出贡献的一份谢意。（图 1）

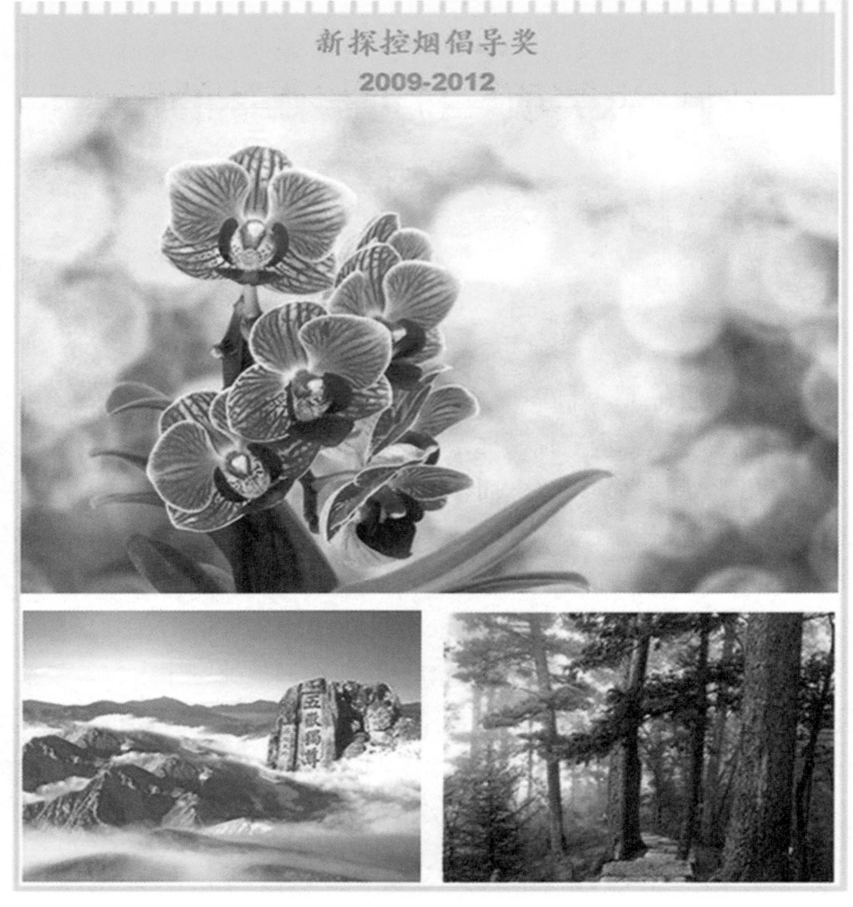

图 1　历年控烟倡导奖最佳奖项："兰花奖"、"泰山奖"与"红松奖"

三、颁奖原则

新探中心设立"新探控烟倡导奖"的初衷是感谢与激励，那么如何做到评奖的客观与公正，引发参会者对奖项的重视，调动参与颁奖会的积极性，让一年来，每一位与我们携手控烟的记者都能受到鼓舞，这是一项需要认真构思与策划的工作。

我们在每次的评奖前收集、整理全年的控烟报道，同时也会向媒体发出通知征集媒体有关控烟的作品，以防止疏漏媒体的个别稿件。在稿件收集完成后，我们仔细地根据倡导《公约》及其《实施准则》的精神、明确的控烟立场、报道的力度（深度、广度、数量）、搭建平台、科学普及控烟知识、热情支持新探的控烟工作等方面，对报道文章进行梳理、分类，找出每篇稿件的特点、亮点作为评奖依据，并在颁奖现场以不同的奖项展示。

虽然奖项名称不同，但各具特点，我们细致地摘录出每位记者在全年报道中最精彩的部分，向与会者展示，表达我们对每位记者的报道都同样地重视与珍惜之意。记者们也由此受到鼓舞与激励，毕竟对于富有责任感的媒体从业者来说，没有什么比重视他们的作品更令人感到鼓舞的了。

在颁奖的现场，新探中心都以“我们携手走过 ×××× 年”为题的开场报告，全面的介绍全年的控烟报道情况，分析当年的热点控烟议题以及控烟议题传播的效果。媒体记者们也会根据新探介绍的情况群策群力、总结经验、为下一年的控烟报道给出富有价值的建议。

四、扬长避短，巧妙构思

新探中心是一家民间组织，不同于官方机构，新探中心的奖项无法为媒体工作者在评定职称与先进等方面提供加分。但也正是新探中心自身的机构属性使得我们可以灵活地、客观地根据全年控烟报道的形势、内容与传播方向来设计有特色的奖项与获奖配置，并且在颁奖词方面也有更广泛的发挥空间。

为了更好地调动气氛、增加趣味性，我们每一年都会在保持主要奖项设置不变的情况下结合当年的报道情况微调奖项内容，并花心思设计不同主题的奖项名称。例如，首届颁奖的奖项是以兰花与百花为主题来命名，第二、三届分别是以树木及名山为主题来命名。

（一）新探控烟倡导奖奖项的设置与颁奖词

控烟议题的报道常常涉及到的新闻体裁，有消息、评论、深度调查、专访、科普等。据此，新探在每一届的控烟倡导奖中都会设置相应的奖项。并根据当年的主题、媒体报道的形式、内容以及发生的社会影响，以优美的花朵、巍峨的树木或古岳名山来为这些奖项命名。特别是颁奖词的内容撰写方面，新探也是反复琢磨，使得获奖记者向与会者展现自己作品闪光点的同时也能感到新探的真情实意。

表 1　历届新探控烟倡导奖

时间	奖项
第一届 2009 年	兰花（最佳奖）
百花奖	蔷薇花奖（评论类）、水仙花奖（组织能力）、郁金香花奖（科普）、月季花（创意）、丁香花奖（多稿）
	杜鹃花奖（消息类）
纪念奖	勿忘我
第二届 2010 年	泰山奖（最佳奖）
群山奖	华山奖（评论类）、黄山奖（组织能力）、嵩山奖（科普）恒山奖（多稿）
	峨眉奖（有潜力）
纪念奖	香山奖
第三届 2011 年	红松奖（最佳奖）
嘉木奖	白桦奖（深度）、香樟奖（评论类）、胡杨奖（科普）、银杏奖（多稿）
	梧桐奖（特别支持）
纪念奖	翠竹奖
第四届 2012 年	同第一届

1. 最优秀、影响显著的报道奖

1）首届与第四届为兰花奖。

“兰花奖”寓意：高洁、典雅、和坚贞不屈。

颁奖词：感谢你们积极倡导《公约》精神，客观、真实、及时地报道控烟相关的新闻事件、活动和成果。你们的作品文风清丽、思维严谨、文笔成熟，语言简练而具有概括性，引起了全国各地的强烈反响；各新闻媒体给予广泛关注和传播；新闻性、时效性、社会性得到很好体现。

2）第二届控烟倡导奖中与兰花对应的奖项是泰山奖。

“泰山奖”寓意：雄伟壮丽。

颁奖词：感谢你们以清丽的文风、严谨的思维，深入、客观的报道控烟的新闻事件、活动和成果。使控烟新闻的时效性、社会性得到很好体现。引起了全国各地的强烈反响。

3）第三届控烟倡导奖中与兰花对应的奖项是“红松奖”

“红松奖”寓意：松柏之茂隆冬不衰不以时迁者松柏也。

颁奖词：感谢你们，如红松在冰雪中锻造瑰丽的风景。你们以严谨的文风、缜密的思维，深入客观地报道控烟新闻事件、热点活动和控烟成果。使新闻的时效性、影响力得到很好的发挥。“何当凌云霄，直上数千尺”——愿你们再接再厉。

2. 客观与尖锐的评论类文章奖

1）在首届与第四届颁奖中评论类文章的奖项名称为“蔷薇奖”。

“蔷薇花奖”寓意：深刻与尖锐。

颁奖词：感谢你们用犀利的笔锋，独到的见解真实报道中国控烟的现状，及时地传达国际控烟信息，揭露烟草企业对公共卫生政策的干扰。

2）在第二、三届的颁奖中，新探的工作人员根据当年的主题，为该奖项分别命名为“华山奖”与“香樟奖”。

“华山奖”寓意：险峻。

颁奖词：感谢你们以独特的视角、锐利的文笔深刻透彻的揭示控烟问题，唤起社会对控烟的关注。

“香樟奖”寓意：胸藏正气登堂事恣意蠕虫未敢侵

颁奖词：感谢你们用简洁有力的语言，揭示中国控烟现状，用评论的匕首、投枪，批评错误的见解，弘扬科学的精神，推动中国控烟不断向前。

3）在第三届评奖中，由于当年的控烟议题中深度报道与评论类文章都很丰产并且水平颇高，因此在这一年度，我们单独评选了深入奖——“白桦奖”。

“白桦奖”寓意：林海俊朗的伟岸

颁奖词：在控烟阻力重重的大环境下，感谢你们以独特的视角、锐利的文笔，深入地分析控烟问题，唤起社会对控制烟草危害问题的思考，正如白桦居寒地而力唤春回。

3. 用科学传递事实真相

科普类文章对于向公众传播烟草危害，厘清认识误区是非常重要的，因此，我们在每

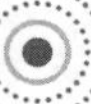

年的评奖中均会设置相关的奖项。

1）在首届与第四届颁奖中评论类文章的奖项名称为“郁金香奖”

“郁金香奖”寓意：知识与本领。

颁奖词为：感谢你们从科学入手，用论点清晰、饱含哲理的文字为公众普及烟害知识，揭示烟草致病的真相。

2）在第二、三届的颁奖中，对应的奖项为“黄山奖”与“胡杨奖”。

“嵩山奖”寓意：理性传播

颁奖词：感谢您在鸿蒙中为我们点起一盏科学的灯。以科学为依据，为公众普及烟害知识，使公众更好地了解烟草控制的必要性与科学性。

“胡杨奖”寓意：千年挺拔丹心美钢筋铁骨自风华

颁奖词：感谢您以科学为依据，向大众宣传烟草的危害，使公众能够透过层层迷雾看清烟草致病的真相，了解到控烟的必要性与科学性。科学的真理如同胡杨，历千年而依然挺立人间。

4．力求全面

记者的确是控烟议题传播的排头兵，但也有很多一直在幕后无私支持控烟议题的编辑、主编等媒体工作人员为控烟议题的传播做出了重要的贡献。对此，新探也会在评奖中设置相关的奖项，既是表达感谢，更重要的也是让这些媒体人们感受到新探对于他们工作的认可与敬意。

1）在首届与第四届中，新探选用“水仙花奖”作为支持控烟议题、积极推动控烟议题传播的奖项，因为水仙花的寓意是敬意。在颁奖词中新探真挚地表示了感谢：我们怀着深深的敬意，感谢你们出色的组织领导能力，为我们提供非常好的控烟信息交流平台，感谢你们无私的援助和支持，充当民众与政府的纽带和桥梁。让控烟的声音深入人心。

2）第二、三届的颁奖中，新探的工作人员根据当年的主题，为该奖项分别命名为“黄山奖”与“梧桐奖”。

“黄山奖”的颁奖词：感谢你们以出色的组织领导能力，为我们提供了非常好的控烟信息交流平台，正是你们无私的帮助和支持，让控烟的声音深入人心。

“梧桐奖”的颁奖词：感谢你们为控烟工作所做的点点滴滴，你们的文章不仅壮大了控烟报道的力量也我们提供了良好的控烟信息交流平台。正如梧桐一般，引凤来栖。

5．看到所有的闪光点

对于那些囿于所在的媒体平台的特点，只能勤勤恳恳发表短小的消息类文章的记者，新探也会看到并抓住他们作品的闪光点并设立奖项，表达出新探的谢意与敬意，激发出他们的热情与责任感。

1）在首届与第四届中，新探选用“杜鹃花奖”为此奖项，它的寓意是坚强、朴实，五彩缤纷，唤起了人们对生活热烈美好的感情。

颁奖词为：感谢你们为控烟工作做的点点滴滴，你们的文章小，道理清，朴素的传播，一样有长久的生命。

即使由于种种原因未能发表作品的记者，以及未能来参会的记者，但他们一直在关注控烟，我们不会忘记他们，并专为他们设立奖项以示感谢。

2）在首届与第四届中，新探选用“勿忘我奖”为此奖项

“勿忘我奖”寓意：浓情厚意，永恒的友谊。

颁奖词：虽然你们，也许因为忙没有参与这次评奖活动，但是我们一样是朋友，希望你们勿忘我们继续结伴同行。

3）在第二、三届的颁奖中，对应的奖项为“香山奖”与“翠竹奖”

“香山奖”颁奖词：感谢您对于控烟的关注，我们相信控烟报道有了您一定会更加精彩，希望您能一路继续与我们相伴。

“翠竹奖”颁奖词：感谢您对于控烟工作的关注与支持，控烟工作有了广大媒体人的支持和帮助，一定会如繁茂翠竹，焕发勃勃生机。真诚地希望您与我们百里、千里、万里，一路相伴。

（二）从“兰花奖”出发又回到“兰花奖”

在首届与第四届颁奖中新探均选用了“兰花奖、百花奖”为主题的奖项设置，并以“兰花奖”作为最佳倡导奖。奖项设置的“回归”并不是盲目的，这是由于经过新探不断地努力经营，前三届的颁奖活动受到媒体的好评，本着“树品牌、扩影响”的追求，新探在第四届颁奖中重用了首届“兰花奖、百花奖”的思路，并计划将此延续到以后的每一届，最终在媒体中形成“新探兰花奖”的品牌奖。（图 2）

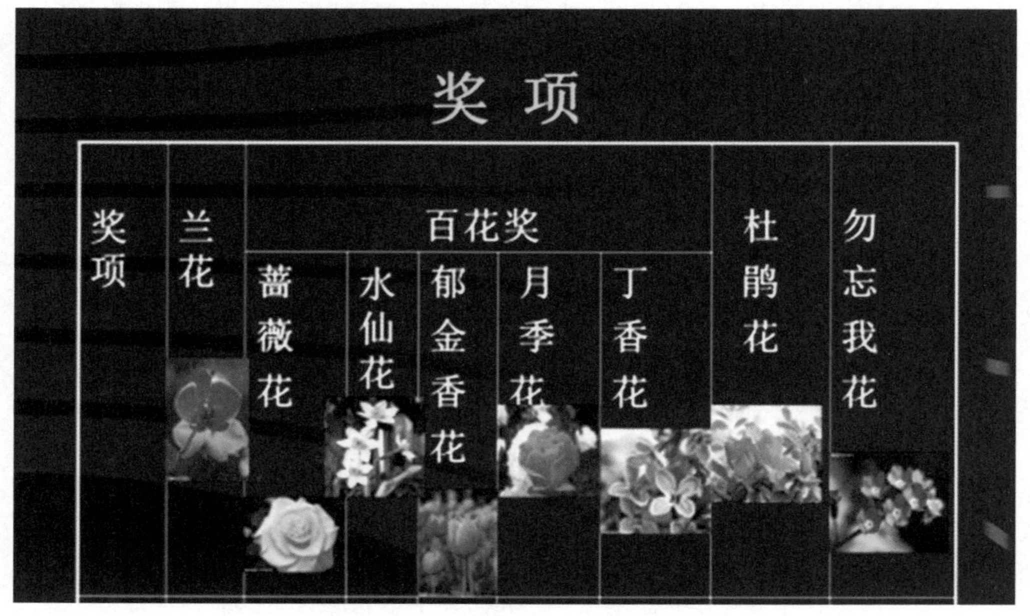

图 2 “兰花、百花”为主题的奖项设置

新探选择以“兰花奖”命名最佳奖也是经过仔细琢磨的。由于在《公约》政府间谈判机构会议和缔约方会议期间，“烟草控制框架公约联盟”会对参会者中支持控烟，表现突出

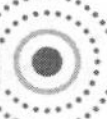

的国家授予“兰花奖”，因此，新探引用了国际上控烟领域较为有名的“兰花奖”作为最佳奖项的名称。

从“兰花奖”出发又回到“兰花奖”，充分表现了新探中心重视与媒体的合作，为发挥控烟报道的新闻性、时效性、社会性所做的努力与尝试。

五、结语

互动是双向的，媒体记者也会给予我们有价值的建议，使我们的“新探控烟倡导评奖”工作不断地进步与完善。

在首届评奖中，我们忽略了为获奖记者提供荣誉证书这一环节，有位热心的记者在会后与我们进行了交流，建议我们增加荣誉证书，为获奖者们在梳理自己一年来的报道工作时提供有益的纪念凭证。这个建议让我们感动，这说明记者们重视我们的颁奖活动，珍惜我们给予的荣誉。我们积极采纳建议，在以后的每一届评奖中都精心为获奖记者准备荣誉证书。

媒体工作是控烟倡导工作中非常重要的一环。发展、维护并巩固媒体关系实际上是媒体工作的第一步，也是最为基础的一项工作。

本文分享的“新探控烟倡导评奖”是新探媒体工作中的一个小火花，希望这束小火花能为控烟倡导工作提供一些可借鉴的经验，使得控烟议题不再是小众话题，而是公众关心、热议的话题。

10

第十章 控烟中的社会组织与志愿者

医者先行，控烟有望！

新探健康发展研究中心

一、对烟草危害认识的进步与社会关注

对于很多发展中国家来说，烟草的流行是非常棘手的公共卫生问题，这一问题在中国尤为突出。卫生工作者对减少烟草使用发挥关键作用，包括提供控烟健康服务、控烟政策倡导促动，和为大众树立不吸烟的典范等。目前在我国总共有 180 多所具有医学专业的本科院校，每年全国有数十万的医学毕业生。为了使全国控烟得以有效开展，建立针对医学生的控烟能力的提升迫在眉睫。世界卫生组织和国家卫生与健康委一直积极支持这一举措。

2006 年 11 月 6 日召开的中国控烟学术研讨上，一项全国吸烟流行病调查显示，中国男性医生吸烟率高达 56.8%，是世界上男性吸烟率最高的国家。[1] 医生吸烟率高，不但影响了他们在公众中的形象，也影响他们的控烟服务态度。在医生和医学生中对吸烟存在许多误区，医生普遍缺乏控烟倡导促动和服务的技能。从高校卫生专业的学生入手，开展控烟意识和能力的培养，将能够有效推动中国的控烟进程。

早在 2002 年南通医学院就开展了医学生吸烟现状及控烟知识信念的调查。[2] 调查医学生吸烟行为及其对控烟工作的认知和信念。调查结果显示在医学生中开展控烟工作干预措施是必不可少的。

二、《全球医学生控烟调查中国报告》发布，结果很不乐观

2013 年 12 月 2 日由世界卫生组织支持、浙江大学医学部控烟研究中心牵头完成的《中国医学生控烟调查报告》在杭州发布[3]。这项医学生吸烟调查是全球烟草监测系统的一部分，项目调查选取了位于中国东、中、西部地区 45 所高校的医学生作为调查对象，并围绕吸烟率、控烟态度和信念、二手烟暴露和无烟校园政策执行情况等内容，开展匿名问卷调查。

这项针对三年级医学生进行的以学校为基础的调查此前已于 2005 ~ 2007 年在 31 个国家进行，但未涵盖中国。

《中国医学生控烟调查报告》在中国 45 所大学对近万名医学生的调查显示：

中国医学生吸烟率：26.1% 的被调查者曾尝试吸烟，6.5% 的被调查者仍在吸烟。

中国医学生控烟知识缺乏：被调查者不仅对烟草危害知识的认知严重缺乏，对尼古丁替代疗法、使用药物进行戒烟治疗等治疗方式也知之甚少。三成以上医学生对烟草危害存在认知错误：34.7% 的被调查者认为，低焦油烟比普通烟的危害小；25.9% 的被调查者认为，低焦油烟释放出的二手烟危害小，且比普通烟更不容易上瘾。

调查发现学生们所处的环境不容乐观：二手烟暴露率高，“无烟校园”落实不到位。有50%的被调查者报告自己暴露于二手烟，仅有29.4%的学生表示，他们所在的学校有明确的禁止室内吸烟的政策和醒目的提示，这一数字要比其他国家（60%）的百分比少了近一半。

调查结果还显示，医学生接受控烟教育甚少。仅有12.7%的医学院校开展了正规的控烟教学。在日常的医学课程中，仅有不到两成的学生接受过正规的戒烟方法培训。对医学相关专业学生的在校课程中进行系统控烟教学，将大大提高全国的控烟水平。在医学院校开展控烟建设是一项重要课题也非常有必要。

三、立足于医学专业学生的控烟能力建设

（一）医生是病人以及广大社区居民值得信任的行为模范

中国180多所具有医科教育的高校，每年毕业约10万人，他们绝大多数毕业后就业于卫生行业。医学生们如果能带头不吸烟，在工作和生活中主动宣传吸烟的危害，并能帮助大家戒烟，将对控制烟草流行起到非常重要的作用。

（三）公共卫生工作者应树立不吸烟的榜样

在中国一线的控烟工作主要由疾病预防控制中心及健康教育机构的工作人员承担，公共卫生专业学生是未来的疾病预防控制工作者，也是这支控烟主力军的后备力量。他们必须具备较好的控烟倡导行为的理论与技能，才能胜任艰巨的控烟工作。

根据2015年中国参与全球卫生专业学生控烟调查（GHPSS）的结果，近20%的医疗卫生专业学生没有学习过有关吸烟危害的知识；调查的学生中只有一小部分人表示接受过如何帮助患者戒烟的正规培训。

（三）在医学院校开展控烟教育是一项长期、艰巨和复杂的工作

我国医务工作者中涉及控烟的专业人员缺乏控烟相关理论与技能，医院医生普遍缺乏“戒烟能力”。其根本原因在于他们在大学期间没有经过控烟理论与技能的系统学习。因此，对临床医学、公共卫生和护理专业人员应有明确的“不吸烟”的要求，应增设控烟课程，使“做不吸烟医疗卫生工作者”的教育制度化，让医学生远离烟草。

GHPSS研究结果建议从以下四方面进行：利用学校优势，开展健康教育和健康促进；加强医学生控烟的社会责任感，在控烟中起表率作用；政策保障，创建不吸烟环境和控烟支持环境。

四、控烟知识普及医务工作者

（一）控烟能力建设进入医学院校

2008年，浙江大学医学院控烟研究中心杨廷忠教授领衔开展“中国公共卫生控烟倡导行动能力建设”项目。该项目在我国属首次。项目由彭博（Bloomberg）“减少烟草使用倡议行动”资助，参加的大学有北京大学、浙江大学、哈尔滨医科大学等七所医学院校[4]。项目研究了我国文化背景下的控烟倡导理论与策略，在此基础上开发了控烟倡导教学材料。对7所大学722名在校公共卫生专业学生进行控烟倡导理论教学。教学的实践环节是在各

自学校进行无烟校园政策倡导促动活动。

项目的目标包括开发中国文化适宜的控烟倡导促动策略和控烟服务方法，对卫生专业学生进行控烟基本理论、知识和技能的系统教学，实践的环节是在校园进行无烟校园建设。2011 年将这一方案向全国 31 个具有公共卫生专业的大学推广。2013 年在 60 所医学院校的所有专业实施。在 Global Bridges 的资助下，2015 年又在 50 所医学院校进行戒烟能力建设，包括在 10 所附属医院实施普通临床戒烟方案。截至目前医学院校控烟能力建设已经扩展至全国所有省、自治区和直辖市[5、6、7]。迄今为止，涉及医学院校达近百所，分别位于 80 余所城市。累计培养出约 150,000 名具有控烟倡导促动和服务能力的医学生。目前在国家自然基金资助下控烟研究中心正在进行我国人群的自主戒烟（非帮助戒烟）行为模式研究。该研究将对戒烟行为规律进行探索，为我国戒烟政策提供科学依据。研究成果将会对能力建设提供新的资料.

控烟能力建设有赖于合格的高素质师资队伍。目前在全国的很多学校的任课老师已经得到了培训，有的学校的老师不但出色地完成了控烟教学，还在控烟研究和控烟倡导促动中发挥了很好的作用，有的老师成为了当地控烟专家。

“控烟倡导促动”的名词也来自杨教授。

为使控烟能力建设具有可持续性，经过浙江大学、复旦大学和首都医科大学等单位多年的持续努力，目前已经将成功地控烟内容写入全国规划教材，包括基础和专业教材，如，社会医学，预防医学，和内科学等。这一举措从根本上保证了控烟教育在各医学院校的实施。全国院校普遍已经将控烟列入学校卫生专业的教学计划中。

（二）控烟知识进入健康管理师培训教材

近十年，健康管理师作为新兴职业逐渐成为医疗、健康相关专业人员的选择。早在 2007 年由陈君石和黄建始教授主编的第一版的健康管理师培训教材就有控烟、戒烟的相关内容，（图 1）如：“健康的生活方式主要包括合理膳食，适量运动、戒烟限酒、心理平衡四个方面”“戒烟越早越好，什么时候戒烟都为时不晚”“吸烟和被动吸烟会导致癌症、心血管疾病、呼吸系统疾病等多种疾病”“不在公众场所吸烟，保护不吸烟者免于被动吸烟的权利”。健康管理师从业后在对受众人群的健康和疾病进行监测、分析、评估时，将把吸烟作为重要因素进行考量。在对受众人群进行健康维护和健康促进中，进行控烟宣传，普及烟害知识与提供戒烟服务。

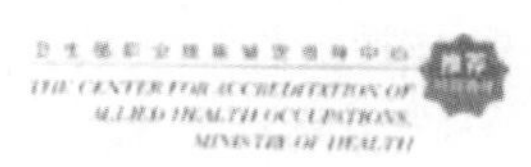
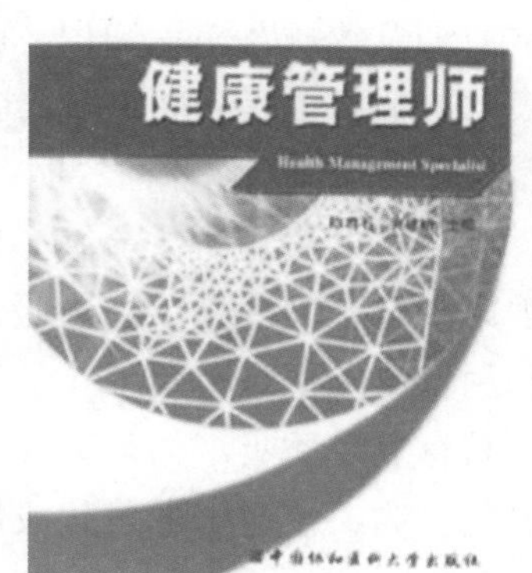

图 1　健康管理师培训教材

（三）控烟知识进入执业医师教材

作为一项行业准入考试，一年一度的医师资格考试是中国评价申请医师资格者是否具备从事医师工作所必须的专业知识与技能的考试。

2011 年，国家医学考试中心与中华医学基金会（CMB）合作，成立了由杨功焕教授任

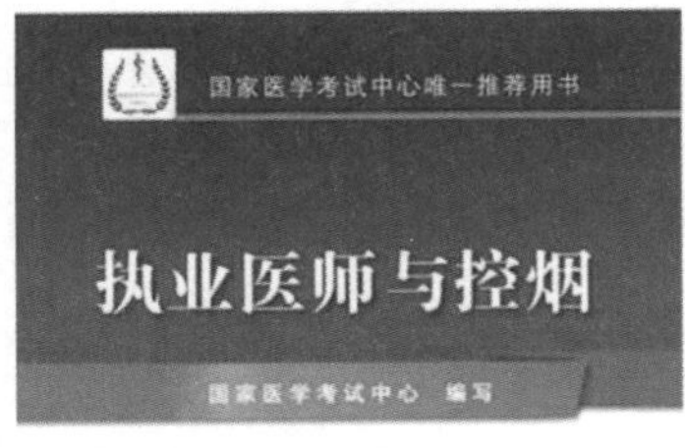

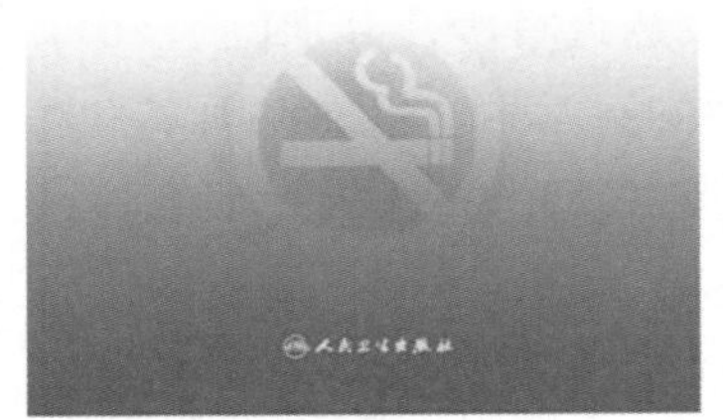

图 2 国家医学开始中心出版的执业医师与控烟

组长的控烟专家组，研究调整国家医师资格考试中烟草控制相关内容的考核要求，对临床、口腔和公共卫生医师资格考试大纲进行修订，要求医师加强对烟草控制知识的学习，各级各类卫生专业人员掌握烟草控制知识与技能。

2013 年，国家医学考试中心组织专家组编写了《执业医师与控烟》，该书介绍了国内外烟草控制经验和研究成果，全面阐述与烟草和健康有关的基本理论、基本知识和基本技能，帮助医学院校医学生、医师资格考试考生和在职医务工作者准确了解烟草危害的知识，掌握烟草控制的策略，提高预防和控制烟草危害的能力。

国家医师考试中心已经将控烟列入医师考试的内容，并将《执业医师与控烟》一书，作为医师考试教材之一。（图 2）目前的控烟教育除了课堂教学外，浙江大学医学院控烟中心还开发了网上教学和新媒体互动。

（四）控烟知识编入医学教科书（内科学）

2006 年，吸烟危害的内容以专章形式写首次入国家规划研究生教材、国家级继续医学教育教材《呼吸内科学》.

2013 年，烟草病学的内容以专章形式写入原卫生部“十二五”规划医学生本科教材《内科学》（第 8 版）。著名呼吸病学专家王辰教授称，“将烟草病学纳入教材开创了国际先例。”填补了长期以来控烟教育在我国医学生教育中的空白，有助于提升医学生控烟意识和参与社会控烟实践，具有里程碑意义。

2014 年，重庆医科大学在临床学科高年级开设了一门新的选修课——烟草病学，系统学习烟草致病及防治知识。课程负责人陈虹长期致力于控烟与呼吸系统疾病防治研究。她表示，烟草引起的疾病以及这些疾病的防治等是一个成体系的学科，已经形成了一个框架。希望学生毕业当医生时，明白自己有义务宣传控烟戒烟知识。

2014 年教育部关于在全国各级各类学校禁烟有关事项的通知（教基一函〔2014〕1 号）中第 3 条明确规定：加强吸烟有害宣传教育。地方各级教育部门和学校要采取多种形式，利用世界无烟日、新生入学等重要时间节点，利用课堂、讲座、党团活动等对学生开展禁烟教育。讲透吸烟的危害性，普及基本医学知识，让远离烟草成为广大教职员工和学生的自觉行为，让吸烟者争相戒烟成为时尚，劝阻吸烟，拒绝二手烟，共同创造一个良好的无烟氛围。

相信越来越多的学校教育者会意识到学校控烟的重要性。控烟内容已逐步纳入国家规划教材，以确保覆盖所有医学院校。控烟能力已成为国家医学考试中心医生资格考试中的重要内容。今天的医疗、卫生、护理专业学生就是明天的医务工作者。我们期待，训练有素的医生和和护士在中国控烟工作中，可以发挥更大的作用。

【当事人感言】---------------------杨廷忠

控烟倡导促动

烟草流行为全球性问题，这一问题在我国尤为突出。吸烟从根本上来说是人们的行为习惯问题，需要唤起决策者和民众，赖于政府和全社会的行动。倡导促动“Adocacy”是社会动员的新概念，涵盖倡议和导向行动的策略和方法。控烟倡导促动包括创造不同利益方的合作与妥协，“战略性地使用新闻传播媒介推动公共政策改变”“应用信息和资源唤起大众，改变人们的生活方式”等关键元素。

控制烟草流行，公共卫生工作者责无旁贷。如果我们今天不坚决地采取行动，一百年以后，我们的子孙后代会质问：“当年声称要献身于公共卫生事业和社会正义的人们，如何会允许烟草这样无节制的流行！”

杨廷忠：1982 年年毕业于山西医科大学（卫生系）。1994 年被评为江苏省有突出贡献的中青年专家。1998～2000 年为美国 San Diego 加州大学助理研究员（Assistant Research Scientist）。世界卫生组织全球慢性病行动计划（2013～2020）CRDS 更新专家。2007 年到至今为浙江大学医学部控烟研究中心教授、主任。已完成多项国际和国家研究课题，其中”倡导促动能力建设”项目覆盖除西藏外的全国所有省、直辖市和自治区。已发表论文 130 余篇，其中国际杂志发表 50 余篇，多篇论文被世界卫生组织全球控烟报告等文件引用。“Global Health Professions Student Survey（GHPSS）in Tobacco Control in China“的核心信息被联合国发布。控烟能力建设研究被选为浙江大学 120 周年科研亮点之一，以”Using Culture Understanding to Stub out Killer Habit”为题在“Nature”杂志报道。

信息来源

【1】中国男性医生吸烟率高达 56.8%，保健医苑，2007 年第 1 期。

【2】医学生吸烟现状及控烟知识信念的调查，朱湘竹，蓝绍颖，朱晓蓉，《南通医学院学报》，2002 年第 2 期。

【3】赵磊，浙大发布《全球医学生控烟调查》，中国报告，浙江在线・科技新闻网，http：//www.dxy.cn/bbs/topic/27000339。

【4】Yang，T.，Yang，X.，Lv，Q.，Zhao，Q.，& Ke，X.. Special communication：China’s first historic efforts to develop a tobacco control advocacy workforce via schools of public health Tobacco control，18（5），422-424，2009。

【5】Global Bridges.2017.Hospital-based tobacco dependence treatment training in China。https：//www.globalbridges.org/news/blog/2017/01/17/2915/）5.

【6】Yang T，Abdullah AS，Rockett IR，Li M，Zhou Y，Ma J，Zheng Z，Zhang Y，Wang L．Assessment of Tobacco Control Advocacy Behavioral Capacity among Students at Schools of Public Health in China. Tobacco Control，2011；20：20-25.

【7】世界卫生组织，控烟，要从医学生抓起！ https：//mp.weixin.qq.com/s?__biz=MzA3ODU5NDY2NA==&mid=2653932750&idx=1&sn=5a9f126ee738cd09175d7231825a9d33&chksm=849b3bc9b3ecb2df233ff07d865c1eb0002d89f467d04401f3f9d97071708e2e018305864f63#rd.

中国控烟队伍中一支重要的力量
——美国约翰·霍普金斯大学全球控烟研究所中国协作中心

万 霞 杨功焕

谈到中国烟草控制，就不得不提美国约翰·霍普金斯大学公共卫生学院（Johns Hopkins Bloomberg School of Public Health，JHSPH）全球控烟研究所（Institute for Global Tobacco Control，IGTC）中国协作中心（以下简称“全球控烟中国中心”）。

这是中国控烟队伍中一支重要的力量，在中国的烟草控制中起着独特的，不可替代的作用。

一、全球控烟中国中心的成立

全球控烟中国中心是和美国约翰·霍普金斯大学布隆伯格公共卫生学院全球控烟研究所合作的基础上于2001年成立的，中心主任为中国烟草控制的领军人物——杨功焕教授。美国全球控烟研究所主任是时任美国公共卫生学院流行病系主任的Jonathan M. Samet教授（现为美国科罗拉多大学公共卫生学院院长）。

这个中心的成立见证了中国和美国合作控烟的历史。Jonathan M. Samet教授与杨功焕教授相识于1995年。自1996年的烟草流行病学调查开始，双方开展密切的合作。随着合作的深化，在中国成立了“全球控烟研究所中国中心”并共同获得了美国国立卫生研究院（National Institute of Health，NIH）Fogarty国际中心、布隆博格慈善基金和其他资助方的资助，在中国进行了多项研究：

1. 系列研究了成人和青少年的吸烟行为、二手烟暴露等因素；
2. 引进评估暴露烟草烟雾的环境监测指标（空气中尼古丁的浓度）、生物监测指标（血、尿、唾液中尼古丁代谢物浓度），并进行监测，获得了具有参考价值的数据；
3. 开展了中国人群烟草控制干预策略的研究；
4. 开展了对我国城市控烟法律的执行情况、健康效果评估；
5. 开展了烟草所致疾病负担的估算的方法学的研究。

研究结果的应用推进了整个控烟的进程，并获得中华预防医学会科学技术进步奖。

二、开始中国烟草控制干预模式的探索

（一）背景

时光回溯到世界卫生组织《烟草控制框架公约》（以下简称《公约》）诞生以前的2000年，即使是公共卫生领域的工作人员，对如何推进室内公共场所禁止吸烟还是不清楚

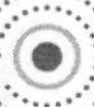

的。虽然很多城市开展了很多“创建无烟医院”“创建无烟学校”的活动，但是这种“创建”，还停留在简单的行政动员层面，效果不显著。1996 和 2002 年的全国烟草使用流行病学调查表明，二手烟暴露率没有任何改变。国内缺乏二手烟暴露现状、预防策略的理论依据、干预模式、效果评价等方面的系统研究。

（二）中国烟草控制流行病学、监测和干预能力建设项目

2002 年，美国全球控烟研究所与全球控烟中国中心合作，共同获得了 NIH Fogarty 资金资助开展“中国烟草控制流行病学、监测和干预能力建设项目”（项目号：R01-HL-73699）研究。这项研究开启了探索中国的烟草控制干预模式，重点提出预防二手烟的干预模式、推荐干预活动要点、提出评估策略和指标体系。

1. 在试点地区开展系统的定量和定性调查

项目工作团队于 2004 年开始，在江西的安义和湖口、河南的新安和偃师、四川的绵竹与西充，开展了系统的定量和定性调查，对二手烟暴露的现状、背后的社会文化因素进行了深入系统的研究。

在此基础上，发展干预策略和行动计划；执行干预策略：政策开发、宣传、创建无烟单位、无烟家庭和社区、建立控烟网络、能力建设等一系列干预活动。安义、新安和绵竹县是当时选择的干预点，这三个点均为农村地区。

2. 发现

这是首次在中国对人群烟草使用和二手烟暴露的流行水平、分布、及影响因素和相关政策、社会文化风俗习惯等因素进行了系统的定量和定性研究。研究发现了高吸烟率、烟草危害知识的缺乏、有效政策文本的缺乏和执行不力、敬烟文化等是导致高二手烟暴露的主要因素。简单的行政动员，是过去二手烟暴露控制无效的重要因素。也许到今天，人们已经难以想象，当时“87% 的人所在的工作单位或学校没有任何禁止吸烟的规定；85% 以上的家庭，对吸烟场所也没有任何限制，在任何地方，卧室、客厅，任何时候都可以吸烟；没有政策支持，碍于情面，人们无法对二手烟暴露说‘不’；在家庭中，特别是农村，妇女的地位低，不敢劝丈夫不吸烟或出去吸烟”。敬烟是社会认同的一种交际手段和礼节，敬烟现象非常普遍，即使不吸烟者，也有五分之二的人会用卷烟待客。

3. 提出了预防二手烟的综合干预策略

项目团队根据国际经验和中国的特点，按照健康促进的理论，提出了预防二手烟的综合干预策略：

1）发布或修改并有效实施室内公共场所、工作场所和室内公共交通工具禁止吸烟的法规和政策；

2）通过健康教育和媒体传播，促进人们了解吸烟和二手烟危害，改变相互敬烟的社会习俗；

3）通过医院、学校等无烟环境创建活动，形成示范样板；

4）倡导无烟家庭和社区，形成在室内公共场所不吸烟的社会氛围；

5）建立控烟社会网络，尤其是媒体的参与，提高网络成员单位和社会的控烟能力，形成全社会参与控烟的良好局面。在一个吸烟和二手烟危害知识匮乏，男权仍然严重，民众

参与公共事务决策缺乏的社会中，通过有效的健康传播，逐步改善社会氛围至关重要。

4．为营造了良好的控烟氛围提供技术支持

在项目组的指导下，各县执行烟草控制活动的公共卫生工作人员，开展了有声有色的预防二手烟的活动。通过健康传播，改变社会习俗，首先在安义举办首例无烟婚礼。根据前期定量和定性调查的分析结果，项目组总结出不在室内吸烟、不当着他人的面吸烟和不向客人敬烟的“三不”口号（见图1）。充分利用宣传栏、宣传画、手机短信、电视公益广告、文娱节目、永久性标语、新闻媒体等宣传方式和宣传途径，大力传播“三不”等关键信息，营造了良好的控烟氛围。控烟传播也融入到了当地的民俗民风中，发展了无烟春节年画等。

请不要在室内吸烟

来客请不要敬烟

请不要当着别人的面吸烟

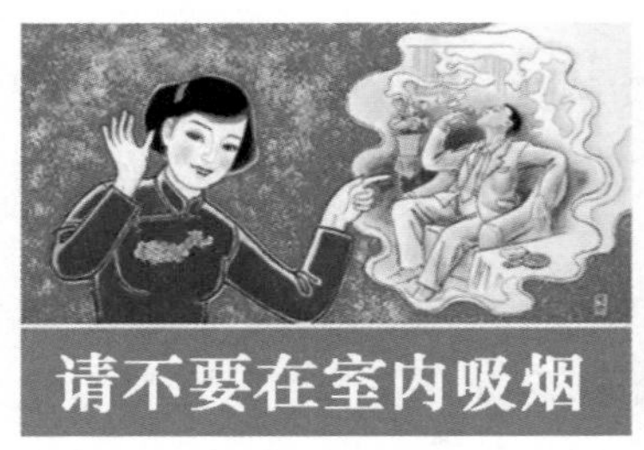

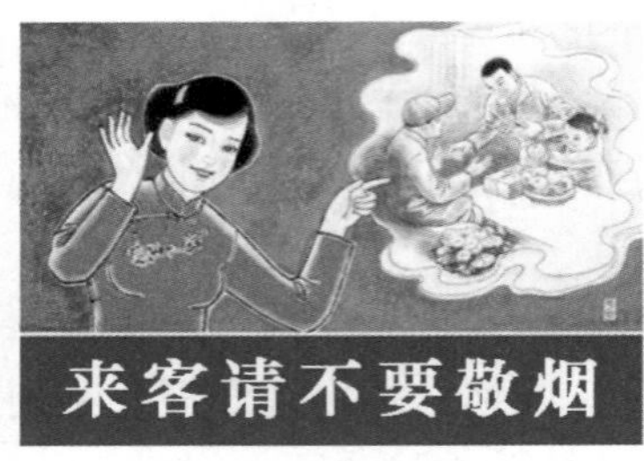

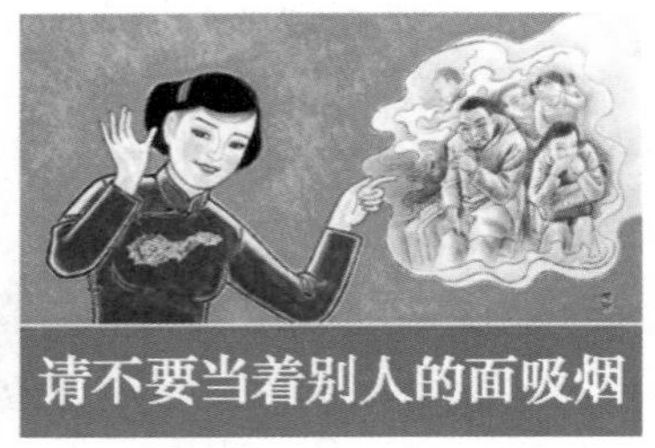

图1　控烟宣传材料

5．经验总结

经过五年的研究发现，即使在健康传播如此“空白”的地区，执行烟草控制活动仍然是可行的，一旦人们掌握和理解了二手烟的危害，人们会支持这个活动。而这些活动是推动无烟环境政策制定的基础。而政策分析和文本制定、传播材料的制作，需要专家给予业务支持。单个地区的控制效果不能形成声势，需要在国家层面和地方层面互动，这是形成控烟整体效应的基础。全球控烟研究所中国中心对这个项目的经验总结可见Fogarty项目的系列丛书《Fogarty项目现状评估（一）——定量调查》、《Fogarty项目现状评估（二）——定性调查》、《Fogarty项目干预模式的建立及过程评估》及《Fogarty项目效果评估》中。

三、烟草控制评估验证指标体系的发展

（一）中国烟草控制流行病学和干预研究项目

由于美国全球控烟研究所与全球控烟中国中心两个团队的出色表现，上述Fogarty项目结束后，双方再次获得了NIH Fogarty资金资助，开展（9R01TW007949-06）”（以下简称为Fogarty II期）。该项目在我国7个省（北京、天津、上海、黑龙江、浙江、河南和广东）发展并验证了烟草控制评估指标体系的研究工作。

（二）项目目标

该项目依据美国戒烟干预项目（the American stop smoking intervention study，ASSIST）总结的评估框架，即以生态学理论为基础的评估模式，考虑了整个系统及系统内的所有要素之间的联系，把投入与效果指标结合起来，综合地评估烟草控制的效果，其中投入部分包括烟草控制投入强度（strength of tobacco control，简称SoTC）。本项目中在这个基础上发

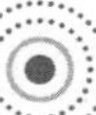

展了符合我国特征的 SoTC 指标，并对此进行了验证[1]。

（三）开发符合我国特征的 SoTC（投入强度）指标：

1. 二手烟政策：所调查的无烟机构是否有预防二手烟政策、该政策是否达到室内 100% 无烟的要求

2. 能力：所调查的机构是否有发展控烟计划、政策倡导、媒体倡导、监测与评估、开展培训和技术指导、创建控烟网络等

3. 控烟行动：必须包括全面的控烟活动及控烟活动的质量评估，具体包括：

- 提供戒烟服务、健康宣传活动和预防青少年吸第一支烟等活动
- 控烟活动的质量评估包括创建的无烟环境的标识张贴、无烟机构的依从性（例如：在机构内没有闻到烟味、没有烟头和没有人吸烟等）

四、“迈向无烟中国”项目

（一）项目推广无烟环境建设的干预模式和评估体系

基于上述的发现，全球控烟中国中心与中国疾病预防控制中心联合，共同获得了 BLOOMBEGR 基金的两年（2007～2008 年）支持，开展了迄今最大的控烟项目“迈向无烟中国”，在中国 20 个省的 40 个市 / 县 6400 万人中推广无烟环境建设的干预模式和评估体系（项目地区分布见图 2）。在这个过程中，进一步完善了降低二手烟雾暴露的控烟模式。

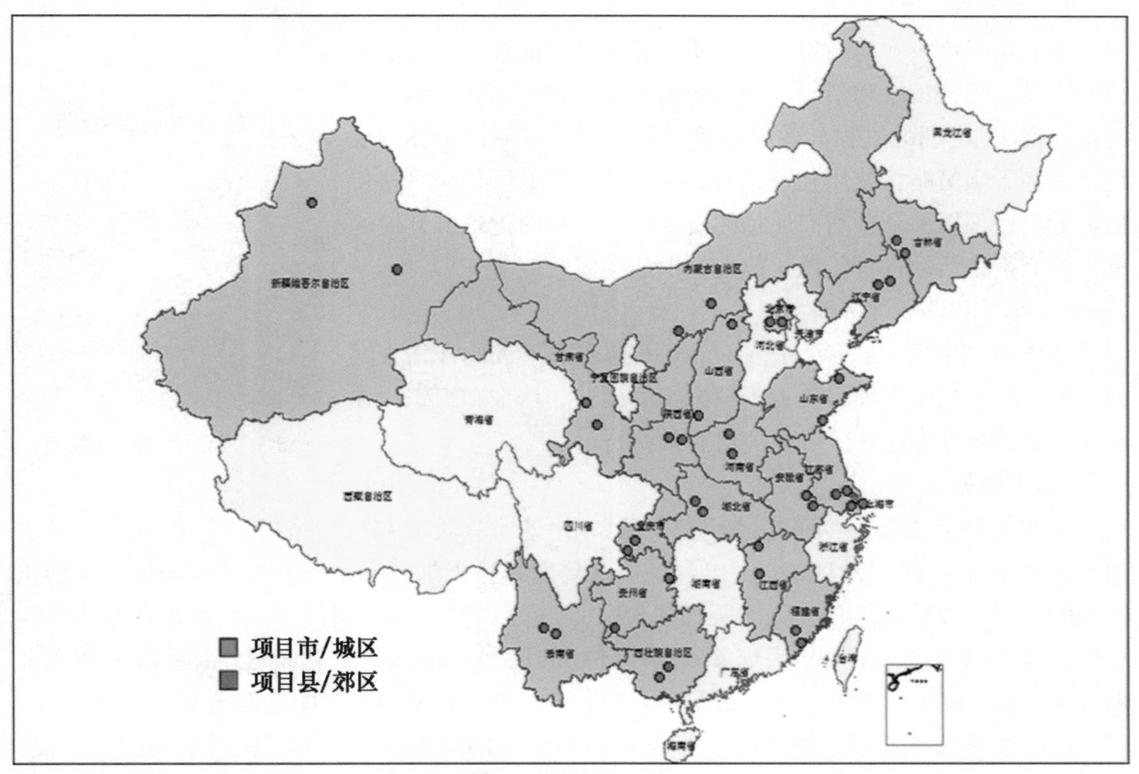

图 2　第二阶段项目地区分布图

（二）进一步清晰和明确预防二手烟暴露的五大策略的实施：

1．发布和实施公共场所禁止吸烟政策和法规；

2．通过健康教育和媒体传播开展社会动员，促使人们了解吸烟和二手烟的危害，改变相互敬烟的社会习俗；

3．通过医院、学校、政府机关和公共场所等无烟机构创建活动，逐渐减少人们暴露二手烟的机会，增进人们选择不受二手烟雾危害的能力；

4．通过社会习俗的改变，创建无烟家庭和无烟社区，以逐渐建立和营造一个免受二手危害的社会环境；

5．逐渐建立烟草控制的社会网络，提高网络成员单位和社会的控烟能力，逐渐形成全社会参与控烟的良好局面。

（三）推荐干预模式

提炼干预活动要点，总结推荐了一批行之有效的干预活动，加大地方控烟能力建设，建立国家控烟网络，促进出台和实施公共场所禁止吸烟的相关政策，创建无烟环境，最终在中国形成能够在中国推广的降低二手烟雾暴露的控烟模式，减少二手烟的暴露。

（四）项目运行模式

为了保证项目按照策略规范执行，项目执行采取了以中央和地方的项目活动互为支持的方式进行。

1．干预部分

中央项目侧重在对政策现状分析、传播活动的设计、传播材料的开发，干预策略和活动设计与指南编撰（详见图 3 干预计划制订指南），定期的过程和效果评价，保证地方按照国际标准确定目标和干预策略，使用经过试验、并且证实有效的传播策略传播关键信息，以保证项目高质量的有效执行；同时把地方开展的有价值的策略活动进行传播、放大，形成整体效应。

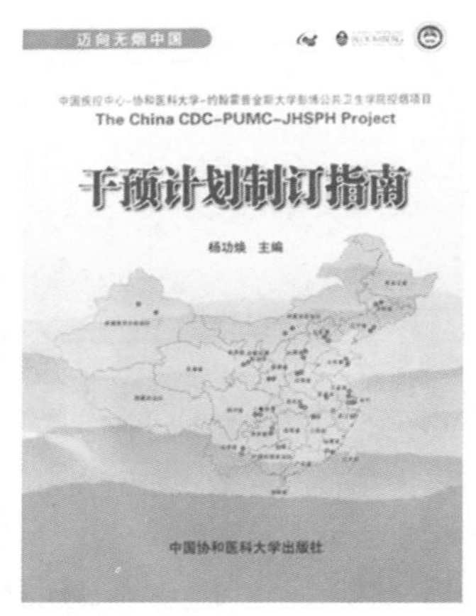

图 3　干预计划制订指南

2．督导和评估部分

全球控烟中国中心负责把 Fogarty Ⅱ期研究形成的评估方案和指标，融入到中央项目负责干预方案的设计、培训和组织，在不同层级的督导和评估，确保项目有效执行。

（五）成效

上述策略使大部分烟草控制“空白区”，迅速掌握策略和执行路线。通过 14 个月的干预，40 市 / 县中 19 个地区修改 / 出台了公共场所禁止吸烟政策，行政办公楼均扩大为禁止吸烟的场所。以医院为例，无人吸烟比例从 14% 上升到 70%；提高了人们对烟草和二手烟草烟雾危害的认识，了解二手烟暴露易患肺癌的比例从 68% 上升到 85%；逐步改变相互敬烟社会风俗，使不同场所二手烟暴露率分别下降了 50%，学校下降的比例更高，达到 63%。

两阶段项目的开展，极大增进了民众参与控烟的积极性，扩大了项目活动的影响面，包括 142 万人次点击支持政府修改《中华人民共和国境内卷烟包装标识的规定》公民提案，

有力地促进《公约》在中国的执行。之后，我国各城市获得不同来源的经费支持，开始围绕 WHO 提出的 MPOWER 策略开展了烟草控制工作。项目模式和评估指标也在很多地方推广应用。“迈向无烟中国”项目推动无烟环境建设，在中国形成整体燎原之势。

五、评估——促进履约与执法

Fogarty 项目Ⅱ期发展的评估指标，以及几轮项目支持开展的干预活动，形成了 SoTC 评估、政策执行绩效指标（Policy Performance Indicators，PPI）及健康效益评估等一整套评估框架和指标。

（一）政策执行绩效指标

2011 年《公约》在我国生效 5 周年之际，中心采用政策执行绩效指标（Policy Performance Indicators，PPI）对我国的履约情况进行了打分[2]。通过使用 10 项指标，对烟草控制的 5 个关键政策：保护人们免受二手烟危害，帮助戒烟，警示烟草危害、全面禁止烟草广告、促销和赞助，烟草加税的执行情况进行评价。评价结果显示，5 项政策履行的平均分为百分制的 37.3 分，和 100 多个《公约》缔约国比较，各项政策的执行情况均排在最后几名。该结果引起了国内外的巨大反响。舆论对我国把“全面推行公共场所禁烟”写入了“十二五”规划，以及 2013 年的《关于领导干部带头在公共场所禁烟有关事项的通知》的发布起到了推动作用。

（二）健康效益评估

随着近 30 年的不懈努力，我国的控烟工作取得了很大的进步，目前有 20 个左右的城市有了地方一级的法律、法规。但是，这些城市是否真正做到“有法必依，执法必严”呢？因此评估显得格外重要。

中心于 2015 年在天津、青岛等城市，首次开展了无烟法律执行情况的健康效益评估[3]。通过前期的文献总结，我们发现无烟立法能够显著降低心血管病的发病或死亡，其中，急性心梗（acute myocardial infarction，AMI）是评估无烟立法的敏感指标。通过 AMI 的入院率、发病率和死亡率等指标在无烟法律、法规实施前后的变化，综合判断无烟法律执行的情况。

天津市是 2012 年 5 月 31 日起施行《天津市控制吸烟条例》(以下简称天津市《条例》)。天津市《条例》全面禁烟的场所包括：医疗卫生机构、未成年人教育机构、大学、政府办公场所、室内工作场、公共交通工具，但是还有场所是部分禁烟的，具体包括：餐馆等餐饮场所、酒吧等娱乐场所。在天津市《条例》执行 3 年半之际，中心通过采用泊松回归及有断点的时间序列模型（Poisson regression with interrupted time-series analysis），对立法前后急性心梗和中风的死亡率和发病率的趋势，判断天津市无烟法律的执行情况，同时为其它地区的无烟法律执行的评估提供借鉴。结果显示，天津市立法后急性心梗死亡率有所下降，但是立法下降的即时效应不明显，且发病率变化不明显，天津市无烟法律的执行效果是不明显的，需要进一步加强。

（三）连续不断的监测吸烟归因死亡人数的变化十分必要

烟草流行对健康的危害，一直是控烟领域中的重要组成部分。与其它很多立竿见影的影响健康的危险因素不同，因吸烟引发的疾病通常数年甚至数十年后方才显现出来。烟草的危害在吸烟历史较长的发达国家的研究结果表明，烟草流行高峰后 30 年，吸烟归因死亡才会达到高峰。早在 20 世纪 90 年代，中国的 2 个最重要的研究：刘伯齐教授的百万人的病例对照研究，及钮式如、杨功焕教授的 25 万人的前瞻队列研究。这两项研究证实了根据上世纪 70 年代左右的吸烟模式（中国烟草流行远未达到高峰），到 90 年代，中国每年有 80 万左右的死亡归因于烟草使用。并预测，如果不采取有效的控烟行动，降低吸烟人数，到 2030 年，根据中国人群 90 年代的吸烟模式，中国的吸烟归因死亡人数将增至 200 万，到 2050 年，增至 300 万。

2011 年，中心与中国疾病预防控制中心合作，估算了 2005 年我国人群中归因于烟草使用的死亡已达 120 万人，其中有 33.8% 在 40 ~ 69 岁之间死去；2012 年，中心与美国华盛顿大学健康测量评估研究所（Institute for Health，Metrics and Evaluation，IHME）、澳大利亚墨尔本大学及中国疾病预防控制中心合作对我国烟草所致疾病负担再次作了细致深入的研究，发现 2010 年，烟草使用在我国所致死亡人数高达 140 万[4]。这一结果的发表，引起了媒体及相关部门的广泛关注。多家媒体以“中国每年归因烟草导致的死亡人数上升至 140 万”为题进行报道，[5][6]并且国家层面的公共场所控制吸烟条例，已被国务院法制办纳入当年的三类立法计划。

未来中心将继续利用烟草控制效果评估及归因负担估计的结果，为中国的烟草控制服务，为无烟中国、健康中国而奋斗！

信息来源

【1】Wan X，Stillman F，Liu H，et al．Development of Policy Performance Indicators to Assess the Implementation of Protection from Exposure to Secondhand Smoke in China．Tob Control．2013；22：Suppl 2：ii9-15.

【2】杨功焕，胡鞍钢主编．控烟与中国未来．北京：经济日报出版社，2011 年 1 月．

【3】Xiao H，Zhang H，Wang D，et al．Impact of smoke-free legislation on acute myocardial infarction and stroke mortality：Tianjin，China，2007–2015．Tob Control．2019：1-7.

【4】Yang GH，Wang Y，Zeng YX，et al．Rapid Health Transition in China，1990—2010：Findings from the Global Burden of Disease Study 2010．Lancet 2013：381：1987-2015

【5】中国每年归因烟草导致的死亡人数上升至 140 万，http：//shipin.people.com.cn/n/2013/0705/c85914-22087499.html。

【6】中国每年归因烟草导致的死亡人数上升至 140 万，http：//news.youth.cn/gn/201307/t20130705_3476655.htm。

今日儿童少年，明日社会栋梁
——青少年控烟那些事

郭　欣

一、青少年吸烟问题已引起全社会的高度重视

吸烟是诸多慢性疾病的首位危险因素。研究表明，在青少年时期吸烟或暴露二手烟对呼吸系统的损害尤为突出，增加患急性下呼吸道感染，中耳炎、慢性呼吸道疾患、哮喘的危险性，降低青少年肺功能的生长发育速度，严重影响青少年身心健康。

科学研究证实，开始吸烟的年龄越早，成为吸烟者的可能性越大。由于大部分青少年在吸烟后难以戒烟，极有可能成为长期甚至终生吸烟者。

让青少年了解烟害，掌握控烟知识，养成不吸烟的良好生活习惯，是避免吸烟率上升的最经济、有效的措施。因此，帮助青少年拒绝烟草，远离烟害是控制我国吸烟人数增长，保障国民健康的重要举措，学校卫生工作者责无旁贷。

二、成立青少年控烟专业委员会

近年来，青少年吸烟率呈上升趋势的状况令人堪忧。为更好保障广大青少年身心健康成长，中国控制吸烟协会青少年控烟专业委员会（以下简称“青少年控烟专委会”）于 2005 年 8 月 18 日成立。[1]“青少年控烟专委会”是中国控制吸烟协会下设的二级专业机构，专门从事青少年控烟工作。“青少年控烟专委会”集合了分布在全国 31 个省市、自治区及澳门特别行政区方方面面的控烟有识之士，经过十多年的努力，逐步形成了以教育和卫生系统专业人员为骨干，学校、家庭、社会三方面齐抓共管的良好局面。

三、社会各界积极参与，推动青少年健康成长

“青少年控烟专委会”与社会各界关爱青少年健康的团体、组织和个人共同协作，搭建平台，积极开展一系列健康教育和控烟活动。经过近 10 年的努力，“青少年控烟专委会”推出了一些具有自身特色和广泛社会影响力的品牌项目：

（一）加强健康教育和科普力度，推动青少年烟草防控

2008 年 5 月，世界控烟日的主题为“无烟青少年”，各地学校卫生、公共卫生医师在中国控制吸烟协会、“青少年控烟专委会”和中国疾病预防控制中心控烟办等机构的精心组织下，在各地积极开展烟草与青少年健康科普教育。组织编辑了《优秀控烟征文绘画汇编》和《青少年控烟活动集锦》。在学校开展健康教育知识讲座普及烟草危害知识，并邀请世界

冠军佟健和黄轩、周海媚等明星为青少年控烟形象大使。同时，组织出版健康科普系列图书，充分利用微信、微博等新媒体传播平台，加强青少年健康教育和控烟宣传，取得了较好效果。

（二）“我要健康成长·我爱无烟环境”系列竞赛活动

从2010年起，“青少年控烟专委会”在教育部、卫生部和中国控制吸烟协会的指导帮助下，在全国大中小学生中组织开展了“我要健康成长·我爱无烟环境”的系列竞赛活动。活动内容丰富多样，包括绘画、征文、动画短片、随手拍和烟盒警示套设计等。活动得到了学校的积极响应和学生的广泛参与，对调动青少年的主观能动性，使他们真正成为控烟行动的主力军起到了积极的推动作用。青少年通过活动，不仅从实践活动中进一步深刻认识烟草危害，拒绝烟草，形成健康有益的生活方式，并将控烟理念带到家庭、带向社会。[2]

（三）“不吸烟、我健康、我时尚”系列青少年控烟主题宣教活动

预防青少年吸烟、保护青少年免受烟草危害，一直是全球控烟工作的重点。在国家卫生健康委宣传司、教育部体育卫生与艺术教育司、中国疾病预防控制中心、中国健康教育中心的指导下，在世界卫生组织驻华代表处的支持下，中国控制吸烟协会、北京市疾病预防控制中心举办了以“不吸烟、我健康、我时尚”为主题的青少年控烟系列宣教活动，活动号召广大青少年重视自己的身心健康，养成不吸烟、勤锻炼的健康生活方式，远离烟草，坚决拒绝吸第一支烟，做“不吸烟、我健康、我时尚”的一代新人。（图1）

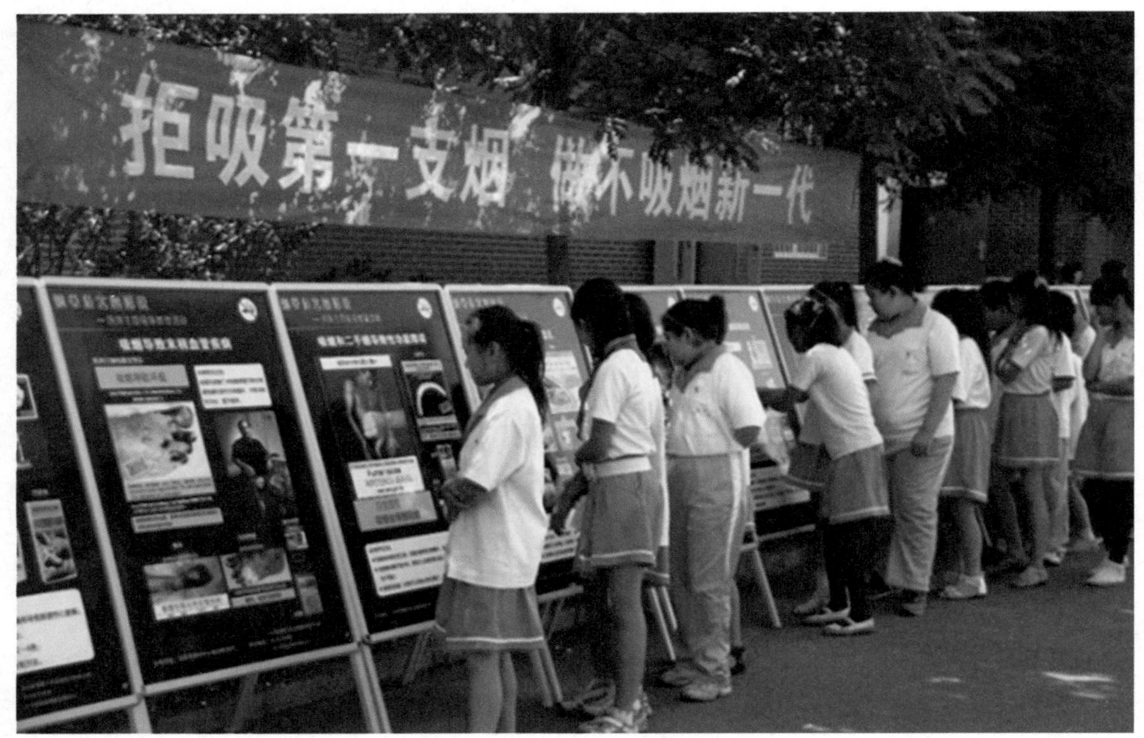

图1 “坚决拒绝吸第一支烟”主题活动

（四）推广“无烟学校”建设

为教育引导青少年学生不吸烟，让学校上方有一方清新的天空，“青少年控烟专委会”一直致力于推广“无烟学校”建设，举办“无烟学校”评比，并在北京市大中小学校开展专项督导。

2012 年 2 月 16 日，创建全国无烟示范学校试点项目启动会在京召开，北京、郑州、开封 3 个城市中 30 所学校率先启动全国无烟示范学校。[2]

同年 12 月，“青少年控烟专委会”在北京市劲松职业高中双龙校区举行了一场以“携手创建无烟校园、共同构筑清新环境”为主题的控烟活动，并特邀著名控烟专家臧英年教授做控烟知识演讲，120 余名学生、老师和家长参加了此次活动。臧教授主要对吸烟的危害、戒烟的方法利用自编歌曲、成语、问答等风趣幽默的形式为在场的老师学生进行了讲演和互动，倡导大家一定要改变观念，增加新的认识，做出发自内心的努力——戒烟！学生代表宣读了致家长的倡议书，家长代表表达了控烟的决心。最后于忠波副校长引用梁启超的《少年中国说》的名句“少年强，则国强！”激励同学们要力争做到“自己强大，则国家才能强大”！无烟示范学校通过这种方式与学校和家长之间的互动，共同构筑一个清新校园的环境。[3]

（五）世界无烟日青少年控烟活动

每年，青少年控烟工作者们充分利用 5 月 31 日世界无烟日这个特殊的日子，开展主题突出、形式多样的控烟活动。

2016 年 5 月 29 日在北京市第八中学举办 2016 年世界无烟日青少年控烟系列活动启动会，青少年控烟专委会主任委员邓瑛主任动情地说：“今日儿童少年，明日社会栋梁。为儿童少年的事业是不朽的事业，这项事业包容未来，又涵盖现实。而戒烟、控烟就是保护儿童少年，就是创造未来，让我们共同努力，进一步增加责任感，使命感和紧迫感，还孩子们清新空气，共同编制灿烂的明天。”[5]该活动使同学们懂得了吸烟的危害，增强了对烟草引诱的自我保护意识，对推动青少年控烟工作发挥了积极的促进作用，在学校师生中引起强烈共鸣。

（六）成立青少年控烟志愿者联盟

青少年的吸烟状况是公众吸烟状况的真实反映。我国青少年吸烟率为 6.9%，尝试吸烟率为 19.9%，二手烟暴露率为 72.9%。目前全国有 1.8 亿儿童遭受二手烟危害，这种现状说明当前学生控烟形势依然严峻。有鉴于此，青少年控烟专委会积极发动社会各界控烟力量，努力发挥委员会在全国青少年控烟工作中的重要作用，2016 年北京八中世界无烟日青少年控烟活动现场“中学生控烟联盟”正式启动，2017 年清华大学世界无烟日青少年控烟系列活动现场成立“大学生控烟联盟”，并在 2018 年注册“全国青少年控烟志愿者联盟”。[5]（图 2、图 3）在控烟队伍中吸纳了学生这股朝气蓬勃的生力军，逐渐壮大青少年志愿者这支有生力量，让学生成为控烟活动的主体，让他们在活动中锻炼成长。世界卫生组织驻华代表处控烟和媒体高级顾问潘洁兰博士表达了对中学生控烟联盟的肯定和支持。她说：“儿童青少年是烟草企业的目标人群，所以我们需要这样的联盟，让儿童青少年成为控烟的有生力量，让更多的孩子进入控烟的阵营而不是吸烟的阵营”。

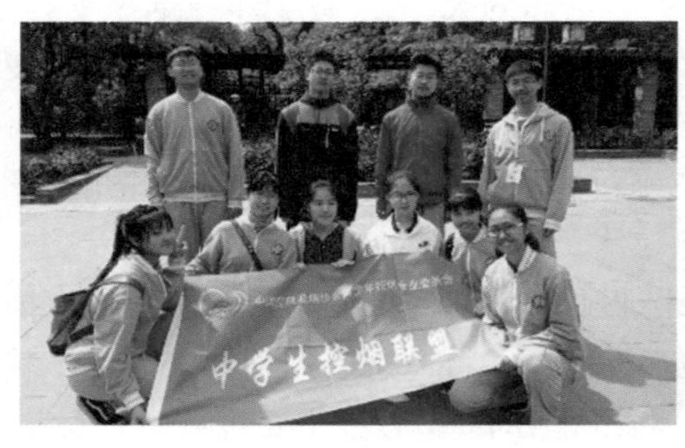

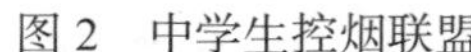
图 2　中学生控烟联盟

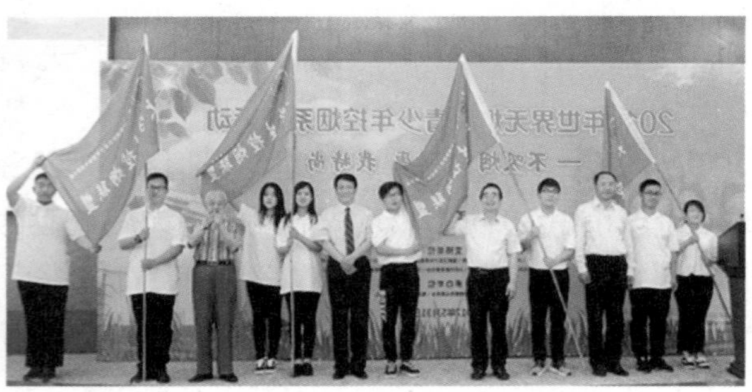
图 3　大学生控烟联盟

（七）青少年使用烟草相关调查

为了了解青少年烟草使用情况，从 2005 年起，北京市疾病预防控制中心学校卫生所连续 6 次开展了北京市中小学生烟草使用情况监测及变化趋势分析的研究，该研究覆盖北京市所有区县，100 余所中小学校，约 10 万中小学生。

监测结果显示，2015 年北京市学校人群总体尝试吸烟率为 9.41%，现在吸烟率为 3.26%，二手烟暴露率为 76.14%。研究提示：北京市中小学学生二手烟暴露状况依然严峻，职业高中学生吸烟行为较为严重，烟草广告、促销现象依然严重，学生吸烟行为密切受到家庭、学校、朋友的影响。同时，在《北京市控制吸烟条例》实施前后，组织相关单位对学校周边烟草售卖店开展了两次现场调查，获取了烟草广告、促销对青少年的吸烟行为影响的数据，为今后有针对性的采取控烟措施提供科学基础。[4]

（八）定期召开控烟学术研讨会，学习交流借鉴成功经验

从 2006 年至今，历届“中国青少年控烟学术研讨会”都请来国内知名专家授课并组织全国各省的青少年控烟工作者交流经验，分享成果。主要内容包括国内外青少年烟草流行病学特点及控制策略；烟草成瘾的病理生理机制；吸烟对青少年身心健康的影响；适宜青少年戒烟的技术与方法；青少年烟草使用行为监测；无烟校园建设；中国青少年控烟工作者如何更好将控烟、戒烟纳入日常工作；国内外烟草控制的相关研究等，探求新时期控烟工作的新办法，共谋青少年控烟工作的发展之大计。

（九）积极参与推动我国青少年相关的控烟立法进程

2006 年 1 月 9 日，世界卫生组织《烟草控制框架公约》在我国正式生效，公共场所和工作场所禁止吸烟成为我国政府控烟工作的重点。

1. 推动学校等相关场所全面禁烟

重视学校控烟工作，从制度建设和健康教育两个方面积极推进学校控烟工作。教育部先后印发了《关于进一步加强学校控烟工作的意见》、《关于在全国各级各类学校禁烟有关事项的通知》，对学校控烟工作做出全面部署；制定了《无烟学校标准》，将学校控烟、创建无烟校园作为建设文明校园、优化育人环境的重要内容，推动各级各类学校开展无烟校园创建活动。

2．通过两会代表 / 委员提出青少年控烟建议

2010 年以来，专委会青少年控烟领域众多专家联合，向两会代表 / 委员提交控烟建议，有力推动了青少年控烟工作进展。

3．努力推动烟草危害图形警示上烟盒

2014 年，联合控烟领域多名权威专家，收集国外烟盒包装上有醒目警示图形警示的烟盒，向国务院提交建议报告，提出中国境内烟草包装需尽快印上说明烟草具体危害的图文警示，并为此不断努力着。

4．推动无烟环境的法规出台

加强青少年控烟，积极推动学校周围的零售店禁止向未成年人出售烟草制品。肃清学校周边烟草及其促销广告及中小学校周边 100 米范围内烟草销售点，规范售烟点设有“禁止向未成年人出售烟草制品”的法定标志；积极倡议“被吸烟，我不干”，呼吁法律和道德层面联动；积极推动全国“公共场所控烟条例”尽快出台，组织多次新闻发布会，呼吁和建议所有室内公共场所、室内工作场所和公共交通工具上禁止吸烟，努力为青少年营建无烟环境。

四、继往开来

进一步团结动员社会力量和广大控烟工作者，对于青少年控烟工作的发展，对于创造人们的健康生活和美好未来都具有重要意义。

2016 年 9 月，“青少年控烟专委会会”召开了第四届理事会。这次大会既是承前启后，更是继往开来。大会总结了过去五年的青少年控烟工作经验，明确了委员会在今后五年控烟工作的发展方向。“青少年控烟专委会会”将在原来工作的基础上，逐步在全国范围内推广青少年控烟志愿者联盟、无烟学校建设以及青少年控烟新媒体建设等重点工作。[6]

信息来源

【1】赵娜，倪菁华，许桂华．小学生尝试吸烟及二手烟暴露状况调查 [J]．中国学校卫生，2014，35（3）：452-453．

【2】全国大中小学生中开展“我要健康成长 · 我爱无烟环境 · 共建无烟家庭”控烟活动通知，中国学校卫生，2010（6）．http：//www.cjsh.org.cn/nd.jsp?id=235&。

【3】劲松职高双龙校区举行控烟主题活动，朝阳文明网，2012 年 12 月 20 日，http：//www.bjwmb.gov.cn/cywmw/wmsz/t20121220_496916.asp。

【4】郭欣，刘峥，刘泽军等．北京市 2013 年普通高校无烟校园建设效果评估 [J]，中国学校卫生，2016，37（1）：154-156。

【5】佚名，2017 年世界无烟日青少年控烟系列活动——大学生控烟联盟成立 [J]，中国学校卫生，2017（6）。

【6】中国控制吸烟协会青少年控烟专业委员会第四届理事会圆满闭幕 [J]．中国学校卫生，2016（10）。

我国控烟与肺癌防治领域的高端品牌论坛
——记八届“中国肺癌南北高峰论坛”

新探健康发展研究中心

一、烟草使用是肺癌高发的重要因素

肺癌已成为我国恶性肿瘤的第一杀手，男性肺癌发病率及男、女性肺癌死亡率都位居第一，其高发病率和高死亡率已经成为全社会共同关注的热点。

在中国如果没有更强有力的行动，减少吸烟和二手烟暴露，会有更多人死于癌症。对个人和家庭来说，每一个可预防的过早的死亡和带来的经济困境有时是灾难性的。

2019 年世界无烟日主题是烟草与肺部健康。

吸烟是导致肺癌的主要因素，占全球肺癌死亡人数的三分之二以上。在家或工作场所接触二手烟也增加肺癌风险。戒烟能降低肺癌风险：戒烟十年后，肺癌风险降至吸烟者肺癌风险的约一半。

吸烟是导致慢性阻塞性肺病的主要因素，这种疾病患者肺部脓性黏液积聚，导致痛苦的咳嗽和呼吸十分困难。年轻时开始吸烟的人患慢阻肺的风险格外高，因为烟草烟雾严重减缓肺部发育。烟草也会加剧哮喘，限制活动能力，促进残疾。及早戒烟是延缓慢阻肺病程、改善哮喘症状的最有效治疗[1]。

由于母亲吸烟或母亲接触二手烟，胎儿在子宫内接触烟草烟雾有毒物质，常常发生肺部发育减缓和功能降低。接触二手烟的低龄儿童面临哮喘、肺炎和支气管炎发作和加剧风险和频繁呼吸系统下部感染风险。[1]

我国有 3 亿以上的吸烟者，7.4 亿人遭受二手烟暴露，加之人口老龄化、农村城镇化及城市现代化进程加剧，大气污染与环境污染日趋严重，肺癌发病率与死亡率还将进一步攀升。预计到 2020 年，我国肺癌发病人数将突破 80 万人，死亡人数将接近 70 万人。[2]

全面控烟是全球倡导的降低肿瘤等慢性疾病危害的重要预防策略，也是受众最广、见效最快、收益最大的预防疾病措施之一。

美国、英国、澳大利亚等国家 16 岁以上男性人群吸烟率从上世纪五六十年代的 60%～80% 下降到本世纪 30% 以下，统计显示，这些国家的男性肺癌发病率有明显下降。我国台湾和香港地区的人群吸烟率也大幅下降。[3]

国际经验证明，一个医生吸烟，相当于给烟草公司做 10 万美金的广告。早在 2005 年世界无烟日，世界卫生组织就已经提出过“医生戒烟，做控烟表率”的主题。然而遗憾的

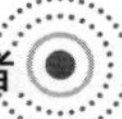

是，我国男性医生吸烟率高达 56.8%。医院领导率先戒烟，能够在全院医务人员中起到很好的带动作用。[4]

防治肺癌从社会共识层面来讲，应从控烟做起。医学水平发展至今，我们对烟草的危害和致癌致病的机制已有了许多研究，也有了很深刻的认识。

二、“中国肺癌南北高峰论坛”

历经八届，“中国肺癌南北高峰论坛”已经成为我国控烟与肺癌防治领域的高端品牌论坛。

历届中国肺癌南北高峰论坛汇集了我国控烟与肺癌防治领域的顶尖级专家与学者，为共同协商和探讨我国控烟与肺癌防治策略搭建了一个互相交流与平等合作的平台，已经成为我国控烟与肺癌防治领域的品牌论坛，为推动我国控烟与肺癌防治事业的进步与发展做出了贡献。

2004 年至今，论坛规模从近百人到数百人，探讨内容从早期预防、早诊早治扩展到精准医疗时代的肺癌诊疗、控烟履约、分子病理、靶向治疗、大气污染监测和环境致癌物监测等肺癌诊治和疾病预防的前沿领域。参会代表在历届论坛展示的控烟与肺癌防治中的成果和经验中，能够交流心得，交流信息，获得新认识、新机遇！[5]

历届“中国肺癌南北高峰论坛”人大常委会何鲁丽副委员长曾出席会议；卫生部门的领导出席会议；多位杰出的院士任论坛主席并发表贺词；多位我国胸外科、内科及肺癌防治领域老前辈、两院院士出席会议并作精彩的报告。

历届论坛得到世界卫生组织的支持，他们赞扬中国癌症基金会在控烟工作中做出了不可思议的卓越贡献。表示愿意进一步开展合作，推动中国烟草控制和癌症防控。

三、历届论坛都与控烟相关

（一）“首届中国肺癌南北高峰论坛”

“首届中国肺癌南北高峰论坛”于 2004 年 9 月 23 ~ 24 日在南京金陵酒店召开。论坛由支修益教授和叶玉坤教授共同倡议发起，与会专家就重视控烟与肺癌防治，推进肺癌诊疗规范化进程，以及建立肺癌临床多中心多学科合作模式等三大主题，从控烟和肺癌预防、积极开展早诊早治和重视转化型临床研究等几个方面进行了研讨。[6]

（二）“第二届中国肺癌南北高峰论坛”

“第二届中国肺癌南北高峰论坛”于 2005 年 9 月 23 ~ 24 日在北京人民大会堂常委会会议厅隆重举行。

论坛由中国癌症研究基金会、首都医科大学肺癌诊疗中心、中国医学科学院肿瘤医院和首都医科大学宣武医院共同举办，来自全国各省市自治区胸外科肺癌专家 400 余人聚会人民大会堂，共商我国控烟与肺癌防治策略，与会专家学者签署发表了针对我国控烟与肺癌防治的《北京宣言》。北京电视台著名节目主持人贺贝齐宣读《北京宣言》，与会国家领导人和肺癌防治领域的专家学者一致鼓掌通过并在《北京宣言》签字版上签名。[7]

（三）“第三届中国肺癌南北高峰论坛”

“第三届中国肺癌南北高峰论坛暨第三届泛太平洋国际肺癌会议”于2006年10月15~16日在上海国际会展中心举行。

国际肺癌领域权威专家以及国内各省市自治区肿瘤医院、肺癌中心和三级甲等医院胸外科、肿瘤科、放疗科和呼吸科主任600多名专家学者参加了我国肺癌防治领域的学术盛会。这次高峰论坛同国际肺癌研究协会主办的第三届泛太平洋国际肺癌会议同时举行，近二十位国际肺癌领域的著名专家出席大会并为大会作了高水平学术演讲。[8]王辰教授做了题为“中国医务工作者和控烟”的报告。[9]

（四）“第四届中国肺癌南北高峰论坛”

“第四届中国肺癌南北高峰论坛”于2008年11月28~30日在广州东方宾馆会议中心举行。

来自全国各省市胸外科、呼吸科、肿瘤科和放疗科权威专家800余人参加了论坛。会议就我国控烟与肺癌预防、肺癌早诊早治和肺癌微创外科技术、肺癌化疗和靶向治疗新进展、肺癌规范化治疗和多学科综合治疗等专题进行了深入研讨，会议邀请国家卫生部和国际肺癌研究协会专家作特邀演讲。大会期间，广州市科学技术协会和广州市呼吸疾病研究所参与协办了“无烟亚运，健康呼吸”专题研讨会。广州市科协主席钟南山院士在会上宣读“无烟亚运，健康呼吸”宣言。彭玉理事长、孙燕院士和支修益教授出席了“无烟亚运，健康呼吸”专题研讨会。[6]

（五）“第五届中国肺癌南北高峰论坛”

2010年10月15~16日在北京康源瑞廷酒店举行。

第五届中国肺癌南北高峰论坛由中国癌症基金会、中国医科院肿瘤医院和首都医科大学宣武医院主办，来自全国胸外科肺癌领域著名专家学者近300人参加了本届肺癌高峰论坛。与会者对控烟与肺癌防治、肺癌早诊早治、肺癌外科手术共识和争议，多学科综合治疗、非小细胞肺癌分子靶向治疗以及肺癌个体化治疗等各个方面内容的学术成果和临床经验进行了广泛交流，共同研讨肺癌防治策略。[7]国家控烟办公室主任，中国控烟协会副会长杨功焕教授做报告:“中国控烟任重道远”。[7]

（六）“第六届中国肺癌南北高峰论坛”

“第六届中国肺癌南北高峰论坛暨全国肺癌诊疗新技术新进展学班”2013年11月16日在北京全国政协礼堂隆重召开。

由中国癌症基金会、中国抗癌协会、首都医科大学和中国健康促进联盟共同主办。我国控烟与肺癌防治领域著名专家学者以及首都30余家新闻媒体共400余人参加了本届高峰肺癌论坛。第六届中国肺癌南北高峰论坛的主要议题为“我国控烟与肺癌防治策略”。我国控烟与肺癌防治领域的7位著名专家和院士在上午的论坛上作了主题发言。会上中国控制吸烟协会常务副会长兼秘书长许桂华作了题为“低焦油不等于低危害”的发言，原中国疾控中心副主任兼控烟办公室主任杨功焕做了“国际和中国控烟进展”报告。[10]

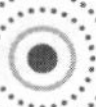

（七）“第七届中国肺癌南北高峰论坛”

“第七届中国肺癌南北高峰论坛”于2015年11月27日～29日在北京举行。来自全国各地400余控烟专家，胸外科、呼吸科、肿瘤科和放疗科等肺癌防治相关领域的专家学者，围绕“聚焦精准医学，规范临床诊疗与防控”主题，探讨精准医疗时代多学科的肺癌防治挑战。

在论坛的“控烟与肺癌预防专题”学术报告会上，中国疾病预防控制中心控烟办公室姜垣教授报告：中国控烟机遇与挑战；中国疾病预防控制中心环境所作徐东群教授报告：“烟草烟雾的致癌物”；山东省肿瘤医院郭其森教授报告：“控烟与肺癌”；张北京市控制吸烟协会张建枢会长作报告：“北京市控制吸烟条例实施效果。”

作为医生的行业组织，中国医师协会倡议全社会行动起来，积极参与控烟，政府和有关部门要积极支持控烟社团组织，大力宣传各种形式的戒烟知识。广大医生要身体力行。任何人都不要找任何理由给吸烟作借口。

（八）“第八届中国肺癌南北高峰论”

“第八届中国肺癌南北高峰论坛暨首届华夏医学肺癌防治高峰论坛”于2017年9月15～18日在北京全国政协礼堂、北京民族饭店举行。

会上，中国疾病预防控制中心控烟办公室杨杰教授介绍了国内外无烟环境立法进展；北京市控制吸烟协会会长张建枢作了“无烟北京助力健康中国”的报告；中国医学科学院肿瘤医院控烟办公室主任邹小农教授作了题为“控烟条例和烟草危害知晓调查分析”的报告。[10]

会上，中国医师协会常务副会长杨民特别重申了吸烟与肺癌的关系，并强调控烟工作势在必行。他还建议，作为医师，不仅需要不断提高医疗水平，学习前沿技术，也要加强预防肺癌的科普宣传，形成社会影响力。如何控制大气与环境污染，降低人群吸烟率，减少人们遭受“二手烟”、“三手烟”的暴露，如何加强胸部CT肺癌筛查更早地发现更多的早期肺癌，推广胸外科微创技术和精准放射治疗技术，重视基因检测指导下的肺癌个体化诊疗、传播精准医学理念，规范我国肺癌临床诊疗行为，已成为我国肺癌防治工作重点，也是此次会议的使命。[9]

四、结语

烟草烟雾是一种非常危险的室内空气污染物。它含有7000多种化学物质，其中69种是已知致癌物质。虽然烟草烟雾可能看不见，闻不到，它会在空气中停留达五小时之久，使接触者面临患肺癌、慢性呼吸系统疾病和肺功能下降的风险。

肺部健康不是肺部没有疾病就是健康，烟草烟雾对全球吸烟者和不吸烟者的肺部健康有重大影响。

为了实现可持续发展且非传染病导致提早死亡减少三分之一的具体目标，烟草控制必须作为世界各国政府和社区的优先重点。[1]

信息来源

【1】2019 年 5 月 31 日世界无烟日核心信息，世界卫生组织网站，https：//www.who.int/zh/news-room/events/detail/2019/05/31/default-calendar/world-no-tobacco-day。

【2】2020 年我国肺癌发病人数将突破 80 万，肿瘤防治研究，2016 年 01 期，http：//www.cnki.com.cn/Article/CJFDTotal-ZLFY201601025.htm。

【3】吸烟是“病”戒烟门诊亟待发力，法制晚报，2015 年 12 月 17 日，http：//dzb.fawan.com/html/2015-12/17/content_588265.htm。

【4】中国男性医生吸烟率高达 56.8%，保健医苑，2007 年第 1 期，http：//www.cqvip.com/read/read.aspx?id=23623149。

【5】第七届中国肺癌南北高峰论坛：领航中国控烟与肺癌防治，医脉通，2015 年 11 月 30 日，http：//news.medlive.cn/cancer/info-progress/show-87198_53.html。

【6】历届中国肺癌南北高峰论坛回顾，好医生网站，2010 年 10 月 19 日，http：//news.haoyisheng.com/10/1018/310068697.html。

【7】第五届中国肺癌南北高峰论坛照片集锦，39 健康网，2010 年 11 月 30 日，http：//blog.39.net/xiuyizhi/a_15146743.html。

【8】支修益，第六届中国肺癌南北高峰论坛在北京全国政协礼堂隆重召开，中国肺癌杂志，2013 年 12 月 25 日。

【9】第三届中国肺癌南北高峰论坛暨第三届泛太平洋国际肺癌会议，中华医学信息导报，2006 年 23 期 http：//www.cnki.com.cn/Article/CJFDTotal-ZHDB200623006.htm。

【10】第八届中国肺癌南北高峰论坛在京召开，科学网，2017 年 9 月 17 日，http：//www.medsci.cn/article/show_article.do?id=4fe911308435。

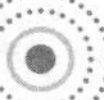

心血管领域控烟那些事

李建超

一、背景

吸烟（包括二手烟）是导致所有慢病（心血管病、慢性阻塞性肺疾病、癌症等）的共同危险因素。研究表明，烟草是心肌梗死和心血管死亡包括猝死年轻化的第一位危险因素，45岁以下年轻人群中，1/3以上（35%）心血管病死亡归于吸烟。对于不吸烟人群，在中国尤其是女性，二手烟显著增加心血管病危险。戒烟可减少心血管疾病的发病率和病死率。只要在公共场所减少二手烟暴露，一年可减少心肌梗死发作30%～40%。同时，戒烟也是改善心血管疾病远期预后最经济有效的措施。因此帮助吸烟者戒烟是预防心血管疾病的重要措施，作为心血管医生责无旁贷。

二、前辈的贡献

中国心胸外科奠基人吴英恺院士非常重视心血管疾病预防和控烟工作。他指出，“心血管疾病唯一的出路在于预防”，“如果不控制吸烟，因吸烟导致的疾病就会越来越多，已经到了非抓不可的地步了！”1990年，吴院士和翁心植教授等医学专家，共同发起成立中国控烟协会，努力推动控烟工作。

三、新世纪以来，中国心血管医生继往开来

以胡大一教授为代表的中国心血管医生积极参与控烟工作，开展一系列健康教育和控烟活动。2007年，中国医师协会心血管内科医师分会在遵义发起“中国心血管医生戒烟十大行动”，推动心血管领域控烟工作取得积极进展。

中国心血管医生戒烟十大行动包括：

（一）发布戒烟宣言

为了推动心内科医生提高戒烟意识。2008年10月，第19届长城国际心脏病学大会开幕式上，胡大一教授带领近万名参会心血管医生，共同发布并宣读“戒烟宣言”：“我们将行动起来！自觉拒绝烟草，身体力行，做控烟表率！将控烟融入日常临床工作，给每一个吸烟患者3分钟时间讨论戒烟；充分认识烟草依赖是一种慢性疾病，将控烟提升到治疗疾病的高度，积极掌握治疗方法。努力创建无烟科室，推动创建无烟医院，传播戒烟知识。拒绝烟草，减少疾病！让我们为人类创造一个无烟的健康环境而共同努力！”

（二）制定心血管专业特色的《戒烟共识》

英美发达国家均制定了适合本国国情的《戒烟指南》，各国医学界也分别制定了适合本学科的《戒烟共识》，指导戒烟工作顺利开展。借鉴国外成功经验，2008 年 4 月中国医师协会心血管内科医师分会制定了《中国心血管医生临床戒烟实践共识》（简称共识）。《共识》内容简洁，旨在让心血管医师用较短时间了解烟草的危害和戒烟的方法，阐明心血管医生在控烟中的地位和作用，帮助医务人员提高戒烟服务能力，掌握戒烟理念和技能，为戒烟者提供切实有效的帮助，把戒烟服务变成每天医疗实践中的重要内容，真正把心血管疾病控制的关口前提，把“预防为主”的治疗理念落实到实际工作中来。

（三）开展戒烟基本技能培训

基于《戒烟共识》，2008 年，中国医师协会心内科医师分会制作了“戒烟技能培训”统一教材与课件，并在全国范围内开展“全国心血管医护人员戒烟基本知识和基本技能培训”。2013 年 3 月，世界心脏联盟（WHF）支持启动了“中国心血管医生控烟项目暨中国心血管医生健康促进行动”，中国控制吸烟协会吸烟与疾病控制专业委员会、中国康复医学会心血管病专业委员会、中国老年学学会心脑血管病专业委员会和中华医学会科普部共同参与。上述培训项目的实施，为我国心血管医生开展控烟工作提供了有力的学术支持。

（四）开展中国心血管医生吸烟现状调查

医生的吸烟状况是公众吸烟状况的风向标。没有哪一个国家，医生吸烟率很高，而社会吸烟率大幅下降的先例。

2008 年，中国医师协会心内科医师分会组织开展“中国心血管医师吸烟现况基线调查”，样本来源于“中国心血管医生心血管健康调查”（China CARE 研究）。该研究在中国大陆 31 个省、自治区、直辖市共 386 家综合性医院对心内科医生进行流行病学调查，有效研究对象 4008 例，结果显示，中国心血管医生中男性吸烟率为 29.8%，平均支数为 10.9 ± 0.6 支 / 日，平均吸烟年数为 17.01 ± 8.4 年。研究提示：中国大陆近 1/3 的男性心血管医生在吸烟，高于欧美发达国家。同时，中国医师协会心内科医师分会和中国疾病预防控制中心控烟办联合开展“心血管疾病患者及心内科医师吸烟情况调查及戒烟干预效果研究”，了解中国心血管病门诊及住院患者的吸烟现状、心内科医生的吸烟现状，该人群对吸烟危害及控烟的知识、态度和行为，并对吸烟人群进行戒烟干预研究，探讨成功戒烟模式和戒烟收益、改善慢性病管理模式，为政府决策提供了科学依据。

（五）鼓励心血管医生做“戒烟表率、戒烟先锋”

倡议广大心血管医生积极站在控烟最前线，做控烟先锋和戒烟模范，发挥引领健康社会风气的正面示范作用。

2008 年，中国医师协会心血管内科医师分会号召心内科医生积极参与和推动“无烟医院”建设，推动心内科主任带头参与控烟和自我戒烟，建立“无烟心内科”活动。至 2017 年底，我国大陆地区已有近 1/3 吸烟的心内科主任成功戒烟，约 70% 的心内科医生戒烟或开始戒烟。为奖励控烟有实效、有成就和戒烟成功的心内科医师，鼓励更多医生参与戒烟和控烟，2008 年起，全国范围内通过科室推荐和自荐方式选拔出“戒烟表率和控烟先锋”，每年在长城国际心脏病学大会开幕式上，公布获奖名单并颁发获奖证书。这批获奖人员已在全国各地带动更多的心血管医生参与到戒烟和控烟工作中。

（六）心血管学术会议开设“戒烟论坛”

从 2001 年至今，历届“长城国际心脏病学大会”都提倡无烟会议，开设“戒烟论坛”，向广大心血管医生普及戒烟知识。主要内容包括国内外烟草流行病学特点及控制策略，烟草成瘾的病理生理机制，吸烟与心血管疾病发病机制的联系和特点，戒烟方法，中国心血管医师如何更好将戒烟纳入临床工作，国内外戒烟的相关研究等。在此引领下，目前全国大型心血管病学会议上都开始设立戒烟相关论坛。同时，胡大一教授旗帜鲜明提出，不是无烟会议，拒绝参加，以自己的行动，努力推动了中国心血管领域控烟进展。

（七）探索中国心血管疾病患者戒烟模式，将“戒烟处方”纳入慢病预防康复五大处方体系

开展临床戒烟干预是当前国际上有效的戒烟干预手段，英美等发达国家拥有较为成熟的戒烟诊疗服务模式。我国曾推行过“戒烟门诊”，但缺乏成效。

2012 年以来，在胡大一教授推动下，把戒烟处方纳入健康与慢病的五大处方体系（包括药物处方、运动处方、营养处方、心理处方和戒烟处方），把指导患者戒烟列入心脏康复常规服务项目，把戒烟处方作为慢病预防和康复必须落实的部分，进一步推动戒烟事业发展。

2011 年 3 月，《中国心血管医生临床戒烟共识》进行了更新，强化了戒烟技能和患者出院戒烟随访，把戒烟纳入慢病管理体系。同时，积极推动将戒烟药物纳入国家医疗保障体系，努力为广大公众提供科学、高效、可及的戒烟服务。

（八）成立专业学术机构，推动学术进步

2010 年，胡大一教授和多学科专家共同发起，成立了中国控制吸烟协会吸烟与疾病控制专业委员会，并担任首任主委。

至 2018 年 12 月，专委会在杭州、绍兴两地，已成功举办九届控烟与心血管疾病预防康复学术大会，推动了学术进步。郭航远教授、王宁夫教授、董建增教授等为控烟和心血管预防康复学术大会的成功召开做出了积极努力。

2012 年以来，中国心脏康复事业快速发展，在中国康复医学会心肺专业委员会和中国心脏联盟心血管预防康复专委会历届学术年会和基层巡讲活动中，都有针对性开展了戒烟技能培训。胡大一教授、王乐民教授、孟晓萍教授、丁荣晶教授、刘培良教授等一批心血管专家在推动控烟方面做出了积极贡献。

（九）加强健康教育和科普力度，推动群防群控

2018 年 5 月 31 日，世界控烟日的主题为“烟草与心血管病”，各地心血管医生在中国控烟协会、中国心脏联盟和中国康复医学会心肺康复专委会等机构的精心组织下，在各地积极开展烟草与心血管病健康科普教育。“吸烟损伤血管内皮细胞，好似在血管内“埋雷”；吸烟是冠状动脉粥样硬化病变加重和弥漫的“助推器”；是诱发血管内或支架内血栓导致心肌梗死和猝死的“导火索”；“吸烟对人类健康危害巨大，想健康，从今天起，一定要做到零

吸烟！”胡大一教授的这些话，成为广为传播的健康警示语。

2018 年 9 月，胡大一教授和他在高铁救治的患者在中央电视台共同拍摄了控烟公益宣传片《戒烟，从现在开始》，在央视各频道连续播出。同时，组织出版健康科普系列图书，充分利用微信、微博等新型传播平台，加强健康教育和控烟宣传，取得较好效果。

（十）积极推动政府控烟立法工作

2006 年 1 月 9 日，世界卫生组织《烟草控制框架公约》在我国正式生效，公共场所和工作场所禁止吸烟成为我国政府控烟工作的重点。

1．推动医疗卫生系统全面禁烟

胡大一教授提出 3 项建议：

1）医疗机构建立首诊询问吸烟史制度；

2）将其纳入病历考核标准；

3）医生向吸烟患者提供戒烟指导；把无烟医院指标纳入医院管理评估系统。

2009 年由原卫生部、国家中医药管理局、总后勤部卫生部等联合发布的《关于 2011 年起全国医疗卫生系统全面禁烟的决定》采纳了上述建议;《卫生系统全面禁烟的决定》规定军地各级各类医疗机构应建立首诊询问吸烟史制度，并将其纳入病历考核标准，为吸烟患者提供戒烟指导；军地各级卫生行政部门和医疗卫生机构禁止使用卷烟接待宾客，要为吸烟工作人员提供戒烟帮助；要将工作人员戒烟，不在工作场所和公共场所吸烟，宣传烟草危害知识，劝阻吸烟和提供戒烟服务等指标纳入《医院管理评价指南》以及其他医疗卫生机构管理规定等。

2．通过两会代表 / 委员提出控烟建议

2010 年以来，胡大一教授和控烟领域众多专家联合，向两会代表 / 委员提交控烟建议，有力推动了控烟工作进展。

3．努力推动烟草危害图形警示上烟盒

2014 年，联合医学和控烟领域多名权威专家，收集国外烟盒包装上有醒目警示图形的烟盒，向国务院提交建议报告，提出中国境内烟草包装需尽快印上说明烟草具体危害的图文警示，并为此不断努力着。

4．推动无烟环境的法规出台

胡大一教授积极倡议“被吸烟，我不干”，多次在长城国际心脏病学大会上组织召开“新闻发布会”，宣传面对二手烟危害，被吸烟，我不干！呼吁法律和道德层面联动，加强控烟。积极推动全国“公共场所控烟条例”尽快出台。多次组织多次新闻发布会，呼吁和建议所有室内公共场所、室内工作场所和公共交通工具上禁止吸烟。

5．呼吁全面禁止烟草广告、促销和赞助

《广告法》在《慈善法》和《广告法》出台之前，组织领域专家有针对性地提出控烟相关建议，建议全面禁止烟草广告，促销和赞助。

6．积极推动提高烟草税，价税联动。

一个经济学者的控烟情怀

产　健

中国控烟事业起步于一个两难的选择：一方面吸烟已经成为肺癌和心血管病的主要杀手，另一方面它同样也是中国政府财政收入的主要贡献者之一。更有甚者，有的人认为中国的军费来自于烟草的贡献。不控烟中国的慢性病蔓延，控烟了中国的国防崩盘，有可能让中国再次陷入殖民地半殖民地状态，果真如此吗？以习近平同志为首的党中央明确指出"没有健康就没有全民的小康"，为我们破解这一两难问题指明了方向，为中国的控烟运动吹响了新时代的号角。

一、为控烟澄清经济理论，破解政府两难选择

（一）调研与分析

为了贯彻落实习近平总书记"健康中国战略"的重要指示精神，许正中教授基于长期从事的财政和经济专业研究视角出发，对烟草业同地方发展及国家经济与财政之间的关系做了大量的实地调研和深入分析。

如果运用财政工程理论，科学设计控烟过程，实施税价联动，政府基于烟草的财政收入不仅不会降低，反而会增加，这样就解决了国人对控烟带来财政崩盘的疑虑。同时，又提出了要转变发展理念，识别烟草对经济社会健康持续发展的危害，把发展建立在健康可持续的幸福基石上。

（二）出版专著

基于以上研究，在国家行政学院副院长陈立的领导下，协同控烟协会许桂华会长组织专家出版了一本《走向健康发展的战略选择—领导干部不可不知的控烟常识》，[1] 本书要点：

1．就卷烟对全民健康的危害性进行了详细的介绍和论述，同时站在全民健康发展和提高国人的健康可预期寿命的战略高度，系统、全面、深刻剖析了中国政府需要控烟的内在逻辑和战略路径选择。

2．站在财政角度透析了烟草财政的副作用，发现中国烟草业的利税，特别是利润，在很大程度上依赖只占总量一成左右的高档卷烟。这部分卷烟的消费，主要是公款，并没有为国家创造实际利润，反映出对于烟草经济的循环更多是停留在政府财政的内部，市场乘数效应并不明显。

3．重点综合评估了烟草经济的社会损益，发现了如下几方面的负效应：

1）烟草种植、生产、销售的机会成本巨大；

2）烟草使用导致的劳动力损失过大；

3）吸烟引发的疾病导致医疗费用增加加重财政负担；

4）烟草使用引发疾病导致国民健康素质下降。

这些负效应的叠加更加使得表面上所显现的财政收益经不住推敲。

许正中教授对美国等先发国家的控烟的历史过程的实地考察，发现许多国家通过烟草价税联动，在控烟的过程中，国家的财政收入不仅没有减少，反而增加了。这些实例为中国政府提升烟草税的烟草利税改革提供了理论和实证依据。

该书广泛地向来国家行政学院进修的学员分发宣传，取得了非常好的效果。

（三）澄清“控烟会阻碍经济增长”的误区

2013 年 6 月 30 日在京举办的中国控烟与健康可持续发展高层论坛中，针对广泛存在的关于“控烟会阻碍经济增长”争论，许正中副会长列举了一系列客观事实，证明了“控烟会阻碍经济增长”的结论不成立，并从经济健康层面分析证明烟草控制不仅优化了税收结构，而且能够优化产业结构、经济结构，进而有效提升政府生产力和社会生产力，引导我国经济社会的跨越式发展。他指出实施烟草控制是重塑健康型发展之路的重要选择。

会上他还对比了美英等国的控烟经验，他指出美国《烟草税：让财政吃紧的各州实现三赢》（Tobacco Taxes：A Win-Win-Win for Cash-Strapped States）的报告表明每包卷烟提税 1 美元的话，美国新增的年收入可高达 90 多亿美元，与此同时减少吸烟，挽救生命。英国卷烟税在过去的 30 年曾多次上调，虽然卷烟年销售量在 30 年中从 1380 余亿支下降到 800 亿支，成人吸烟率已从 1980 年的 39% 下降到 21%，但国家税收仍在稳定地增长。即英国卷烟税率每上升 1%，政府的收入就会上升 0.6%～0.9%，更重要的是，提高税率在增加政府收入的同时还有效减少吸烟者的数量。

他认为通过提高烟草税率和价格的控烟措施不仅不会影响政府财政收入，相反还会有助社会经济健康可持续发展。他的观点也得到了与会专家的一致肯定。

在许正中看来，烟草管理体制改革与控烟的总体思路是：继续维持并改革烟草专卖制度，确立优先保护消费者利益的价值取向，打破来自于经济利益的阻力，实行政企分开；打破来自于烟草财政方面的阻力，有效降低地方对烟草税收的依赖，调整烟草税收使用方向。[2]

二、积极建言，推动控烟法律政策的顶层设计

（一）向中央政府和全国人大建言

许正中副会长还就烟草经济的分析专门撰写了送阅件并上递给中央，获得了领导的肯定性批示，为控烟政策的顶层设计发挥了积极的作用。同时，借助《广告法》的修定之际，将吸烟的危害性和国际控烟通行的做法积极向全国人大法工委汇报，并形成专报，向全国人大立法建言。积极参与、起草、推动了一系列控烟法案的出台和实施，在许多关于控烟和大健康的会议中发表了大量关于控烟的意见和建议。

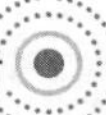

（二）对上海室内公共场所全面禁烟提建议

2016年8月5日，许正中副会长又参与起草中国控制吸烟协会给上海市人大常委会发送建议函，对2016年7月28日《上海市公共场所控制吸烟条例修正案（草案）》拟规定室内公共场所全面禁烟表示肯定，并针对草案的内容、可接受的底线及执法等问题提出了进一步的建议。他指出，实施烟草控制是重塑健康型发展之路的重要选择。从成本效益的角度来看，吸烟既严重危害健康并可直接导致多种慢性病，成为增加社会疾病负担的重要因素，而室内公共场所禁烟正是控烟措施中投入成本最少，产生效果最好的方法之一，因而应该成为政府最好的卫生经济政策选择。从经济结构的角度来看，调整烟草业这样的有害型企业转型，也符合国家的长远利益和发展目标。北京、上海都是世界级大都市，它们在控烟方面的高瞻远瞩令人敬佩，值得其他城市学习借鉴，也值得经济学领域的专家学者进一步关注研究。[3]

（三）指出依赖发展烟草产业增加税收是错误的

在2016年5月23日北京召开的“推进国家控烟立法专家研讨会”上，许正中副会长说到，“在现行的国家税制制度中，大量的是地方税，地方政府和烟草企业利益的捆绑最难破解，将来要解决这个问题也会很困难。烟草产业对经济的总贡献已经少于吸烟行为导致的疾病治疗带来的总损失，出现了经济赤字、健康赤字和社会赤字，中国的吸烟行为已经造成了个人、家庭、政府和社会全面处于净损失状态，依赖发展烟草产业增加税收的做法等于是‘饮鸩止渴’。这也与整个人类的发展方向相悖。”[2]他的观点得到与会专家的认同。

（四）积极参与《基本医疗卫生与健康促进法（草案）》的修改

2018年1月8日，作为经济学领域权威专家联合来自公共卫生、临床医学、法律、社会学等不同领域的专家对正在征求意见的《基本医疗卫生与健康促进法（草案）》（下称“草案”）提出联名建议，希望《草案》第33条对室内公共场所全面禁烟提出明确规定，以符合《“健康中国2030”规划纲要》及世界卫生组织《烟草控制框架公约》的各项要求，减少烟草对公众健康的危害。

三、紧紧抓住干部控烟这个牛鼻子，形成控烟新格局

（一）将控烟经济学带入干部课堂

积极争取国家行政学院院党委的支持，借助主讲省部班和厅局班的教学工作的契机，许正中副会长将控烟的财政效应悖论作为财政专题中的一部分带进了教学课堂，赢得了广大领导干部的普遍共识，取得了非常好的反响。他还通过参与地方调研，推动了很多地方政府就控烟举措落到实处，参与咨询建议或协助其形成地方性控烟方案，并为其设计了相关的财政运行机制，摆脱对烟草经济的依赖。

（二）问责“公务用烟”

2013年10月30日许正中副会长参与起草中国控烟协会就“公安县再发红头文件摊派

销售卷烟”的公开信——呼吁对公安县政府摊派销售卷烟事件问责。他认为“烟草销售本身是一种市场行为，在市场经济条件下，政府作为游戏规则的制定者和竞技场上的裁判员，政府不应该介入具体商品的销售市场行为，尤其是烟草这一危害公共健康的商品。这与市场经济条件下政府应当扮演的角色和承担的道德底线是背道而驰的。履约控烟本应是各级政府的责任，而在公安政府却成了烟草消费的重要推手，严重影响了政府公信力，极易引发塔西陀陷阱”。[4]

公安县政府几番如此“积极”地推动烟草销售，除了增加财政收入之外，另有玄机，深埋着腐败的可能和黑色利益链条的存在。尽管当地政府已经发布了几点声明，我们更应该关注的是政府官员能否承担起行政责任，如果相关责任者不承担责任，此事还会再次发生。另外，政府还应按照《公约》的要求，降低地方政府对烟草业的依赖度，戒除地方政府的“烟瘾”，发展促进可持续的健康产业。

（三）建议明确从烟草销售额抽取资金用于健康保障

许正中副会长指出，在影响人类健康的诸多因素中，抽烟行为已经成为世界公认的且造成心血管疾病等许多慢性病的首要危险因素，成为推动医药费居高不下的重要原因。控烟不仅已成为全人类的共识和意愿，也应当成为中国这个新兴国际大国的历史责任担当。全球近 2/3 的吸烟者都集中在 10 个国家，三分之一的吸烟者在中国。许正中副会长认为中国的控烟事业任重而道远，建议应该明确从烟草销售额中每年抽取不低于 1% 的资金用于健康事业，尤其是用于处理吸烟带来的健康问题。[2]

四、结语

回顾中国心血管领域新世纪以来近 20 年控烟历程时，毫无疑问，胡大一教授做出了卓有成效的贡献。2015 年 10 月 18 日，在中国控制吸烟协会第五届会员代表大会上，胡大一教授当选为中国控制吸烟协会第五届会长。这是控烟协会成立以来，首位心血管病专家担任协会会长。2018 年 5 月 31 日世界控烟日，胡大一教授以其控烟卓越的贡献，获得世界卫生组织“控烟贡献奖”。

【当事人感言】---------------------胡大一

作为心血管病医生，我之所以这些年积极投身控烟，是因为我深深感到，做好疾病的预防，才是根本，也更为重要！健康中国，一定是无烟中国！中国人民的健康，需要最好的保护。做好控烟事业，需要理想，需要情怀，需要全社会坚持不懈。我们相信，无论还有多少艰难险阻，符合人民健康利益的事业一定会成功！

胡大一：国际著名心血管病专家、医学教育家，现任世界心脏联盟理事，中国心脏联盟主席，中国控制吸烟协会会长，北京大学人民医院心血管疾病研究所所长。胡教授是中国心血管领域德高望重的专家之一，在心血管疾病预防、救治和康复方面做出了卓越贡献。

他积极推动控烟工作，得到国际控烟领域公认。2012 年美国 ACC 大会上，胡教授以其不遗余力推动控烟，推动心血管疾病预防，被授予“卓越成就奖”。2016 年，第四届两岸四地烟害防控交流研讨会上，胡教授被授予“世界华人控烟突出贡献奖”。2015 年 10 月，胡大一教授当选第五届中国控制吸烟协会会长。2018 年 5 月 31 日，获得世界卫生组织“控烟贡献奖”。

信息来源

【1】走向健康发展的战略选择：领导干部不可不知的控烟常识，新华出版社，2014 年 11 月 1 日。

【2】专家呼吁改革烟草专卖制度把烟草专卖局改为控烟局。法制网，2016 年 7 月 8 日，http：//www.sohu.com/a/102264451_162903。

【3】上海有望实行全面禁烟中国控烟协会点赞，中国日报网，2016 年 8 月 5 日，http：//www.chinadaily.com.cn/interface/toutiaonew/53002523/2016-08-05/cd_26364019.html。

【4】中国控烟协会就“公安县再发红头文件摊派销售卷烟”的公开信——呼吁对公安县政府摊派销售卷烟事件问责，中国控制吸烟协会网站，2013 年 10 月 30 日，http：//www.catcprc.org.cn/index.aspx?menuid=4&type=articleinfo&lanmuid=122&infoid=4903&language=cn。

NGO 推动中国控烟运动的实践

李金奎

一、背景

2003 年 11 月 10 日，中国政府签署加入《烟草控制框架公约》（以下简称《公约》），2006 年 1 月 9 日在中国生效。但至今我国仍无一部国家级无烟立法。《公约》生效 13 年来，我国人群吸烟率为 27.7%，其中男性为 52.1%，女性为 2.7%，烟草流行依然严峻。

新探健康发展研究中心（以下简称“新探中心”）成立于 2001 年，是国家民政部批准注册、国家卫生健康委业务主管单位的社会服务机构（民办非企业单位）。（图 1）“新探中心”名称源于英文“Think Tank”，即智囊团、思想库，意在更好地发挥专家的潜能，促进学科的联合和交流以及技术成果的推广应用，为政府决策和社会提供服务。“新探”是 Think Tank 的中文谐音，有新的探索之意，即适应改革的形势，探索新的发展模式、新的合作空间、新的人力资源开发途径、新的运转机制以及新的服务方式。

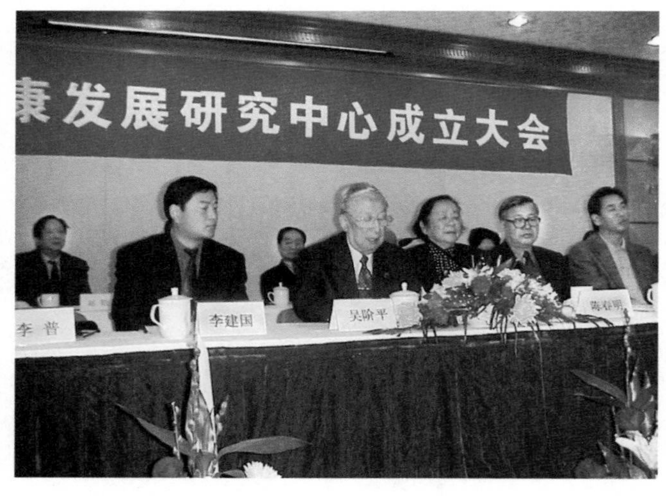

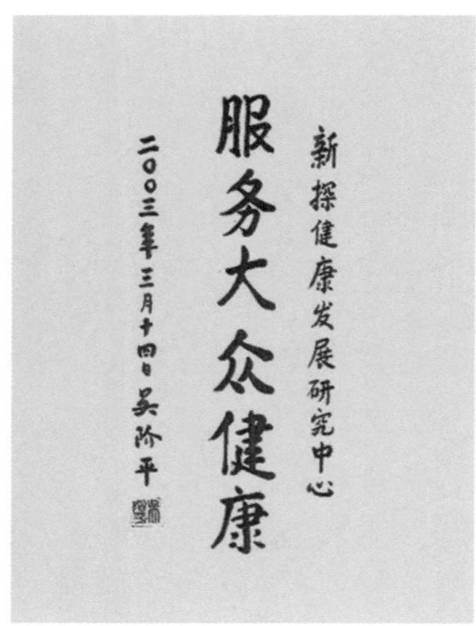

图 1　2001 年 11 月 29 日，全国人大常委会副委员长吴阶平出席举行成立大会并题词

中心自成立以来，在国家民政部和和国家卫生健康委领导下，“以推动健康与卫生领域的新概念、新思路、新技术和新方法为己任”，以“服务于大众健康”为宗旨，在我国疾病预防控制和公共卫生相关领域的政府决策咨询、项目实施和管理、研究开发、学术交流，以及评估、教育培训、科学知识普及等方面开展了大量工作；特别是广泛开展国际合作，在安全注射、烟草控制和艾滋病预防控制等方面做出了努力，取得了重大进展。为此“中

心”已成为沟通政府部门、研究机构、大专院校、科学家、非政府组织、企业之间合作的桥梁。十几年来，新探中心围绕《公约》精神和 MPOWER 控烟政策，开展了形式多样的控烟履约倡导活动，对推动中国控烟进程产生了积极而深远的影响。

二、工作策略

1. 高层倡导：倡导动员两会代表 / 委员推动控烟政策出台；
2. 媒体倡导：大力开展控烟健康传播，营造社会氛围；
3. 公众倡导：倡导控烟理念，普及烟草危害知识；
4. 专业机构倡导：开展省级控烟能力培训，提高专业机构控烟能力建设；
5. 法律行动：通过烟草诉讼，推动控烟政策的出台，倡导控烟理念。

三、工作目标

通过广泛宣传和社会动员，推动地方控烟立法和执法，总结经验和做法，为创建国家无烟环境、推动国家控烟立法提供依据和建议。

四、主要工作与成效

（一）推动控烟政策出台

1. 向“两会”委员 / 代表开展宣传倡导

1）提出控烟政策建议，向政府献言献策

2007 年，首次向全国两会代表 / 委员提出《关于制定〈烟草危害控制法〉的建议》，每年召开两会控烟建议座谈会，通过两会代表 / 委员向两会递交控烟相关提案和议案。截止 2019 年，连续 13 年共向两会代表 / 委员提出控烟政策建议达 130 条。

2）控烟信息进两会

连续 3 年与中国新闻周刊和中国疾控中心合作编写两会特刊—控烟工作专辑，送达两会驻地，向更多的两会代表 / 委员进行控烟宣传，发放专辑达 6000 余册。2017 年撰写人民政协报控烟专刊，呼吁全国无烟立法和警示图形上烟包，反应热烈。

2. 推动地方城市无烟立法和执法能力建设

1）推动地方城市无烟立法

与美国艾默瑞大学全球健康研究所和佐治亚州立大学公共卫生学院合作，先后分三批在 22 个城市（2009 年：上海、无锡、长沙、宁波、青岛、洛阳和唐山；2011 年：大连、巴彦淖尔、长春、克拉玛依、苏州、杭州、南宁、南京、银川和鞍山；2015 年：成都、重庆、武汉、厦门和西安）开展《中国控烟伙伴——无烟城市项目》，覆盖 1.875 亿人口。截至 2018 年，新探中心的 22 个无烟城市中共有 10 个城市（上海、青岛、唐山、长春、克拉玛依、杭州、南宁、银川、鞍山、西安）出台了公共场所禁止吸烟条例或法规，占全国有无烟立法城市总数的 50%。

2）开展 4 城市无烟立法促进和执法能力建设

2012 年 10 月至 2014 年 9 月，在青岛、长春、唐山、杭州四城市开展无烟立法促进和执法能力建设项目。截至2014年3月底，媒体报道四城市的项目活动320次；宣传材料10万余份，禁烟标识33万余份，大型活动480余次，能力培训30余次，受众达3800余人。电视媒体吸烟危害知识讲座70余次，“改变敬烟社会风俗－无烟婚礼”活动100多场，举办烟草危害和无烟环境倡导活动展板巡展活动110多次。通过媒体倡导和大众宣传活动，提高控烟政策法规的知晓率达80%。

3）地方城市控烟法规执行效果评估

2014年6月～2015年5月，新探中心联合中国医学科学院基础医学研究所，在天津和青岛开展了“地方城市控烟法规执行效果阶段评估”。通过评估，促进了天津和青岛无烟法规的执行更加有效，并在中国烟草控制资源中心网站建立了“地方城市控烟法规执行效果阶段评估平台”，供全国无烟立法城市查询和借鉴，促进第三方监督评估机制在其它城市推开。

4）开展共创无烟企业

2014年4月新探中心与艾默瑞大学全球健康研究所——中国控烟伙伴项目合作，在青岛、长春等6个有控烟立法的城市开展了“无烟城市共创企业项目”，有240多家企业40多万人参与。2015年11月有21个企业获无烟企业奖。

3．推动北京无烟条例的制订和实施

1）参与《北京市控制吸烟条例（草案）》的制定

召开专家会提供咨询，并致函北京市法制办和人大法制办，提出修改意见。

2）促进《北京市控制吸烟条例》的实施

与北京市疾病预防控制中心合作，开展北京市20家中式餐馆无烟法律遵守情况现状调查，为《北京市控制吸烟条例》生效后的评估工作提供了基线数据。

3）大力宣传《北京市控制吸烟条例》

- 在北京亦庄博大公园组织开展了“依法控烟，爱在身边”的控烟落地活动，一百多位群众踊跃参与宣传。
- 2015年6月1日，为北京市路网公司500员工培训控烟知识，培训骨干人，并进行《北京市控制吸烟条例》实施的宣传活动，覆盖2000多人次。

4）开展北京中小学校周边烟店调查，保护青少年远离烟草

2015年11月，联合北京市疾控中心对北京1570所中小学校控烟环境进行调查，398所学校周边100米范围内存在烟草销售，27处售烟点存在烟草广告、促销现象，52处售烟点有未成年人购买烟草现象，为促进《条例》的进一步实施提供了证据。

4．大力推动将“全面禁止烟草广告”纳入新《广告法》

1）向两会代表/委员建议：2014年《广告法》进入修订阶段后，新探中心前后召开10次专家会议，多次向立法部门递交修改建议，积极与人大代表委员沟通，促进新《广告法》能禁止所有的烟草广告、促销和赞助。

2）向国家主管机关致函：2014年，2次致函国务院法制办公室，递交对《广告法（修订草案）（征求意见稿）》的意见和建议；邀请55位专家学者致函人全国人大常委会法制工作委员会，递交修改建议。

3）向全社会倡导呼吁，争取公众支持：2014～2015年先后举办了9次专家、媒体信息交流会议，从不同视角呼吁《广告法》修订全面禁止烟草广告、促销和赞助。

4）向公众揭露烟草广告真相：2015年2月新探中心和云南超轶健康咨询中心联合发布《灾难！如果允许540万烟草售烟点做广告！》特刊，以详尽的事实揭示了烟草终端广告营销的现状。

5）用法律武器推进：与公益律师合作，拿起法律武器，推进《广告法》修订进程。几年来先后50多次对烟草广告及变相广告进行投诉和诉讼，如：投诉烟草希望学校"烟草助你成才"广告案、投诉北京西站烟草广告案、上海"爱我中华"广告案等；诉讼金圣"低焦油"欺诈案、"中南海"卷烟商标案等。

5. 推动将"禁止烟草赞助"纳入《慈善法》

1）连续多年呼吁禁止烟草业的"慈善"赞助，《公约》生效以来，多次采取行动，成功禁止和取消了近10起烟草赞助事件：

- 2004年致函禁止上海F1赛事万宝路烟草商赞助和广告；
- 2008年致信民政部，烟草企业撤出中华慈善奖名单；
- 2009年致函上海世博会退还烟草企业捐赠；
- 2009年致函第十一届全国运动会组委会退回烟草公司捐助；
- 2010年投诉了中南海"蓝色风尚"为爱起跑赞助活动；
- 2011年禁止了广西中烟公司赞助500万元给南宁电视台和大地飞歌公司主办的"歌手海选活动"；
- 2012年取消了四川烟草希望学校烟草冠名赞助和广告。
- 2012年致函呼吁，中国烟草博物馆撤销了"上海市爱国主义教育基地"和"上海市未成年人教育先进单位"等牌子。

2）呼吁《慈善法》规定禁止烟草赞助：2015年11月召开"呼吁《慈善法（草案）》全面禁止烟草赞助"媒体信息交流会，联合40位专家建议：《慈善法》要以全面禁止所有的烟草赞助为基本原则。

6. 推动烟草税价联动

新探中心一直致力于呼吁国家对烟草提税提价，税价联动，以税控烟。

1）社会倡导：多次与中国疾控中心、北师大社会发展与公共政策学院等部门合作，举办研讨会，讨论"提高烟草税，减少烟草消费"的策略。

2）两会推动：新探中心从2008年起连续12年向两会代表 / 委员提供关于进一步提高烟产品价格和消费税税率的建议，多次被两会代表 / 委员采纳和递交两会。

在多方持续的努力下，2015年中国终于实施"税价联动"控烟。

7. 推动图形警示印上烟草制品包装的政策调整

我国烟草包装至今未采用图形警示，为此我们不断的呼吁，并开展了系列的行动。

1）向高层献言献策：连续十三年向两会委员代表提交相关建议；

2）传递缔约方会议精神：2013年中国在WHO第三次缔约方大会上因为反对图形警示上烟盒，得了"脏烟灰缸奖"，新探中心参会者及时传达了大会精神，揭示了烟草业以用所谓的"文化"抵制图形警示上烟包的真相。

3）向主管部门致函呼吁：2008 年联合 40 位专家四次致函工信部；2011 年与 1525 名全国各地公共卫生人员联名致函工信部“呼吁图形警示上烟包”。

4）基层公众倡导：自 2011 年起连续 6 年在全国各开展以图形警示上烟包为主的宣传倡导巡展活动。在 2014 年得到卫计委的充分肯定并将其列入全国各地“世界无烟日”的活动。

5）通过媒体倡导引起社会关注：2008 年至今，举办或联合举办呼吁图形警示上烟包的相关媒体信息交流会议达 20 次。

通过推动和宣传，2011 年烟草业出台《中国烟草总公司关于进一步加大卷烟包装警语标识力度的通知》规定：加大警语字号，撤销英文警语。2017 年加大警语面积到 35%。但仍然没有印上警示图片，距离《公约》要求甚远。

8．推动广电总局出台“无烟影视”的相关规定

2007 年 7 月新探中心联合 30 家控烟组织起草了《致广电总局建议书》，呼吁倡导无烟影视。2009 年广电局下发了《关于严格控制电视剧中吸烟草镜头的通知》。

9．推动科技部烟草科技奖退评

2012 年 3 月国家烟草专卖局“中式卷烟特征理论体系构建及应用”项目角逐国家科学技术进步奖。新探中心召开多次会议，联合 40 多位专家激烈地反对和质疑，并在科学报全文刊登质疑文章。钟南山等 30 位院士联名写信反对。在院士，专家、媒体的反对声中，烟草业退出申报国家科学奖。

10．推动中国工程院不再增选烟草院士

2011 年 12 月 8 日，谢剑平当选为中国工程院院士，“降焦减害”引起多方争议和反对。新探中心召开院士、专家和媒体会议揭露“减害降焦”骗局（图 2），并联合中华预防医学会等 7 家机构联名致函中国工程院要求撤销谢剑平院士资格。在新闻界、公共卫生界等各领域专家呼吁声中，中国工程院宣布今后院士增选不再受理烟草科技领域的候选人的提名或推荐。

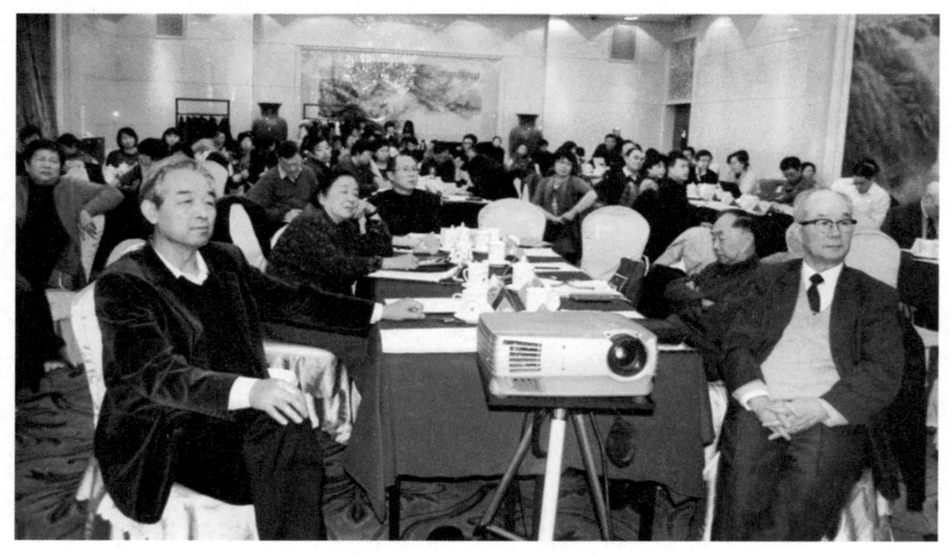

图 2　四院士参加媒体会议揭露烟草院士“减害降焦”骗局

11．参与国家级控烟权威报告的制定

新探中心专家参与了国家卫计委《中国吸烟危害健康报告》《中国公民健康素养——基本知识与技能（2015 年版）》《中国临床戒烟指南》等国家级权威报告和文献的制定。

（二）媒体倡导

1．建立了媒体联盟

截至 2018 年底，新探中心与国内 70 多家媒体保持合作伙伴关系，形成媒体合作网络。通过广播、电视、报纸、杂志、网络传递控烟最新信息；与大型网站合作，开展网络调查，开通控烟博客、微博。

2．为平面媒体提供控烟宣传议题

新探每年主动提供控烟热点议题，每年至少 10 次举办媒体交流会，获得了平面媒体支持。

3．与电视媒体合作，关注焦点

2013 年 10 月 12 日与 CCTV 合作新闻调查《减害降焦》迷局，揭露烟草业“减害降焦”骗局。（图 3）

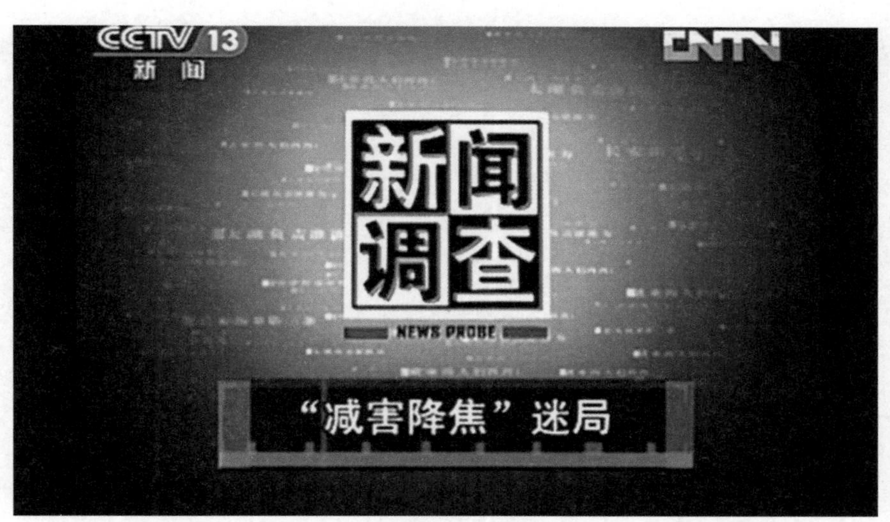

图 3　2013 年 10 月 12 日 CCTV 新闻调查《减害降焦》迷局截图

2014 年 5 月 3 日与 CCTV 合作《一问到底》雾里看“烟”，揭示二手烟、三手烟的危害。都受到全国人民的广泛关注。（图 4）

4．开展网络控烟倡导

新探中心与大型网站（如搜狐健康、新浪网等）合作，开展控热点推送、视频发布、网络调查等活动。

5．建立资源库及自媒体交流平台

1）“控烟之声”网站：新探中心 2008 年 12 月开设，传播控烟知识，交流控烟经验、团聚控烟人士。截止 2018 年底，浏览发贴 86538 篇。

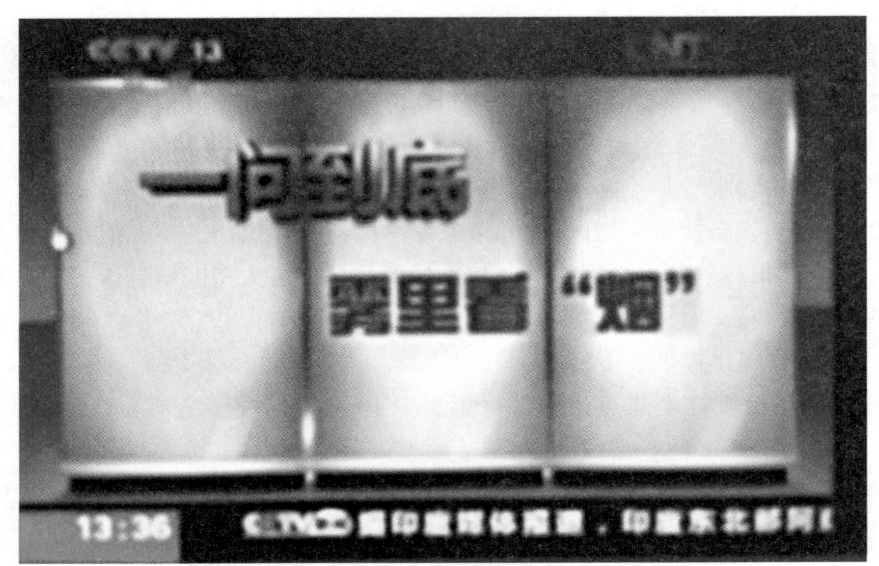

图4　2014年5月3日CCTV《一问到底》雾里看“烟”截图

2）“烟草控制资源中心”网站：2011年开设，是国内首家专业控烟网络资源库，为全世界关注控烟人士提供烟草控制相关资源搜索、浏览、下载等业务。截止2019年3月12日，浏览量达214954人次。

3）微博造势：在新探“控烟集结号”官方微博账号上结合控烟热点发起话题活动。如2014年发起“烟草广告害死人”话题，阅读量近800万次，活动获得39健康网举办的“第八届中国健康年度总评榜”国民健康促进特别贡献奖。

4）微信宣传：2015年3月开通了“控烟新探说”微信公众号（2016年改为“控烟新探索”）。每年发布微信文章近300篇，76%为原创。并开通首家控烟广播FM，得到读者和听众的好评，多次被《今日头条》、新华社客户端推送。

（三）制作控烟宣传材料

新探中心一直关注国内外控烟进展及最新的控烟科学研究成果，监测烟草业的动向，及时编撰期刊、文章及宣传册等材料，通过多种形式宣传烟草危害。

1．烟草追踪简报、快报及特刊专辑：追踪烟草企业生产、供应、广告、营销等情况；观察和点评烟草业违背《公约》的举措。自2008创刊，截至2018年底共发布季刊27期，快报40期，特刊专辑6期。专辑主题：《减害降焦》《谁在营销死亡？》《我们绝不放弃——禁止烟草广告促销和赞助》《灾难——如果允许540万售烟点做广告》等。印发量总计超过20000份。

2．科普出版物

1）《笑着向烟草告别》，著名评论家陈四益先生编著，由著名画家以漫画形式科普控烟；发行5000册。（详见本书第74-漫画家们呼唤控烟）

2）《低焦油不等于低危害》宣传折页5000份。

3．专题刊物

1）《中国烟草业究竟为了谁的利益？——评双对》1000册；

2）《警惕烟草业的干扰》800册；

3）汇编《减害降焦——科学还是骗局》200册

4）《劝阻违法吸烟36计》3000册。

4．画册

编印《我要告诉你，因为我爱你——图形警示上烟包》画册、《携手灭烟，拥抱晴天——无烟环境倡导》、《这样告知烟害最有效》Z卡画册、《大面积图形警示上烟包还要等多久？》画册；共计30000册。

5．视频

1）《烟盒上的战争》；优酷点击播放量上万次。

2）光盘《我要告诉你因为我爱你—警示图形上烟包巡展活动倡导实践》。发行1500套。

6．制作巡展倡导工具包

1）《我要告诉你，因为我爱你—图形警示上烟包倡导活动》工具包可在"烟草控制资源中心"网站免费下载。截至2018年底，工具包下载量达到22754次。

2）制作"携手灭烟，拥抱晴天"无烟环境倡导活动工具包可在"中国控烟资源中心"网站，供免费下载。截至2018年底，工具包的下载量达到23216次。

（四）建立烟草危害循证实验室

新探中心建立了烟草危害循证实验室，通过了ISO17025认可和国家计量认证，建立了烟草检测的基本实验室能力。

1．提供技术支持：

向多个城市提供空气中尼古丁的检测技术，完成9个省市、41个市县，2100样品的测定空气尼古丁测定和培训。

2．室内烟草烟雾危害物监测研究

开展二手烟、三手烟中危害物的测定，多次接受电视台采访。2013年开展烟草烟雾中重金属、多环芳烃和特有亚硝胺等有害物质的测定研究，揭示室内二手烟对健康造成的巨大危害，首创"烟霾"概念，被媒体与业界广为应用。建立生物材料中尼古丁代谢物的测定方法，为社会提供服务。

（五）公众倡导

1．组织大型公众巡展活动。

1）"我要告诉你，因为我爱你——图形警示上烟包"倡导活动。

自2011年9月开始到2013年，新探中心在全国范围内开展了以"我要告诉你，因为我爱你"为主题的"图形警示上烟包"倡导活动。覆盖30省300个城市，展览场次超过3000次，现场观看人数超过1500万人。警示图形上烟包平均支持率达85.4%。

2）“携手灭烟，拥抱晴天”无烟环境倡导活动。

2014～2017 年，新探中心在全国各地开展“携手灭烟，拥抱晴天”无烟环境倡导活动，活动得到了国家卫生健康委的肯定、支持。共有 150 多个城市参加活动，覆盖全国 28 个省市自治区，举办展出近 3000 场次，直接受益人数超过 1000 万。现场拦截调查 13209 人，结果显示 92.2% 支持国家制定公共场所无烟立法。

2．开展控烟讲座：

为宣传控烟理念，落实《北京市控制吸烟条例》，2015 年 6 月新探中心在北京市轨道交通指挥中心进行了培训和展板宣传“携手灭烟，拥抱晴天”无烟环境倡导。200 余人参加了培训，2000 余人参展。

3．组织群众开展控烟文艺活动

新探中心组织开展了控烟文艺活动。来自社区的 300 多中老年控烟志愿者创作编排了控烟操、歌曲，并身着印“携手灭烟，拥抱晴天”、“被吸烟，我不干”等字样的控烟 T 恤衫跳起广场舞、学习控烟手势。活动持续了三年多，起到了很好的控烟宣传效果，中央电视台，北京电视台多次进行报道。

（六）发动全国控烟志愿者

1．建立控烟志愿者交流平台

1）2014 年建立“控烟志愿者之星”QQ 群，有多支控烟志愿者队伍和个人志愿者加入，共同分享控烟经验、交流心得体会。

2）2015 年 11 月建立“控烟志愿者”微信群，有 100 多名控烟志愿者加入。

2．举办了四届全国控烟志愿者经验交流会

2014 年开始首届在北京举办。来自北京、上海、深圳等全国 26 个省 / 市的志愿者团队和个人以及控烟专家 130 余人参会。

3．为控烟志愿者活动提供技术和经费支持

2012～2018 年，新探中心为南华大学、本溪爱心联盟等控烟志愿者组织提供技术和经费支持，开展“图形警示上烟包倡导活动”以及“无烟环境倡导活动”。几年来，各地志愿者举办展出活动 80 多场。

4．志愿者开展“烟草广告”随手拍活动

2013～2014 年，新探组织志愿者和公众进行烟草广告“随手拍”活动开发了工具包，共收集到图片 349 张，并对烟草广告进行投诉。

5．邀请志愿者担任新探“控烟之声”网站论坛的版主

2008 年至今，更多的志愿者们积极发帖，使网站成为志愿者交流的重要平台。溪缘爱心联盟主动在网站开设了一个版块，与志愿者分享。目前，参与新探控烟活动的志愿者团队有 15 支团队，个人志愿者近 500 人。

（七）推动各省专业机构控烟能力建设

新探重视提高全国各地控烟健康传播倡导能力，举办了多场控烟知识、技能培训班。参加人员为省级、地级以上疾控中心、健康教育所、媒体记者等。自 2011～2017 年，对湖

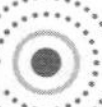

南、湖北、江苏、河北、辽宁等 18 个省市进行了培训，培训学员超过 3000 人。

（八）发布年度《中国控烟观察——民间视角》报告

《中国控烟观察——民间视角》是新探中心组织撰写的一份民间控烟观察报告，其宗旨就是从民间立场观察中国的控烟进程，分析其进展与不足，以求推动中国控烟进程。自 2009 年 ~ 2018 年已发布到第 10 期，印发 15000 余册。

（九）成效

1. 获得民政部表彰

新探中心成立至今，共 5 次获得民政部的表彰：2003 年被评为《全国抗击非典先进民办非企业单位》；2006 年被评为《全国民办非企业单位自律诚信建设先进单位》；2010 年、2015、2016 年年被评为《全国先进社会组织》。2010、2016 年在“民办非企业单位等级评估”中被评为“4A 级”。新探中心领导王克安、吴宜群及杨功焕分别获得世界卫生组织“烟草控制突出贡献奖”。

2. 全球健康促进大会优秀案例奖

2016 年 11 月由世界卫生组织和国家卫生健康委联合主办第九届全球健康促进大会。新探中心做为社会组织推动控烟的典型被正式列为第九届全球健康促进大会优秀案例，并在国家卫健委“健康中国”微信平台展播推送[3]，在大会期间登场展播。资深专家给予高度点评！

五、专家点评

新探健康发展研究中心围绕 MPOWER 控烟政策，开展了形式多样的控烟履约倡导活动，对推动中国控烟进程产生了积极而深远的影响。

新探推动控烟工作很重要的亮点之一就是高层倡导，通过动员两会代表 / 委员，配合媒体宣传，推动控烟政策出台。

亮点之二是通过媒体倡导，大力开展控烟健康传播，营造社会氛围。首先是建立了媒体联盟，截至 2015 年底，新探与国内 70 多家媒体保持合作伙伴关系，形成媒体合作网络。主动进行议题设置，为媒体提供控烟热点议题。充分利用新媒体平台，结合资源优势开展宣传。

亮点之三是通过多种形式，倡导控烟理念，普及烟草危害知识。通过组织大型公众巡展活动、无烟环境倡导活动、开展控烟讲座、组织群众开展控烟文艺活动，大力的宣传烟草危害。

亮点之四是利用全国志愿者开展控烟工作。为控烟志愿者搭建交流平台，举办控烟志愿者经验交流会。目前，参与新探控烟活动的志愿者团队成为控烟的重要力量。

亮点之五是采取法律行动，通过烟草诉讼，推动控烟政策的出台。与公益律师合作，拿起法律武器，推进《广告法》修订进程，先后 30 多次对烟草广告及变相广告进行投诉和诉讼。

新探健康发展研究中心开展的控烟工作是“组合拳”，是世卫组织提出的 MPOWER 措施和理念在中国控烟工作中的具体实践，事实也证明这些策略措施非常有效，对中国控烟工作起到了巨大的推动作用，对其它领域的健康促进工作也有很好的借鉴意义。[4]

信息来源

【1】《新闻调查》20131012“减害降焦”迷局 _ 新闻频道 _ 央视网，http：//news.cntv.cn/2013/10/12/VIDE1381589041681427.shtml?fromvsogou=1。

【2】[视频] 一问到底：雾里看“烟” _ 新闻频道 _ 央视网（cctv.com），http：//news.cntv.cn/2014/05/03/VIDE1399097174866225.shtml。

【3】第九届全球健康促进大会优秀案例，NGO 推动中国控烟运动的实践，https：//mp.weixin.qq.com/s/1gGgdgrEYnrUX_qXqKiAOg。

【4】NGO 推动中国控烟运动的实践，中国健康促进优秀实践，人民卫生出版社，271-282 页。

二十八年风雨路
——简叙中国控烟协会那些事儿

曾繁玉

中国控制吸烟协会，原名中国吸烟与健康协会，于1990年2月27日在北京宣布成立，2004年6月改为现在这个名字，而今已走过了28年的历程。

纵观中国控制吸烟协会（以下简称“中国控烟协会”或“协会”）走过的历程，可以说这个民间组织从成立之日起，面对的对手就是全球最大、且是政企合一的强大的中国烟草集团。28年来，这家协会始终坚持以保护人民健康为宗旨，与危害公众健康的烟草业进行了长期、艰苦的斗争。协会28年的历史，就是唤起广大民众远离烟草危害，与中外烟草业的战斗史、博弈史，艰难曲折，风雨兼程，可圈可点的事迹颇多。下面，我仅挑一些控烟大事件作一简要回顾。

一、早期参与控烟立法的努力与成效

中国控烟协会在成立伊始，就把积极促进和参与控烟立法，坚持依法保护我国人民免受烟草危害，作为头等的任务。

1990年11月，由协会促成，全国爱国卫生运动委员会组织起草的《中华人民共和国吸烟危害控制法》（预审稿及其说明），报送国务院法制局，拟报请全国人大立法控烟。虽然这部法律因多种原因被搁置，但这也显示了控烟人的初心和决心。

1991年6月，第七届全国人大常委会第20次会议讨论通过《中华人民共和国烟草专卖法》，由于吴阶平副委员长、陈敏章部长以及其他控烟人士的力争，《烟草专卖法》第五条、第十七条、第十八条、第十九条列入了控制吸烟的条款。如：第五条规定“国家和社会加强吸烟危害健康的宣传教育，禁止或者限制在公共交通工具和公共场所吸烟，劝阻青少年吸烟，禁止中小学生吸烟”；第十七条规定“卷烟、雪茄烟应当在包装上标明‘吸烟有害健康’”；第十八条规定“禁止在广播电台、电视台、报刊播放、刊登烟草制品广告”。

1991年9月4日，第七届全国人大常委会第21次会议通过《中华人民共和国未成年人保护法》，其中第十条规定：“……预防和禁止未成年人吸烟、酗酒……”第二十七条规定：“任何人不得在中小学、幼儿园、托儿所的教室、寝室、活动室和其他未成年人集中活动的室内吸烟。”

1994年10月27日，第八届全国人大常委会第10次会议通过《中华人民共和国广告法》，第十八条规定：“禁止利用广播、电影、电视、报纸、期刊发布烟草广告。禁止在各类

等候室、影剧院、会议厅堂、体育比赛场馆等公共场所设置烟草广告。烟草广告中必须标明‘吸烟有害健康’”。为把禁止烟草广告的法律条文落到实处，协会又多方商请国家工商总局出台具体管理办法。经过一年多努力，国家工商局于1995年12月20日以第46号令发布了《烟草广告管理暂行办法》，协会提出多项建议被采纳。猖獗一时的烟草广告终于受到了限制。

1997年1月7日，在协会促进下，全国爱卫会、卫生部、铁道部、交通部、建设部、民航总局发布《关于在公共交通工具及其等候室禁止吸烟的规定》。

1999年6月28日，第九届全国人大常委会第10次会议通过的《预防未成年人犯罪法》第十五条规定："未成年人的父母或者其他监护人和学校应当教育未成年人不得吸烟、酗酒。任何经营场所不得向未成年人出售烟酒。"

这些有关控烟的法律法规，都是在世界卫生组织《烟草控制框架公约》（以下简称《公约》）出台前制定的，虽然有的还不够完善，但体现了当时中国决策高层对控烟的态度和决心，也显示了中国控烟协会促进和参与控烟立法的力度。这里需指出的是，中国控烟协会首任会长吴阶平院士是全国人大常委会副委员长，何鲁丽副委员长和全国政协副主席钱正英是协会名誉会长，历任卫生部部长钱信忠、崔月犁、陈敏章同时任名誉副会长，他们都大力支持控烟，并在立法过程中发挥了重大影响和作用。

在积极争取全国控烟立法的同时，协会也努力促进地方立法控烟。时任协会名誉副会长的陈敏章是全国爱卫会副主任，副会长兼秘书长张义芳是原爱卫会办公室主任，他们很快说服有关部门，把“禁止公共场所吸烟”列入“全国卫生城市”标准，并以此为契机，推进城市控烟立法。[1]从1993年苏州市人民政府公布《关于在公共场所禁止吸烟的几项规定》起，至1997年的五年间，全国就有北京、上海、天津、重庆、广州等上百个城市的人大或政府制定了控烟地方法规或政府规章。到2004年，全国制定控烟法规或规章的城市达到154个，占337个地级以上城市的45.7%。其中，由地方人大颁布的法规占10.4%，由政府颁布的规章占88.3%。尽管这些地方控烟法规、规章不够完善或执行不到位，但这也充分显示了各级党政领导和人民群众对控烟工作的重视与支持，控烟人的努力和影响力。[2]

二、承办第十届世界烟草或健康大会

（一）背景

自20世纪50年代科学家们发现并证实烟草危害后，从美欧发达国家开始，一个全球性的反烟运动逐步兴起。1967年5月，第一届世界烟草或健康大会在美国纽约召开，意在动员各国政府和民间力量，重视烟草对人类健康的危害，采取有效政策和行动，控制吸烟，保护人民健康。其后，每三年举办一次，先后在英、美、瑞典、加拿大、日本、澳大利亚、法国等国举办，对推进各国控烟起到了重要作用。上海第一医科大学李婉先教授于1983年7月应邀参加了在加拿大温尼泊举办的第五届世界烟草或健康大会。这是我国控烟人士首次参与这一国际控烟活动。[3]

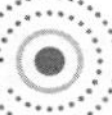

（二）中国申办 1997 第十届世界烟草或健康大会并获得主办权

1994 年 1 月 6 日，在中国吸烟与健康协会第十次常务理事会议上，吴阶平会长就中国申办 1997 第十届世界烟草或健康大会作了重要讲话，特别强调要通过申办活动，引起党和国家领导人对控烟工作的重视，唤起民众支持控烟，远离烟草，扩大和提升我国的国际影响力。吴阶平会长的建议，得到了常务理事们和卫生部的大力支持，并很快得到国务院批准。1994 年 3 月 28 日，中国申办第十届世界烟草或健康大会筹委会正式成立，全国人大副委员长、中国吸烟与健康协会会长吴阶平亲任筹委会主席。

1994 年 10 月 7 日至 14 日，第九届世界烟草或健康大会在法国巴黎召开。中国吸烟与健康协会常务副会长翁心植教授率中国代表团出席，并提出了申办请求。在国际烟草或健康联络委员会举行的第十届世界烟草或健康大会的投标会议上，中国获得了第十届世界烟草或健康大会的主办权。[2]

（三）精心组织

申办成功使全国控烟人士受到巨大鼓舞。1994 年 11 月 5 日，协会在北京召开了“1997 年第十届世界烟草或健康大会新闻发布会”。由此，开始了紧锣密鼓的筹备工作。

1995 年 3 月 18 日，国家主席江泽民、国务委员彭珮云批示同意出任 1997 年第十届世界烟草或健康大会荣誉委员会委员，江主席出席大会开幕式并讲话。

组委会为会议成功召开营造良好的氛围。卫生部明确由中华医学会协助中国吸烟与健康协会承办大会会务。

组委会在卫生部、外交部等有关部门的支持下，采取了以下几个重大行动：

经协会努力，1994 年 3 月，多位国家领导人为“中国控烟画册”题词，彰显了党和政府控制烟草危害的决心和态度，如：

全国人大常委会副委员长吴阶平题词：“控制吸烟，人人受益，形成风气，造福后代”。

国务委员彭珮云题词：“劝阻妇女、青少年吸烟，保护人民健康”。

全国政协副主席钱正英题词：“禁止在公共场所吸烟，共同创造优美清新的生活环境。”

这个画册，由协会作为申办资料之一送交 WHO 和第九届世界烟草或健康大会，并发放至全国。

协会在中央两办支持下，在 1997 年 5 月 31 日——第十个世界无烟日到来之际，动员中央国家机关百名部级以上领导干部在《戒烟倡议书》上签名，倡议全国干部和公众戒烟。在倡议书上签名的有吴仪、陈至立、马凯、陈敏章等 137 位正、副部长。通过电视、广播、报刊等传播，在国内外产生了巨大影响。

抓紧推进控烟立法，促进无烟环境建设。已如前面所述。

抓紧控烟学术研究和交流。在卫生部、全国爱卫会支持下，协会与中国预防医学科学院合作，于 1995 ~ 1996 年开展了全国居民吸烟行为流行病学调查，使全国上下对我国烟草危害做到“心中有数”。调查结果由杨功焕教授向大会作了学术报告。结果显示，我国 15 岁以上人群总吸烟率为 37.62%，男性为 66.94%，女性为 4.19%，总吸烟人数为 3.2 亿，其中男性为 3 亿，女性为 2000 万。

发动媒体、文艺影视、体育界参与控烟，向全民宣传普及控烟知识。1994 年 4 月，全国爱国卫生运动委员会、卫生部、广播电影电视部、新闻出版署联合发出《关于开展“大众传播媒介宣传反对吸烟”活动的通知》。协会先后表彰了《参考消息》等 22 家全国选出控烟优秀新闻单位。1996 年 3 月，全国爱卫会、卫生部、文化部、广电部、国家体委联合发出《关于开展无烟草文体活动的通知》。协会先后多次公开评选和表彰全国无吸烟影视片，并在媒体广泛宣传。

这一套“组合拳”，既为世界烟草或健康大会营造了良好的氛围，更把我国控烟工作向前推进了一大步。

（四）大会成功召开

1997 年 8 月 24 日，第十届世界烟草或健康大会在北京人民大会堂隆重举行。114 个国家和地区的 1800 余名代表出席会议。国家主席江泽民出席会议并作重要讲话，全国人大常委会副委员长、本届大会执行委员会主席吴阶平主持开幕式，钱其琛、彭珮云、钱正英、何鲁丽等出席了大会。世界卫生组织总干事中岛宏、世界卫生组织西太区主任韩相泰、联合国儿童基金会东亚及太平洋地区主任科尔博士也在开幕式上讲了话。

江泽民主席在会上致辞并讲话，他承诺，今后中国将继续与世界各国一道，为提高人民的健康水平进行不懈的努力。

大会围绕“烟草：不断蔓延的瘟疫”这一主题，共举行了 8 次大会报告会、17 场专题报告、19 场分组会议和讲座。共收到 3800 多篇论文，其中有 384 篇论文作者作了发言，比较全面、深入地交流了烟草的危害、烟草与妇女、烟草与青年、烟草与宗教、烟草贸易和走私、烟草广告限制、烟草与体育文化活动、烟草诉讼与法律、世界烟草流行趋势、控烟政策和措施等许多方面的研究成果和经验。同时举行了为期 5 天的烟草与健康展览会。

8 月 28 日下午在闭幕式上通过的《第十届世界烟草或健康大会决议》号召：团结起来，共创无烟的世界。敦促各国政府进一步禁止烟草广告、限制烟草产量、禁止向未成年人出售烟草制品、广泛开展控烟教育活动，保护人民免受烟草危害。

三、创建“无烟草广告城市”

（一）提出倡议

针对我国 1994 年制定的《广告法》的缺陷，协会于 1996 年 5 月提出在全国推动创建《无烟草广告城市》活动的倡议。

（二）制定《全国无烟草广告城市认定实施办法》

1997 年，由卫生部和中国吸烟与健康协会对北京、杭州、濮阳、珠海、中山、韶关、惠州、汕头、张家港、江阴 10 个城市的烟草广告考核评审后，命名为“全国无烟草广告城市”。这项活动的开展，也受到国家工商总局的重视。经过协商，卫生部、国家工商管理总局 2003 年决定，由两部局共同组织、实施创建《无烟草广告》城市活动，制定了《全国无烟草广告城市认定实施办法》，并委托中国控制吸烟协会负责具体工作。各县级以上城市，可本着自查、自评、自愿申报的原则，由市卫生、工商行政主管部门共同组织实施。

截至2007年，全国有17个省中的56个城市申报“全国无烟草广告城市”，经卫生部、国家工商行政管理总局审核认定，有10个省中的29个城市达到标准，颁发了“全国无烟草广告城市”证书和牌匾。这一活动，无疑对全面禁止烟草广告，起到了巨大的促进作用，对沿海大城市的影响尤为突出。

四、创建无烟医疗卫生机构

国际控烟的实践证明，只有医疗卫生机构实现“无烟”，才能带动全社会公共场所实现无烟环境；只有医生吸烟率下降，才会有全民吸烟率的下降。为推动医生戒烟和创建无烟环境，协会和中国医院协会早于2001年就联合发出《关于在全国医务人员中积极倡导戒烟，开展创建无烟医院活动的通知》，并在北京医院、朝阳医院进行了试点，取得了经验。

《公约》在我国生效后，由于烟草业的干扰，公共场所禁止吸烟等各项控烟措施迟迟得不到落实。协会以医院为突破口，开展创建无烟医院活动，于2008～2010年在北京、上海、广州60家医院为试点，总结经验，向全国示范推广。

创建无烟医院的活动，得到全国人大常委会副委员会韩启德、原副委员长何鲁丽，和卫生部领导的大力支持。韩启德副委员长亲自为协会编印的《医院控制吸烟指导手册》作序，指出：“面对烟草危害，每一名医务工作者都应该积极参与控烟工作，做不吸烟的表率，同時努力宣传、劝导、帮助吸烟者戒烟。医院是治病救人的地方，创造无烟环境尤为重要，医院内无烟应是对医院最基本的要求。”韩副委员长写的这段话情真意切，感人至深，是对创建无烟医院意义的最好诠释。

创建活动伊始，协会首先组织专家，对2001年拟订的《无烟医院标准》进行了修订，并制订了实施方法和步骤。北京、上海、广州60家项目医院在创建活动中均成立了控烟领导小组，开展了全体员工控烟动员和培训，医院领导带头和医务人在“控烟戒烟从我做起”宣言书上签名，向社会宣布创建无烟医院。

协会编印发大批控烟宣传材料，各医院也单独印制和制作了许多宣传材料，通过海报、展版、宣传栏、院内电视、网络等开展多种形式控烟宣传。医院室内一律禁止吸烟，室外合理设置吸烟区，培训护理、保安、保洁员，建立控烟巡视员制度，开展无烟环境监督。各院还采取控烟讲座、控烟手机短信大赛、控烟知识竞赛、戒烟体验营等形式，提高医务人员的控烟知识和能力。每个医院都建立了戒烟门诊，组织医务人员积极参与社会控烟，开展控烟义诊咨询活动。

经过检查验收，60家医院全部达到无烟医院标准，获得了《全国无烟医院》称号，并建立了可持续的控烟机制。医生吸烟率由干预前的10.7%下降到6.8%；拦截调查显示，有73.6%（约5734万人次）医院就诊的人受到了控烟宣传和吸烟劝阻。[1]

创建无烟医院的重要成果之一，就是协会组织专家修订的《无烟医院标准》，报经卫生部审定，由卫生部、全国爱卫办以《无烟医疗卫生机构标准（试行）》于2008年3月下发全国医疗卫生单位推行。

此外，协会的医院控烟专业委员会2010年至2012年间也在全国23个省、市58家医院开展了创建无烟医院工作，取得了显著成效。

在创建无烟医院同時，协会大力开展了戒烟医生培训和戒烟服务。

2009～2010年间在京、上、广三地举办5次戒烟医生培训班，为全国21省市培训戒烟医生153名，京、上、广60家医院戒烟医生385名，建立了59个戒烟门诊，为16312例戒烟者提供了戒烟治疗服务。2012年又开展了全国12城市戒烟师资培训，培训戒烟医生师资760人。协会医院控烟专业委员会2009年和2014年先后组织完成对《中国临床戒烟指南》的两次更新工作。2009～2013年连续5年开展国际戒烟医师资质认证培训，先后有来自全国20省的近200名医生接受培训。目前，这1500名戒烟医生已成为全国开展戒烟服务的一支重要师资和骨干队伍。

协会倡导推进的无烟医院活动，始终得到国家卫生行政部门的认可与支持。2009年5月，卫生部、国家中医药管理局、总后勤部卫生部、武警部队后勤部发出《关于2011年起全国医疗卫生系统全面禁烟的决定》，划上了圆满的记号。

五、创建无烟学校，促进青少年控烟

协会从成立之始就关注青少年控烟问题。1990年4月，协会在全国爱卫会和卫生部支持下开展了“青少年不要吸烟”活动。1991年6月12日，在协会鼓动与支持下，北京市教育局、共青团北京市委联合发出《关于禁止中小学生吸烟的几点意见》。

1992年，协会在联合国儿童基金会支持下，开展了“预防吸烟试点学校”活动，在陕西、甘肃等省创建无烟示范学校。1994年12月，“陈敏章控烟奖励基金”启动，首批表彰的就是全国无烟学校优秀校长。

2010年，协会在创建无烟医院取得经验的基础上，重新开展了创建无烟学校的活动。他们的主要做法：

（一）组织专家制定全国无烟学校实施意见及标准

协会成功促成教育部和卫生部于2010年7月13日联合下发了《关于进一步加强学校控烟工作的意见》及《普通高等院校无烟学校参考标准》、《中小学校、托幼机构无烟学校参考标准》，全国各地教育部门陆续开展创建无烟学校活动。

受教育部委托，2010年12月协会又组织专家制定并下发《无烟中等职业学校和中小学校、托幼机构评估标准》和《无烟普通高等学校评估标准》。作为全国大中小学校无烟评估标准使用。

（二）开展“创建全国无烟示范学校试点”项目

2012年3月～2013年3月，协会在北京、郑州、开封31家学校（小学、中学和大学），探索创建无烟学校有效模式。在学校建立了可持续的控烟机制，学校将控烟知识融入日常教学，并纳入健康教育课程。

协会编写了《创建全国无烟学校指南》，成为全国开展创建无烟学校的指导教材。卫生部、教育部和协会联合召开项目总结和推广会，何鲁丽原副委员长、黄洁夫会长以及卫生部、教育部有关负责人等出席。

（三）高校无烟环境暗访

协会于 2011 年 ~ 2013 年，连续 3 年在全国 1099 所高校中选择 800 所学校（占 73%），委托第三方采用分层随机抽样法进行暗访，并向教育部门和高校发放暗访结果报告，举办媒体发布会，致信各省教育厅长、校长，呼吁重视高校控烟，收到了一定成效。

（四）组织活动让青少年远离烟害

组织全国中小学校开展“拒吸第一支烟，做不吸烟的新一代”签名活动。目前已有 9200 万名中小学生签名。

2014 年 1 月，教育部正式发出《关于在全国各级各类学校禁烟有关事项的通知》，要点包括：一、禁止在小学幼儿园内吸烟；二、严格限制在高等学校内吸烟；三、加强吸烟有害宣传教育；四、建立禁烟工作长效机制。

2017 年世界无烟日，协会在中国关心下一代工作委员会、共青团中央、国家卫计委、教育部支持下，在清华大学成立了“全国大学生控烟联盟”。清华大学、北京航空航天大学、中国青年政治学院的同学们率先成为联盟的志愿者。

2018 年 5 月，协会又与北京市疾控中心联合在北京启动了“全国青少年控烟志愿者联盟”全国招募活动，得到各地广泛响应。

六、揭批烟草业违约违法事件，促进控烟履约

《公约》在我国生效后，中外烟草企业千方百计抵制《公约》的实施。协会联合卫生、经济、法律、媒体等各方面的力量，不断揭露、批判烟草业的違反《公约》的事实，唤起民众，与之开展了艰苦、复杂的斗争。近 12 年来，仅召开控烟重大事件新闻发布会就近 80 次。典型案例如：

（一）促请民政部拿下 6 家中国烟草企业“中华慈善奖”

2008 年 12 月，协会获知民政部拟授予 2008 年度“中华慈善奖”的 188 个企业中有 6 家烟草公司在列，立即致函民政部，强烈要求不授予烟草企业“中华慈善奖”。特别指出，如民政部代表国家公开点名表彰烟草企业，等于为烟草做形象广告，与《公约》第 13 条关于禁止所有烟草广告、促销和赞助的规定相悖，将贻笑国际社会。协会常务副会长许桂华亲自找到民政部有关负责同志，反复多次陈述理由。最终在多个社会组织的努力下，民政部终于取消了烟草企业获奖资格。

（二）呼吁禁止公款买烟和利用公权力推销烟草

2009 年，协会监测发现湖北公安县发文公款买烟和 ×× 省委办公厅发文指定公款购卷烟品牌等现象，迅即召开媒体会，介绍了监测到的有关地方政府公款买烟的文件和案例，发布了协会《致中纪委禁止公款买烟的函》，媒体广为报道，引起社会广泛关注。中纪委为此致电协会，表示非常重视公款买烟问题，将对此加以整顿。

（三）促使上海世博会退回 2 亿元烟草企业捐赠

2009 年 5 月 7 日，上海《解放日报》报道了上海世博会中国馆接受烟草企业 2 亿元捐赠的信息。中国控烟协会获悉后做出如下努力：

5 月 10 日致函上海世博会组委会。

协会许桂华常务副会长二次专程赴上海，约谈上海世博会组委会法务部负责人，指出接受烟草企业捐赠可能对国家信誉带来的损害，期盼世博组委会主动退还烟草赞助并在媒体公布，挽回损失。

同年 9 月，由于上海世博会组委会未按约期退款，中国控烟协会征集了 20 多位专家意见和签名，再次致函上海世博会组委会，强烈呼吁上海世博会组委会取消烟草企业捐赠。

召开新闻发布会，发布了专家签名的《要求上海世博局取消接受烟草企业 2 亿捐赠的公开信》，向媒体公开披露了协会和专家的强烈呼吁。人民日报、中央电视台等数十家媒体进行了广泛报道，两天内即可在网络检索到相关报道 123 万多条，网民跟帖评论 560 万余条。其中人民日报《专家建议上海世博局退还烟草企业捐赠》一文即被各媒体转载 274 次。[3]

在强大舆论压力下，上海世博会组委会最终顺应民意，取消了中国烟草业两亿元捐赠，得到国内外舆论的好评，并使上海世博会获得世界卫生组织授予的“无烟世博”称号。

上海世博退回烟草企业捐款的行动，也促使同年在山东举办的全国运动会也退回烟企 5000 万元赞助。

（四）协会揭露烟草企业违规违约的事件还很多

致函中国绿化基金会，反对授予中国烟草总公司“生态中国贡献奖”，发动媒体全面清算了烟草业对森林、土埌等生态环境的破坏和污染。[4]

呼吁上海市委宣传部、教育局，撤销上海中国烟草博物馆的市“爱国主义教育基地”、“科普基地”及“先进单位”的称号。[5]

促请国家工商管理总局查处江西中烟“黑老虎卷烟”非法广告和促销活动。[1]

致函江西省工商管理局，建议依法查处江西中烟金圣（硬典藏“谢师宴”回馈活动。[6]

揭露烟草业利用互联网广告营销的事实，致函国务院网管办和工信部，反对网络营销烟草制品，禁止互联网烟草广告。

七、揭批“烟草院士”，戳穿“降焦减害”谎言

2011 ~ 2013 年，是中国控烟与反控烟斗争不平凡的三年，围绕“烟草院士”“降焦减害”“中草药卷烟参评国家科技奖”展开的大辩论，控烟人士与烟草业展开了一场大博弈。

2011 年 12 月 8 日，中国工程院宣布郑州烟草研究院副院长谢剑平因“降焦减害”研究成果而获“中国工程院院士”称号。

中国控烟协会约请有关专家，于 12 月 15 日就“郑州烟草研究院副院长谢剑平获工程院院士称号”和“降焦减害”问题在京召开座谈会。揭露将将降焦减害带头人谢剑平评选为工程院院士，实质上是烟草业企图利用谢剑平当选“院士”，以“降焦减害”欺骗公众，扩大烟草销售，攫取更大的利润。

协会致函中国工程院的，强烈呼吁中国工程院撤销谢剑平的院士称号，呼吁国家科技部本着实事求是的科学精神，重新评估谢剑平“降焦减害”的所谓“成果”，挽回影响。

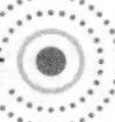

来自新华社、人民日报、健康报等26家媒体记者到会采访，并作了广泛报道，引起国内外媒体和公众的关注。协会负责人还亲赴工程院，向他们详细介绍《公约》相关规定和国际科学结论。

2012年4月，协会第二次致函工程院，向他们报送了了烟草"降焦"不能减害的科学证据、法律文书等约10余万字的文献资料。

由于工程院迟迟不作复，协会又约请大陆、香港两地60名知名专家学者联名致信温家宝总理和李克强副总理，请求过问"谢剑平院士"事件，以利于中国控烟履约。

2012年7月以后，协会又与其他社会组织第三、四、五、六、七次致函中国工程院，一再强烈呼吁撤销新当选的"烟草院士"谢剑平的院士资格，并列举了科学证据和理由。

无独有偶，2012年3月23日，科技部网站公示烟草专卖局"中式卷烟"项目入围国家科学技术进步奖。协会发现后立即致函科技部，并依据国家《科学技术进步法》提出三点建议：取消该项目参加国家科学技术进步奖评选；建议科技部今后不再支持有关烟草业发展的科学研究；应把资金用于控制烟草危害、帮助烟民戒烟的科研，更好地保护人民健康。新华网、人民日报、新浪、网易等52家媒体对此进行了广泛报道，引起国内外强烈反响。中华预防医学会、新探健康中心等其他民间控烟组织和专家学者也纷纷表示反对"中式卷烟"项目入围国家科学技术进步奖。2012年5月4日，科技部宣布，烟草专卖局"中式卷烟"项目退出参评国家科技进步奖。取得了阶段性胜利。

这两年多期间揭批"烟草院士"，戳穿烟草"降焦减害"、"中草药卷烟"骗局的斗争，实质上是控烟与反控烟之争，是要人民健康还是要烟草之争，也是科学与愚昧之争。由于大众媒体的配合，充分揭露了烟草业的危害性与欺骗性，获得了社会各界的响应与支持，使我国控烟在认识上迈上了一个新的台阶。

八、促进修订《广告法》和《慈善法》

（一）全面禁止烟草广告、促销和赞助

我国1994年制定的《广告法》，虽然规定了禁止"五类媒体、四类场所"烟草广告，但仍给烟草业留下了很大的广告、促销和赞助的空间，尤其在互联网时代，新媒体不断涌现，各类烟草广告泛滥成灾。协会早于2006年就曾依据《公约》第13条规定，促请国家工商总局修订《广告法》，全面禁止烟草广告、促销和赞助。

2013年6月，协会获悉国家将修订现行《广告法》后，立即于6月20日召开控烟、法学专家座谈会，就我国现行《广告法》在禁止烟草广告、促销和赞助方面存在的问题与《公约》存在的差距进行了讨论，提出了修订《广告法》的意见，并由协会致函国家工商总局，提出新修《广告法》应全面禁止烟草广告、促销和赞助的具体建议。

2014年3月14日，国务院法制办《广告法》修订草案公开征求意见后，协会立即召开了专题座谈会，邀请法律、控烟方面的专家就新修《广告法》全面禁止烟草广告、促销和赞助的条款进行了热烈讨论。协会会长、全国政协教科文卫委副主任黄洁夫主持会议，全国人大教科文卫委副主任王陇德院士、国务院法制办工交商事司、国家工商行政管理总局

广告监督与管理司、卫生部宣传司领导应邀出席，听取了专家们的意见。3 月 18 日，协会根据专家讨论意见致函国务院法制办，提出新修订《广告法》应全面禁止烟草广告、促销和赞助的理由和建议。

协会于 2013 年和 2014 年开展了两次烟草广告、促销和赞助监测及“烟草广告随手拍”活动，并将结果向媒体和全社会公布，取得了舆论和公众的支持。

但由于烟草部门的阻力，修订《广告法》的斗争艰难而曲折，国务院法制办向全国人大提交的新《广告法》草案并未全面采纳控烟界的意见。为取得全国人大常委的理解和支持，协会又联系 132 位各界专家于 2014 年 7 月 18 日联名向全国人大发出《关于新修订〈广告法〉应全面禁止烟草广告的呼吁书》。协会还于 7 月 20 编印呼吁书和有关资料，分别送全国人大常委会委员长、副委员长和 156 位常委，以及法工委、经贸委、教科文卫委。为引起全国人大财经委领导对全面禁止烟草广告的重视，协会常务副会长许桂华与国家行政学院许正中教授专门约见财经委有关领导，向他们详细陈述了全面禁止烟草广告的理由和意见。[11]

全国人大常委会审理《广告法》的进程也相当曲折和复杂，先后经历了三读三审。二审前，协会又于 9 月 20 日再次分别向全国人大常委会委员长、副委员长和 156 位常委，以及法工委、经贸委、教科文卫委发送了请求全面禁止烟草广告的补充材料。[12]

中华预防医学会、新探健康中心等民间组织对修订《广告法》也付出了巨太努力，他们有時与协会联合行动，有時单挑。由于众多控烟组织和人士的努力，据知在《广告法》二、三审过程中，有七位副委员长、五十多位人大常委在发言中均主张全面禁止烟草广告，终于挫败了烟草部门千方百计为烟草广告“留口子”的企图。[13]

2015 年 4 月 24 日，中华人民共和国主席令颁布的新《广告法》第二十二条规定：“禁止在大众传播媒介或者公共场所、公共交通工具、户外发布烟草广告。禁止向未成年人发送任何形式的烟草广告。”这一规定，体现了《公约》全面禁止烟草广告的基本要求。

（二）《关于〈慈善法〉全面禁止烟草赞助的修改建议》

由于我国行政体制，工商行政管理部门分管广告和促销，公益赞助则归民政部门管理。因此，能否依《公约》全面禁止烟草赞助，就要由民政部门立法规范。

2015 年 8 月，协会获悉全国人大将讨论制定《中华人民共和国慈善法》，内容将牵涉烟草捐赠和赞助问题，立即向全国人大内务司法委发出《关于〈慈善法〉应明确规定禁止烟草企业捐赠、赞助的函》。11 月 18 日，又向全国人大法律工作委员会发出《关于〈慈善法〉全面禁止烟草赞助的修改建议》。为取得公众支持，协会于 11 月 20 日联合上百名专家学者向全国人大常委会发出《关于〈慈善法〉应禁止烟草捐赠的呼吁书》。同日，协会将相关资料印制成册，分别送呈各人大常委及法工委、法律委、民政部等有关方面。

2016 年 3 月 16 日第十二届全国人民代表大会第四次会议通过《中华人民共和国慈善法》第四十条规定：“任何组织和个人不得利用慈善捐赠违反法律规定宣传烟草制品，不得利用慈善捐赠以任何方式宣传法律禁止宣传的产品和事项。”这虽未达到全面禁止烟草捐赠和赞助的要求，但也堵死了烟草业企图利用捐赠赞助做烟草宣传的路子。

以上是我对中国控烟协会八大事件的简要回顾。协会在过去 28 年间还做过许多其它可圈可点的事，但限于篇幅，不再赘述。由于个人水平有限，这些事件的记述不一定完整和准确，尚盼同道批评指正。

最后，我想引用秦朔先生日前在《大视野》中发表的《谢谢你，中国控烟协会》一文中的一段话作为结语："中国有很多协会，但往往都是在传播某个主管部门的声音。控烟协会代表的则是公共利益，它可能是中国最好的协会之一，常常无奈、无力，但一直坚持。他们用建设性的倡议以及建设性的批评证明，尽管我们的社会存在着矛盾阻力，但永远不能放弃前行，因为这事关所有人的健康，所有人的明天。"

信息来源

【1】中国控烟大事记，中国控烟协会，1979～2017。

【2】《控烟在中国 1990～2000》，中国控烟协会，2000-6-26。

【3】《中国吸烟与健康通讯》，1997 年 9 月 25 日。

【4】中国控烟协会呼吁问责政府发红头文件摊派销售卷烟，人民网，2013 年 10 月 3 日，1http：//politics.people.com.cn/n/2013/1031/c1001-23388722.html。

【5】世博会拒绝上海烟草集团捐款，中国日报网站环球在线网，2009 年 7 月 23 日，http：//news.163.com/09/0723/01/5ESCA56M000120GU.html。

【6】烟草公司可以当"生态保护"标兵吗？——中国烟草总公司获颁"2011 生态中国贡献奖"事件调查，新华网，2011 年 7 月 21 日，http：//news.163.com/12/0721/14/86UPEHGB00014JB5.html。

【7】控烟协：取消烟博馆爱国教育基地称号，新京报，2012 年 8 月 22 日，http：//epaper.bjnews.com.cn/html/2012-08/22/content_366350.htm?div=-1。

【8】江西"谢师宴"被指教唆孩子买烟控烟协会建议查处，新华网，2013 年 7 月 22 日，https：//news.21food.cn/12/854835.html。

【9】中国控烟协会呼吁禁止网售香烟防止青少年网上买烟，国际在线（北京），2013 年 07 月 31 日，http：//news.163.com/13/0731/19/954TFUAF00014JB5.html。

【10】中国控烟协会建议禁止网上购烟行为，京华时报，2013 年 8 月 6 日，http：//news.hexun.com/2013-08-06/156819611.html。

【11】中国控烟协会呼吁全面禁止所有的烟草广告、促销和赞助，中国经济新闻网，2014 年 6 月 30 日，http：//www.cet.com.cn/dfpd/bwdqzg/1236639.shtml。

【12】百余知名人士"联名上书"全面禁止烟草广告，北京晨报，2014 年 8 月 27 日 http：//news.163.com/14/0827/01/A4K9T87B00014AED.html。

【13】中国控烟协会呼吁：烟草广告不能再任性，人民网，2015 年 04 月 16 日，http：//news.163.com/15/0416/19/ANBLD1C000014JB6.html。

"林则徐禁烟奖"和获奖者们

叶 榄

从2013年4月7日在贵州省威宁县正式启动"林则徐禁烟奖"评选和"向烟头说不"活动至今，已经6个年头，六年来，发生了很多事情，让我时常为之感动。

"林则徐禁烟奖"是一个民间公益奖项，之所以今天能被中国民间控烟界所认可，得益于首奖获得者臧英年先生，没有臧先生的力推，这个民间奖项就不会有今天的影响。2013年6月16日，"林则徐禁烟奖"颁奖仪式在北京安贞医院举行，[1]神通广大的臧先生请两位国家领导人致贺词，因为据他说，在两位国家领导人还只是专家、教授和大学校长的时候，他们就认识，延续了很多年的友情，所以他能请得动两位领导人。

作为发起人，我把首届"林则徐禁烟奖"颁给了臧教授，现场臧教授向大家展示了两位国家领导人罗豪才先生和丁石孙先生的贺信，不知道的还以为"林则徐禁烟奖"是国家某部门颁的奖呢！这规格高的，连国家领导人都惊动了。两位领导人的贺信大意是祝贺臧教授获得首届"林则徐禁烟奖"，并对臧教授20多年在中国控烟的义举给予了高度评价。

颁奖仪式现场，臧先生还请来了90多岁高龄的陆如山先生，这位陆先生可是当年世界卫生组织的总干事助理，在国际卫生界都是响当当的人物。陆老在颁奖仪式上回顾了中国的控烟历程，讲述了他参与组织在中国举办的世界控烟大会的经历，让我们对中国控烟工作的来龙去脉有了一个更为清晰的认识。与陆老讲话风格不一致的是著名医生蒋彦永先生，他可是当年非典时期的风云人物，北京有非典疫情的信息就是他捅出去的，所以他在获得巨大声誉的同时也被有关人士打压。他的发言基调是批评，批评很多地方控烟不力。看得出，陆老坐在主席台上面有些不高兴，但是都是臧先生的朋友，也没有说什么。

在那场控烟活动上，最引人注目的当属我行程数千公里捡拾烟头制作的特殊"工艺品"，也称为"最脏奖品"了，我用数百个烟头在一块布幅上拼出了这样几个字："7.4亿人感谢您"，当我把这一特殊奖品交给臧教授时，下面记者的镁光灯闪烁，现场响起了热烈的掌声。我接过主持人的话筒向大家解释道："中国吸烟者3亿多人，二手烟受害者7.4亿，总共加起来有10多亿，是一个很恐怖的数字。可见，有多少吸烟者，就有多少二手烟受害者，并且还要多很多。作为美籍华人，臧教授义务在中国控烟20多年，不仅7.4亿二手烟受害者感谢他，就连3亿多吸烟者也应该感谢他。这个烟头做成的奖品可能是世界上最'脏'的奖品，但是它所奖励的控烟义工臧英年先生的精神是高贵而纯净的！"

当天下午，北京晚报记者代丽丽女士在晚报上发出了这样标题的新闻《"最脏奖品"颁给控烟终身义工》，[2]一时间被很多网络媒体转载、传播。自此之后，"林则徐禁烟奖"成为中国民间控烟领域被广泛认可的奖，五年来，数个国内国外有影响的控烟人士和机构获

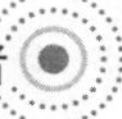

奖，我用烟头制作的最脏奖品也成为该奖区别于其他奖的特别之处。

第二届的颁奖仪式是在北京河南大厦举行的[3]，获奖者是新探健康发展研究中心，可不要小看这个中心，除了中国控制吸烟协会以外，这个中心汇集了中国最顶级的控烟领域的科技人才，每年推出的《中国控烟观察－民间控烟视角报告》都会在社会上广为传播。中心主任王克安先生、副主任吴宜群女士、杨功焕女士都获得过世界卫生组织颁发的世界控烟领域的最高奖励。在这里，我要特别感谢彭云峰先生，2014 年七八月份他个人出资支持了我到欧洲捡拾烟头，制作第二届"林则徐禁烟奖"最脏奖品，作为"林则徐禁烟奖"的忠实支持者，我特别邀请他来到颁奖仪式现场，请他谈对控烟的认识。如今时间已经过去四年了，斯时情景，犹历历在目。我真心地感恩彭云峰先生，没有他的支持，第二届"林则徐禁烟奖"的"最脏"奖品上就不可能出现欧洲十余国的烟头。第二届的颁奖仪式在场面上比第一届还要大，参加的人员更多，到场的媒体也更多。著名控烟活动家、美籍华人臧英年教授作为该奖第一届获奖者，现场发表了热情洋溢的演讲。有"控烟愚婆"之称的著名控烟活动家吴宜群女士也在颁奖仪式现场为中国的控烟事业慷慨陈词，获得掌声不断。

在河南大厦颁奖现场，我宣读了写给新探健康发展研究中心的颁奖词，我是这样写的：新探健康发展研究中心成立于 2001 年 9 月 19 日，由国家民政部正式批准并注册，国家卫生与计划生育委员会为业务主管部门。中心成立以来积极开展控烟工作，从 2008 年开始，中心每年举办两会代表、委员控烟座谈会；会前召开控烟专家座谈会，撰写控烟建议。每年为代表、委员递交的控烟提案、建议提供信息服务，这些年来共提出 90 项次控烟建议；让控烟倡导成为全国两会的主流声音，为控烟的话语权奠定了基础。对上海、天津、广州、北京等地的无烟环境立法草案提供修改建议；对北京西城区 135 家餐馆、网吧、医院、火车站等进行吸烟、劝阻吸烟情况和控烟措施进行调查；组织大学生志愿者暗访北京无烟医院；在西宁、青岛、福州、武汉、西安、南京、长沙等地举办培训班，推动地方无烟环境立法。组织项目城市参加丽江"控烟：研究到行动"研讨会；组织 8 个项目城市的项目组成员赴台湾参加两岸四地控烟研讨会；组织项目城市访问香港，促进无烟立法。中心还积极推动警示图案上烟包。举办世界卫生组织《烟草控制框架公约》第 11 条及其《实施准则》研讨会和呼吁图形警示上烟包相关会议十几次；四次向主管部门写信呼吁图形警示上烟包；与中国医学科学院基础医学研究所合作，在起全国范围内开展了"我要告诉你，因为我爱你——图形警示上烟包倡导活动"。2013 年中心举办了烟包图形巡展，湖北、陕西、湖南三省共 27 个地市州、林区均参加巡展，覆盖近 200 个区县，共举办展览 300 余场，有近 100 万余人观看了展出。

第三届的颁奖仪式是在北京建工大厦举行的，获奖者是天津维尔控烟团队，[4]之所以把最脏奖品颁给他们，主要是感动于以黄瑛湘女士为首的维尔人对控烟事业的坚守，二十多年的老品牌啊，放弃了何其不甘，但是要想做好，在这个戒烟产品十分泛滥的当今又很是不易，但他们还是咬牙坚持，在支撑产业的同时，还大力开展公益控烟工作，其情可嘉！

维尔控烟团队作为中国最早的健康控烟倡导者之一，于1993年牵头南开大学及国际控释缓释领域知名化学家、生物学家、药剂专家联合研制出中国第一片健康戒烟贴片——维尔控烟贴，此贴荣获国家专利，也结束了国外制药巨头对中国及亚洲戒烟市场垄断的历史。该团队成立22年来，一直视“保护国民健康、消除社会烟害”为己任，积极参与公益事业，坚持不懈向广大城乡居民免费发放控烟贴，宣传吸烟危害，已免费向社会各界赠送维尔控烟贴价值达数百万元，成功帮助国内外数百万吸烟者戒烟，已成为中国科学控烟、健康戒烟领域最坚定的支持者和中坚力量。[5]

第四届的颁奖仪式主要是为了呼应北京发出的最严控烟令，2015年的12月5日在北京海淀举行，臧英年先生莅临发表演讲，他对获奖者北京控烟志愿者团队给予了很高的评价，可以说，没有北京控烟志愿者团队的努力，就没有“无烟北京”的落地。颁奖仪式上，北京市控烟志愿者总队队长刘辉、北京市控烟协会工作人员赵田雨代表北京市控烟志愿团队接受了由著名设计家王蔚和团队成员设计的现代气息浓郁的奖品。[6]

颁奖仪式上，主持人宣读了获奖者北京市控烟志愿者总队的事迹：北京控烟，引领全国潮流；北京控烟，回应世界关切。成立于2015年8月21日的北京市控烟志愿团队是北京控烟的传播者和监督者。他们进商场入社区到单位去餐厅，劝导灭烟，呼吁文明。北京因为有了他们的努力而更加清净，首都因为有了他们的奉献而更加文明。一次次控烟行动，他们竭诚尽职。一回回劝导灭烟，他们行动在前。被辱骂，被责难，被殴打，他们不怨，不悔，不惧，因为他们有一个共同的心愿：无烟北京。他们用行动夯实了无烟北京的绿色品牌，他们用心愿拼绘了无烟北京的美好愿景。星期三，来控烟，蓝马甲是他们的标志；10万个灭烟盒和21万张控烟宣传品的发放，他们是主力军。

第五届“林则徐禁烟奖”的颁奖仪式是在河南息县的宋庄村举行的，[7]之所以选择在这个村举行，主要是我和驻村第一书记许前让先生、娄匡元先生为宋庄规划了健康宋庄的愿景。健康不是说说，而是要必须去做，怎么做，我们找到了无烟村建设这个突破点，希图把宋庄建设成豫南第一无烟村。正是因为此，2017年的12月11日，我们在宋庄举办了颁奖仪式，有“中国民间控烟第一人”之称的控烟活动家郭发平先生亲临现场领奖，并在息县做了两场控烟宣讲，早在上世纪八十年代他就致信邓小平，劝他戒烟，并成立控烟协会，在安徽巢湖开展控烟工作。另外一位获奖者是控烟领域赫赫有名的毕晶先生，他堪称控烟迷，十年来发在网络上的控烟帖子达到万余篇。这次颁奖活动，他因为路途遥远，没能来到现场。从第四届开始，“林则徐禁烟奖”邀请了五位评委共同参与评选，他们都是中国控烟的重量级人物，基本上代表了中国控烟的最高水平。

2018年12月11日，由“每月11号全球控烟日”公益联盟、信阳市中级人民法院驻宋庄村扶贫工作队、绿和公益、春泉园林联合主办的第六届“林则徐禁烟奖”揭晓仪式在河南省息县岗李店乡宋庄村举行，经过“林则徐禁烟奖”评委们评选，北京市义派律师事务所公益法律中心执行主任李恩泽获第六届“林则徐禁烟奖”，山西省控烟活动家张志刚、安徽省亳州市青年志愿控烟宣传队负责人韩星获第六届“林则徐禁烟奖”提名奖。[8]

回想“林则徐禁烟奖”设立和“向烟头说不”全球活动开展六年来的点点滴滴，还是颇有一些心得，心得一：认准了的事要马上去做；心得二：既然是好事，要坚持不懈地去做；心得三：要做就做好，做出品牌和影响力。今天，我可以欣慰地说，“林则徐禁烟奖”正在做到，“向烟头说不”行动也正在努力，虽然现在知晓率还很有限，但是十年二十年后呢？

我的目标是把“林则徐禁烟奖”做成中国控烟第一奖，把“向烟头说不”全球行动做成面向世界的公益品牌，用“林则徐禁烟奖”来发现草根控烟英雄，奖励草根控烟斗士，传播他们的控烟先进事迹。用“向烟头说不”全球行动来呼吁亿万吸烟者守烟德，不要在公共场所抽烟，不要乱扔烟头，避免污染和火灾，并最终用这两个项目推动全社会的控烟工作。我的座右铭是：有梦就有希望，努力就有可能！

信息来源

【1】首届“林则徐禁烟奖”颁发，健康报，2013 年 6 月 18 日，http：//www.ls-hospital.com/info.aspx?Code=6326。

【2】“最脏奖品”颁给控烟终身义工，北京晚报，2013 年 06 月 16 日，http：//news.hexun.com/2013-06-16/155185129.html。

【3】潢川人叶榄设立禁烟奖倡导全国公共场所禁烟，新华网，2014 年 9 月 17 日，http：//bbs.tianya.cn/post-157-558338-1.shtml。

【4】2015 年世界无烟日第三届林则徐禁烟奖颁奖仪式，新浪博客，2015 年 8 月 25 日，http：//blog.sina.com.cn/s/blog_5e9027fd0102vp2f.html。

【5】潢川人叶榄设立禁烟奖以期早日实现“无烟中国”，信阳网，2015 年 5 月 5 日，http：//xinyang.yuduxx.com/huangchuan/167234.html。

【6】「荣誉」助力无烟北京第四届“林则徐禁烟奖”在北京颁奖，无烟北京，2016 年 12 月 8 日，https：//www.toutiao.com/i6361670103104225793/。

【7】意不尽网：第五届“林则徐禁烟奖”颁奖暨“健康宋庄大讲堂”开讲，搜狐公益网，2017 年 12 月 12 日，https：//www.sohu.com/a/210056986_502650。

【8】河南：第六届“林则徐禁烟奖”在息县揭晓，中国发布网，2018 年 12 月 12 日，http：//www.chinafabu.com/a/sysh/20181212/43071.html。

为控烟风雨兼程　为选择无悔无憾（一）
——记四次志愿者大会

文　梅　龙　军

自2006年1月9日世界卫生组织《烟草控制框架公约》（以下简称《公约》）在我国生效，志愿者的身影就活跃在控烟理念倡导、控烟法规宣传、执法监督等多个活动中。志愿者的参与，增强了各地控烟力量，扩大了控烟宣传倡导的声音，让更多民众了解二手烟危害，唤醒民众积极维护自身健康权益的意识，有力地推动了各地公共场所禁烟立法和法例的执行。志愿者们“奉献、友爱、互助、进步”的志愿者精神，高度的社会责任感，对公益事业的执着追求，为无烟中国梦增添了最温暖、最亮丽的色彩。

虽没有华丽的辞藻和飘逸的文风，但文中所记录的每一位控烟志愿者的故事都很真实朴素，每一个控烟志愿者团队的轨迹都很平实厚重。正是因为他们的不懈奋斗和热情付出，中国控烟历程才得以在荆棘满布的道路上奋力跋涉，勇敢前行。

在此，特别记录下这些可亲可敬的身影，中国控烟之路，感恩有你们温暖相携，共迎风雨。

我们坚信：前路虽坎坷，但若能坚守信念，未来必可期。

2014～2017年新探健康发展研究中心四次举办中国控烟志愿者大会。通过志愿者大会把全国控烟志愿者的力量凝聚起来，我们搭建起志愿者交流平台，邀请专家学者对志愿者进行培训，提高志愿者控烟知识，传授控烟理念传播的技能，加强志愿者组织的建设、发展与提升，使控烟志愿者队伍逐渐专业化，更有效地推动控烟进程。

一、首届全国控烟志愿者经验交流会

2014年12月24日，新探健康发展研究中心在北京召开“无烟未来，众志成城”——首届控烟志愿者交流会。（图1）

会议邀请了20多位来自全国各地志愿者代表聚首北京，讲责任、谈感受、表愿望、诉需求。他们有的是退休的老人，有的是青年学生，有的是在职干部，有的是养路工人，有的是医生，有的是热心公益的普通市民。他们有的以团队表态，有的个体独立发声。无论网络亦或报刊，经常可以看到他们关于控烟的短文。吸烟的危害，他们讲解；禁烟场所吸烟，他们劝说；违法的烟草广告，他们取证。志愿者队伍的日趋壮大，是控烟理念深入人心的明证。

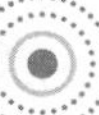

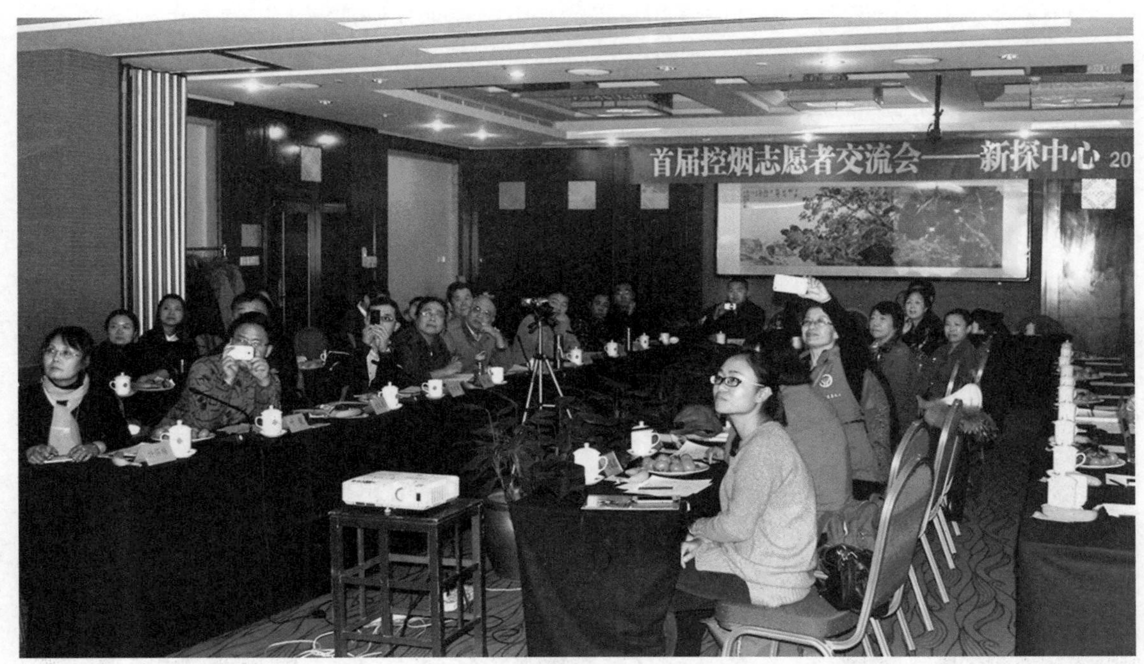

图 1　首届全国控烟志愿者经验交流会

会上首先播放了新探中心精心制作的《无烟未来，众志成城——控烟志愿者风采掠影》视频，视频深情感人，充分展现了志愿者对控烟的执着追求及无私奉献精神在微博上发布，视频单条微博的阅读量就达 2.6 万。上海健康促进委员会办公室唐琼副主任以及云南超逸健康咨询中心李晓亮主任分别就志愿者在执法中的作用、以及志愿者如何参与控烟做经验分享，为志愿者参与控烟工作提供更多的策略和方法。

控烟志愿者个人和志愿者团队代表发言分享工作与心路历程。中国疾病预防控制中心控烟办公室姜垣副主任总结发言并充分肯定志愿者在控烟工作中的作用，高度评价了志愿者近年来的成绩，呼吁更多关注烟草危害的人加入到控烟志愿者的行列中来，为控烟进程出力献策。

此次大会为志愿者们赠送了“控烟志愿者之星”的纪念水晶杯，以感谢他们的付出与奉献！（图 2）

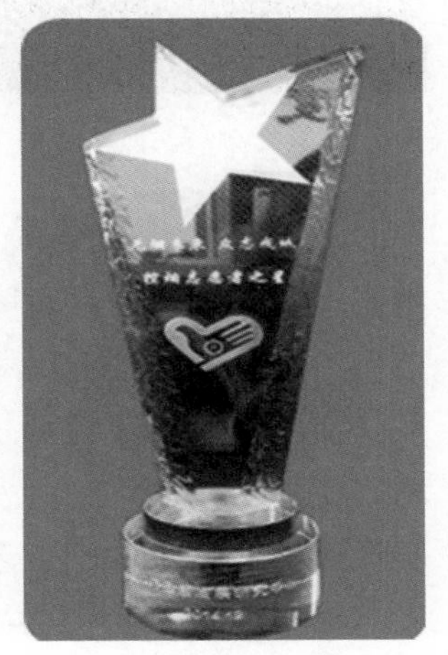

图 2　“控烟志愿者之星”的纪念水晶杯

热心公益的文学评论家特为志愿者赋诗一首：“携手控烟心意通，今年花胜去年红。但愿明年花更好，相拥一笑望晴空！”

二、第二届全国控烟志愿者经验交流大会

2015 年 12 月 8 日，新探健康发展研究中心联合深圳市控制吸烟协会在深圳市召开第二届全国控烟志愿者经验交流大会。

2015年是中国控烟事业颇有成就的一年，是中国控烟立法加速推进的一年。同时，全国各地控烟志愿者队伍不断壮大。为总结全国控烟志愿者的成功经验，鼓励志愿者在控烟工作中更好地发挥作用，2015年12月8日，新探健康发展研究中心联合深圳市控制吸烟协会在深圳市召开第二届全国控烟志愿者经验交流大会。国家卫计委、中国疾病预防控制中心控烟办、深圳市卫计委、新探健康发展研究中心领导，还有来自中国控制吸烟协会、北京市和深圳控烟协会、首都医科大学的控烟专家，以及全国26个省/市卫计委、爱卫办、疾控中心、健康教育所的控烟管理人员、专业技术人员，尤其是各省市控烟志愿者团队及个人志愿者的代表，共计100余人参会。（图3）

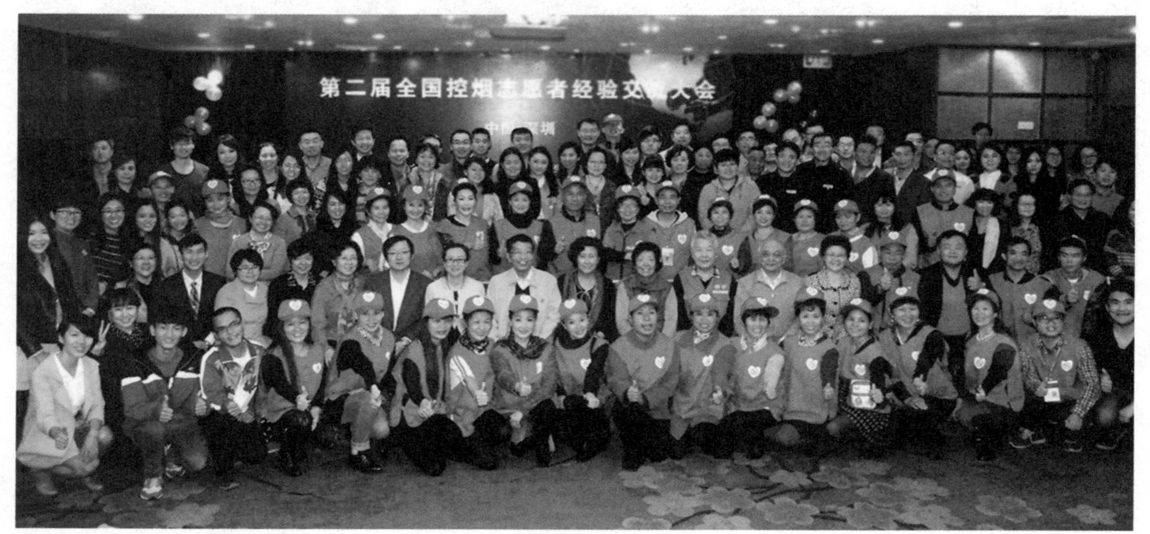

图3　第2届全国控烟志愿者经验交流会

会上播放了新探中心精心制作的《控烟志愿者风采》视频，将全国各地控烟志愿者的精彩风采予以展现；现场表演了原创歌曲《控烟蓝》、控烟诗朗诵、舞蹈《控烟小苹果》等节目，用生动活泼的形式宣传控烟。

卫计委领导对控烟志愿者做出的努力和贡献给予了肯定和表扬，深圳市控烟大使—深圳广电集团主持人马一发表了个人控烟感言。北京市控烟协会办公室主任刘辉、上海市健康促进委员会副主任李忠阳、深圳市控制吸烟协会会长高文辉分别介绍了城市控烟志愿者工作和可供各地参考运用的实践经验。

新探健康发展研究中心副主任吴宜群教授在大会上发布了《劝阻违法吸烟36计》手册，为推进从严格的执法到行为自觉，使劝阻违法吸烟更容易被吸烟者接受提供了行动指引和借鉴。

会议播放了《控烟志愿者风采》视频；各省市的控烟专家与志愿者齐聚一堂，就志愿者管理机制存在的问题，如何建立有效的志愿者激励机制、如何获得有效的法律保障、管理保障、经费保障、志愿者面临的最大困难和可持续性等问题进行讨论交流，征求了专家

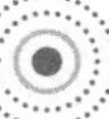

对志愿者工作开展的建议，为今后推动控烟志愿者活动奠定了基础。

三、第三届全国控烟志愿者经验交流大会

2017 年 1 月 11 日，新探健康发展研究中心在北京市召开第三届全国控烟志愿者经验交流大会。参加会议的有 WHO 驻华代表处、中国控烟协会、中国疾病预防控制中心控烟办、北京市控烟协会、深圳市控烟协会、新探健康发展研究中心的领导和控烟专家，来自全国 27 个省 / 市 35 个城市的省市控烟志愿者团队及个人志愿者的代表，以及 18 个无烟立法城市的卫计委、爱卫办、疾病预防控制中心、健康教育所负责协调组织控烟志愿者工作的负责人，共计 80 余人。（图 4）

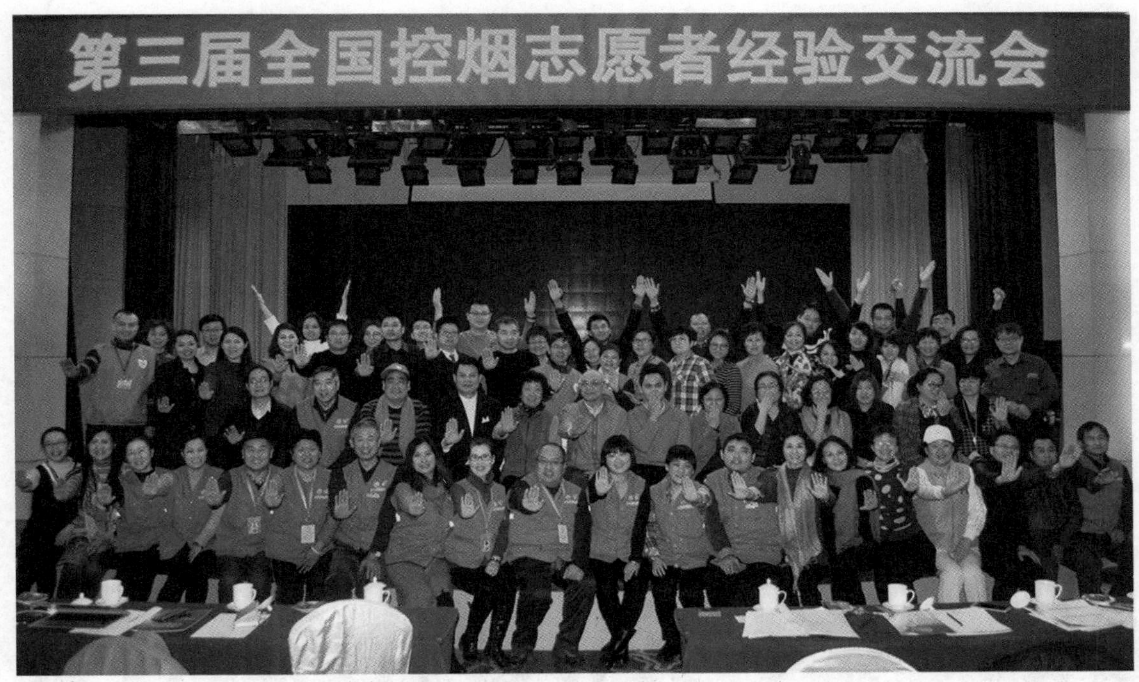

图 4　第三届全国控烟志愿者经验交流会

会议由湖北控烟大使、湖北广播电视台播音指导，生活频道副总监谢东升主持。世界卫生组织驻华代表处官员 Kelvin 对控烟志愿者做出的努力和贡献给予了肯定和表扬。

清华大学公益慈善研究院黄真平教授为志愿者解读新出台的《关于支持和发展志愿服务组织的意见》，并从保护志愿者安全的角度出发，为志愿者讲解志愿活动过程中如何保障个人安全和维护个人权益。

北京公益惠泽人发展中心的理事长翟燕作主题为“志愿者组织的专业化发展”，系统地阐述了志愿者组织的建设、发展与提升的关键要素，为志愿者组织的健康发展提出了科学的指导。

新探健康发展研究中心副主任吴宜群教授就控烟志愿者在志愿活动中易发生的认识误

区及控烟倡导最需要志愿者志愿服务的领域等内容做了详细、生动的解析。

会上，云南超铁健康咨询中心曹虹、云南省健康教育所罗欣萍分别就控烟倡导项目策划、活动创新及如何配合政府机构提高控烟倡导影响力。北京市控烟协会、深圳市控烟协会志愿者和福建卫生艺术志愿者团队代表分享了他们在控烟志愿活动中的经验和体会。

会议播放了新探中心精心制作的《控烟志愿者风采》视频，将他们的精彩风采予以展现；由新探健康发展研究中心制作的《劝阻违法吸烟 36 计》视频发布仪式将大会推向了高潮。

最后控烟专家与各省市的志愿者一起，讨论 2017 年控烟志愿活动开展的内容、计划及目标，为今后推动控烟志愿者活动奠定了基础。

四、第四届全国控烟志愿者经验交流大会

2017 年 12 月 28 日，新探健康发展研究中心在北京市召开第四届全国控烟志愿者经验交流大会。参加会议的有 WHO 驻华代表处、中国控烟协会、中国疾病预防控制中心控烟办、北京市控烟协会、深圳市控烟协会、上海控烟协会等机构和组织的领导和专家，以及来自全国各地的控烟志愿者团队及个人志愿者的代表，共计 100 余人。（图 5）

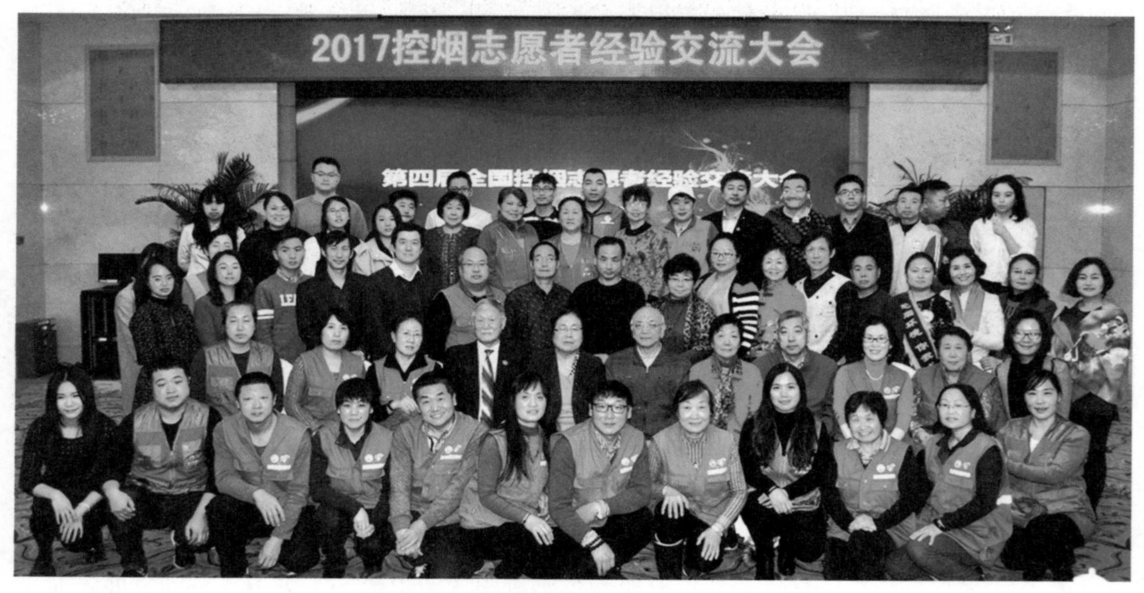

图 5　第四届全国控烟志愿者经验交流大会合影留念

世界卫生组织驻华代表处官员 Kelvin Khow 对控烟志愿者做出的努力和贡献给予肯定和表扬。

上海市控烟协会秘书长陈德做报告:《发挥专业社会组织作用，为无烟上海、健康上海助力》，介绍了上海控烟志愿者为推动上海无烟立法修法做出的努力和贡献，志愿者队伍逐步建立、发展和规范，形成了“公众参与”“社会监督”“社会共治”的格局，提高了社会

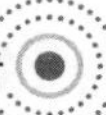

监督的效率和质量，使志愿者在具体实践中逐渐掌握并理解法条，推动执法部门在收到建议书后有所“行动”。

深圳市控烟协会副会长庄润森介绍了深圳控烟志愿者队伍的建设与发展机制，通过深圳控烟志愿者的力量带动整个所有深圳的公众一起参与进来，形成一个合力，营造无烟的环境，探索长效合作的机制。

北京市控烟协会秘书长刘辉以《不忘初心 牢记使命 砥砺前行——记北京控烟志愿者》的报告，展示了北京市控烟志愿者的风采。北京市的控烟经验主要表现在立法的社会共治；群众举报后，志愿者到现场送达举报通知书；北京的“控烟一张图”列入“城市服务”微信功能通过控烟一张图上亮警灯，随后志愿者到被投诉单位告之，帮助整改，志愿者还通过绿色通道连接卫生监督执法部门，实现精准执法，降低执法成本。

来自云南银杏控烟志愿者团的穆晓茹做了题为《为了健康，我们使出了洪荒之力——云南控烟志愿者 2017 年控烟活动回顾》，志愿者已经成为了云南省控烟工作中不可或缺的中坚力量，解决了云南省控烟任务重，难度大而人员缺乏的问题，而且在整个的工作过程中，云南省的银杏志愿者团队先后荣获了 2012 年，2014 年颁发的控烟贡献以前云南省卫生厅每年都会对志愿者进行一次表彰，先后 150 名志愿者获得过“云南省优秀控烟志愿者”的称号。控烟志愿者队伍逐渐壮大，并带动身边的人进行控烟宣传。

沈阳盛京双叶志愿者服务团团长王巍巍介绍了《为推动沈阳市控烟立法盛京“双叶”做了件大事》，他们在新探中心的支持下，对沈阳市室内公共场所、工作场所及公共交通工具的控烟情况进行了暗访，并对市民公众开展无烟环境认知度调查。并撰写调查报告，提交给沈阳市人大、市爱卫办、市法治办，呼吁沈阳市人大尽快制订沈阳市无烟环境法律法规，保护公众免受二手烟危害。真的是做了一件了不起的大事！

新探健康发展研究中心项目官员李彤向志愿者培训了如何进行烟草广告监测，以推动《广告法》的监督和执法力度。

会议尾声，控烟专家与各省市的志愿者一起，讨论 2017 年控烟志愿活动开展的内容、计划及目标，为在新的控烟形势下发挥志愿者的能动性打下了基础！

为控烟风雨兼程　为选择无悔无憾（二）

——控烟志愿者个人风采纪实

文　梅　龙　军

志愿服务作为一种新的组织化与社会化动员相结合的机制和方式，已经成为越来越多青年喜爱的生活时尚、精神时尚和追求的生活方式。

控烟志愿者不求回报，无私奉献，只为传递更多的控烟知识和力量，一个人的力量微小，微小却与伟大相连！生命不息，控烟不止！

一、将控烟之声传遍中华大地——谢东升

谢东升，湖北省控烟形象大使、湖北广播电视台播音指导，生活频道副总监。

谢东升先生是一位优秀的艺术家，从事播音主持工作 30 多年，是中国第六届金话筒百优奖主持人，并获得 2010 年第 16 届上海电视节“电视节目主持人 30 年年度风云人物”。（图 1）

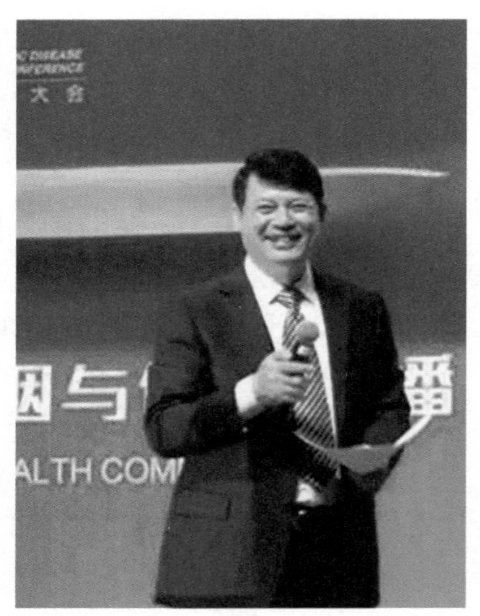

图 1　控烟大使谢东升

多年来，谢东升秉承一个公众人物的社会责任感，关注公益事业，关注人民健康。

2010 年，他自告奋勇担当湖北省控烟形象大使，用自身的艺术魅力感染和影响着广大公众，保护生命健康。8 年来，他通过电视节目、报纸杂志不遗余力地倡导控烟。为有效劝阻吸烟，他撰写并发表了《公共场所劝阻吸烟十大技巧》，是国内最早述于文字者之一；他录制了《有那么一天，无烟》配乐诗朗诵，将对烟草的控诉、对病痛的无奈，和对人民健康的关爱倾注在朗诵之中，听者无不动容，在全国广为流传。

为支持控烟志愿者，他在百忙之中抽时间参加 2015“全媒体时代下的控烟与健康传播大会”、2016“全国控烟志愿者大会”，并担任主持人。每年 5.31 世界无烟日，他必参加湖北省卫计委主办的宣传活动，担当主持人并作为群众喜爱的公众人物发表演说、表演节目，尽可能用自身的艺术魅力影响社会公众对烟草危害的深度认知，提醒人们远离烟草，他的努力得到了业界的高度赞赏与认可。

二、控烟达人——“毕无烟”

在控烟志愿者队伍中，有一个名字被人们津津乐道——“毕无烟”。他以一己之力，成

为控烟微博达人、国内外控烟最新信息的捕捉者、烟草广告的监督者。人们忘记了他的本名，却记住了一个执着的控烟志愿者："毕无烟"。

毕无烟真名毕晶，是"控烟之声"论坛烟草包装健康警语和举报台版主、"控烟之声"官方微博博主，控烟历史已有 20 年。毕晶的本职工作是陕西公路局的公路养护人员，他将工作之余的时间全部投入于义务控烟志愿活动，从身边的一点一滴开始做起，不遗余力地进行控烟宣传和倡导。（图 2）

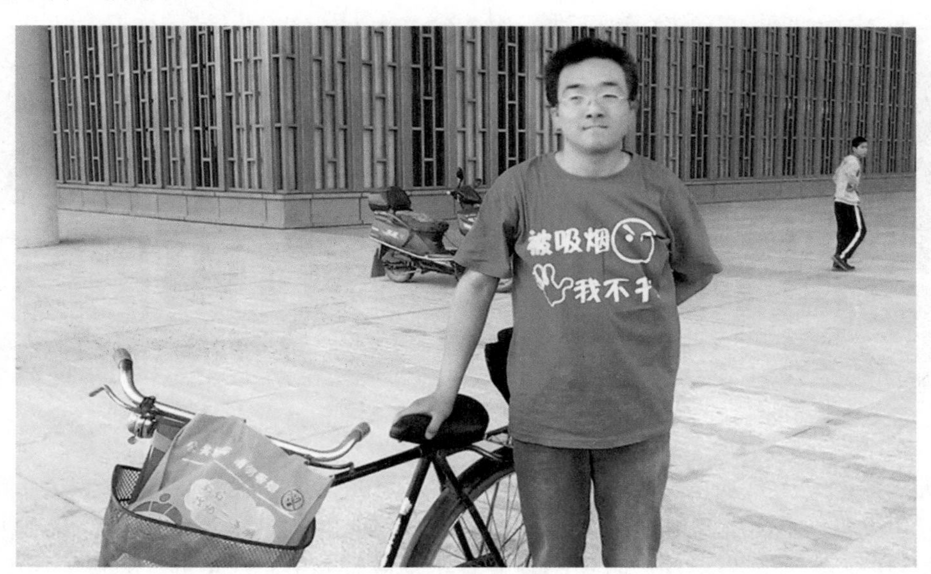

图 2　志愿者毕晶（毕无烟）

毕晶有一辆自行车，车架子上搭着自己印制的禁烟海报。一有空，他就骑着这辆宣传车，街头巷尾地宣传吸烟的危害。通过控烟骑行宣传，他几乎将陕西省的大小公路巡遍，每见有人群的地方，就停驻开展控烟宣传：发宣传单、画册，劝阻他人不要吸烟。骑行沿途发现有违法烟草广告就拍摄下来，当即投诉举报或传送给有关部门，目前为止拍摄的违法烟草广告照片达数千张。

从 2007 年起，他在百度知道、百度贴吧、控烟之声论坛、中国烟草控制资源中心网站、新浪微博、荣耀西安论坛、荣耀渭南论坛、优酷等发布控烟的各种贴子和视频数以万计。仅他的个人微博，目前为止发贴 21379 条。自 2012 年他担任"控烟之声"论坛烟草包装健康警语和举报台版主、"控烟之声"官方微博博主以来，及时上传最新的控烟信息，每天坚持维护网站和版块的运营，发现问题及时沟通，保证了网站和版块的正常运营。

毕晶只是一名普通的工路养护员，收入微薄，但为了更快、更准确地掌握控烟新资讯新信息，他经常自费参加一些控烟会议，义务将会议信息、视频整理传送上网，供更多人参考。多年来的不懈坚持，使他成为控烟志愿者的优秀代表，并荣获 2014 年第一届控烟志愿者经验交流会"控烟志愿者之星"。

三、烟草大省的“控烟斗士”——胥东有

胥东有是云南省宣威市的一名个体从业者。他曾经是个烟龄25年的“老烟民”，每天要吸两包多烟。2000年，他在网络上看到了《烟草危害》视频后非常震惊。在通过各种渠道了解吸烟带来的危害后，便下定决心戒烟。戒烟成功后他的身体发生了明显变化，精神更好了。从此，胥东有取网名为“控烟期盼”，并开始现身说法地向亲朋好友和左邻右舍宣传吸烟的危害，劝他们戒烟。通过他的影响和带动，他的许多亲朋好友也成功戒除了烟瘾，他对“控烟”这件事也更有信心和干劲了。

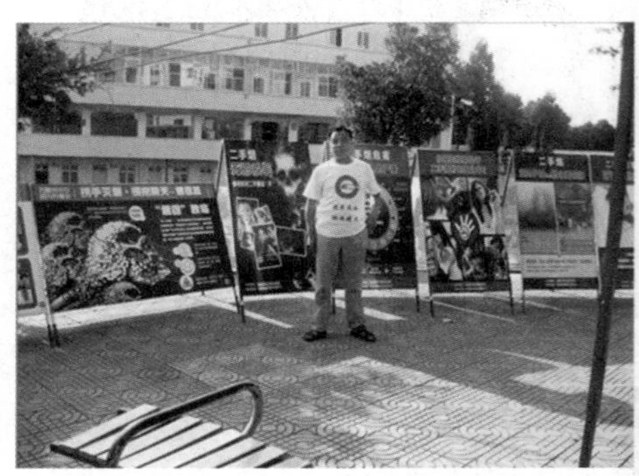
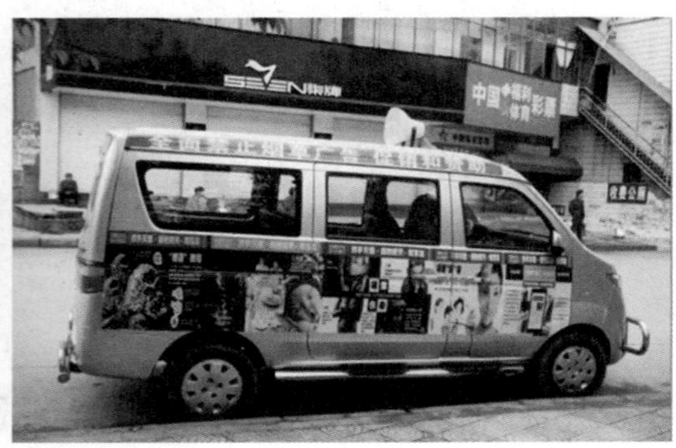

图3　控烟志愿者胥东有（控烟期盼）

众所周知，云南是烟草大省，烟草流行深重。胥东有用一辆流动的面包车，乘载着控烟的梦想和执着，走街串巷地宣传控烟理念。（图3）自2009年开始，他先后得到宣威市疾病预防控制中心、云南省健康教育所和新探健康发展研究中心的帮助，获得了更多的技术支持和指导。他在小货车上印控烟宣传画，自费制作控烟展板、买了大屏幕电视机、装上小喇叭，从网上下载音频、视频控烟宣传片，一有时间就将车开到乡镇集市宣传控烟，车子成为流动的控烟宣传阵地，8年跑遍了当地所有的乡镇。在控烟宣传的同时，胥东有还不忘戒烟服务，将戒烟服务电话印在车上，耐心接听戒烟咨询电话，帮助不少人戒烟成功。

胥东有充分使用网络工具进行控烟。他利用QQ和新浪微博上传烟草危害、戒烟技巧、怎样预防复吸等内容的资料、视频和图片，供网友查阅和观看，并经常在网上互动、转发、评论，把最新控烟信息及时分享给网友。

每年5.31日世界无烟日，你会发现，只要胥东有在现场，他一定是那个最积极活跃的志愿者。

四、将控烟进行到底——叶榄

来自河南的叶榄原是粮管所一名职工。1993年1月，他辞去公职，投身环保宣教事业。至今他已在国内外进行过3000多场次的环保控烟宣传，受众达150万人次。截至目前，叶榄的足迹已踏遍了除台湾省之外的国内33个省市自治区直辖市，并走访了30个国家进行控烟宣传。出版了《禁烟钢笔字帖》《烟毒猛于虎》等35本环保类书籍，向社会赠送书籍30000多册，价值30余万元。

2012年，叶榄创设“林则徐禁烟奖”。2013年首次评选，叶榄将用收集的烟头亲手制

作成的工艺品——“史上最脏奖品”颁给了在中国义务控烟 20 多年的美籍华人臧英年教授。

2014 年，叶榄发起“向烟头说不”全球行动。该行动计划用三年时间，面向全球所有国家和地区，征集 3000 名“向烟头说不”全球行动志愿者，志愿者们在所在国家和地区捡拾烟头，并把捡拾的烟头（每人不少于 2 个烟头）寄给叶榄，由叶榄联合国内外艺术家们制作成另类艺术品，用来宣传控烟。（图 4）

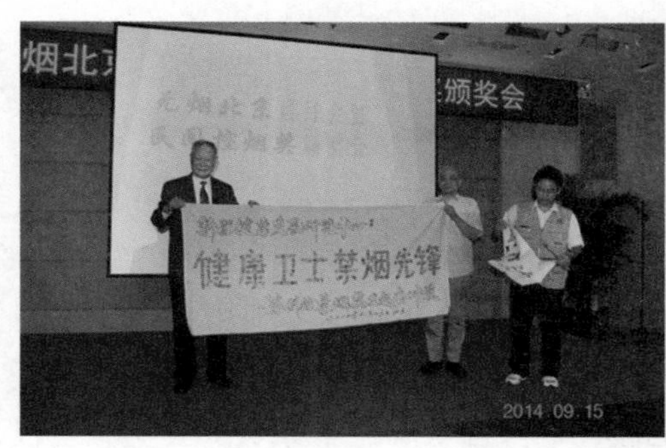

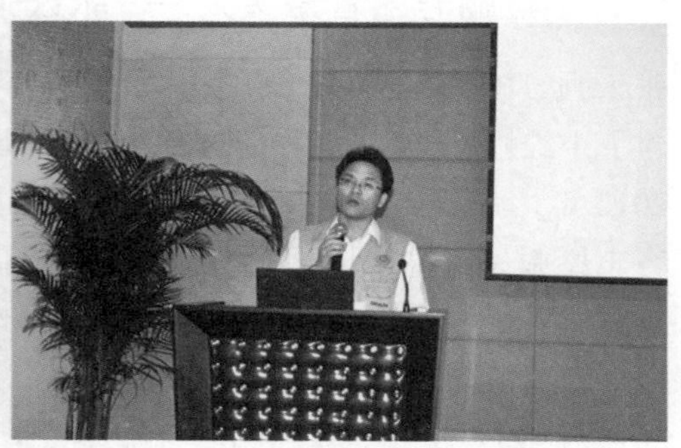

图 4　控烟志愿者叶揽

五、当之无愧的控烟老义工——臧英年

现年 85 岁的藏英年教授是国际著名控烟专家、社会活动家，他曾担任过世界卫生组织烟草或健康合作中心顾问、全美华人协会文化委员会主席、中国控制吸烟协会美籍名誉理事。从 1992 年起，他注意到中国吸烟风盛的现象，便全力以赴地在国内义务从事控烟工作。20 多年过去了，他已经成为名副其实的“控烟老义工”。（图 5）

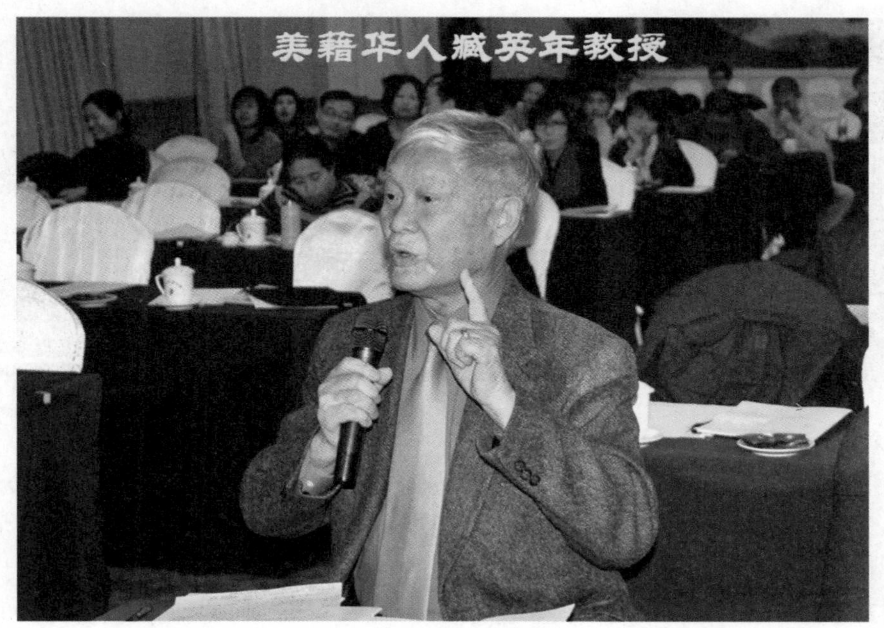

图 5　控烟义工藏英年

多年来，藏英年不辞辛劳地赴国内各地宣讲烟草危害、倡导无烟家庭；积极参加与控烟相关的会议，强调控烟利国利民；在中外报刊杂志上发表提倡控烟的文章，劝导人们不吸烟、已经吸烟的人群积极戒烟，介绍有效的控烟手段。出版了《铲除烟害处处好　控烟有术戒烟得助》、《你能够不吸烟》等两本控烟专箸。

六、小红帽志愿者带头人——张云强

张云强，安徽人。做过十年中学教师；担任过六年界首市委警卫室中队长。2008 年，他组建了小红帽志愿者团队，现在已成为注册志愿者有 2000 余人的“志愿者大家庭”。

2012 年，张云强工作调整到界首市爱卫办。在做好本职工作的同时，他开始积极倡导并践行志愿服务，宣传烟草危害、无烟环境倡导成为张云强的重要工作目标。每年 5.31 世界无烟日，他都会带领团队开展控烟倡导活动；日常工作中，他也会利用各类卫生宣传活动将控烟内容植入。

2016 年 8 月 11 日，张云强联合翰墨传情工程、中科智慧志愿服务队、公益慈善报、界首彩陶、界首好人馆等公益组织发起的《每月 11 号控烟在行动》在安徽合肥正式启动。他还积极联合全国的控烟志愿者，将这一行动推动向全国。经各地志愿者的共同努力，2016 年 11 月 11 日，他与叶揽、臧英年、黄瑛湘、侯书文、韩星、郭发平、毕无烟、胥东有、耿明志、王晨琛等 10 位控烟人士组成全国 11 人控烟小组，在清华大学共同发起“每月 11 号控烟在行动”全国公益联盟。号召各地公益组织采取自愿参与，积极倡导远离烟草健康生活方式。（图 6）

庆祝“每月11号 控烟在行动”公益联盟成立两周年

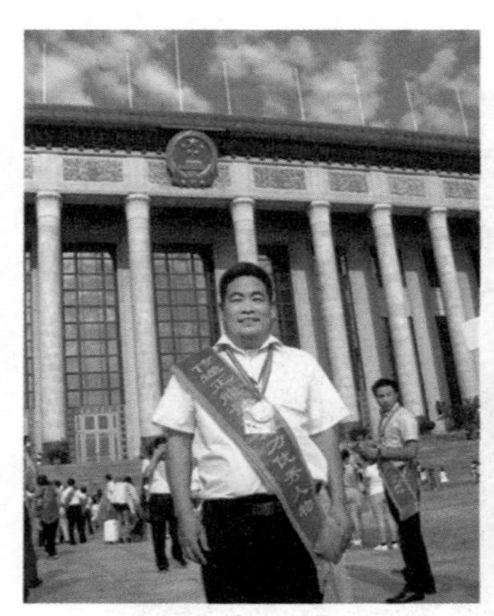

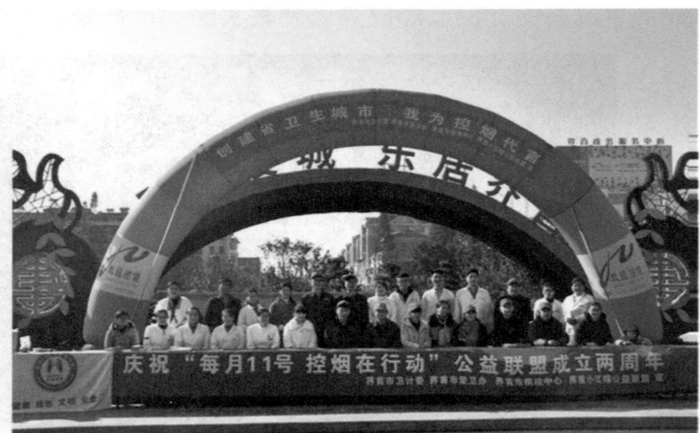

图 6　控烟志愿者张云强

鉴于张云强在工作方面的不俗贡献，他先后被中共界首市委、市政府表彰为“法律志愿者先进个人”、“文明创建先进个人”；2011 年被阜阳市文明办推荐参评“感动江淮志愿者”,2012 年被安徽省文明办评为“我最感动的江淮志愿者优秀典型”。2014 年第十二届‘新世纪之声 · 美丽中国’征评活动获得“奋力实现中国梦. 影响力新闻人物奖”。2019 年他的控烟、戒烟展板进入当地的两会。

七、"文明使者"——郭发平

郭发平，有过教师经历，曾任安徽省巢湖市四中校刊《远航》执行主编。现为中国控烟协会会员、巢湖市戒烟保健协会会长。

1988年3月，他创办全国第一家民间控烟团体"中国民间青年戒烟协会"（后改为巢湖市戒烟保健协会）。多年来，他擅长用手中的画笔形象地勾勒出公共场所吸烟不文明现象，提醒人们"无烟环境人人有责"；撰写烟草危害小诗，劝导人们不要吸烟；积极开展控烟宣传活动，开展了"无烟两会"、"无烟校园"和"无烟场所活动"，发起"迎接澳门回归万人戒烟签名活动"和"无烟喜宴"等活动，被多家媒体关注报道。2016年11月11日，他与臧英年、张云强、黄瑛湘、侯书文、韩星、毕无烟、胥东有、耿明志、王晨琛等10位控烟人士组成全国11人控烟小组，在清华大学共同发起"每月11号控烟在行动"全国公益联盟。

1992年获"全国控烟积极分子"称号；2001年获"中国控烟先进奖"；2006年获"省控烟先进个人"。

八、大学生"控烟达人"——徐泽悠

作为一名年轻的大学生控烟达人，徐泽悠是控烟界的新星，也是上海市闵行区控烟志愿者中的一员。

2017年7月，新探健康发展研究中心收到一封匿名大学生的投稿邮件，写信人自称是一名十分关注烟草控制的高校学生，也是新探健康发展研究中心的支持者。从央视《新闻调查》播出的"北京控烟"以及新探中心的控烟倡导活动中，他增强了对控烟的认识；尤其是"图形警示上烟包"这一项重要的MPOWER措施，对他触动颇深。他意识到图形警示的重要性，以及我国在烟包图形警示方面的不足。于是凭借自身所学所知，对澳大利亚、加拿大、巴西、泰国、欧盟等国外烟盒警示图形中的警示语进行了专业翻译，并自费委托专门的工作室制作了20多张海报，以期让公众共同见证图形警示的威力。此项工作得到了控烟专家的赞许和支持，并邀请他成为全国控烟志愿者队伍中的一员。

上海控烟条例实施后，徐泽悠经常利用业余时间，每月参与巡查暗访15家公共场所的控烟情况，从不间断；利用法律武器，多次投诉商场、宾馆、餐厅、农贸市场、写字楼、高校等公共场所违法吸烟的现象，并时时关注投诉整改情况，无任何改善情况的场所，他会重复举报，直到引起有关部门的重视；他曾以个人名义三次向政府部门提出控烟建议；旅游途中，不忘控烟，时时关注旅游景点的吸烟状况；举报宣传烟草广告的微信公众号；利用自己的社交网络例如微博、微信宣传控烟，发布最新国际国内控烟状况；更难能可贵的是，作为上海立信会计金融学院的一名大学生，他看到所在校园吸烟状况严重，控烟工作不足，便编写了一份长达40页的《上海立信会计金融学院控烟情况及措施建议》提交给学校领导，以一位现代大学生的满腔热情，坚定的参与支持控烟，倡导无烟校园，体现了一个当代大学生勇于担当的精神，也让中国控烟工作看到了希望和未来。

九、“控烟勇士　保家卫国”——安保国

他叫安保国，微信名“保家卫国”。他曾是一名光荣的解放军战士，一九七九年赴广西前线参加“自卫还击保卫边疆”对越作战，并荣立战功。

他，又是一名优秀的人民教师，教过的学生成千上万，桃李天下。

他，还是一位执着的控烟志愿者，已坚持控烟宣传工作 20 年。

多年来他身处教育教学第一线，无论在课上还是在课下，总不忘抓住每一个机会宣传烟草危害，坚持控烟于教学之中。他希望让孩子从少年时代就了解认识到烟草烟雾的危害。他在提倡校园绿化、美化、净化的同时，又倡导了“无烟化”，并在全县推广。他多次与县疾控中心、县卫计局协商筹建当地控制吸烟工作小组，为创造省文明县城贡献力量，得到社会各界高度赞扬和支持。

他以“穗花”为笔名，多年来发表诗歌、散文、新闻消息等多种题材作品，见报于《南方日报》《河北日报》《沧州日报》《教育研究》《战士报》等，揭露烟草危害。

通过对北京控烟形势近两年的观察，他创作了《控烟禁烟万言书》，以自己的亲身经历对近半个世纪以来烟草在中国的流行及其危害，并就控烟、禁烟、履约等阐述了自己的看法和见解，得到了控烟专家的认可和好评。

退休后他积极参加控烟活动，2017 年参加了在北京举行的 5.31 世界无烟日“健康北京，无烟通州”宣传活动大会。现为中国控制吸烟协会会员。

2017 年 8 月 23 日，他应邀参加新探健康发展研究中心在北京举办的“加速中国控烟履约进程——专家共识大会”。当下又开始通过互联网平台与全国控烟志愿者积极沟通，为控烟而呐喊，为履约而奋斗。他说自己的后半生为控烟事业矢志不渝，坚持到底。

由于篇幅有限，以上仅仅列举了具有代表性的九位我们熟悉的志愿者，中国控烟志愿者成千上万，他们不顾辛劳，不怕困难，心怀执念。在崎岖的控烟路上勇往直前，他们的精神鼓舞更多的人加入控烟的队伍，他们的行动推动着控烟的巨轮前行，我们向他们致敬！

为控烟风雨兼程　为选择无悔无憾（三）

——立法城市控烟志愿者团队光荣之旅

文　梅　龙　军

多年来，国内各地控烟志愿者团队努力倡导控烟理念，并结合当地民风民俗、各类宣传日将控烟理念植入其中，创造出各种宣传方式、内容以倡导控烟。而随着地方无烟环境立法的进展，为加强烟草危害知识宣传、普法宣传和实现人人参与、社会共治的执法环境，在有关部门的指导下，除烟草危害宣传、无烟环境倡导工作外，控烟志愿者组织还承担起普法宣传、协助当地执法部门监督、举报、暗访等工作，成为政府职能的有力补充。

自2006年《公约》在我国生效，至今已有20个城市制定了公共场所禁止吸烟的法律法规。立法城市均发起组织了了控烟志愿者队伍，如北京、上海、深圳、广州、杭州、重庆、兰州等。本文以北京、上海、深圳三大城市为例，介绍阐述这些城市的控烟组织和团队的工作程序及现实成效。

一、北京

（一）基本概况

2015年6月1日，被誉为“史上最严”的控烟法规《北京市控制吸烟条例》开始施行。

为了坚持政府与社会共同治理、管理与自律相互结合，实行政府管理、单位负责、个人守法、社会监督的原则，7月18日，北京控烟志愿者团队第一支控烟宣传志愿团队成立。2015年8月21日，全市控烟志愿者总队成立，志愿者总数超过11000余人，主要包括从网上报名的志愿者1100余人，整编制加入到控烟志愿团队的首都公共文明引导员志愿者8200多人，还有其他原有的志愿团队（绿色环保、啄木鸟、慈善义工等）也主动提出集体加入到控烟志愿活动中来的约2000余人，其中年龄最小的14岁，最大的81岁。这支社会控烟志愿者队伍从无到有，日益发展壮大，三年后的今天已经发展成16000人的庞大队伍，活跃在北京的大街小巷。

目前北京控烟志愿者按16个区成立了16支志愿分队。明确了区县监督所要对控烟志愿服务分队开展控烟相关工作进行管理，对控烟志愿者进行业务指导，并有计划下达控烟巡查等相关任务。同时根据控烟主管部门的安排，开展控烟场所巡查、劝阻、举报、宣传等志愿活动。

（二）志愿服务

1. 协助配合执法部门监督执法

1）协助巡查各类场所，营造法令威慑力

北京市将控烟重点区域集中在写字楼、娱乐场所、餐饮行业、公共交通行业（出租车）等。在北京控烟立法初期，加大重点场所监督能立竿见影。志愿者队伍积极配合市区两级卫生计生监督执法机构，加大对公共场所、工作场所的巡查力度，哪些场所吸烟情况比较严重，哪些地方烟头较多，哪些单位控烟工作落实的不太到位，志愿者就去那里巡查、拍照，以便及时发现经营管理违规和违法吸烟人员。所有的巡查结果都要填写一式两份的巡查表，一联交给被巡查单位，并要求被检查单位签字确认。一联交给监督所。还要同时录入到“无烟北京”微信服务号里，为后台统计分析提供数据来源。志愿者巡查工作，为卫生监督部门提供了重点执法目标，使有限的监督人员能够做到精准执法，提高工作效率，对公共场所和工作场所经营者也产生了一定的震慑作用。

2）处理举报、投诉

控烟法例实施后，为提高执法人员工作效率，方便群众、志愿者举报、投诉，2016 年 9 月，北京控烟协会在首都之窗网站、北京卫生计生委网、北京控制吸烟协会网、无烟北京微信平台开展了《北京市控烟实时监管系统》项目，即“北京市控烟一张图”。控烟志愿者主要负责处理控烟一张图内的控烟投诉。

北京市 10000 多名控烟志愿者的信息也全部集合在这个庞大的系统里，基于此系统，还建立了微信“无烟北京企业号”供这些志愿者查询、分配、处理市民每天大量的投诉。接到投诉后，每一个区队长会根据自己队员所在地点，就近分配人员到达现场处理投诉，要求被投诉单位配合填写现场情况核实单，单据内会如实记录志愿者到达现场核实后的所有情况。志愿者会根据现场暗访的情况如实填写单据，并请负责人签字确认。志愿者将暗访结果上报给属地监督站，执法人员对此地点进行后续处理。

从 2016 年 9 月到 2017 年 7 月，投诉地图进入正常运行，每月收到约 600 起举报。从 2017 年 8 月到 2018 年 5 月，投诉地图取得了巨大发展，这主要得益于与腾讯公司的合作，腾讯将投诉地图纳入了其产品微信的“公众服务”功能。截至 2018 年 5 月，投诉地图平均每月收到 1,000 起投诉，志愿者巡查户数达 15814 户次，有效补充了官方投诉热线。随着控烟志愿者的不断增加，将近 60 ~ 70% 的投诉均能够得到有效处理。

2. 开展形式多样的烟草危害知识宣传和普法宣传

近两年来，控烟志愿者服务总队用多种形式宣传控烟理念和北京市控烟条例，使公共场所禁烟的法例深入人心、家喻户晓。2016 至 2017 年开展宣传活动 1017 场，张贴禁烟标志 39004 张。

1）开展控烟手势宣传、协助区县在公共场所张贴禁烟标识和宣传画

2015 年 5 月 11 日，北京市对外发布了经过公众投票评选出来的 3 个“控烟手势”，以此发动公众参与，推广控烟条例。志愿者团队一经成立，队员们就在各区开展宣传，并将公共场所禁烟标识及宣传画张贴到各处。各区志愿者还设立控烟宣传岗（商业大厦、地铁、火车站等地），由卫生监督所和志愿者组成。控烟志愿者着统一服装，佩戴统一胸卡，以横幅、人形立牌和控烟折页等方式进行宣传及解答控烟条例。

2）发放“灭烟盒”

劝阻吸烟同时，通过“灭烟盒”二次传播控烟理念。志愿者和文明引导员在劝阻吸烟的同时，将北京市控烟协会、新探健康发展研究中心设计制作印有黑肺图形警示和“感谢您不在公共场所吸烟，不乱扔烟头”的“灭烟盒”，发给吸烟人，劝阻其当场熄灭并放入到“灭烟盒”里，养成不随便乱丢烟头的好习惯。另外，“灭烟盒”可多次使用，使吸烟者周围的人也能看到盒上吸烟危害的警示，二次、三次的传播控烟理念。两年来共发“灭烟盒”13 万个。值得欣慰的是，控烟志愿者在劝阻吸烟的过程中没有发生过冲突，吸烟人都还是很配合的。（图 1）

3）“每周三来控烟”活动

2015 年 11 月，以志愿者为主发起“每周三来控烟”活动，号召全社会每逢周三，劝阻三次违法吸烟行为。每逢周三，控烟志愿者身着马甲，佩戴无烟北京绶带，劝阻三次违法吸烟并同时发给吸烟者灭烟盒，发放三份宣传材料，巡查三个公共场所。活动其间散发了 21 万份劝阻吸烟的宣传折页。

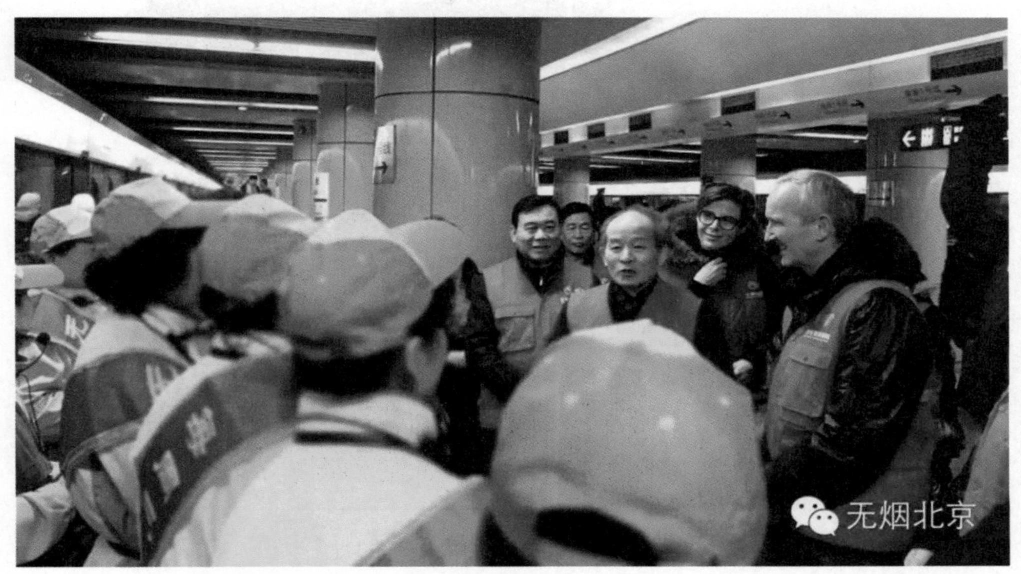

图 1　北京市人大常委会副主任、市控烟协会名誉会长孙康林（中）、世界卫生组织驻华代表施贺德博士（右）向地铁控烟志愿者发放灭烟盒。

4）开展公共交通文明引导

充分发挥公交车站、地铁站文明引导员的引导作用，开展控烟工作。北京市爱卫办给每个公交站台配备了扩音小喇叭，将控烟条例宣传内容循环播放。现在又改为播放“控烟小苹果”，让等车的人在轻松愉快的音乐声中受教育。还给文明引导员配备了文明宣传袋，里面放有控烟宣传折页和小册子，需要的人可以自行领取。

5）万名广场舞爱好者齐跳“无烟小苹果”挑战吉尼斯世界纪录

北京控烟协会组织 1000 名志愿者参与到此活动中。活动当天，1000 名志愿者场地在

“无烟小苹果”音乐伴奏下，拼出“无烟北京”“禁烟标识”创吉尼斯纪录。历时5个小时，成功的展示了控烟志愿者的奉献精神。

6）参加肺健组织举办的“千人拼肺挑战吉尼斯记录”活动，宣传控烟

两千名控烟志愿者参加肺器官拼图挑战，现场秩序井然，动作完美，成功挑战记录。

7）组织志愿者参加各类文化、体育活动，适时开展控烟宣传

组织志愿者在昌平滨河公园开展“对无烟世界的向往”绘画活动；参加北京电视台“文明旅游”宣传，分赴6个景区开展公共场所禁止吸烟宣传；组织志愿者重阳节期间到敬老院向老人们讲解吸烟有害健康；组织志愿者结合参加北京肿瘤医院“为爱奔跑、为生命喝彩、希望马拉松比赛”活动。（图2）

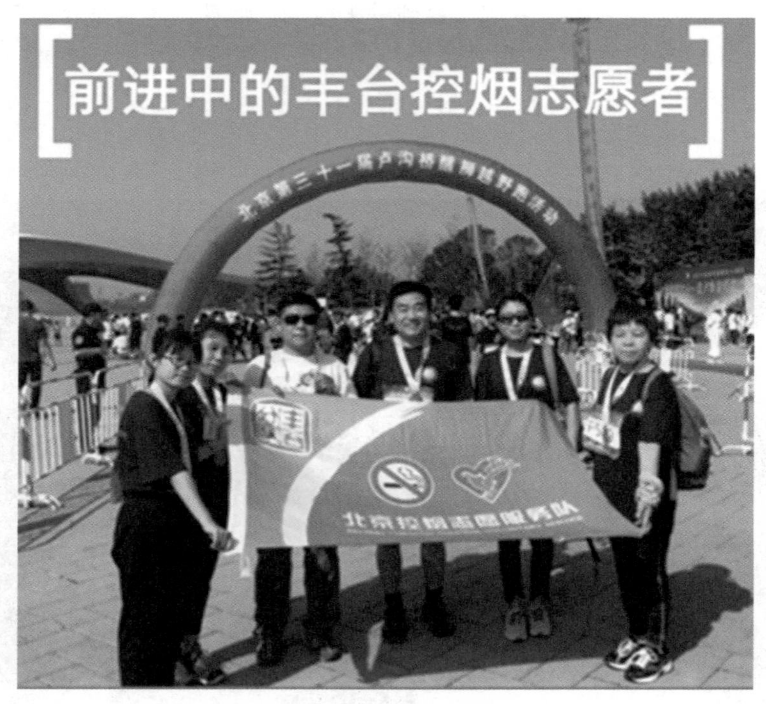

图2　控烟志愿者的风采

（三）志愿者表彰

2017年1月21日，“2016年度北京控烟志愿工作总结表彰大会”于北京东城区图书馆举行。

北京市人大常委会副主任、北京市控制吸烟协会名誉会长孙康林；世界卫生组织驻华代表处副代表马丁先生；北京市卫生计生委、首都文明办、北京市爱国卫生委员会、北京市卫生监督所、北京市控制吸烟协会的领导以及北京市志愿者联合会的领导出席了本次活动。朝阳北区控烟志愿团队、昌平区控烟志愿团队、大兴区控烟志愿团队、通州区控烟志愿团队、海淀区控烟志愿团队、门头沟区控烟志愿团队被评为“星级控烟志愿团队”，顺义控烟志愿团队被授予“突出进步奖”，百余名志愿者被评为“优秀志愿者”。

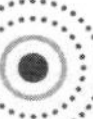

两年不到的时间，这些可爱可敬的控烟志愿者团队为无烟北京奉献了6万5千多个工时。

二、上海

（一）基本概况

2010年3月《上海市公共场所控制吸烟条例》正式实施伊始，就以传统爱国卫生志愿者队伍为基础，在全市招募了3.9万控烟志愿者。同时在重点控烟场所一线从业人员和社区热心市民中组建起1支千余人的市级控烟志愿者队伍。

志愿者由各区县健康促进办管理，每季度由区县统计上报本辖区的志愿者控烟巡访和劝阻情况，再由市健康促进办统一汇总季度及年度数据。

作为千余人的市级控烟志愿者队伍则采取实名制登记备案，统一发放市级控烟志愿者吊牌。并且规定每年人员的自然变更之后要及时招募补入相应成员，保持市级队伍的稳定。

（二）志愿服务

1．全市各类场所的控烟巡查

这是一支覆盖上海17个区的志愿者队伍，他们是控烟蓝丝带的创造者、传播者和实践者，他们中有古稀的长者、年轻的学子；他们奔波于上海的大街小巷，开展控烟巡查，劝阻吸烟行为，宣传控烟知识，让上海的控烟法规落到实处，提升城市文明形象，维护百姓身体健康，控烟志愿者队伍是上海市依法控烟的一支特殊力量，潜移默化地有力推进着这个城市的控烟进程。

上海市健康促进委每年组织志愿者参与定期针对网吧餐饮和娱乐、各类旅馆、体育场馆、公用事业和金融机构营业场所、交通港口类场所进行巡查，2010～2015年5年来，平均到每天的巡查达到877户次；共计160万户次。共向执法部门提出建议罚款622例，得到采纳255例，被采纳率达41%，被采纳建议数占5年全市控烟罚款总数的1/5。

上海在2017年3月1日起就已开始实施新修订的《上海市公共场所控制吸烟条例》，上海市控烟志愿者积极支持参与新法令的执行。开展每月一次，每次一小时的控烟巡查劝阻行动。志愿者巡查自己负责区域内的室内吸烟高发场所，包括网吧、餐馆、理发店等，劝诫别人不要在室内吸烟，提醒管理人员要及时劝阻吸烟的客人，并向这些场所、店铺分发禁烟标识，将其贴在醒目位置。

2．参与专项推进行动和人大暗访

邀请市人大代表和控烟志愿者不定期对市级机关办公地的所有单位、医院进行集中式控烟暗访。

3．控烟宣传倡导活动

1）控烟宣传、发放张贴海报工作

法令实施前和初期，志愿者的主要力量是承担烟草危害知识宣传、普法宣传和印刷品张贴工作。如自2016年11月新修订《上海市公共场所控制吸烟条例》通过后，控烟志愿者几千人，短短几个月时间里，他们走访了上海上万个餐馆、网吧、酒店、办公大楼，张贴了约150万份禁烟标志和320万份控烟公益海报。

2）世界无烟日宣传活动

2010 年至今的 5.31 世界无烟日活动，志愿者是主力，承担了大量的工作。他们是活动现场群众方阵、是表演者、是工作人员。（图 3）

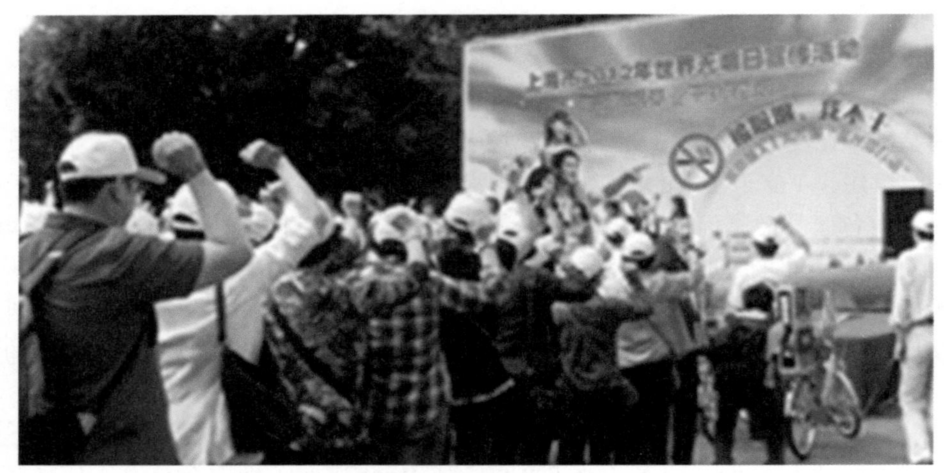

图 3　上海志愿者 5.31 世界无烟日举办活动

3）2012 年自 5 月起持续至年底的“我要告诉你，因为我爱你”图形警示上烟包展板巡展及问卷调查活动，志愿者协助举办了 600 场展出，完成现场调查问卷 1 万余份。（图 5）

4）高校志愿者倡导控烟理念

高校志愿者积极支持无烟环境创建，并丰富控烟宣传倡导方式。2011 年世界无烟日，大学生志愿者自行车骑行宣传控烟；（图 4）2013 年上海市在 61 所高校“我要告诉你，因为我爱你”图形警示上烟包倡导巡展，展出近百场，大学生志愿者现场用服装走秀、小品剧、诗朗诵等宣传控烟，倡导无烟环境。

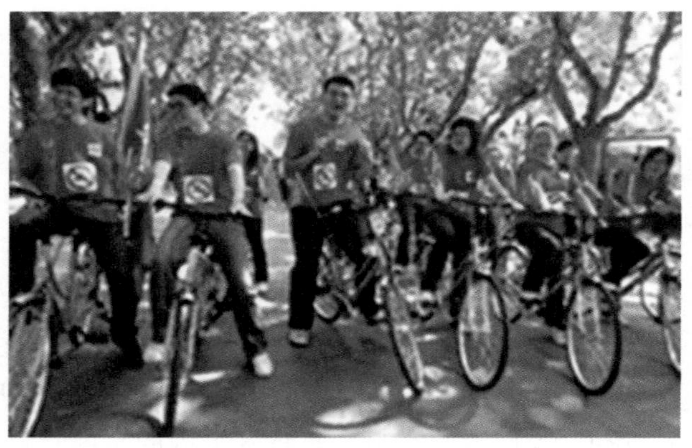

图 4　上海志愿者自行车骑行宣传控烟

5）志愿者参加无烟保障活动

2010 年世博会期间，共有 40 批、834 人次志愿者循环进入世博园区进行“点对点”控烟劝阻，劝成率高达 96.8%；2011 年世游赛、历届市民运动会等活动期间，相关保障区县的志愿者们都会及时到位并劝阻吸烟者，确保无烟赛事的成功举办。

三、深圳控烟义工队

（一）基本概况

2014 年 3 月 1 日，《深圳经济特区控制吸烟条例》正式实施。2015 年 1 月，控烟协会向市义联提交资料申请成立控烟义工队，经义工联批准，8 月 9 日正式成立“深圳市控制吸烟义工队”（直属于市义工联团体义工单位）。截止 2016 年 12 月，全市共有 10 支控烟志愿者监督大队、各区 QQ 群里活跃志愿者共 3500 人，加上各控烟大队可以召集的志愿者人数，全市有超过 10000 名控烟志愿者。网上注册正式控烟义工 524 人。另有 13 支学校控烟志愿者小分队共 300 多名小志愿者。

借助深圳市义工联成熟的志愿者管理平台，控烟志愿者按区管理，分 10 个区，各下辖一支控烟志愿者队伍。协会推动各区逐步组建控烟志愿者监督大队，挑选各区控烟骨干，从中选拔每大队队长 1 名，副队长 2 名。队长及副队长聘期为一年，一年内有特殊情况可更换调整。

（二）志愿服务

1．开展深圳控烟社会监督

《深圳经济特区控制吸烟条例》实施启始，深圳市控烟办、控烟协会组织开展了“公共场所控烟督查十区联动活动”，2015～2017 年开展了 300 次控烟督查活动，督查公共场所 1 万多家。近万名志愿者参与摸底调查和执法情况督查，推动了控烟条例的实施，强化公共场所经营者和管理者的控烟意识，也为深圳未来更好地开展控烟工作、制定控烟策略提供理论依据支持。

2．开展控烟督导暗访和监测评估

不定期组织志愿者对辖区内的公共场所，按深圳条例分为：市场监督、文体、交通、民航铁路、城管、卫生、公安等七类，进行控烟执法督导暗访。

3．对违法烟草广告进行曝光、投诉

通过“深圳控烟卫士”微信平台的控烟随手拍、控烟督查等方式，发动志愿者对违法烟草广告进行曝光和投诉。

4．普法宣传

1）自 2014 年 3 月 1 日《深圳经济特区控制吸烟条例》实施开始，志愿者就参与普法宣传。法令实施当天，有一千名义工启动宣传活动。

2）参与了 2014 至今的 5.31 世界无烟日大型宣传活动，组织了网络控烟签名、出租车巡游、百人骑行等活动。（图 5）

3）与学校、社区、出租车志愿者、义工服务站联合，长期开展群众控烟宣传

4）限制类场所帮扶。2017 年 1 月 1 日起，深圳市的酒吧、浴足店等休闲娱乐场所将从“限制吸烟”转为“禁止吸烟”场所。组织志愿者开展了“限制吸烟场所”控烟帮扶活动，对限制吸烟场所进行了摸底调

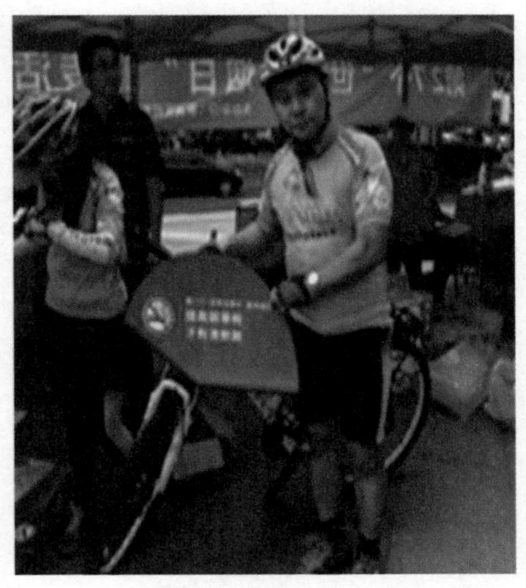

图 5　世界无烟日的百人骑行活动

查和普法宣传。(图 6)

5)切合时间点，灵活开展控烟活动。各区控烟志愿者通过各种节日、卫生日、宣传月开展普法和烟草危害知识宣传。如春节开展“过无烟春节带健康回家”，“深圳义工节”、“学雷锋日”、国庆节“健康徒步 + 控烟宣传”活动行、“法制宣传日”普法宣传等。

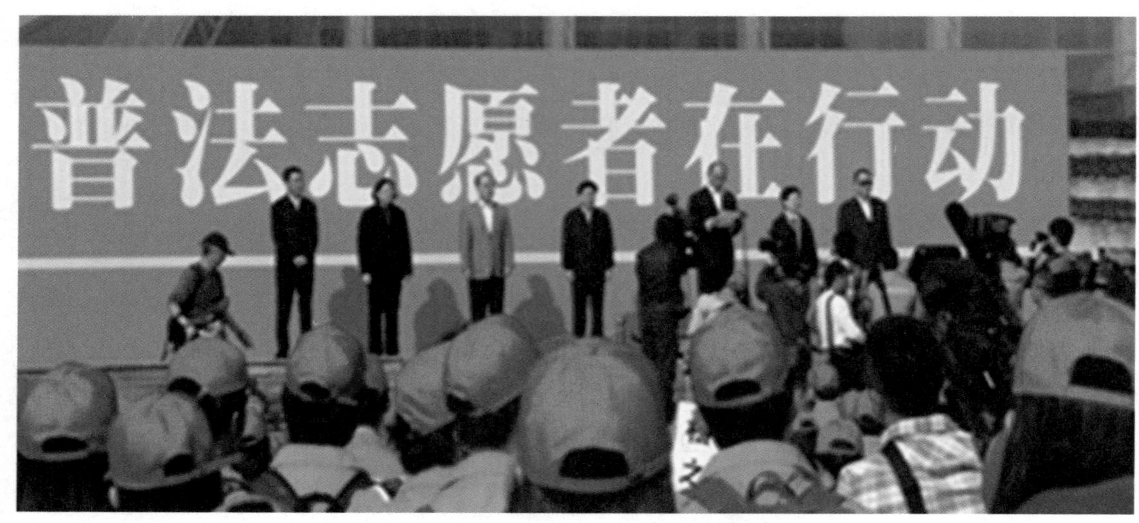

图 6　深圳志愿者普法宣传

5. 志愿者表彰

为鼓励志愿者、总结经验，促进志愿者控烟能力，深圳市 2016 年 6 月召开首次深圳控烟志愿工作先进表彰大会。市卫生计生委、市控烟办、市卫监、各区控烟办、各区健康教育所、各区控烟志愿者监督大队等有关人员共 130 多人出席了会议。

为控烟风雨兼程　为选择无悔无憾（四）

——民间控烟志愿者团队

文　梅　龙　军

在众多的控烟志愿者中，我们经常看见他们的身影。高度的社会责任感令他们在工作之余或退休之后依然发挥余热，身体力行，以行动捍卫法律的尊严！宣传控烟知识，劝阻吸烟行为，反馈执法信息，为控烟工作做出自己的贡献。

一、云南银杏控烟志愿者团队

云南省健康教育所2006年组建了云南省银杏控烟志愿者团队，它们像一把利刃，直插烟草业的心脏，云南深处烟草业大本营，在这里担任控烟志愿者的工作难度可想而知。他们背负着群众的误解，面对着烟草业的阻挠，不畏辛劳，百折不挠，突出重围，用丰富多彩的形式传递着控烟理念，潜移默化地改变着人们对烟草的认知。10年来，通过控烟宣传、烟草流行监测、创建无烟环境、控烟政策倡导、提供戒烟服务等措施不断推进云南省的控烟履约进程，云南银杏控烟志愿者队伍也在不断成长和进步。他们吸纳了来自各行各业有志于从事志愿者工作的优秀人员，目前登记在册的志愿者超过了2000人，有大中学生、医疗卫生人员、公务员、警察、新闻工作者、戒烟成功者等社会各界人士。

云南省控烟志愿者目前已成为全省控烟工作不可或缺的中坚力量，在云南的控烟工作中承担着大量的工作任务。

（一）烟草危害知识宣传、无烟环境倡导

自团队成立，志愿者们身处烟草业大本营，专注控烟十多年，用丰富多彩的形式传递着控烟理念，潜移默化的改变着人们对烟草的认知。他们通过各类宣传日或大型活动，如世界无烟日、志愿日、学雷锋日、全民健康月、老师节、高校运动会、全国青少年“我爱无烟环境”主题征文活动、全国控烟广场舞蹈大赛、高原马拉松赛等，在地铁、广场、学校、公园、机场等公共场所，通过自编自导自演的控烟小品、舞蹈、服装秀、骑行等行为艺术，以及宣传展板、宣传画等各种宣传材料，在烟草危害的重灾区，坚持不懈地向群众宣传控烟理念。

（二）参与重大项目工作

志愿者们参与了中央补助地方云南控烟项目、彭博“迈向无烟中国”综合干预项目、中国履行世界卫生组织《烟草控制框架公约》昆明试点监测项目、世界肺健基金会支持的控烟公益广告大众传播项目、中国进城打工农村女性吸烟易感性调查项目等，在这些控烟工作中承担着问卷调查、数据录入、调查现场组织协调、信息收集、人员培训、科普宣讲等多项工作任务。

（三）志愿者参与的无烟环境创建工作

志愿者参与了无烟医疗卫生系统、无烟校园、无烟单位、无烟社区、无烟餐厅的创建工作。连续4年志愿者对全省各州市无烟医疗卫生机构的创建情况进行了暗访，无烟环境的创建工作付出了积极的努力。

（四）荣誉

云南银杏控烟志愿者团队先后荣获2012年盖茨全球公益基金会和百度公益基金会颁发的“优秀志愿者团体奖”、2014年新探健康发展研究中心颁发的“控烟志愿者之星”。先后有99名志愿者获得“云南控烟优秀志愿者”称号。

二、辽宁溪缘爱心联盟

溪缘爱心联盟志愿者团队，是辽宁省本溪市的控烟志愿者团队，挂靠在本溪市慈善总会名下，全称为“本溪市慈善总会十一支队—溪缘爱心联盟”。其中注册义工300人，其它志愿者、医疗专业人员占10%。他们走进千家万户，送去健康的理念与信念。唱响控烟之歌，唤醒爱心、责任与担当。他们的美好愿景是——爱一座城，就要为之高歌，提升正能量，展示新形象，服务政府，服务百姓，服务自我，为爱为善，勇往直前。

（一）开展控烟倡导系列宣传活动

2014年5月至今，该团队走进千家万户，送去健康的理念与信念。唱响控烟之歌，唤醒爱心、担当与责任。爱一座城，就要为之高歌，提升正能量，展示新形象。

该团队自2012年8月至2014年3月开始，结合各种节日开展多种形式的烟包图形警示巡展活动。结合场地的不同，及时发挥团队演出团的作用，创作控烟作品，适时进行现场表演，到目前为止，开展警示图形巡展大型活动28场，小型活动30场。活动场所涉及面广，五区两县的大中小学，社区居民，公园广场行人、城镇农村、建筑工地、企事业单位、医院、娱乐场所、商场、交通工具、乡村大集都有展出。直接受众达1万余人。

与新探健康发展研究中心合作，在本溪开展“携手灭烟，拥抱晴天”无烟环境倡导巡展、“警示图还原真相，烟草危害无处隐藏”巡展宣传活动。为使巡展活动更贴进群众，团队不仅在城市的社区、街道、学校等公共场所展出，还争取到城市健身步道布展；为吸引群众，自编自演二人转、快板，创作的作品很受当地群众欢迎，并很快传播到全国志愿者团队中。

（二）开展无烟婚礼倡导活动。

2013年开始，该团队就从青年控烟志愿者开始倡导无烟婚礼。自己设计宣传易拉宝、宣传折页，利用各种节日，在社区、广场、酒店宣传无烟婚礼。

（三）资源整合，搭建平台，开展控烟倡导

该团队注重将控烟宣传拓展到各行各业，利用志愿者本身的职业资源，将控烟倡导深入到医院、学校、部队、矿业集团、建筑行业、交通、公安、司法、体育等单位和部门。通过参与世界无烟日、法制宣传日、交通宣传日、八一建军节、六一儿童节、艾滋病日、禁毒日等宣传活动，开展控烟倡导，用他们自己的话来说就是：助人自助，借“机”下蛋。

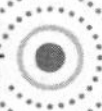

（四）提供戒烟服务

团队将推广、引领健康新时尚为团队重要特点，2013 年建立本溪市健步走队暨戒烟俱乐部。近五年来，每天都进行健康及控烟宣传，即使下雨也有队友坚持打伞进行活动。活动最多时有 500 人参加。通过健身活动，逐步给烟民和被动吸烟人“洗脑”，共同去劝阻吸烟人，用爱的能力和人格魅力，寻找到感动他们的点，鼓励、吸引他们加入戒烟行列。团队微信群、QQ 群较固定的人数达 400 余人，每年服务人次达十万余人次，成为本溪靓丽的健身健心风景线。

（五）荣誉

该团队荣获“国家百千万志愿者在行动优秀志愿者团队”、“控烟先锋团队”；全国控烟志愿者经验交流会颁发的“控烟志愿者之星”；辽宁省团省委颁发的优秀志愿者组织、辽宁省奉献妇女儿童志愿者示范基地、辽宁省结核病防治传播优秀团队；本溪市十佳和谐团队等荣誉称号。

三、福建健康科普志愿者艺术团

福建健康科普志愿者艺术团与其它团队有一些不同，于 2008 年由老中青相结合的音乐爱好者自发组成。退休的福建省 CDC 健康教育科科长徐瑜在以往开展健康教育宣传活动中发现，开展有文艺演出和有奖知识竞答的形式，能吸引和留住现场群众参与各项活动，宣传效果也好。于是，徐瑜退休后在福建省卫计委干部处的支持下，从一些民间文艺团队召集志愿者，组建“福建健康科普志愿者艺术团”。成立至今近 10 年，艺术团主要以退休人员为主，先后约有 400 多人参与了健康科普和控烟的公益宣传演出。目前人员有近百人，来自省市区医疗卫生系统的人员和机关、教育系统、公安、企事业单位、私营企业和个体工商等社会各界老中青相结合的音乐爱好者。这是一支平均年龄超过 50 岁的志愿者团队（年龄最小 30 几岁，最大的 80 岁）。他们激情满怀，活力无限，用热情感染着公众；他们大公无私，默默奉献，用爱心孕育着控烟。愉悦自己，服务他人！

（一）创作了多个控烟主题作品，在全国广为流传

近年来团队自编、自导、自演了多个控烟等为主题内容专题节目。内容有：介绍吸烟和吸二手烟的危害；烟霾危害健康的；共创无烟环境等；用文艺形式进行通俗易懂、寓教于乐的宣传演出。其中，2014 年为新探健康发展研究中心发起的“携手灭烟，拥抱晴天”无烟环境倡导活动创作的主题曲“控烟霾，大家来”，得到广泛认可，在全国广为传唱。这首歌在 2014 年世界无烟日，作为国家卫计委主办的世界无烟日宣传活动唯一表演节目。

2016 年受国家卫生计生委文化传播中心邀请携原创节目到北京参加展演。

（二）公益宣传演出，传播控烟理念，呼唤无烟环境

该团队利用健康科普、文明宣传、科普宣传、园林宣传、法制宣传、弘扬革命传统文化等各类活动，通过自编自演大型歌舞、大合唱、四重唱、男、女声表演唱、情景剧、朗诵、音乐舞蹈快板、锣鼓说唱、独唱、时装表演、乐器独奏等节目，宣传烟草危害知识、普及福州市无烟立法，吸引群众驻足观看，以寓教于乐方式，提高了群众对烟草的认识。

仅2016年就参与42场公益演出，借机开展控烟宣传。

（三）配合省卫计委，作好历年的5.31世界无烟日宣传

自成立以来，就配合省计委参与世界无烟日宣传演出，并在卫计委的安排下，深入学校、社区、公园开展无烟日举办控烟专场演出。针对不同的观众，不仅有宣传展板、宣传单，有奖问答，还编排节目演出，现场演出受到群众和中小学生的欢迎。

利用各种节日、卫生日（如六一儿童节、结核病日、艾滋病日、糖尿病日、健康中国行–福建站活动等）举办演出，并将控烟内容作为演出节目单中不可缺少的节目。

（四）为社会各界进行控烟讲座、咨询

志愿者艺术团的医疗卫生专家及技术人员发挥余热，学校、社区提供控烟讲座、戒烟培训等数十场。

他们坚信播种总有收获，收获的是改变；他们坚信付出总有回报，回报的是快乐！他们用青春的身影，独特的形式来参与控烟，为中国控烟工作添砖加瓦！

为控烟风雨兼程　为选择无悔无憾（五）

——大学生控烟志愿者团队

文　梅　龙　军

2010 年 6 月 10 日，国家教育部、卫生部联合印发《教育部办公厅 卫生部办公厅关于进一步加强学校控烟工作的意见》，对大中小学校控烟工作进行了规定。全国部分高校，如北大、浙大、云财、华中科大等多所大学都兴起一阵控烟热潮。

大学生是时代的骄子，是祖国的明天；他们用责任和激情诠释着青春的誓言。每一块控烟展板是心的呼唤，每一份控烟资料是爱的体现，他们用青春结伴的身影，用梦想交织的理想，谱写出一幅幅秀丽的控烟画卷，无烟校园你我乐享，无烟无悔，健康相随。

一、云南大学生控烟志愿者联盟

2010 年 2 月 10 日，昆明医学院、云南财经大学和昆明冶金专科学院三所高校内设立了控烟志愿者分部，此举在国内控烟工作中尚属首创。此后 8 年，经过云南超铁健康咨询中心、云南省健康教育所的培养下，这个志愿者联盟不断扩大，涌现了一批又一批活跃的控烟志愿者，在校内外开展了多种烟害宣传教育活动。

目前，联盟有 7 所高校 9 个社团，近 1000 名在校控烟志愿者。（图 1）这是一支能征善战的团队，控烟形势越艰难，越能激发他们的斗志，他们敢打敢拼，全力以赴，多年来征战，换来了如今与烟草业分庭抗礼的局面，他们团结协作，众志成城，只为云南的烟草味能够变淡，心忧天下，敢为人先。

依法服兵役是每个公民的光
校园创健康 青春舞精彩

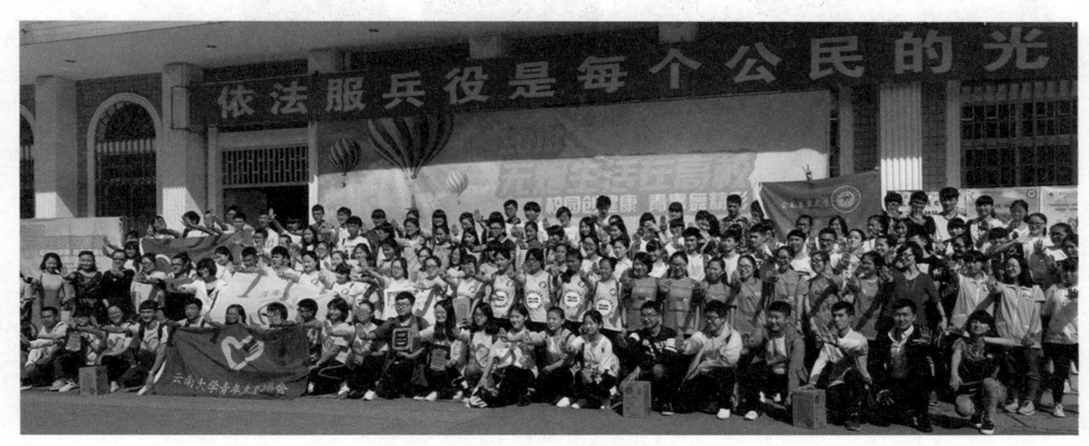

图 1　云南大学生控烟志愿者联盟

在云南超铁中心的支持下，该联盟逐步促进了云南各高校控烟规范及相关措施完善，使广大师生通过宣传、培训、讲座等方式，进一步了解烟草的危害，远离烟草，共建和谐校园。并将控烟活动的形式多元化，与文字、图画、游戏、舞蹈、行为艺术等形式结合起来，举办了“图形警示上烟包”展、“支持无烟北京 期待无烟昆明”控烟辩论赛、“携手灭烟，拥抱晴天”无烟环境巡展、“无烟运动会”、控烟知识进社区等控烟倡导活动。积极参与各类控烟项目，如“昆明青少年暴露于烟店零售店的调查（2012）”，寒暑假前开展“烟草广告回乡随手拍”活动（2014），每年寒暑假往云南边远地区开展支教活动。

二、河北大学公共卫生学院控烟协会

河北大学公共卫生学院控烟协会于2012年成立。6年来，举办了创建无烟校园、“三下乡—控烟宣传与调研活动”“关注女性健康——创建无烟校园”系列活动、“关注健康、走进中学、小学”活动、“保定市控烟宣传”“驻保高校控烟知识竞赛”“告知真相，为了孩子”大型烟包警示图展览、“控烟话剧专场演出”“控烟文艺演出”等各种形式的控烟活动。每年5.31世界无烟日主动联系当地卫生部门配合统一行动，履行控烟志愿者的义务。参与新探健康发展研究中心2014年举办的寒暑假“烟草广告随手拍”活动。2012年7月13日河北大学大学生志愿者们送“控烟”下乡，在涞源县北石佛乡张家峪村举办了警示图片上烟包展览。（图2）

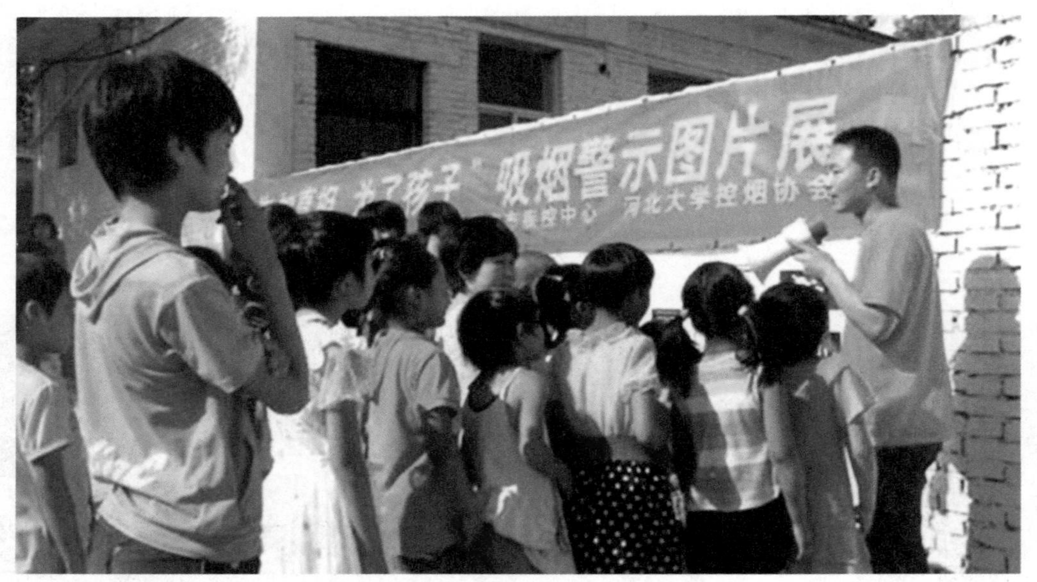

图2 举办了警示图片上烟包展览

三、宁夏医科大学控烟志愿者

自2009年银川市控烟条例开始实施，宁夏医科大学青年志愿者在校团委、校友会的支持下，开展了创建无烟学校等活动；2014 年，大学生志愿者充分利用校友会的资源，走出学校，与自治区下辖的各地方城市卫生部门合作，开展控烟倡导活动。四年间，他们已深入到银川、石嘴山等四个城市开展“我要告诉你，因为我爱你”系列控烟巡展，每到一处，志愿者们表演小品、进行展板讲解、担任义诊咨询，还是活动的组织者。（图 3）他们以传播健康为己任，立足学校，从点滴做起，从身边做起，用实际行动参与控烟，展现了大学生敢于奉献的时代风采！

新农险 心服务
Tobacco Smoke: No thanks.
烟雾弥漫的环境，
会影响宝宝生长发育，
还可能导致
畸形、早产。
紅雙喜
吸烟有害身体健康
戒烟可减少对健康的危害
SOFRIMENTO
中華
吸烟有害身体健康
戒烟可减少对健康的危害

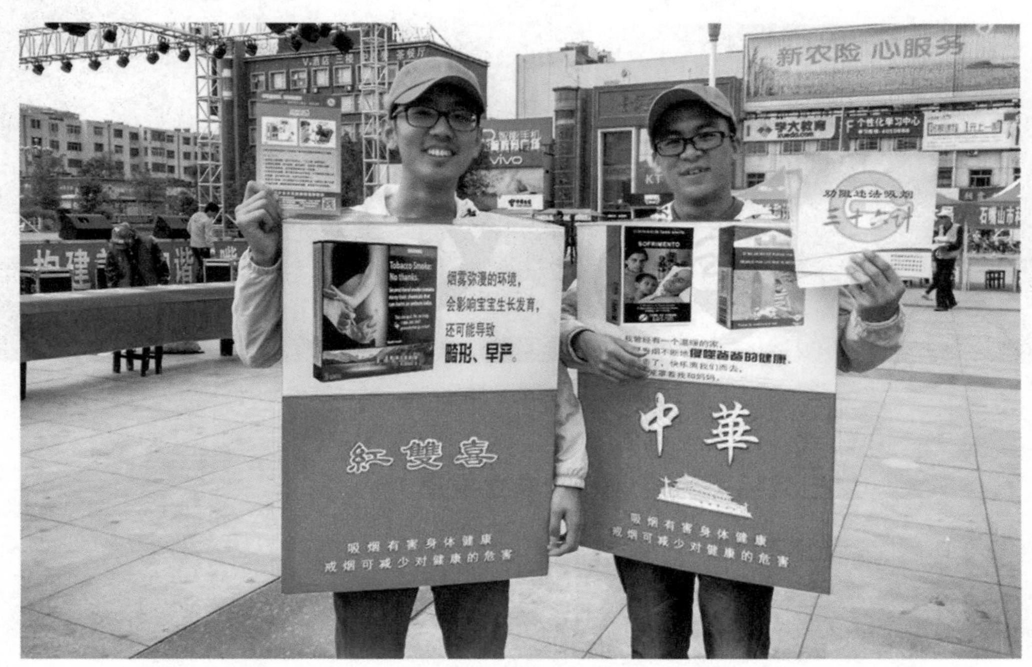

图 3　“我要告诉你，因为我爱你”系列控烟巡展

四、郑州大学控烟协会

郑州大学控烟协会于 2011 年 10 月 13 日在郑州大学团委、社团联合会和郑州大学公共卫生学院团委的支持下成立，并组建了郑州大学控烟青年志愿者服务队。恣意的青春，阳光的笑容，他们是控烟征途中一道亮丽的风景线，他们用创新引领时代，勇敢是攻克难关，用团结积蓄力量，用爱心浇灌公园，高扬控烟旗帜，展示青春风采。（图 4）

七年来，协会积极开展各种控烟活动。在校内，利用学雷锋日、国际志愿者日、社团召新会、全校运动会等活动，举办“我要告诉你，因为我爱你”烟草的危害系列展板巡展、“签约无烟爱情，相约幸福未来”活动、创建无烟校园等活动；每年参与河北省疾控中心举办的世界无烟日宣传活动，在活动当中担当宣传展板讲解员、现场节目演员、为无烟校园、无烟城市的建立奉献出自己的一份力量。他们还走出校园，在学校开展支教活动宣传控烟，在城市广场举办题为“我要告诉你，因为我爱你”的控烟行为艺术表演，向公众倡导无烟健康生活。

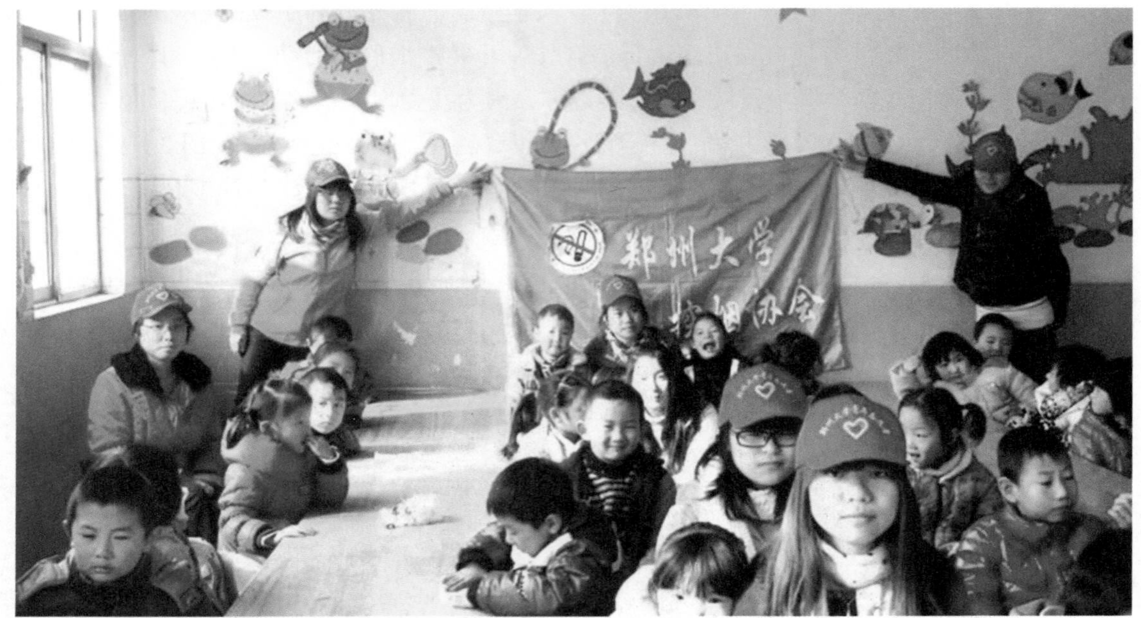

图 4　郑州大学控烟协会

五、与大学生控烟相关的控烟联盟成立报道

（一）首创控烟志愿者联盟

2010 年 2 月 10 日，昆明医学院、云南财经大学和昆明冶金专科学院三所高校内设立了控烟志愿者分部，此举在国内控烟工作中尚属首创。

（二）上海市高校学生控烟联盟

2010 年 11 月 20 日，由复旦大学美国中华医学基金会、复旦大学公共卫生学院、复旦大学禁烟协会和复旦大学学生会等共同发起的上海市高校学生控烟联盟在复旦大学宣告成立，复旦大学、上海交通大学、同济大学、第二军医大学、上海中医药大学、华东理工大学、华东政法大学、上海外国语大学和上海大学成为该联盟首批成员。（图 5）

九大高校与会代表共同在控烟联盟协议上签字。协议规定，各高校学生，尤其是医学生应有义务在控烟领域起表率作用，深刻认识到控烟的重要性，首先自身不吸烟，在无烟校园的建设中起带头模范的作用，并树立控烟的意识，积极引导他人戒烟；联盟内各高校每学期至少开展一次控烟活动；定期或不定期组成联合宣讲团，深入学校、社区、医院等场所进行控烟宣传活动。

该联盟的成立，标志着上海市各高校的控烟活动将有统一的基调和步伐，在控烟信息交流、成功经验共享、参与特定控烟活动等方面将更加规范、有序和高效；为各高校创建“无烟校区”“无烟医院”打下坚实基础。

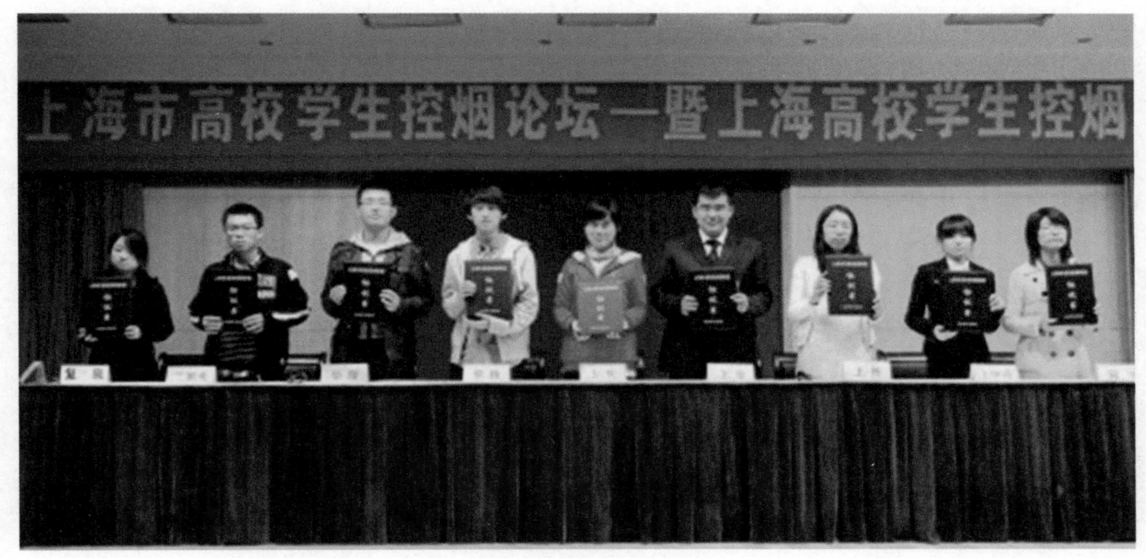

图 5　上海市高校学生控烟联盟

（三）云南高校控烟联盟

2015 年 10 月，昆明医科大学、云南大学、昆明理工大学、云南财经大学等 7 所高校组建控烟联盟，策划控烟活动。该控烟联盟的活动由各所学校的控烟团体策划，包括演出控烟小品剧、组织烟草致癌图片展览、开展知识竞赛等。

（四）全国大学生控烟联盟

5 月 31 日是第三十个世界无烟日，清华大学、中国控烟协会、北京市疾病预防控制中心在清华大学联合召开以“不吸烟 我健康 我时尚”为主题的 2017 年世界无烟日青少年控烟系列活动启动会，并成立全国大学生控烟联盟。（图 6）

中国关心下一代工作委员会主任顾秀莲、清华大学副校长吉俊民、国家卫生计生委宣传司司长毛群安、教育部体育卫生与艺术教育司巡视员廖文科、中国控烟协会会长胡大一等人出席活动。吉俊民致辞表示，大学生有义务在控烟领域起表率作用。“大学生控烟联盟”的成立，对我国大学校园控烟工作、乃至全国控烟工作将是有力推动。近年来，清华大学持续巩固控烟成果，逐渐形成了校园控烟的长效机制。希望大家携手推动大学校园控烟工作，真正营造一个无烟的环境。

廖文科在讲话中表示，各级教育主管部门要充分认识控烟重要性，加强对学校控烟工作领导；各级、各类学校应将控烟宣传教育纳入学校健康教育计划，强化学生控烟知识，落实各项学校控烟规定。

毛群安、胡大一、联合国无烟草行动技术官员凯文、北京市疾控中心党委书记黄春、中国控烟形象大使冯远征等也先后做了发言。

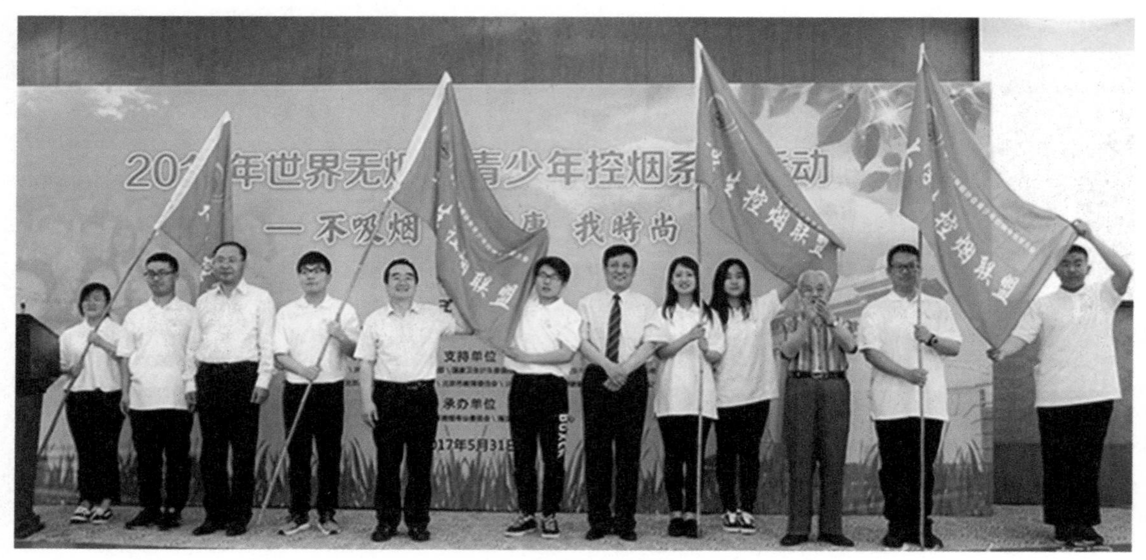

图 6　全国大学生控烟联盟

活动现场正式成立了“大学生控烟联盟”，清华大学、中国青年政治学院和北京航空航天大学的学生代表率先成为全国“大学生控烟联盟”的志愿者，中国关工委办公室主任陈江旗、团中央维护青少年权益部副部长史学林、中国关工委副秘书长李启民、中国控烟协会副会长支修益等向学生代表授“大学生控烟联盟”旗帜，并向清华大学新闻学院韩博颁发了“青少年控烟形象大使”聘书。清华大学学生代表 2016 级美术学院李涵煜宣读了清华大学向全国各地高校学生“关于远离烟草，不做吸烟一代”的倡议书。

尾　声

下表列出相对于前言中的50个“最”的答案，您可能都能答对！谢谢您耐心地看完这本书。希望这本书能唤起您对发生在控烟路上的一些大事件的回忆，因为中国控烟路上也有您的脚印！

	问题	答案（供参考）
1．	世界上最害人的合法销售的商品	烟草制品
2.	在烟草流行方面中国有六个“最”	烟草生产、销售、吸烟人数、二手烟暴露、吸烟到导致的疾病以及吸烟导致的死亡人数最多
3.	最广泛被接受的能挽救生命的控烟《条约》	世界卫生组织《烟草控制框架公约》。截至2018已有181个缔约国批准公约生效
4.	中国最高领导人出席过的国际控烟会议	1997年江泽民总书记出席第十届世界烟草或健康大会，并发表讲话
5.	新版“中国公民健康素养66条”中涉及最多的内容	有五条与控烟、戒烟有关。它们是：26条：戒烟限酒34条：吸烟和被动吸烟会导致癌症、心血管疾病、呼吸系统疾病等多种疾病。35条：“低焦油卷烟”、“中草药卷烟”不能降低吸烟带来的危害。36条：任何年龄戒烟均获益，越早越好，戒烟门诊可提供专业服务。44条：不在公共场所吸烟、吐痰，咳嗽、打喷嚏时遮掩口鼻
6.	最多专家共同编写的一本有关烟害的书	2012年卫生部权威发布的《中国吸烟危害健康调查报告》凝聚了国内外一百多位相关领域权威专家的智慧和心血
7.	全国人民代表大会署名最多的控烟议案	2011年，王陇德会长牵头提交的“关于尽快制定《烟草危害预防控制法》的议案”获得了540多名人大代表的共同署名
8.	中国最早的戒烟歌	1911年辛亥革命后，华航琛作词作曲的《戒烟歌》在民众中广为传唱
9.	中国最早的控烟漫画	张乐平先生1946年的作品《乌烟瘴气》
10.	劝阻违法吸烟，公众最喜欢做的三个手势	300万人选出的三个手势：“不可以，我介意，请停止”
11.	最受大众欢迎的，拒绝二手烟的两个口号	“被吸烟，我不干”；“你有吸烟的自由，但你不能自由地吸烟”
12.	普及面最广的控烟广场舞	73岁著名舞蹈艺术家陈爱莲女士领衔创作的“无烟多精彩”广场舞
13.	中国最著名地标物两次为控烟“盛装”	2015世界无烟日庆祝《北京市控制吸烟条例》实施及2016年世界无烟日庆祝《北京市控制吸烟条例》实施一周年，北京国家体育场“鸟巢”两次换装
14.	人数最多的呼吁信	3000人联名呼吁国务院法制办尽快制定国家室内公共场所全面禁烟的控烟条例

续表

	问题	答案（供参考）
15.	最饱受诟病的“红头公文”	“摊派公务用烟”文件
16.	最鼓舞人心的控烟诉讼判决	“郑州电梯劝阻猝死无责案”。二审判决杨帆不用为老人的猝死担责。二审法院认为，扬帆劝阻段某吸烟合法正当，且劝阻行为理性平和，是自觉维护社会公共秩序和公共利益的行为
17.	美国最悲惨的烟草广告代言人	美国万宝路的代言人韦恩·麦克拉伦。他隐吸烟，51 岁肺癌，英年早逝
18.	世界上最贵的邮票	奥黛丽·赫本是风靡世界的著名影星。她曾是一位吸烟者，1993 年死于癌症。德国邮政局原计划发行纪念邮票。由于赫本的儿子坚决反对其母亲吸烟形象印在邮票上，1400 万枚邮票不得不取消发行计划。然而，仍有极少量邮票流出，价值 6.7 万欧元的邮票成为当代邮票中的“珍品”
19.	最不应选为奥运火炬手的人	广西中烟罗毅总经理参加奥运圣火传递，受到质疑
20.	世界上最“美丽”的烟盒	中国境内的烟盒
21.	中国代表团获得最丢脸的国际“奖项”	2008 年在《公约》第 3 次缔约方会议上，中国代表队捧回了会议的 NGO 烟草控制联盟颁发的“脏烟灰缸奖”。颁奖词：只要漂亮烟盒，不要公民健康
22.	最多院士反对入选中国工程院院士的人	“降焦减害”带头人，谢剑平被评上工程院院士，而且中国工程院三次请退，他坚决不退
23.	最多人陷入的烟害认识误区	低焦油卷烟低危害、中草药卷烟减害
24.	最难做，却做到的，具有国际影响的禁烟公共场所	北京、上海等地的飞机场室内全面禁烟
25.	最不能容忍的烟草销售方式	卷烟分支销售给未成年人
26.	出现在希望学校的最让人揪心的广告语	四川烟草希望学校校内“天才出于勤奋，烟草助你成才”的广告
27.	2007 年最热播的一部“教唆”吸烟的电视剧	电视剧“新上海滩”
28.	把烟草广告捧上最高地位的国家级卫生城市	云南省玉溪市
29.	获得影视剧“脏烟灰缸”奖最多的演艺人	冯小刚主演和导演的“我不是潘金莲”和“老炮儿”以及姜文导演的“让子弹飞”以及《一步之遥》影视剧两次获得中国控烟协会颁发的“脏烟灰缸”奖
30.	《广告法》修订过程，建议全面禁止烟草广告，人气最高的一条微博	新探中心“控烟集结号”微博上的#烟草广告害死人#，点击率超过 800 万
31.	2012 年科学技术进步奖公示中，受到最多质疑的有关烟草的项目	“中式卷烟特征理论体系构建及应用”。2012 年在舆论压力下，烟草企业知难而退，撤出申报项目
32.	最没有理由不采用的最经济、最有效的烟害教育策略	图形警示上烟盒
33.	烟草业最输不起的诉讼	金圣卷烟案；“中南海”卷烟商标公益诉讼案

续表

	问题	答案（供参考）
34.	中国最大的卷烟品牌广告	上海长阳路烟草专卖局门口的“爱我中华”烟草广告雕塑
35.	世界上最大的不讲控烟的专业性烟草博物馆	中国烟草博物馆
36.	拒收烟草业最大一笔捐款行动的国际会议	上海世博会拒收烟草业2亿捐款
37.	过健康春节最常用的宣传的口号	过节送礼不送烟；送烟就是送危害
38.	中国第一部最接近《公约》要求的控烟法规	2011年5月26日，哈尔滨市人大常委会审议通过了《哈尔滨市防止二手烟危害条例》
39.	目前为止最严格的公共场所控烟法规	《北京市控制吸烟条例》
40.	体现社会共治、应用最广泛的一张的图	北京控烟一张图
41.	创造戒烟成功率最高的单位	鞍山市房地产管理局
42.	有关戒烟心理学最受欢迎的一本书	卡尔：《这本书能让你戒烟》
43.	让人最不待见的法外开恩的不禁烟的室内工作场所	一个人的领导办公室不禁烟
44.	最有效的双赢控烟策略	加税提价
45.	撤的最快的“豪华吸烟区”	给“文明吸烟环境”的一记重锤！王府井“豪华吸烟区”的拆除
46.	对控烟社会组织最恶毒的“栽赃陷害”	烟草业污蔑控烟社会组织拿了外国人的钱，企图搞垮中国烟草业
47.	使用最多的表情包“戒烟”	微博、微信撤出吸烟小人
48.	全国最先向卖烟给未成年人的商家开出的罚单	2018年深圳市控烟部门向售烟给未成年人的商家开出了第一张3万元的罚单
49.	美国雷诺烟草公司对“烟害”的一笔最大的赔偿	2014年，在美国佛罗里达州，评审团判处雷诺烟草公司赔偿给Michael Johnson的遗孀236亿美金（合人民币1600多亿）
50.	为控烟风雨兼程 为选择无悔无憾的最令人感动的一群人	控烟志愿者们